脑卒中临床诊治与

介入技术

主编　王少颖　等

上海科学普及出版社

图书在版编目（CIP）数据

脑卒中临床诊治与介入技术／王少颖等主编.
上海：上海科学普及出版社，2024.6. —ISBN 978-7
-5427-8774-3

Ⅰ. R743.05
中国国家版本馆CIP数据核字第2024UV4797号

统　　筹　张善涛
责任编辑　黄　鑫
整体设计　宗　宁

脑卒中临床诊治与介入技术
主编　王少颖　等
上海科学普及出版社出版发行
（上海中山北路832号　邮政编码200070）
http://www.pspsh.com

各地新华书店经销　　山东麦德森文化传媒有限公司印刷
开本 787×1092 1/16　印张 22.75　插页 2　字数 583 000
2024年6月第1版　　2024年6月第1次印刷

ISBN 978-7-5427-8774-3　定价：198.00元
本书如有缺页、错装或坏损等严重质量问题
请向工厂联系调换
联系电话：0531-82601513

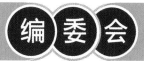

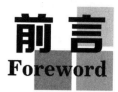

前言
Foreword

随着现今世界经济发展和社会变革的加速,人们的生活节奏加快,社交日益频繁,各种矛盾更加复杂,社会紧张因素越来越多,慢性病已经成为威胁人们健康和生命的重大疾病。慢性病主要指以心脑血管疾病(高血压、脑卒中等)、糖尿病、恶性肿瘤、慢性阻塞性肺疾病、精神异常和精神病等为代表的一组疾病,具有罹患人群广、病程长、病因复杂、健康损害和社会危害严重等特点。然而与之不相适应的是,人群对这类疾病的知晓率、控制率较低,相当一部分患者因为没有早期发现、早期预防,或者发现后没有进行规范的治疗而出现严重的并发症,甚至导致残疾和死亡,给患者、家庭及社会带来沉重的负担。

脑卒中是慢性病中最凶险的一类疾病,又称急性脑血管病事件,俗称为"中风",是指一组发病急骤的脑血管病,包括缺血性脑卒中和出血性脑卒中。本病虽常常突然发生,但因其需要长期的管理,依旧被列入慢性病行列。脑卒中已成为我国第一位死亡原因,也是我国成年人残疾的首要原因,具有发病率高、死亡率高和致残率高的特点,且发病率呈现逐年上升的趋势。脑卒中的幸存者可能会出现不同程度的残疾,部分或全部丧失独立生活和劳动能力。对于可控可防的脑卒中而言,规范的诊断和治疗方案对降低其较高的患病率、致残率,提高患者的生存质量具有十分重要的意义。为此,编者在参考大量国内外资料的基础上,结合自身临床经验,特编写了《脑卒中临床诊治与介入技术》一书。

本书立足于临床,旨在帮助临床医师形成完善的脑卒中防治思维。全书分为三篇,以脑卒中的基础知识为辅,以诊治知识与预防知识为重点,以康复知识为落脚点,系统和全面地阐述了脑卒中的诊治方法。本书表述通俗易懂、思维缜密、层次分明,集科学性与实用性于一体,可供各级神经内、外科临床医师,相关研究人员及医学院校学生参考使用。

由于脑卒中临床研究日新月异,书中难免存在不足之处,期望广大读者见谅,并提出宝贵意见,以便更正。

《脑卒中临床诊治与介入技术》编委会
2024 年 4 月

目 录
Contents

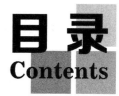

基础篇

第一章　绪论 ·· (3)

　　第一节　流行病学 ··· (3)

　　第二节　分类与分期 ··· (5)

　　第三节　危险因素 ··· (10)

　　第四节　发病机制 ··· (13)

第二章　脑循环系统解剖结构 ··· (17)

　　第一节　脑神经 ··· (17)

　　第二节　脑血管 ··· (26)

　　第三节　脑脊液 ··· (33)

第三章　脑血液循环的病理生理学 ·· (37)

　　第一节　生理条件下脑血流量的调节 ·· (37)

　　第二节　脑血管病变时脑血流量的调节 ·· (40)

诊治篇

第四章　影像学诊断 ··· (45)

　　第一节　脑卒中常用的影像学检查技术 ·· (45)

　　第二节　缺血性脑卒中的影像学诊断 ··· (49)

第三节　出血性脑卒中的影像学诊断 ……………………………………………………… (52)

第四节　脑卒中相关病变的影像学诊断 …………………………………………………… (55)

第五章　院前急救 …………………………………………………………………………………… (59)

第一节　院前教育与急救响应 …………………………………………………………… (59)

第二节　现场评估 ………………………………………………………………………… (60)

第三节　现场处理 ………………………………………………………………………… (61)

第四节　转运与衔接 ……………………………………………………………………… (63)

第六章　一般治疗 …………………………………………………………………………………… (67)

第一节　血压调控 ………………………………………………………………………… (67)

第二节　血糖调控 ………………………………………………………………………… (70)

第三节　颅内压调控 ……………………………………………………………………… (74)

第四节　呼吸支持 ………………………………………………………………………… (78)

第五节　营养支持 ………………………………………………………………………… (82)

第七章　脑微循环治疗 …………………………………………………………………………… (87)

第一节　溶栓治疗 ………………………………………………………………………… (87)

第二节　降纤治疗 ………………………………………………………………………… (93)

第三节　抗凝治疗 ………………………………………………………………………… (96)

第四节　抗血小板治疗 …………………………………………………………………… (100)

第八章　脑保护治疗 ……………………………………………………………………………… (105)

第一节　自由基清除剂 …………………………………………………………………… (105)

第二节　钙通道阻滞剂 …………………………………………………………………… (109)

第三节　兴奋性氨基酸拮抗剂 …………………………………………………………… (117)

第四节　一氧化氮 ………………………………………………………………………… (121)

第五节　钠通道阻滞剂 …………………………………………………………………… (122)

第六节　高压氧疗法 ……………………………………………………………………… (125)

第七节　亚低温疗法 ……………………………………………………………………… (128)

第九章　血管内介入 ……………………………………………………………………………… (133)

第一节　脑血管造影术 …………………………………………………………………… (133)

第二节　脑血管介入溶栓术 ……………………………………………………………… (135)

第三节　颈动脉颅外段狭窄支架血管内成形术 ………………………………………… (138)

第四节　症状性颅内动脉狭窄血管内成形术 …………………………………………… (140)

第十章　外科治疗 ··· (145)

　　第一节　颈动脉内膜切除术 ························· (145)

　　第二节　脑脊液引流术 ····························· (148)

　　第三节　去骨瓣减压术 ····························· (152)

第十一章　并发症的治疗 ································· (155)

　　第一节　卒中相关性肺炎 ························· (155)

　　第二节　压疮 ····································· (158)

　　第三节　深静脉血栓 ······························· (163)

　　第四节　应激性溃疡 ······························· (169)

　　第五节　脑疝 ····································· (173)

　　第六节　癫痫 ····································· (177)

　　第七节　抑郁 ····································· (184)

　　第八节　血管性痴呆 ······························· (190)

　　第九节　肩-手综合征 ····························· (196)

　　第十节　脑-心综合征 ····························· (199)

　　第十一节　多器官功能障碍综合征 ··············· (203)

预防与康复篇

第十二章　维护身心健康 ································· (211)

　　第一节　戒烟 ····································· (211)

　　第二节　限酒 ····································· (216)

　　第三节　适量运动 ······························· (220)

　　第四节　保持心理健康 ····························· (223)

第十三章　合理膳食 ····································· (229)

　　第一节　基础知识 ································· (229)

　　第二节　儿童与青少年的膳食 ····················· (242)

　　第三节　中老年人的膳食 ························· (247)

　　第四节　脑血管病患者的膳食 ····················· (253)

第十四章　相关疾病的防治 ………………………………………………………（259）

第一节　高血压 ……………………………………………………………（259）

第二节　糖尿病 ……………………………………………………………（266）

第三节　血脂异常 …………………………………………………………（277）

第四节　冠状动脉粥样硬化性心脏病 ……………………………………（284）

第五节　高同型半胱氨酸血症 ……………………………………………（290）

第六节　短暂性脑缺血发作 ………………………………………………（295）

第七节　脑白质病变 ………………………………………………………（300）

第八节　脑动脉炎 …………………………………………………………（305）

第九节　颅内肿瘤 …………………………………………………………（309）

第十节　脑血管畸形 ………………………………………………………（316）

第十一节　颅内静脉与静脉窦血栓形成 …………………………………（321）

第十五章　脑卒中的康复 …………………………………………………………（327）

第一节　概述 ………………………………………………………………（327）

第二节　运动功能的康复 …………………………………………………（333）

第三节　语言功能的康复 …………………………………………………（340）

第四节　吞咽功能的康复 …………………………………………………（344）

第五节　心肺功能的康复 …………………………………………………（347）

参考文献 ……………………………………………………………………………（355）

基础篇

第一章 绪 论

第一节 流行病学

脑卒中又称中风,指的是起病急,迅速出现的脑循环障碍。症状一般持续24小时以上,可迅速导致局限性或弥漫性脑功能缺损,是严重危害中国国民健康的重大慢性非传染性疾病。脑卒中是我国成人致死、致残的首位病因,具有高发病率、高致残率、高死亡率、高复发率、高经济负担五大特点。随着社会经济的发展,国民生活方式发生了显著变化,尤其是人口老龄化及城镇化进程的加速,脑血管疾病危险因素流行趋势明显,导致脑血管疾病的发病率持续增加。同时,脑卒中也是一种可防可控的疾病,早期筛查、积极干预效果显著。

最新全球疾病负担研究(global burden of disease study,GBD)数据显示,我国总体脑卒中终生发病风险为39.9%,位居全球首位,这意味着一生中每5个人大约会有2个人罹患脑卒中。此外,脑卒中也是我国疾病所致寿命损失年的第一位病因。《2019中国卫生健康统计提要》数据显示,2018年我国居民因脑血管疾病致死比例超过20%,这意味着每5位死亡者中至少有1位死于脑卒中。

一、概述

(一)发病率

2019年GBD数据显示,我国脑卒中发病率由2005年222/10万下降至2019年201/10万,缺血性脑卒中发病率由2005年117/10万升高至2019年145/10万,出血性脑卒中发病率由2005年93/10万下降至2019年45/10万。

(二)患病率

我国脑卒中患病率整体呈上升趋势。GBD数据显示,2019年我国缺血性脑卒中患病率为1 700/10万(年龄标化患病率1 256/10万),出血性脑卒中患病率为306/10万(年龄标化患病率215/10万)。2019年"脑卒中高危人群筛查和干预项目"数据显示,我国40岁及以上人群的脑卒中人口标化患病率由2012年的1.89%上升至2019年的2.58%,2019年我国40岁及以上人群现在患和曾经患脑卒中人数约为1 704万。

(三)复发率

根据国家脑血管疾病大数据平台登记数据,国家脑防委2017—2018年组织了一项专项调查,对来自 30 个省份、222 家脑卒中基地医院的 304 935 例首发脑卒中患者进行调查随访,结果显示,发病 3 个月内,缺血性脑卒中、脑出血和蛛网膜下腔出血的复发率分别为 2.81％、5.05％和 4.72％;发病 1 年内,脑卒中患者复发率为 5.48％,其中缺血性脑卒中、脑出血和蛛网膜下腔出血的复发率分别为 5.59％、11.65％和 10.25％。

(四)死亡率

我国脑卒中死亡率仍处于较高水平,《中国卫生健康统计年鉴 2020》显示,2018 年我国脑卒中粗死亡率农村居民为 160/10 万,城市居民为 129/10 万;根据第六次人口普查数据估算,2018 年我国约有 194 万人死于脑卒中;脑卒中已成为我国农村居民第二位(占所有死亡病因构成比 24.16％)、城市居民第三位(占所有死亡病因构成比 20.53％)死亡病因。

(五)伤残调整寿命年

伤残调整寿命年是疾病导致死亡损失的健康生命年和导致伤残损失的健康生命年相结合的指标,伤残调整寿命年综合考虑了死亡和残疾两种健康损伤,是衡量疾病整体负担的重要指标。GBD 数据显示,2005－2019 年我国缺血性脑卒中的伤残调整寿命年自 2005 年 1 268/10 万下降到 2019 年的 1 148/10 万,出血性脑卒中的伤残调整寿命年自 2005 年 2 068/10 万下降到 2019 年1 142/10 万,但仍远高于英国、美国、日本等发达国家同期水平。

二、经济负担

《中国卫生健康统计年鉴 2019》显示,2018 年我国缺血性脑卒中出院人数为 732 142 例,出血性脑卒中出院人数为 564 131 例,相比 2008 年 10 年间分别增长了 7 倍和 2 倍。该数据一方面反映了随着老龄化增长和危险因素的流行,脑卒中发病率持续上升;另一方面也反映随着脑卒中相关科普宣教广泛开展,人民群众对于脑卒中的认识程度增高可能促进就诊率增加。2018 年我国缺血性脑卒中和出血性脑卒中患者人均住院费用分别为人民币 9 410 元和 19 149 元,相比 2008 年分别增长 56％和 125％。

三、流行病学特征

(一)年龄特征

我国脑卒中年龄特征表现为发病呈现年轻化趋势,我国脑卒中患者平均发病年龄在 65 岁左右,低于发达国家 75 岁左右。GBD 数据显示,中国脑卒中人群发病年龄 70 岁以下患者比例由 2005 的 61.94％增长至 2017 的 62.48％。2012－2016 年国家"脑卒中高危人群筛查和干预项目"数据显示,我国 40 岁及以上脑卒中患者首次发病的平均年龄为 60.9～63.4 岁,首次发病年龄构成中 40～64 岁年龄段占比超过 66.6％。

(二)性别特征

我国脑卒中性别特征表现为男性高于女性。中国脑卒中流行病学专项调查结果显示,2012－2013 我国男女脑卒中患者的平均发病年龄分别为 65.5 岁和 67.6 岁,年龄标准化死亡率分别为 122/10 万和 108/10 万。《2018 中国卫生健康统计年鉴》和《2019 中国卫生健康统计提要》结果均显示,2005－2018 年城市和农村居民脑卒中粗死亡率均显示男性高于女性。

(三)地域特征

我国脑卒中地域特征表现为"北高南低,中部突出"的分布。中国脑卒中流行病学专项调查发布的 2012－2013 年脑卒中数据显示,东北地区脑卒中发病率[365/(10 万·年)]与死亡率

[159/(10万·年)]均最高,其次为中部地区发病率[326/(10万·年)]、死亡率[154/(10万·年)],南部地区均最低发病率为[155/(10万·年)]、死亡率为[65/(10万·年)];脑卒中患病率中部地区最高(1 550/10万),其次为东北地区(1 450/10万),南部地区最低(625/10万)。

(四)城乡特征

我国脑卒中城乡特征表现为农村高于城市。2019年"脑卒中高危人群筛查和干预项目"数据显示,我国农村和城市40岁及以上人群的人口标准化患病率分别为2.29%和2.07%,显示农村高于城市。根据《2018中国卫生健康统计年鉴》和《2019中国卫生健康统计提要》数据显示,自2005年开始,农村脑卒中死亡率持续超过城市地区,两者之间差距呈现波动性增大,2018年农村居民和城市居民的脑卒中死亡率分别为160/10万和129/10万,这种差距可能随着时间的推移继续拉大。

(五)类型特征

我国缺血性脑卒中发病率表现为持续上升,出血性脑卒中发病率呈现缓慢下降的趋势。同时,GBD数据显示,2005—2017年我国缺血性脑卒中的伤残调整寿命年整体呈现上升趋势,而出血性脑卒中的伤残调整寿命年则趋于下降。此外,与发达国家相比,我国急性脑小血管病在脑卒中占比较高,而心源性缺血性脑卒中占比较低。

(李　宁)

第二节　分类与分期

一、分类

(一)按病因学分类

1.缺血性脑卒中

(1)概念:缺血性脑卒中俗称"脑梗死",即为广义的缺血性脑卒中,是指突然发生的脑组织局部供血动脉血流灌注减少或血流完全中断,停止供血、供氧、供糖等,使该局部脑组织崩解破坏。缺血性脑卒中占脑卒中患者总数的60%~70%,是由于动脉粥样硬化管腔狭窄,管腔内逐渐形成血栓而最终阻塞动脉所引起,通常包括短暂性脑缺血发作(transient ischemic attack,TIA)、栓塞和血栓形成。脑栓塞是由于血栓脱落或其他栓子进入血流中阻塞脑动脉所引起。最常见的脑卒中是因血凝块阻塞或削弱血流,导致大脑的氧气和营养物质供应不足所致。有小部分缺血性脑卒中的患者是由于大脑小动脉逐渐狭窄而最终闭塞,管腔内既无血栓亦无栓子,这种情况也叫缺血性脑卒中。此外,还有一些患者脑血管没有真正堵塞,只是短暂性缺血,也可以造成一过性脑损害的症状,称之为TIA,俗称小卒中或小中风。

(2)分类:①血栓性缺血性脑卒中:又名脑血栓形成,属于脑血栓的一种,是由于脑动脉粥样硬化,使血管内腔逐渐狭窄乃至完全闭塞所引起的疾病。由于脑血管内有血栓形成,使局部脑组织供血不足,进一步软化、坏死。根据脑内血栓形成的部位不同,症状亦不同。脑血栓是脑卒中发病率最高的,占全部脑卒中病例的半数以上,多发生在55~65岁的中老年人身上,男性多于女性。多在安静状态下发病。初期可有肢体麻木、无力、头晕、头痛等表现,2~3天内可出现半侧肢体失用、失语、意识障碍、昏迷等情况,严重者造成死亡。②栓塞性缺血性脑卒中:即缺血性脑卒中,它与脑血栓差异很大。它的原发病不在脑内,而是身体其他部分(多为心脏与四肢血管)形成的"栓子"进入血管后,流入脑动脉血管堵塞了管腔,从而发生脑栓塞使脑组织局部发生缺血、软化,引起与脑血栓形成的相同后果。③腔隙性缺血性脑卒中:其主要特点是病变多而小。其病理基础是在高血压和动脉硬化的基础上,脑深部的微小动脉发生闭塞,引起脑组织发生缺血性病变。腔隙性缺血性脑卒中的临床表现为单纯运动障碍、感觉障碍、感觉运动型腔隙综合征或共济失调性轻偏瘫。④多发性缺血性脑卒中:是指脑内有多个缺血性软化梗死灶而言,又称为多发性脑软化。除常见的瘫痪、感觉与语言障碍外,还可能出现痴呆。临床上将这种痴呆称为多梗死性痴呆。多发性缺血性脑卒中好发于 50～60 岁的男性,高血压及动脉硬化是主要病因。本病的病灶越多,痴呆的发生率越高,双侧梗死较单侧容易发生痴呆,所以,应该积极预防缺血性脑卒中的复发。⑤TIA:其病理基础也是在脑血管动脉硬化的基础上发生的,只不过病变程度轻一些,脑组织缺血时间短暂而已。它多发生在有动脉硬化或高血压病史的老年人身上,TIA 的表现与脑卒中先兆症状没什么两样,主要表现是手中物品突然落地、单瘫、偏瘫、单眼视力障碍、头痛、眩晕、耳鸣、吞咽困难、说话不利索等。

2.出血性脑卒中

(1)概述:出血性脑卒中又称为颅内出血或"脑溢血",是脑卒中的常见形式。出血性脑卒中占脑卒中病例的 30%～40%,虽然其发病率低于缺血性脑卒中,但是预后差,其死亡率和病残率均高于缺血性脑卒中。出血性脑卒中是由于脑内动脉破裂,血液溢出到脑组织内。蛛网膜下腔出血则是脑表面或脑底部的血管破裂,血液直接进入容有脑脊液的蛛网膜下腔和脑池中。由于供应大脑的血管破裂,引起血液在大脑内或其周围渗漏所致。

出血性脑卒中最重要的发病原因是高血压,尤其是收缩期高血压,而年龄、男性、低胆固醇血症、酗酒、不合理药物等也是引发出血性脑卒中的危险因素。脑微小动脉瘤破裂、脑血管淀粉样变性也是颅内出血的主要原因。磁共振上的微小出血灶可能与脑动脉淀粉样变性有关。

(2)分类:①脑出血:是指脑实质内血管破裂出血。脑出血后血液在脑内形成血凝块,称为脑血肿。由于脑血肿有占位性及压迫性可引起颅内压增高和脑水肿,所以绝大多数患者会出现头痛、恶心、呕吐、昏迷及偏瘫等症状。脑出血发病率占所有脑血管疾病的 30%～40%。其常见原因是高血压。它起病急骤、病情凶险、死亡率非常高,是急性脑血管疾病中最严重的一种,为目前中老年人致死性疾病之一。中老年人是脑出血发生的主要人群,以 40～70 岁为最主要的发病年龄,脑出血的原因主要与脑血管的病变、硬化有关。血管的病变与高血脂、糖尿病、高血压、血管的老化、吸烟等密切相关。通常所说的脑出血是指自发性原发性脑出血。患者往往由于情绪激动、费劲用力时突然发病,表现为失语、偏瘫,重者意识不清,半数以上患者伴有头痛、呕吐。此外,少部分脑出血是由于高血压以外的其他病因引起,又称非高血压性脑出血。由高血压引起的脑出血称为原发性脑出血;由其他原因(如外伤、血液病等)所致脑出血,则称为继发性脑出血。②蛛网膜下腔出血:是出血性脑血管疾病的一个类型,分为原发性和继发性两种。原发性蛛网膜下腔出血是由于脑表面和脑底的血管破裂出血,血液直接流入蛛网膜下腔所致。继发性蛛网膜下腔出血是因脑实质出血,血液穿破脑组织进入到蛛网膜下腔或脑室引起。因出血部位不同,其临床表现也是不同的。a.内囊出血:脑内囊部位出血是最常见的出血部位。其典型临床表现为对侧"三偏"征(偏瘫、偏身感觉障碍、偏盲)。内囊出血病灶的范围较大,神经损害症状较重。但若出血偏于内囊外侧,主要损害外囊部位,则临床症状大多较轻些,多无意识障碍,偏瘫也轻,预后较好。b.丘脑出血：如属一侧丘脑出血，且出血量较少时，表现对侧轻瘫，对侧偏身感觉障碍，特别是本体感觉障碍明显。如果出血量大，受损部位波及对侧丘脑及丘脑下部，则出现呕吐咖啡样物，呕吐频繁呈喷射状，且有多尿、尿糖、四肢瘫痪、双眼向鼻尖注视等症状。病情往往较危重，预后不好。c.脑叶出血：也称为皮质下白质出血，可发生于任何脑叶。除表现头痛、呕吐外，不同脑叶的出血，临床表现亦有不同。如额叶出血可出现精神症状，如烦躁不安、疑虑、对侧偏瘫、运动性失语等；顶叶出血则出现对侧感觉障碍；颞叶出血可出现感觉性失语、精神症状等；枕叶出血则以偏盲最为常见。脑叶出血一般症状均略轻些，预后相对较好。d.脑桥出血：脑桥是脑干出血的好发部位。早期表现同侧面瘫，对侧肢体瘫，称为交叉性瘫。这是脑桥出血的临床特点。如果出血量大，则影响对侧，出现四肢瘫、瞳孔缩小、高热、昏迷等症；如果血液流入第四脑室则出现抽搐、呼吸不规则等严重症状，预后多不好。e.小脑出血：若出血量少，临床表现常常是先出现头晕，继则有剧烈头痛、频繁呕吐、走路不稳、讲话不清；如果出血量大，压迫延髓生命中枢，严重者可突然死亡。f.脑室出血：一般分为原发性和继发性，原发性脑室出血为脑室内脉络丛破裂出血，较为少见。继发性者是由于脑内出血量大，穿破脑实质流入脑室。临床表现为呕吐、多汗、皮肤发绀或苍白。发病后1～2小时便陷入深昏迷、高热、四肢瘫或呈强直性抽搐、血压不稳、呼吸不规律等。病情多为严重，预后不良。

（二）按年龄分类

1.少年儿童脑卒中

少年儿童脑卒中指的是发生在＜17岁人群中的脑卒中。少年儿童脑卒中发病率虽然很低，但现实生活中还是存在的。约有50%患儿遗留不同程度的运动、认知、精神等功能障碍后遗症，而且脑卒中后癫痫发生率远高于成人。

（1）病因：按照病因起源于身体部位的不同，可以将少年儿童脑卒中的病因分为如下两大类。①脑部遗传性或发育性血管异常。②全身或其他系统疾病。a.脑动脉病：局限性脑动脉狭窄、脑动脉夹层、血管炎等。b.先天性脑血管畸形：动脉瘤、动静脉畸形、海绵状血管瘤、静脉畸形等。c.心脏疾病：先天性心脏病、心肌病、心瓣膜病、严重心律失常等。d.血液系统疾病：白血病、出凝血障碍疾病、维生素K缺乏、镰状细胞病等；血栓前状态，如凝血因子异常，高凝及蛋白C、S缺乏症等。e.感染：细菌性或病毒性颅动脉炎、儿童艾滋病、副鼻窦炎、头面部皮肤感染等。f.遗传代谢性疾病。g.脱水、外伤、肿瘤。h.围生期并发症、新生儿惊厥、早产儿、产前子痫、异常分娩、胎盘病变。i.儿童高血压、儿童糖尿病等。

（2）发病特点：①危险因素多种，脑血管病发育异常和全身性疾病为主，明显区别于成人动脉硬化性疾病病因。②临床表现多样，没有固定的表现形式，婴幼儿尤为明显。③遗留不同程度的运动、言语、认知、精神等后遗症。④发生率低，少见。⑤少年儿童脑卒中起病多比较突然，缺乏成人脑卒中典型临床表现，年龄越小越突出，新生儿、婴幼儿尤为明显。⑥患儿缺少突发偏瘫、吐字不清等局灶性神经功能缺损症状，常表现为嗜睡、拒食、易激惹等。

2.青少年脑卒中

青年脑卒中指的是发生在18～30岁人群中的脑卒中。青年脑卒中不是脑血管病的主流，发生率并不高。

（1）病因。①动脉硬化性疾病：患有明确的导致动脉硬化性疾病的因素，即高血压、糖尿病，或者两者兼有；血压、血糖控制不良导致局限性脑动脉硬化，从而导致部分青年期高血压、糖尿病患者突发脑卒中。此类青年脑卒中人群，男性占多数。②非动脉硬化性疾病：心脏疾病、血液病、血管炎、创伤等其他脑卒中疾病病因，以及遗传性或发育性脑血管异常等非动脉硬化性疾病，独立参与青年脑卒中的发病模式。这类青年期脑卒中患者基本无高血压或糖尿病，导致脑卒中发生的病因也不是脑动脉硬化，而是脑血管栓塞、血液高黏、血管炎症闭塞等，发病人群没有男性多于女性的特点。要强调的是，非动脉硬化性疾病参与青年期脑卒中病因构成，其特点是非常强烈和主题鲜明的；患者可以在没有高血压、没有糖尿病的基础上，由于存在动脉夹层、烟雾病、血管炎、妊娠、长期口服避孕药等状态下，独立引发脑卒中。

（2）发病特点：①生活诱因参与度极高。②起病突然。③男性多于女性。④符合动脉硬化性脑卒中的一般特点。⑤非动脉硬化性疾病独立导致脑卒中。⑥发病前可能未发现脑血管异常或其他疾病的存在。⑦原有疾病稳定，或者忽视原有疾病可能诱发脑卒中。⑧生活诱因参与度低或无。

3.青壮年脑卒中

青壮年脑卒中指的是发生在 30～45 岁人群中的脑卒中。近年来脑卒中逐渐年轻化，45 岁以内的人群脑卒中发病率增高，是脑卒中年轻化的重要标志。

（1）病因。①脑卒中年轻化的主要原因：a.青壮年人群对脑卒中等脑血管病认识不足、缺乏相关的科普知识、缺乏系统的预防策略。b.患者个人及家庭自我防范意识淡薄、对脑卒中后果认识不足，侥幸心理和不断持续的不良生活习惯为青壮年脑卒中铺设了"导火索"。②两大基础病＋动脉硬化：高血压和糖尿病是导致青壮年脑卒中的基础疾病，这两大基础疾病引起动脉硬化性损害，致使脑动脉硬化提前发生前移是青壮年脑卒中的根本原因。动脉硬化前移使脑动脉血管壁僵硬、管腔狭窄，局部脑动脉血管功能减退或丧失，特别是脑内小动脉损害更早、更重、更明显。③重要诱因：生活诱因是诱发脑卒中的导火索，每个诱发患者突发脑卒中的生活诱因，都有故事性。这一点不仅发生在中年、老年期患者身上，在青壮年脑卒中患者身上诱因的故事可能更具"新颖和独特"。生活诱因就是生活中患者具体的行事内容，如患有高血压或糖尿病的青壮年人，不规范、不管理自己的饮食，任意熬夜、久坐、过度劳累，不规律口服药物，饮水少，压力过大，肥胖等。

（2）发病特点：①明确病因是诊治脑卒中的重点。②具有两大基础疾病伴发过早脑动脉硬化，占据病因的重要地位。③非动脉硬化病因是青壮年脑卒中的独立发病因素，青壮年脑卒中必须考虑其他致病因素。④许多患者存在明确的生活诱因。⑤生活诱因被广泛忽视和漠视。⑥缺乏对脑卒中等脑血管病的足够认识。⑦缺少对人类疾病的足够敬畏。⑧运动、语言障碍，精神、情感异常，人格改变，认知损害等后遗症严重影响患者生活质量。

4.中年脑卒中

中年脑卒中指的是发生在 45～65 岁人群中的脑卒中。90％以上脑卒中事件发生在 50 岁以后，50～65 岁已成为脑卒中发病增长的新年龄阶段。然而近些年来脑卒中的新增年龄起点仍在逐步移向 45 岁，45～50 岁新增脑卒中所占比例正在逐年增加。

中年脑卒中年发病率呈逐年增加态势，增长程度远远超过老年期人群；提示 45～65 岁人群对脑卒中事件发生的控制要弱于 65 岁以上的老年人。

（1）病因：①如同老年期脑卒中，中年脑卒中发病动脉硬化是根本病因。高血压、糖尿病两大基础疾病占据疾病病因的主导地位。这种"1＋2"脑卒中病因模式（1 个根本病因＋2 个基础病），与老年期脑卒中病因模式相同。有部分心脏疾病、血液疾病等其他脑卒中病因参与该年龄人群脑卒中发作。②缺乏锻炼、熬夜、饮水不足等生活诱因，助推中年期脑血管病的增长、触发脑卒中的发作。

（2）发病特点：①动脉硬化是根本病因。②高血压、糖尿病是脑卒中的两大基础疾病。③生活诱因，如缺乏运动、久坐、情感异常、嗜酒、吸烟等是突出特点。④忽视脑卒中的病因和诱因较为普遍，如忽视不良生活习惯的危害，忽视脑动脉、颈部动脉斑块、狭窄的存在，忽视既往的轻度脑卒中病史或 TIA 等。⑤运动障碍、语言障碍等后遗症持久，严重影响患者生活质量。⑥合并痴呆、精神异常、情感异常持久，严重影响患者的生存质量和人格。⑦非动脉硬化性脑血管病病因参与脑卒中发生。⑧复发率高。⑨男性多于女性。

5.老年人脑卒中

老年人脑卒中指的是发生在年龄＞65 岁人群中的脑卒中。谈及动脉硬化的发展，年龄、性别是不可改变的重要因素。年龄越大脑卒中发病率越高，脑卒中在老年期致残率、致死率、复发率都明显高于青壮年和青年期人群。

（1）病因：①动脉硬化、两大基础疾病是脑卒中的首要病因。动脉硬化是老年期持久的脑血管病病因，也是最重要的、根本的脑卒中病因，年龄越大血管越僵硬、管壁越厚、管腔越狭窄，斑块多、斑块大、不稳定、易脱落。动脉硬化还导致脑血管代偿功能减退，侧支循环难以建立或功能难以完全实现。高血压与糖尿病这两大脑卒中基础疾病可伴随老年人患者数十年，对全身血管的破坏和侵蚀也几乎达到无孔不入的地步。②脑卒中其他病因主要是非动脉硬化性疾病导致的脑血管，如心源性疾病、血管炎、血液病、外伤、免疫性、遗传性与发育性脑血管病等，这些疾病病因相对来说发病率较低，在老年期脑卒中发病因素中不占据主导地位。然而，其中心源性脑卒中如心房颤动、心脏瓣膜疾病等病因要高于其他几类病因。以上非动脉硬化性其他病因导致的脑卒中相对少见。

（2）发病特点：①动脉硬化是根本病因。②高血压、糖尿病两大基础疾病占据疾病病因的主导地位。③年龄越大发病率越高。④生活诱因中，饮水不足最为突出。⑤忽视脑卒中早期就医，致使错过脑卒中"黄金 6 小时"。⑥疗效差、致残率高、残疾程度重，严重影响患者生活质量。⑦合并痴呆、精神、情感障碍多见，严重影响患者的生存质量和人格。⑧复发率高。⑨男性居多。

二、分期

脑卒中发生后不同阶段，由于患者的临床表现不同，对医疗、护理的要求也各有不同。为便于医护人员进行治疗、教学和学术交流，目前临床上根据脑卒中患者的病程长短，将脑卒中分为4 期。

（一）急性期

急性期指发病后 2 周之内。由于此期瘫痪的肢体肌张力下降、反射消失、不能维持自主性活动，故又称为软瘫期。其中发病后 1 周之内，病情变化较大，称为脑卒中急性期早期。这一时期的特点是病情不稳定，变化较多，常有骤然变化和意外，治疗以挽救生命和控制进展为主。

（二）痉挛期

痉挛期指发病后 2～4 周。此期的主要表现是联合反应、共同运动、紧张性反射、肌张力升高和痉挛状态。

（三）康复期

康复期是指急性期过后，病情有一定程度改善、渐趋稳定，是在病后 1～6 个月。除急性期有改善外，这一时期病情进一步好转的幅度较大，是一次发作后好转程度可塑性较大的阶段。也就是说,如果是可以恢复者,则在这一阶段可康复至较好水平;如果是不可逆者,则症状、体征持续下去,转入后遗症期。这一时期的治疗不是以药物为主,而是用理疗、针灸、运动治疗,都需要帮助和正确指导。目前,康复医学的发展给瘫痪患者提供了许多有益帮助。

(四)后遗症期

后遗症期是指经半年治疗,转入后遗症期。这一时期不能规定具体时限,除非再次发生脑血管病。这一时期病情平稳,不可能有明显好转。失去功能的部分就是脑血管病发作真正损害所遗留的"记号"。但是在某些情况下,由于脑其他部分的代偿作用,患者经认真锻炼后,功能亦有进一步改善的可能性。这一时期主要是防止病情再发,注意基础疾病,防止并发症,不必为脑血管病的后遗症去千方百计地选用新药、验方等,主要靠功能锻炼和必要的训练及护理。

(李　宁)

第三节　危 险 因 素

脑卒中的危险因素分为不可干预性和可干预性两大类,不可干预性危险因素包括年龄、性别、遗传因素等。可干预性危险因素是脑卒中预防主要控制的危险因素,包括高血压、糖尿病、血脂异常、心脏病、吸烟、酒精摄入、饮食、超重或肥胖、体力不足、心理因素等。来自全世界32个国家的国际脑卒中研究结果显示,世界范围内90.7%的脑卒中与以上10项可干预性危险因素相关。其中对于我国人群,该10项危险因素与94.3%的脑卒中发生有关。此外,空气污染、偏头痛、妊娠期和产褥期等不常见的脑卒中危险因素也受到越来越多学者的关注。脑卒中可防可治,且一级预防是降低脑卒中发病率的根本措施。

一、不可干预性危险因素

(一)年龄与性别

脑卒中的发病率、患病率和死亡率均随年龄的增长而增高。尤其是55岁以后至75岁各年龄组中,增高更为明显,几乎呈对数直线上升。年龄的增长确是脑卒中的一种不可干预的危险因素,研究显示脑卒中是55岁以上人群中应予以重点防治的疾病。与冠状动脉粥样硬化性心脏病不同,脑卒中的发病在两性别间无明显差异。

(二)脑血管病家族史

近代遗传学研究者多数认为有关脑血管病的遗传因素属多基因遗传,其遗传度受环境等各种因素的影响很大。有的研究显示本病患者的父母死于脑卒中者比对照高4倍。我国调查表明直系亲属中有脑血管病史的人患脑卒中的机会多(相对危险度3.55,$P < 0.005$),家族遗传因素有非常显著意义。

二、可干预性危险因素

(一)高血压

高血压是最重要的脑卒中危险因素。不论年龄和性别,以及何种卒中类型,血压与卒中的发生均呈正比相关关系。国内资料示脑卒中发病前有高血压病史者占42.4%,发病后体检时血压增高者占63.9%。无论收缩压或舒张压增高均可增加发生出血性脑卒中和缺血性脑卒中的危险性。本因素的相对危险度为18.18($P<0.005$)。说明高血压与脑卒中的发病有非常密切的关系。有报告显示,一组60岁男性老年人仅收缩压为≥21.3 kPa(160 mmHg)而无糖尿病、吸烟史和血脂异常,随访8年内有20%发生缺血性卒中。

(二)心脏病

许多研究已证实伴有心脏病可增加脑卒中的危险性,包括风湿性、缺血性心脏病,二尖瓣脱垂和心脏黏液瘤等病变。尤其以伴发亚急性细菌性心内膜炎和心律失常时,发生脑卒中的机会更大。国内调查结果显示患有心脏病者发生脑卒中的相对危险度为9.75,伴无症状的心脏异常,仅在体检时发现心脏扩大、心脏杂音、心律失常等体征者发生脑卒中的相对危险度为5.44。病例对照分析均有显著的统计学意义($P<0.05$)。

(三)眼底动脉硬化

国内外调查资料均表明伴有眼底动脉硬化者发生脑卒中的危险性显著增加,其硬化程度越高,危险度越大,合并高血压者差别更为明显。评估眼底动脉硬化的程度,需按统一的分级标准。

(四)糖尿病

糖尿病患者发生脑卒中的危险性比血糖正常者增高约1倍。糖尿病对脑血管的致病影响不如其对周围血管的作用明显,而且糖尿病患者常伴有其他疾病,如高血压、动脉粥样硬化、心脏病等,但研究表明糖尿病仍然是发生脑卒中的一种独立的危险因素。

(五)高脂血症

高脂血症与动脉粥样硬化、缺血性心脏病的发生密切相关。历来被认为与脑血管病也会有关系。但是,各医家研究至今尚不能肯定发生脑卒中与不发生者之间同血胆固醇含量有何相关。近年来,有研究者认为低密度脂蛋白的增高和高密度脂蛋白的降低可能影响脑卒中的发生。

(六)血液学因素

血液病和血液流变学异常无疑是促发脑卒中的重要危险因素。有时不少血液病可为脑卒中的直接病因,如真性红细胞增多症时血细胞比容增高促发脑血栓形成,白血病并发脑出血都是临床熟知的实例。但是正常范围内的血细胞比容改变与脑卒中密切相关则是晚近才阐明的事实。血细胞比容在一定范围内与脑血流量呈直线型负相关。血细胞比容增高将同时升高血的携氧能力和黏度,前者降低血流量,后者影响脑的微循环。这些改变都将促进血栓形成,增高脑卒中的危险度。

(七)无症状性颈动脉杂音

颈部听诊可能听到颈动脉起源处有杂音,见于任何年龄,不一定有临床症状。年轻者提示血流速度增快,年老者可能是因动脉变窄,在45岁以上年龄组中,约有5%的无症状杂音。随访研究表明有杂音组和无杂音组的脑卒中发生率分别为14%和3.6%。因此,在中老年人中出现无症状颈动脉杂音应被视为是一种脑卒中的危险因素。

(八)吸烟

吸烟有害健康,特别是与癌症、冠状动脉粥样硬化性心脏病、气管炎等病的发生密切有关。与脑卒中的关系亦已肯定。近代研究发现长期吸烟者与对照组相比,脑血流量明显降低。可能有加速脑动脉硬化、减低脑血管的舒缩功能等不良影响。国内研究表明吸烟是脑卒中的一种轻度危险因素(相对危险度为2.1)。

(九)饮酒

饮酒对脑卒中的作用主要为酒精可对血管造成不同程度损伤,引起血管不全麻痹、张力降低、通透性增加、凝血障碍等。在对中国男性人群进行的前瞻性队列研究显示,与少量饮酒或戒酒者相比,大量饮酒者(每周酒精摄入超过 300 g)脑卒中发病风险增加 22%,脑卒中死亡风险增加 30%。一项纳入 35 个观察性研究的荟萃分析显示,每天酒精摄入量超过 60g 的人群发生脑卒中的风险增加 64%,其中缺血性脑卒中发病风险增加 69%,出血性卒中发病风险增加 118%;然而,每天酒精摄入量 <12 g 的人群,脑卒中发病风险降低 17%,其中缺血性卒中发病风险降低 20%。

饮酒暴露与脑卒中关系中起始饮酒年龄与脑卒中患病风险也有一定关系,起始饮酒年龄较大则患病率较高,35～40 岁起始饮酒者患病率最高,达 14.3%。还有研究证实认为饮酒与总胆固醇共同作用可能导致脑卒中发病的概率增加。

(十)饮食

饮食主要指摄盐量、肉类和含饱和脂肪酸的动物油食用量等。国内调查提示每天摄盐量、食肉量偏多者,对脑卒中的发生有显著性意义。摄盐量增高可引起高血压则是早已证明的事实。但是饮食调查受众多因素的干扰,很难精确。所得资料,矛盾很多。如以肉食为主的蒙古族,摄盐量很高的维吾尔族(喜饮加食盐的奶茶),其脑血管病发病率并不比其他民族或地区为高。这说明各地区、各民族的饮食习惯,内容差别极大,其中包括许多需要进一步研究的因素。但是,大多数研究者认为,高盐、高肉类、高动物油的摄入,是促进高血压、动脉硬化的因素。因此,高盐、高肉类、高动物油的摄入对脑卒中也将是不利因素。

(十一)肥胖与超重

超重和肥胖可明显增加脑卒中发生风险,尤其是缺血性脑卒中发生风险。肥胖是脑卒中的间接危险因素,肥胖对血压的影响很大,降低体重可减少患高血压的危险,从而降低脑卒中发生率。目前仍以体重指数(body mass index,BMI)衡量超重,研究发现人类任何年龄段 BMI 增加都影响高血压病的发生风险且呈正相关,但与脑卒中死亡率存在非线性关系,BMI 值在 25～50 kg/m² 范围内,BMI 每增加 5 kg/m² 就会使脑卒中死亡率升高 40%。脑卒中组超重的暴露率高于非脑卒中组,差异有统计学意义,因此超重和肥胖不容忽视,需教育相关人群控制饮食,改变饮食习惯,减少肥胖的发生,减少脑卒中发生风险。

(十二)睡眠

生物钟是联系外界环境与机体活动及代谢的重要装置,研究表明许多疾病的病理过程都有生物钟参与,而由于生活节奏改变引起的生物钟紊乱亦会导致多种重要生理参数的改变,从而导致肿瘤、衰老相关疾病和代谢相关疾病的发生。正常的生物钟节律对机体代谢调节有重要临床意义,慢性生物节律紊乱(如倒班工作)与胰岛素抵抗、肥胖、代谢综合征和糖尿病等疾病的高患病率密切相关。生物周期节律和能量代谢密不可分。在内源性生物钟及环境提示的控制下,和能量代谢有关的许多行为和生理过程显示出每天波动,而生物钟本身亦受进食、活动节律及基础代谢率的影响。

(十三)体力不足

目前,国内仍缺乏关于体力活动不足与脑卒中关系的数据,部分研究显示体力活动不足可增加脑卒中危险因素的发生风险。有研究发现,体能活动偏高的人,脑卒中的发病率较低,即长期锻炼可能是脑卒中发病的保护因素。长期运动可以促进新陈代谢,增强机体免疫力,对疾病的发生起到有效的预防作用。有氧运动能降低约35％的缺血性脑卒中发病率。美国《心脏病与卒中统计》数据也肯定了规律的体育运动在防治心脑血管病中的作用,并且建议人群不少于30分钟/次,不少于5次/周的轻中度有氧运动;或是20分钟/次,3次/周的中重度有氧运动以预防心脑血管疾病的发生。健康的运动能够增强心肌收缩力,增加心肌储备量,亦能改善动静脉血管弹性,促进全身血液循环,从而增加大脑血供。适当体育锻炼扩张血管,增加血液流速,降低血黏稠度和血小板聚集,从而减少血栓形成,延缓或者避免脑卒中发生。运动缺乏在脑卒中组的暴露率远高于非脑卒中组,且差异有统计学意义。与缺乏体力活动者相比,经常运动者脑卒中发生或死亡风险能降低27％。而且不是运动就能达到预防脑卒中的目的,只有达到足够强度、持续足够时间才有效果,一般的轻体力活动、断断续续的体育锻炼不能达到预防脑卒中的效果。已发生过脑卒中的患者应注意调整自己的生活方式,逐渐加强恢复锻炼,预防脑卒中复发。

(十四)口服避孕药

虽然有很多文献报道认为口服避孕药会显著增高育龄妇女的脑卒中发病率,但因药物的组成、剂量、服用时间的长短,服用者的年龄、体质等因素众多易变,难以形成严格的对照研究,所以口服避孕药与脑卒中的关系究竟有多大,还不很明确。目前比较一致的倾向是对年龄偏大、血压偏高、有偏头痛病史、吸烟史和其他危险因素者,不推荐口服避孕药特别是雌激素含量较大的药品,而以采用其他避孕方式为宜。

(十五)心理情绪

心理情绪应激可引发并加重脑卒中发作。精神压力与脑血管的供血之间存在联系,有研究报道,抑郁情绪是缺血性脑卒中患者急性期认知损害的危险因素;精神压力大及性格急躁的人,脑卒中发病的风险升高,在评估疾病严重程度及风险预测中具有较高的临床应用价值。

(十六)其他危险因素

其他危险因素包括代谢综合征、高同型半胱氨酸血症、激素的使用等。

我们日常需要加强对脑卒中危险因素的了解,了解自己是否存在这些危险因素,积极锻炼、控制危险因素,远离脑卒中。

(李　宁)

第四节　发　病　机　制

一、血管壁病变

血管壁病变是脑血管疾病发生的基础,引起血管壁病变的主要原因有以下五方面。

(一)动脉硬化

动脉硬化是动脉的一种非炎症性、退行性和增生性的病变,导致管壁增厚变硬,失去弹性,管腔缩小,甚至完全闭塞或易破裂。动脉硬化有多种类型,其中与脑血管病密切相关的有以下两种。

1.脑动脉粥样硬化

脑动脉粥样硬化主要侵犯管径在50μm以上的供应脑的大动脉和中等管径动脉。长期高血压使动脉中膜平滑肌管壁增厚,管腔变窄,但仍要维持原来的血流量,血流速度增快,血流对内膜的切应力增大,内皮细胞受损,血液脂蛋白渗入,内膜增厚,粥样硬化斑块形成,导致管腔更狭窄。在血流动力学作用下,粥样硬化斑块可破裂、溃疡、出血,诱发血栓形成,引起动脉闭塞及其供血区缺血性脑卒中;脱落的粥样硬化斑块或血栓碎片可成为动脉脑栓塞的栓子。

2.高血压性细小动脉硬化

长期过高血压使血管壁所受张力加大,通透性增加,血浆成分渗入,导致小动脉纤维素性坏死,这是急性失代偿。例如,小动脉能耐受长期高血压,小动脉壁发生结构性代偿,出现平滑肌肥大、增生、减少;胶原、蛋白聚糖等结缔组织成分增加,血管壁增厚,坚固性增加,舒缩性降低,自动调节上下限均升高;血管壁增厚导致管腔狭窄,血流速度增快,对内膜的切应力增大,使内膜代偿性增厚,管腔更狭窄,影响血管的通畅;在长期高血压状态下,平滑肌发生玻璃样变、坏死;小动脉壁变薄部分可在高张力下膨出,成为微动脉瘤。以上病理改变可先后或同时存在。局部严重的纤维素样坏死变薄的小动脉壁和微动脉瘤破裂是脑出血的主要原因。管腔狭窄、扩张、迂曲,侧支循环不良的细小动脉和微动脉瘤内血栓形成则是腔隙性缺血性脑卒中的主要原因。皮质下小动脉广泛的玻璃样变,管腔狭窄则导致皮质下白质灌流不足,脑室外周围白质脱髓鞘,称为皮质下动脉硬化性白质脑病,是血管性痴呆的主要原因。持续的高血压可促使中等动脉和大动脉内膜脂质沉积,促进动脉粥样硬化,故两者常伴随发生。高血压还可使较大动脉分叉处形成袋状动脉瘤,合并动脉粥样硬化易形成梭形动脉瘤,均是蛛网膜下腔出血的常见原因。

(二)血管的先天发育异常和遗传性疾病

血管的先天发育异常和遗传性疾病包括先天性颅内动脉瘤、动静脉畸形,以及各级血管的发育不全、狭窄、扩张、迂曲等。这些血管病变可以引起脑出血、蛛网膜下腔出血,也可导致缺血性脑卒中。

(三)各种感染和非感染性动、静脉炎

感染性如风湿、结核、梅毒、寄生虫等导致的动脉炎,非感染性的结缔组织病性脉管炎、巨细胞动脉炎等。他们是引起缺血性卒中的较常见原因之一。

(四)血管损伤

血管损伤包括颅脑损伤、手术、插入导管、穿刺等直接损伤。

(五)中毒、代谢及全身性疾病导致的血管壁病变

过敏、中毒可影响血液凝固,伴发血管改变;糖尿病、高脂血症可促进或造成动脉硬化等血管损害;肿瘤、淀粉样变可引起血管壁病变。最终引起出血性或缺血性脑卒中。

二、血液成分异常

(一)高血黏度

红细胞增多症、异常球蛋白血症等引起异常高血黏度,可诱发缺血性脑卒中。

(二)血小板减少或功能异常

血小板减少或功能异常经常会引起脑出血性或蛛网膜下腔出血。

(三)凝血或纤溶系统功能障碍

凝血或纤溶系统功能障碍可引起出血性或缺血性脑卒中。

三、血流动力学因素

血流动力学因素主要是高血压及低血压。高血压造成细小动脉硬化及玻璃样变,易破裂出血。高血压也会损伤血管内膜,促进动脉粥样硬化。血压突然剧烈下降,如心搏骤停或大量出血,可造成严重的脑缺血或缺血性脑卒中。

发生脑卒中的最后原因是神经元的代谢需求与局部血循环所能提供的氧及其他营养物(主要是葡萄糖)之间骤然供不应求所致。局部血循环的紊乱可能来自供应血管的破裂而出血,更为常见的则是血管的狭窄、闭塞而使血流中断。出血点如位于脑内,则形成或大或小的血肿即脑出血,如位于脑室内或蛛网膜下腔,则血液与脑脊液混合流散,形成脑室内出血或蛛网膜下腔出血。因血管闭塞致供应区缺血而超过一定时限后,即发生缺血性脑卒中,其病灶中央部神经元坏死,周边部存在神经元尚可恢复的缺血半暗带。梗死灶的大小和可逆程度,取决于闭塞动脉口径的大小和侧支循环建立时间的有效性。动脉闭塞的病理基础可能是较大动脉的粥样硬化和血栓形成(血栓性缺血性脑卒中或称脑血栓),来自心脏或大血管栓子的栓塞(栓塞性或血栓栓塞性缺血性脑卒中,或称脑栓塞);或是小动脉(口径为 $2\sim100\ \mu m$)的退行变性(高血压、糖尿病、脉管炎等所致)。但在个别患者脑中,出血性与缺血性病损可能先后或同时发生而并存。血流动力学因素如血压的突然升高或降低、血流速度的缓慢和血液流变学因素如血红细胞增多、血小板聚集性及血液黏度增高或降低,常成为脑卒中发病的激发机制。而另一方面,机体的代偿保护性机制,如脑血流量的自动调节、侧支循环的开放、血液流变学因素的代偿调节,均有助于限制甚至避免脑卒中的发生,见图1-1。

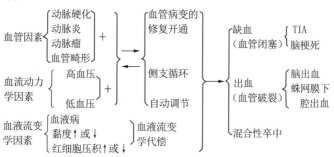

图1-1 脑卒中的发病机制

(刘俐杰)

第二章　脑循环系统解剖结构

第一节　脑　神　经

脑神经属周围神经,它将脑与各部感受器和效应器联系起来。脑神经共 12 对,其排列顺序一般用罗马数字表示。脑神经纤维成分较脊神经复杂,主要根据胚胎发生、功能等方面的特点,将脑神经纤维成分划分为以下 7 种。

(1)一般躯体感觉纤维:分布于皮肤、肌、肌腱和口、鼻部分黏膜。

(2)特殊躯体感觉纤维:分布于外胚层衍化来的特殊感觉器官视器和前庭蜗器。

(3)一般内脏感觉纤维:分布于头、颈、胸、腹的器官。

(4)特殊内脏感觉纤维:分布于味蕾和嗅器。虽然这些感觉器是由外胚层细胞衍化而来,但与进食等内脏功能密切相关,故将与它们联系的纤维称为特殊内脏感觉纤维。

(5)一般躯体运动纤维:分布于中胚层衍化来的眼球外肌、舌肌等横纹肌。

(6)一般内脏运动纤维:分布于平滑肌、心肌和腺体。

(7)特殊内脏运动纤维:分布于咀嚼肌、面肌和咽喉肌等。这些肌肉虽然都是横纹肌,但均由与消化管前端有密切关系的鳃弓衍化而来。因此,将分布于这些横纹肌的纤维称为特殊内脏运动纤维。

脑神经虽然总体上包括 7 种纤维成分,但就每一根脑神经而言,其所包含的纤维成分种类不同。因此,脑神经并不像每对脊神经一样都是混合性的,而是分成仅含感觉纤维的感觉性神经,如第 I、II、VIII 对脑神经与头部的感觉器官相联系;仅含运动纤维的运动性神经,如第 III、IV、VI、XI、XII 对脑神经;其余的第 V、VII、IX、X 对脑神经中既含感觉纤维,又含运动纤维。因此,第 V、VII、IX、X 对为混合性神经。

一、嗅神经

嗅神经即第 I 对脑神经,嗅神经为特殊内脏感觉纤维,由上鼻甲以上和鼻中隔上部黏膜内的嗅细胞中枢突聚集而成,包括 20 多条嗅丝。嗅神经穿过筛孔入颅前窝,进入嗅球传导嗅觉。颅前窝骨折累及筛板时,撕脱嗅丝和脑膜,造成嗅觉障碍,同时脑脊液可流入鼻腔。鼻炎时,炎症延至鼻上部黏膜,也可造成一过性嗅觉迟钝。真正的嗅神经很短,常与其他脑神经疾病合并存在或继发于其他疾病,主要症状为嗅觉障碍。主要为传导嗅觉纤维被阻断所致。常见的致病原因有颅内血肿,颅前窝、鞍区与鞍旁肿瘤,外伤,颅内压增高,脑积水,老年性嗅神经萎缩,各种中毒及感染等。某些颞叶癫痫及精神病主要表现为嗅觉减退或缺失、嗅幻觉与嗅觉过敏等。此外,引起类似症状的疾病如下。

(一)嗅觉减退或缺失

1.病毒感染和慢性鼻炎

病毒感染和慢性鼻炎引起的嗅觉减退,常有双侧鼻黏膜发炎和鼻腔阻塞,局部检查可有鼻黏膜充血、鼻甲肥大等。

2.颅底肿瘤

颅底肿瘤以嗅沟脑膜瘤最为常见,患者常有慢性头痛与精神障碍。因嗅神经受压产生一侧或两侧嗅觉丧失。随着肿瘤的生长产生颅内压增高症状,头颅 CT 常能明确诊断。

3.伴有痴呆的中枢神经病

伴有痴呆的中枢神经病如阿尔茨海默病、遗传性舞蹈病等,可有嗅神经萎缩,从而引起双侧嗅觉减退。此类常见于中老年患者,可有阳性家族史。头颅 CT、MRI 检查常见脑萎缩。

4.颅脑损伤

颅前窝骨折及额叶底面的脑挫裂伤及血肿,可引起嗅神经的撕裂与压迫,从而引起嗅觉丧失,根据明确的外伤史,头颅 X 线、CT 等检查可明确诊断。

(二)嗅幻觉

1.颞叶癫痫

颞叶癫痫临床表现多种多样,发作时表现嗅幻觉及梦样状态,患者可嗅到一种难闻气味,如腐烂食品、尸体、烧焦物品、化学品的气味,脑电图检查可见颞叶局灶性异常波。

2.精神分裂症

在某些精神分裂症患者中,嗅幻觉可作为一种症状或与其他幻觉和妄想结合在一起表现出来,精神检查多能明确诊断。

二、视神经

视神经即第Ⅱ对脑神经,由特殊躯体感觉纤维组成,传导视觉冲动。视神经由视网膜节细胞的轴突在视神经盘处聚集后穿过巩膜筛板而构成。视神经在眶内长 2.5～3.0 cm,行向后内,穿视神经管入颅中窝,颅内段长 1.0～1.2 cm,向后内走行于垂体前方,连于视神经交叉,再经视束连于间脑。由于视神经胚胎发生时间脑向外突出形成视器过程中的一部分,因此视神经外面包着三层由脑膜延续而来的被膜,脑的蛛网膜下隙也随之延伸至视神经周围。所以,当颅内压增高时,常出现视盘水肿,脑膜疾病或视神经疾病也常沿此途径互相累及。

三、动眼神经

动眼神经即第Ⅲ对脑神经,为运动性脑神经,含有一般躯体运动和一般内脏运动两种纤维。一般躯体运动纤维起于中脑上丘平面的动眼神经核;一般内脏运动纤维起于动眼神经副核。两种纤维合并成动眼神经后,自中脑腹侧脚间窝出脑,紧贴小脑幕切迹缘和蝶鞍后床突侧方前行,穿行于海绵窦外侧壁上部继续前行,再经眶上裂入眶,立即分成上、下两支。上支较细小,分布于上睑提肌和上直肌;下支粗大,分布于下直肌、内直肌和下斜肌。动眼神经中的内脏运动纤维(副交感)由下斜肌支单独以小支分出,称为睫状神经节短根,进入视神经后段外侧的睫状神经节交换神经元后,节后纤维进入眼球,分布于睫状肌和瞳孔括约肌,参与调节反射和瞳孔对光反射。

睫状神经节为扁平椭圆形的副交感神经节,位于视神经与外直肌之间,约 2 mm×2 mm 大小,一般习惯将外形上与视神经相连的一些神经小支称为此神经节的根。睫状神经节有副交感根、交感根、感觉根 3 种根。①副交感根:即睫状神经节短根,来自动眼神经中的内脏运动纤维在此节交换神经元。自节内神经细胞发出的节后纤维加入睫状短神经进入眼球。②交感根:来自颈内动脉交感丛,穿过神经节加入睫状短神经,进入眼球后支配瞳孔开大孔和眼球血管。③感觉根:自三叉神经第 1 支眼神经的鼻睫神经支,穿过神经节随睫状短神经入眼球,传导眼球的一般感觉。睫状短神经一般为 6～10 条,自睫状神经节发出后经眼球后极、视神经周围进入眼球。由于随动脉而来的交感神经纤维和鼻睫神经发的感觉神经都穿过此节而达眼球,因此阻滞麻醉此神经节及其附近的神经根,就可阻断结膜、角膜、眼球中膜各部感觉;同时可使眼内血管收缩而降低眼内压,所以眼科常做此神经节麻醉以达上述目的,称为球后麻醉。一般自眶下缘外、中 1/3 交界处进针,向鼻侧 30°方向,深约 35 mm 即可达此节附近。动眼神经损伤可致上睑提肌、上直肌、内直肌、下直肌、下斜肌瘫痪,出现上睑下垂,瞳孔斜向下方及瞳孔扩大,对光反射消失等症状。

四、滑车神经

滑车神经即第Ⅳ对脑神经,为运动性脑神经,起于中脑下丘平面对侧的滑车神经核,自中脑背侧下丘下方出脑,是脑神经中最细者,自脑发出后,绕过大脑脚外侧前行,也穿经海绵窦外侧壁向前,经眶上裂入眶,越过上直肌和上睑提肌向前内侧行,进入并支配上斜肌。滑车神经损伤后可致上斜肌瘫痪。

五、三叉神经

三叉神经即第Ⅴ对脑神经,为最粗大的混合性脑神经,含一般躯体感觉和特殊内脏运动两种纤维。其特殊内脏运动纤维起于脑桥中段的三叉神经运动核,纤维组成三叉神经运动根,由脑桥基底部与脑桥臂交界处出脑,位于感觉根下内侧,最后进入三叉神经第 3 支下颌神经中,经卵圆孔出颅,随下颌神经分支分布于咀嚼肌等。运动根内还含有与三叉神经中脑核有关的纤维,主要传导咀嚼肌的本体感觉。三叉神经内以躯体感觉神经纤维为主,这些纤维的细胞体位于三叉神经节内,该神经节位于颅中窝颞骨岩部尖端的前面三叉神经压迹处,由脑膜形成的梅克尔腔包裹。三叉神经节由假单极神经元组成,其中枢突集中构成了粗大的三叉神经感觉根,由脑桥基底部与脑桥臂交界处入脑,止于三叉神经感觉核。传导痛温觉的纤维主要止于三叉神经脊束核;传导触觉的纤维主要止于三叉神经脑桥核。

三叉神经节细胞的周围突组成三叉神经三大分支,即第 1 支为眼神经、第 2 支为上颌神经、第 3 支为下颌神经。从三大分支不断分支并分布于面部皮肤,眼及眶内、口腔、鼻腔、鼻旁窦的黏膜,牙、脑膜等,传导痛、温、触等多种感觉。

(一)眼神经

眼神经的躯体感觉纤维自三叉神经节发出后,行于海绵窦外侧壁,位于伴行的动眼神经、滑车神经的下方,继而经眶上裂入眶,分支分布于眶、眼球、泪腺、结膜、硬脑膜、部分鼻黏膜额顶部及上睑和鼻背部的皮肤。眼神经分支如下。

1.额神经

额神经是眼神经分支中最上面,较粗大的1支,在眶顶骨膜与上睑提肌之间前行,分2～3支,其中经眶上切迹伴同名血管穿出后,称为眶上神经,分布于额顶、上睑部皮肤。另1支向内前方经滑车上方出眶,称为滑车上神经,分布于鼻背及内眦附近的皮肤。

2.泪腺神经

此神经细小,沿眶外侧壁外直肌上方行向前外,除分支分布于泪腺外,还分出细支,穿外眦达面部,分布于上睑、外眦部皮肤感觉。而泪腺神经与上颌神经的分支颧神经的交通支,由此导入副交感纤维控制泪腺分泌。

3.鼻睫神经

鼻睫神经在上直肌和视神经之间前内行达眶内侧壁,发出滑车下神经行于上斜肌下方,在滑车下出眶,分布于鼻背、眼睑皮肤及泪腺;发出筛前神经、筛后神经,分别分布于筛窦黏膜、鼻腔黏膜;发出睫状长神经在眼球后方穿入眼球,分布于角膜、睫状体、虹膜等;并有分支至睫状神经节,构成其感觉根。

(二)上颌神经

上颌神经仅含躯体感觉纤维,自三叉神经发出后,进入海绵窦外侧壁,沿其下部向前经卵圆孔出颅,进入翼腭窝上部,继续前行经眶下裂入眶,延续为眶下神经。上颌神经主要分布于上颌牙齿、口腔和鼻腔黏膜,硬脑膜及睑裂与口裂之间的皮肤。其主要分支如下。

1.眶下神经

眶下神经为上颌神经主干的终末支,经眶下裂入眶后,继续贴眶下壁向前,经眶下沟、眶下管出眶下孔分数支,分布于下睑、鼻翼、上唇的皮肤和黏膜。临床行上颌部手术时常经眶下孔进行麻醉。

2.颧神经

颧神经较细小,在翼腭窝处分出,经眶下裂入眶后分两支,穿过眶外侧壁分布于颧、颞部皮肤。颧神经还借交通支将来源于面神经的副交感节后纤维导入泪腺神经,以控制泪腺分泌。

3.上牙槽神经

上牙槽神经分为上牙槽后、中、前3支,其中上牙槽后神经自翼腭窝内上颌神经主干发出后,在上颌骨体后方穿入骨质;上牙槽中、前支分别在眶下沟和眶下管内自眶下神经分出,3支在上颌骨内相互吻合形成上牙槽神经丛后,分支分布于上颌牙齿、牙龈及上颌窦黏膜。

4.翼腭神经

翼腭神经又称神经节支,为2～3条细小神经,始于上颌神经,行至翼腭窝处,向下连于翼腭神经节(副交感神经节),穿过神经节后分布于腭、鼻腔的黏膜及腭扁桃体,传导这些区域的感觉冲动。此外,上颌神经在颅内还发出脑膜支,分布于颅中窝的硬脑膜及小脑幕等。

(三)下颌神经

下颌神经是三叉神经三大分支中最大的1支,是既含一般躯体感觉纤维又含特殊躯体运动纤维的混合性神经。自卵圆孔出颅后,在翼外肌深面分为前、后两干,前干细小,除分布于咀嚼肌鼓膜张肌和腭帆张肌外,还发出1支颊神经。后干粗大,除分布于硬脑膜、下颌牙、牙龈、舌前2/3、口腔底黏膜、耳颞区和口裂以下的皮肤外,还发出分支支配下颌舌骨肌和二腹肌前腹。下颌神经主要分支如下。

1.耳颞神经

此神经以两根起于下颌神经后干,多为两根间夹持脑膜中动脉向后合成1支后,经下颌颈内侧转向下行,与颞浅血管伴行穿过腮腺,经耳前向上分布于颞区皮肤,并有分支至腮腺,此支将来源于舌咽神经的副交感纤维导入腺体,控制腮腺分泌。

2.颊神经

颊神经发出后沿颊肌外面向前下行,分布于颊部皮肤及口腔侧壁黏膜。

3.舌神经

舌神经分出后在下颌支内侧下降,沿舌骨舌肌外侧呈弓形越过下颌下腺上方前行到达口腔黏膜深面,分布于口腔底及舌前2/3黏膜,传导一般感觉。在舌神经的行程中有来自面神经的鼓索加入,从而将面神经中的副交感纤维和味觉纤维导入舌神经,并随舌神经分布至舌前2/3黏膜,接收舌前2/3的味觉;副交感纤维在舌神经途经下颌下腺时,向下分出至下颌下神经节,换神经元后,节后纤维控制下颌下腺的分泌。

4.下牙槽神经

下牙槽神经属混合性神经,在舌神经后方,沿翼内肌外侧下行,穿下颌孔入下颌管,在管内分支组成下牙支,分支分布于下颌牙及牙龈,其终支自下颌骨的颏孔穿出,称为颏神经,分布于颏部及下唇的皮肤和黏膜。下牙槽神经中的运动纤维支配下颌舌骨肌及二腹肌前腹。

5.咀嚼肌神经

咀嚼肌神经属运动性神经,分支有咬肌神经、颞深神经、翼内肌神经、翼外肌神经,分别支配4块咀嚼肌。三叉神经损伤表现:一侧三叉神经损伤时出现同侧面部皮肤及眼、口和鼻黏膜一般感觉消失;角膜反射因角膜感觉丧失而消失;一侧咀嚼肌瘫痪和萎缩,张口时下颌偏向患侧。临床上常见的三叉神经痛可以波及三叉神经全部分支或某一分支,此时疼痛部位与三叉神经三大支的皮肤分区完全一致,而且压迫眶下孔或颏孔时,可诱发患支分布的疼痛,借此有助于诊断。

六、展神经

展神经即第Ⅵ对脑神经,属躯体运动神经,起于脑桥被盖部的展神经核,发纤维向腹侧自脑桥延髓沟中线两侧出脑,前行至颞骨岩部尖端,自后壁穿入海绵窦,在窦内沿颈内动脉外下方前行,经眶上裂入眶,分布于外直肌。展神经损伤可引起外直肌瘫痪,产生内斜视。

七、面神经

面神经即第Ⅶ对脑神经,是混合性脑神经,含有以下4种纤维成分。①特殊内脏运动纤维:起于脑桥背侧被盖部的面神经核,主要支配面肌的运动。②一般内脏运动纤维:起于脑桥的上泌涎核,属副交感神经前纤维,在有关副交感神经节换元后的节后纤维分布于泪腺、下颌下腺、舌下腺及鼻腭的黏膜腺,控制上述腺体的分泌。③特殊内脏感觉纤维:即味觉纤维,其胞体位于颞骨岩部内部面神经弯曲处的膝神经节,周围突分布于舌前2/3黏膜的味蕾,中枢突终止于脑干内的孤束核。④一般躯体感觉纤维:传导耳部皮肤的躯体感觉及表情肌的本体感觉。

面神经由两个根组成,一是较大的运动根,自脑桥小脑角区、脑桥延髓沟外侧出脑;一是较小的混合根,称为中间神经,自运动根的外侧出脑,两根进入内耳门合成一干,穿内耳道底进入与中耳鼓室相邻的面神经管,先水平走行,后垂直下行,由茎乳孔出颅,向前穿过腮腺到达面部。在神经管内有膨大的膝神经节,面神经穿经面神经管及最后穿出腮腺时都发出许多分支。

（一）面神经管内的分支

1.鼓索

鼓索在面神经出茎乳孔上方约 6 mm 处发出，向前上行进入鼓室，继而穿岩鼓裂出鼓室至颞骨下窝，行向前下，并进入三叉神经的分支舌神经中，随其走行分布。鼓索含两种纤维：味觉纤维随舌神经分布于舌前 2/3 的味蕾，传导味觉冲动；副交感纤维进入舌神经的下颌下神经节，换元后节后纤维分布于下颌下腺及舌下腺，支配腺体分泌。

2.岩大神经

岩大神经又称岩浅大神经，含有副交感的分泌纤维，自膝神经节处分出后，经颞岩部前面的岩大神经裂孔穿出前行，穿破裂孔至颅底，与来自颈内动脉交感丛的岩深神经合成翼管神经，穿翼管前行至翼腭窝，进入翼腭神经节，副交感纤维在此节换元后，随神经节的一些分支及三叉神经的分支到达泪腺、腭及鼻黏膜的腺体，支配其分泌。

3.镫骨肌神经

镫骨肌神经支配鼓室内的镫骨肌。

（二）面神经颅外分支

面神经穿出茎乳孔后发出分支支配枕肌、耳周围肌、二腹肌后腹和茎突舌骨肌。面神经主干前行进入腮腺实质，在腺内分支组成腮腺内丛，由腮腺内丛发出分支至腮腺前缘，呈辐射穿出，分布于面部诸表情肌，其具体分支如下。

1.颞支

颞支常为 3 支，支配额肌和眼轮匝肌等。

2.颧支

颧支为 3～4 支，支配眼轮匝肌及颧肌。

3.颊支

颊支为 3～4 支，在腮腺导管上、下方走行，支配颊肌、口轮匝肌及其他口周围肌。

4.下颌缘支

下颌缘支沿下颌缘向前，分布于下唇诸肌。

5.颈支

颈支在下颌角附近下行于颈阔肌深面，支配该肌。

与面神经中内脏运动纤维有关的副交感神经节有以下两对：翼腭神经节又称蝶腭神经节，为副交感神经节，位于翼腭窝内、上颌神经的下方，为一不规则扁平小结，有 3 个根：①副交感根：来自面神经的岩大神经，在节内换元；②交感根：来自颈内动脉交感丛随岩深神经而来；③感觉根：来自上颌神经向下的几条短翼腭神经。由翼腭神经节发出一些分支分布于泪腺、腭及鼻的黏膜，传导黏膜的一般感觉并支配腺体的分泌。

下颌下神经节为副交感神经节，位于下颌下腺与舌神经之间有 3 个根。①副交感根：来自鼓索的副交感纤维伴舌神经到达此节内交换神经元；②交感根：来自面动脉的交感丛；③感觉根：来自舌神经。自神经节发出分支分布于下颌下腺与舌下腺，传导一般感觉并支配腺体分泌。

面神经的行程复杂，当面神经损伤时多发生在脑桥小脑角区、鼓室附近的面神经管及腮腺区等处。在面神经管内和管外，面神经损伤的表现都不同。面神经管外损伤主要表现为患侧表情肌瘫痪，如笑时口角偏向健侧，不能鼓腮；说话时唾液从口角流出；患侧额纹消失，鼻唇沟变平坦；眼轮匝肌瘫痪使闭眼困难，角膜反射也消失等症状。面神经管内损伤同时伤及面神经管段的分支,因此除上述面肌瘫痪症状外,还出现听觉过敏、舌前 2/3 味觉障碍、泪腺和唾液腺的分泌障碍等症状。

八、前庭蜗神经

前庭蜗神经即第Ⅷ对脑神经,是特殊感觉性脑神经,含有传导平衡觉和听觉的特殊躯体感觉纤维,包括前庭神经和蜗神经两部分。

(一)前庭神经

前庭神经传导平衡觉。其双极感觉神经元细胞体在内耳道底聚集成前庭神经节,其周围突穿内耳道底分布于内耳球囊斑、椭圆囊斑和壶腹嵴中的毛细胞,中枢突组成前庭神经,经内耳门入颅,在脑桥小脑处,经脑桥延髓外侧部入脑,止于前庭神经核群和小脑等部。

(二)蜗神经

蜗神经传导听觉。其双极感觉神经元胞体在内耳部耳蜗的蜗轴内聚集成蜗神经节(蜗螺旋神经节),其周围突分布于内耳螺旋器上的毛细胞,中枢突集成蜗神经,经内耳门入颅,于脑桥小脑角处,经脑桥延髓沟外侧部入脑,止于附近的蜗神经腹侧核、背侧核。

现已证明,螺旋器、球囊斑、椭圆囊斑及壶腹嵴尚有传出纤维分布,这些纤维可能对传入信息起负反馈作用。

前庭蜗神经损伤表现为伤侧耳聋和平衡功能障碍;由于前庭刺激可出现眩晕和眼球震颤,而且又因为前庭与网状结构、自主神经的联系,所以多同时伴有呕吐等症状。听神经由耳蜗神经和前庭神经组成,两者一起经内耳道至内耳,故常可同时受损,表现为听觉与平衡觉两方面的症状,虽两者为同一神经的两种不同组成部分,但对病因的反应不甚一致。

1.耳蜗神经损害的原因

耳蜗神经损害的原因常见的有神经炎、脑膜炎外伤、中毒、肿瘤、动脉硬化、某些遗传病、中耳疾病、内耳疾病等。

2.前庭神经损害的原因

前庭神经损害的原因常见中毒、血液循环障碍(基底动脉硬化症、高血压等)、神经炎、肿瘤、外伤、脱髓鞘病、内耳疾病等。

九、舌咽神经

舌咽神经即第Ⅸ对脑神经,为混合性脑神经。含有 5 种纤维成分:①特殊内脏运动纤维,起于疑核,支配茎突咽肌。②副交感纤维,起于下泌涎核,在耳神经节内交换神经元后分布于腮腺,支配腮腺分泌。③一般内脏感觉纤维,其神经元胞体位于颈静脉孔处的舌咽神经下节,周围突分布于咽、舌后 1/3、咽鼓管和鼓室等处黏膜,以及颈动脉窦和颈动脉小球。中枢突终于孤束核,传导一般内脏感觉。④特殊内脏感觉纤维,其神经元胞体也位于颈静脉孔处的舌咽神经下节,周围突分布于舌后 1/3 味蕾,中枢突终止于孤束核上部。⑤一般感觉纤维很少,其神经元胞体位于舌咽神经上神经节内,周围突分布于耳后皮肤,中枢突入脑后止于三叉神经脊束核。舌咽神经的根丝在橄榄后沟上部连于延髓,与迷走神经、副神经同穿颈静脉孔前部出颅,在孔内神经干上有膨大的上神经节,出孔时又形成稍大的下神经节。舌咽神经出颅后,先在颈内动、静脉间下降,继而弓形向前,经舌骨舌肌内侧达舌根。其主要分支如下。

(一)舌支

舌支为舌咽神经终支,在舌骨舌肌深面分布于舌后 1/3 黏膜和味蕾,传导一般感觉和味觉。

(二)咽支

咽支为 3～4 条细支,分布于咽壁,与迷走神经和交感神经交织成丛,由丛发分支分布于咽肌及咽黏膜。咽黏膜恶心感觉传入与咽部反射直接有关。

(三)鼓室神经

鼓室神经发自下神经节,经颅底外面颈静脉孔的鼓室小管下口入鼓室后,在鼓室内侧壁黏膜内与交感神经纤维共同形成鼓室丛,发数小分支于鼓室、乳突小房和咽鼓管黏膜,传导感觉。鼓室神经的终支为岩小神经,含来自下泌涎核的副交感纤维,在颞岩部前面经鼓小管上口出鼓室前行,出卵圆孔达耳神经节换元,其节后纤维并入三叉神经的分支耳颞神经走行,分布于腮腺,控制其分泌。

(四)颈动脉窦支

颈动脉窦支为 1～2 支,在颈静脉孔下方发出后,沿颈内动脉下行分布于颈动脉窦和颈动脉小球,将动脉压力变化和二氧化碳浓度变化的刺激传入中枢,反射性地调节血压和呼吸。此外,舌咽神经还发出扁桃体支和茎突咽肌支等。与舌咽神经有关的副交感神经节为耳神经节,位于卵圆孔下方,贴附于下颌神经内侧,有下列 4 个根。

1.副交感根

副交感根来自岩小神经,在节内换元后,节后纤维耳颞神经至腮腺,支配腺体分泌。

2.交感根

交感根来自脑膜中动脉交感丛。

3.运动根

运动根来自下颌神经,分布于鼓膜张肌、腭帆张肌。

4.感觉根

感觉根来自耳颞神经,分布于腮腺,传导腮腺一般感觉。一侧舌咽神经损伤表现为同侧舌后 1/3 味觉消失,舌根及咽峡区感觉消失(因其他感觉还在,所以咽反射和吞咽反射障碍多不出现),同侧咽肌无力。

十、迷走神经

迷走神经即第 Ⅹ 对脑神经,为混合性脑神经,是行程最长的脑神经,含有下列 4 种纤维成分。①副交感纤维:起于延髓的迷走神经背核,属副交感节前纤维,随迷走神经分支分布于颈、胸、腹部多种器官,并在器官旁或器官内的副交感神经节交换神经元,其节后纤维控制这些器官的平滑肌、心肌和腺体的活动;②特殊内脏运动纤维:起于延髓的疑核,随迷走神经分支支配咽喉部肌;③一般内脏运动纤维:其神经元胞体位于颈静脉孔下方的迷走神经下神经节(结状神经节)内,中枢突终于孤束核,周围突随迷走神经分支分布于颈、胸、腹部多种器官,传导一般内脏感觉冲动;④一般躯体感觉纤维:其感觉神经元胞体位于迷走神经上神经节内,其中枢突入脑后止于三叉神经脊束核,周围突随迷走神经分支分布于硬脑膜、耳郭及外耳道皮肤,传导一般感觉。

迷走神经以多条根丝自橄榄后沟的中部出延髓,在舌咽神经偏后方也经颈静脉孔出颅,在此处有膨大的迷走神经上、下神经节。迷走神经干出颅后在颈部下行于颈动脉鞘内,位于颈内静脉与颈内动脉或颈总动脉之间的后方,下行至根部,由此向下,左迷走神经、右迷走神经的行程略有不同。左迷走神经在左颈总动脉与左锁骨下动脉之间下行,越过主动弓的前方,经左肺根的后方下行至食管前面分出许多细支,构成左肺丛和食管前丛,行于食管下段又逐渐集中延续为迷走神经前干。右迷走神经越过右锁骨下动脉前方,沿气管右侧下行,经右肺根后方达食管后面,分支构成右肺丛和食管后丛,继续下行又集中构成迷走神经后干。迷走神经前、后干伴食管一起穿膈肌食管裂孔进入腹腔,分布于胃前、后壁,其中较重要的分支如下。

(一)颈部的分支

喉上神经是迷走神经在颈部重要的分支,起于下神经节处,沿颈内动脉内侧下行,在舌骨大角水平分为内、外支。外支细小,含躯体运动纤维伴甲状腺上动脉下行,支配环甲肌;内支为感觉支,伴喉上动脉穿甲状舌骨膜入喉腔,分布于咽、会厌、舌根及声门裂以下的喉黏膜,传导一般内脏感觉及味觉。

(二)胸部的分支

喉返神经是迷走神经在胸部主要的分支,分为左喉返神经与右喉返神经,他们的起点和行程有所不同。右喉返神经在迷走神经干经右锁骨下动脉前方处发出后,由下方钩绕此动脉上行返回颈部。左喉返神经起点稍低,在左迷走神经干跨过主动脉弓前方时发出,继而绕主动脉弓下后方上行返回颈部。在颈部,左喉返神经、右喉返神经均走行于气管与食管之间的沟内,至甲状腺侧叶深面、环甲关节后方进入喉内,终支称喉下神经,分数支分布于喉。其中特殊内脏运动纤维支配除环甲肌以外的所有喉肌,内脏感觉纤维分布于喉黏膜。喉返神经在行程中还发出心支、支气管支和食管支,分别参加心丛肺丛和食管丛。喉返神经是支配大多数喉肌的运动神经,在入喉前与甲状腺下动脉及分支相互交叉,据统计资料显示喉返神经穿过动脉分支之间者占多数,经过动脉后方者次之经过动脉前方者较少。在甲状腺手术中,钳夹或结扎甲状腺下动脉时,应避免损伤喉返神经,以防声音嘶哑。若两侧喉返神经同时受损,可引起失声、呼吸困难甚至窒息。

(三)腹部的分支

腹部的分支全部由内脏运动(副交感)纤维和内脏感觉纤维构成。

1.胃前支

胃前支在贲门附近发自迷走神经干。胃前支沿胃小弯向右,沿途发出4~6个小支,分布于胃前壁,其终支以"鸦爪"形成分支分布于幽门部前壁。

2.肝支

肝支由迷走神经前干在贲门附近分出,向右行于小网膜内,参加构成肝丛,随肝固有动脉分支分布于肝、胆囊等处。

3.胃后支

胃后支由迷走神经后干在贲门附近发出,沿胃小弯后面走行,沿途分支分布于胃后壁。终支与胃前支相似,以"鸦爪"形分支分布于幽门窦及胃后壁。

4.腹腔支

腹腔支为迷走神经后干的终支,向右行至腹腔干附近,与交感神经一起构成腹腔丛,伴腹腔干、肠系膜上动脉及肾动脉等血管分支分别分布于肝、胆囊、胰、脾、肾及结肠左曲以上的腹部消化管。

总之,迷走神经分布到硬脑膜耳郭、外耳道、咽喉、气管、支气管、心、肺、肝、胆囊、胰、脾、肾及结肠左曲以上的消化道等众多器官,是副交感神经的主要组成部分。迷走神经主干损伤后,内脏活动障碍表现为脉速、心悸、恶心、呕吐、呼吸深慢和窒息等症状。由于咽喉感觉障碍和肌肉瘫痪，可出现声音嘶哑、发音困难、吞咽困难、腭垂偏向一侧等症状。

十一、副神经

副神经即第Ⅺ对脑神经，是运动性脑神经，由脑根和脊髓根两部分组成。脑根起于延髓的疑核，为特殊内脏运动纤维，自橄榄后沟下部、迷走神经根丝下方出脑后，与副神经的脊髓根同行，一起经颈静脉孔出颅，此后加入迷走神经内，随其分支支配咽喉部肌。目前，认为组成副神经颅外段的纤维来自脊髓根，副神经的脊髓根也是特殊内脏运动纤维起自颈脊髓的副神经核，自脊髓前、后根之间出脊髓后，在椎管内上行，经枕骨大孔入颅腔，再与脑根一起经静脉孔出颅，此后又与脑根分开，绕颈内静脉行向外下方，经胸锁乳突肌深面分出 1 支入该肌后，终支在胸锁乳突肌后缘上、中 1/3 交点处继续向外下后斜行，于斜方肌前缘中、下 1/3 交点处，进入斜方肌深面，分支支配此两肌。

副神经脊髓根损伤时，由于胸锁乳突肌瘫痪而使头不能向患侧侧屈，也不能使面部转向对侧。由于斜方肌瘫痪，患侧肩胛骨下垂。因为舌咽神经、迷走神经、副神经同时经颈静脉孔出颅，所以颈静脉孔的病变常累及上述 3 对脑神经，即出现颈静脉孔综合征。

由于副神经自胸锁乳突肌后缘上、中 1/3 交点至斜方肌前缘中、下 1/3 交点处位置相对恒定，表面无肌肉、血管，临床常在此处采部分副神经纤维束与面神经吻合，治疗面肌瘫痪。

十二、舌下神经

舌下神经即第Ⅻ对脑神经，为运动性脑神经，主要由一般躯体运动纤维组成。该神经由延髓的舌下神经核发出后，以若干根丝自延髓前外侧沟出脑，向外侧经舌下神经管出颅，继而在颈内动、静脉之间弓形向前下走行，达舌骨舌肌浅面，在舌神经和下颌下腺管下方穿颏舌肌入舌内，支配全部舌内肌和大部分舌外肌。

一侧舌下神经完全损伤时，患侧半舌肌瘫痪，伸舌时由于患侧半颏舌肌瘫痪不能伸舌，而健侧半颏舌肌收缩，使健侧半舌强力伸出，致使舌尖偏向患侧；若舌肌瘫痪时间过长，可造成舌肌萎缩。

（刘　明）

第二节　脑　血　管

人脑的重量仅占体重的 2%，但其耗氧量占全身耗氧量的 20%，脑各部都有丰富的血管分布。脑血管在形态结构、行程和配布上均有其特点，这是由脑血液供应的特殊需要及脑功能的形态学基础所决定的。脑血管的特点有以下几方面。

（1）两种来源：脑的动脉来自颈内动脉和椎动脉，且在脑底部吻合成大脑动脉环，该环是调节脑血液循环的潜在性代偿装置。

（2）管壁较薄：脑动脉壁很薄，类似颅外其他部位同等大小的静脉。

（3）不同部位血供不同：脑浅层的皮质血供比髓质丰富，以视皮质最丰富。

（4）脑的血供与颅骨、硬脑膜的血供无关：前者来自颈内动脉和椎动脉，后者来自颈外动脉。

(5)两类分支：大脑半球的动脉可分为皮质支(营养皮质和浅层髓质)和中央支(营养基底核、内囊和间脑)，均自成体系，互不吻合。皮质支在软脑膜内吻合丰富，在功能上相当于脑表面的血液平衡池。

(6)行程弯曲：一般认为是脑动脉无搏动的主要原因。

(7)脑的动脉、静脉多不伴行。

(8)无完整的静脉瓣：在某些部位(如上矢状窦的静脉入口处)却有能起导流作用的瓣状结构。

(9)构成血-脑屏障：脑毛细血管的内皮为紧密连接，无窗孔，周围被胶质细胞的足板所包绕，构成了血-脑屏障。有些区域缺乏血-脑屏障，如松果体、下丘脑的正中隆起、垂体后叶、延髓极后区、后连合、终板和脉络丛等处。

(10)毛细血管疏密不一：其密度与突触和神经毡的数量呈紧密的平行关系。

(11)变异多：尤其是脑基底动脉环。

一、脑动脉系统

临床上习惯把脑动脉分为两大系统，即颈内动脉系统和椎-基底动脉系统。总之，以顶枕沟为界，大脑半球前 2/3 和部分间脑由颈内动脉系统供应，大脑半球后 1/3 及部分间脑脑干和小脑由椎-基底动脉系统供应。颈内动脉与基底动脉的分支在脑底形成吻合，称为大脑动脉环。大脑动脉环的存在对脑血液供应的调节与代偿起重要的作用。无论颈内动脉或椎-基底动脉都位于脑的腹侧面。因此，脑的动脉分支都由腹侧面发出，然后绕行到脑的背侧面，沿途发出分支供应脑的各个结构。

(一)颈内动脉系统

每侧颈总动脉分为颈外动脉和颈内动脉，后者在颈部没有分支，垂直上升至颅底，穿颞骨岩部经颈动脉管抵岩骨尖，通过破裂孔入颅内，穿硬脑膜经海绵窦，依次分出眼动脉、后交通动脉、脉络膜前动脉，在视交叉两旁分为两个终支：大脑前动脉和大脑中动脉。颈内动脉系统供应额叶、颞叶、顶叶和基底节等大脑半球前 3/5 部分的血流，故又称前循环。

1.眼动脉

眼动脉由颈内动脉虹吸部前面发出，经视神经孔入眼眶，在视神经的上方走行至眼眶内侧，至内眦处分为眶上动脉与鼻背侧动脉。眼动脉的分支中最重要且恒定的动脉是视网膜中央动脉，在距眼球后 6～10 mm 处穿入视神经鞘内，沿视神经中轴前行，至视神经乳头处穿出，分出 4条终末分支，即视网膜鼻侧及颞侧上、下动脉，这些动脉是全身唯一能借助检眼镜直接窥见的小动脉，并可观察是否有动脉硬化存在。眼动脉可通过其分支与颈外动脉的分支相吻合，这些吻合有以下几处。①眼动脉的额支与颞浅动脉吻合；②眼动脉的鼻背侧动脉与面动脉的内眦动脉和鼻后动脉吻合；③眼动脉的泪腺动脉与上颌动脉的颞浅动脉吻合；④泪腺动脉的脑膜返回支与脑膜中动脉前支吻合。当颈内动脉近端阻塞时，可通过这些吻合支使血液由颈外动脉逆流入眼动脉，再至颈内动脉及大脑中、前动脉。

2.后交通动脉

后交通动脉由颈内动脉发出，与大脑后动脉吻合，是连接颈内动脉系统与椎-基底动脉系统的主要干线。后交通动脉与颈内动脉交叉处是动脉瘤的好发部位，同时后交通动脉走行于蝶鞍和动眼神经的上面，当出现后交通支动脉瘤时即可压迫动眼神经出现眼肌麻痹。后交通动脉的长度及管径变异都很大,最长可达34 mm,最短只有2 mm,一侧缺如者约占4%。有的直径较大直接移行为大脑后动脉,有些管径很细,管径<1 mm者约占20%,最细者可<0.2 mm。每侧后交通动脉发出2~8支细小的中央动脉,供应下丘脑、丘脑腹侧、内囊后肢及丘脑底核。供应丘脑底核的中央支阻塞可出现偏侧舞蹈症。

3.脉络膜前动脉

脉络膜前动脉系一细长的小动脉,一般在后交通动脉稍上方由颈内动脉发出,向后越过视束前部,至大脑脚前缘,在海马回附近经脉络膜裂入侧脑室下角形成脉络丛。并与脉络膜后动脉有丰富的吻合。主要供应脉络丛、视束的大部分,外侧膝状体、苍白球的内侧和中间部,内囊后肢腹侧、海马、杏仁核、红核、黑质等。

4.大脑前动脉

大脑前动脉又称为大脑内动脉。由颈内动脉发出后,在额叶眶面向内前方行走。有前交通动脉吻合两侧大脑前动脉。沿途发出的穿通支主要供应下丘脑、尾状核和豆状核前部及内囊前肢。皮质支主要供应大脑半球内侧面顶枕裂以前的全部;大脑半球背外侧面的额上回、额中回上半、中央前后回的上1/4、旁中央小叶等。大脑前动脉主要有以下分支。

(1)眶动脉:分布于额叶眶面。

(2)中央动脉:又名前内侧丘纹动脉,系大脑前动脉在发出前交通动脉之前发出的一群小的动脉,其中有一支为恒定的中央长动脉,即回返动脉,它供应壳核前端、尾核头及两者之间的内囊前肢和眶面内侧皮质。

其他为中央动脉短支,供应尾状核头部及尾状核体前部的内侧面,还有一些纤细支供应视上部和胼胝体膝等处。

(3)额极动脉:多数在胼胝体膝部以下与大脑前动脉主干成锐角发出,供应额叶前部、额极内外侧面。

(4)胼周动脉:沿胼胝体沟内走行,供应胼胝体、扣带回、额上回和前中央回上1/4部。

(5)胼缘动脉:从胼周动脉发出,向上行走,供应扣带回、额上回、旁中央小叶、额中回上缘及中央前后回上1/4。

(6)楔前动脉:供应扣带回上部的一部分、楔前叶前2/3、顶上小叶及顶下小叶前缘。

5.大脑中动脉

大脑中动脉实际上是大脑外动脉,是颈内动脉的直接延续,分出后进入外侧裂,发出很多细小穿通支,供应壳核、尾状核及内囊后支前3/5(相当锥体束通过处),这些分支称为外侧豆纹动脉,是高血压脑出血和缺血性脑卒中的好发部位。大脑中动脉主干分出许多皮质支分布于大脑半球外侧面的大部分。大脑中动脉主要有以下分支。

(1)升动脉:为自基底部发出向中央沟上升的动脉,又可分为小的眶额动脉(分布于额中回前部)和大的额顶升动脉,额顶升动脉再分为中央沟动脉、中央前沟动脉和顶前动脉(中央后沟动脉),这些动脉如同蜡烛台样又称蜡台动脉,分布于前后中央回和顶叶附近。

(2)顶后(下)动脉:多为上干的终支,分布于缘上回及顶上小叶下缘。

(3)角回动脉:多为下干的终支,分布于角回及顶上小叶后部。

(4)颞后动脉:分布于颞上、颞中回后部、颞下回后部的上缘及枕叶外侧面月状沟以前部分。

(5)颞前动脉:由大脑中动脉进入外侧裂以前发出,斜向后外,分布于颞极和颞中、下回的前部。

(6)中央动脉:大脑中动脉的中央动脉叫前外侧中央动脉、前外侧丘纹动脉或豆纹动脉,可分为内外两群,分别叫内侧支和外侧支,内侧支又叫内侧纹状体动脉或内侧穿动脉,可有1～5支,供应豆状核、内囊及尾状核;外侧支又叫外侧纹状体动脉或外侧穿动脉,有1～7支,供应壳核、外囊及尾状核,该组的最外侧支最长,极易破裂出血,故有"出血动脉"之称,此处出血即为壳核出血。

(二)椎-基底动脉

椎动脉自锁骨下动脉第一段发出后,穿行颈部第6至第1颈椎横突孔,再绕寰椎侧块,经枕骨大孔入颅,入颅后左、右椎动脉逐渐向中线靠近,多在脑桥下缘汇合成基底动脉,基底动脉的前下方为颅底斜坡。基底动脉行经脑桥腹侧基底沟内,至脑桥上缘,在鞍背或其稍上方分叉,分成左、右大脑后动脉两大终末支。当蝶鞍、斜坡或脑干占位性病变时,常使基底动脉移位。椎-基底动脉主要供应脑后部2/5的血流,包括脑干、小脑、大脑半球后部及部分间脑,故又称后循环。

1.椎动脉

椎动脉由锁骨下动脉发出,通过上部6个颈椎横突孔,在寰枕关节后方成环状,经枕骨大孔入颅后,两侧椎动脉立即发出分支组成脊髓前动脉。椎动脉发出长旋支小脑后下动脉,供血延髓后外侧和小脑半球下部。其短旋支和旁中央支供应延髓其余部分。椎动脉主要有以下分支。

(1)脊髓前动脉:一般在椎动脉合并成基底动脉前发出,左右两条均斜向前内合成一条沿脊髓前正中裂下降。

(2)脊髓后动脉:多从小脑后下动脉发出,有时也由椎动脉发出,然后绕过延髓向后,沿脊髓后面下行。

(3)小脑后下动脉:是椎动脉最大的、变异最多的分支。74%由椎动脉发出,发出部位多在双侧椎动脉汇合成基底动脉前1cm处,少数发自基底动脉或一侧缺如。后下小脑动脉绕延髓外侧面下行,至枕骨大孔水平后形成襻,向后上行,供应小脑蚓部和小脑半球底面、内侧面、皮质及部分齿状核,还供应延髓背外侧部,上达延髓上界,下至薄束核、楔束核。

2.基底动脉

两侧椎动脉逐渐向中线靠近,合成一条基底动脉,两侧发出多支旁中央支,供应中脑、脑桥,主干延伸至脑桥上缘水平,分叉成为左右大脑后动脉。基底动脉主要有以下分支。

(1)小脑前下动脉:多由基底动脉下1/3段发出,少数由椎动脉或小脑后下动脉发出,分布于小脑半球下面的前外侧部及脑桥被盖、桥臂和结合臂。

(2)迷路动脉:为左右各一的细长分支,80%以上由小脑前下动脉发出,也可由基底动脉下段发出。此动脉发出后伴前庭蜗神经入内听道,位面神经和前庭蜗神经之间,后分为耳蜗支及前庭支入内耳,供应半规管、球囊、椭圆囊和耳蜗。虽然迷路神经与颈外动脉分支有吻合,但非常纤细,实际上类似终末动脉,且半规管又特别敏感,当迷路神经血流减少时,可引起恶心、呕吐、眩晕、平衡障碍等症状,如供应耳蜗的血流中断,听力可突然丧失,即为突发性耳聋。迷路神经缺血的症状明显故可作为椎-基底动脉系统缺血的早期信号。

(3)小脑上动脉:多从基底动脉最上段近大脑后动脉根部发出,先位大脑后动脉下缘,并与其伴行,后绕大脑脚向后行,抵小脑上面分成两个终支,内侧支较大,供应上蚓部和邻近的外侧部;外侧支较小,供应小脑半球上面的其余部分。小脑上动脉各分支还发出一些小支至齿状核。

(4)脑桥动脉:由基底动脉两侧缘及背面发出,约十几支,长短不一,一般将其分为3组,即前群(旁正中动脉)、外侧群(短旋动脉)和后群(长旋动脉)。

(5)大脑后动脉:围绕大脑脚和小脑幕切迹水平的中脑,两侧大脑后动脉向上呈环状,并发出多支丘脑穿通支、丘脑膝状体穿通支和脉络膜后、内动脉。其他穿通支供应丘脑结节、前乳头体和邻近的间脑结构。

(三)脑动脉的侧支循环网络

1.脑底动脉环

脑底动脉环即 Willis 环。颈内动脉系统与椎-基底动脉系统是两个独立的供血系统,而实际上彼此存在广泛的侧支循环,其中最重要的是 Willis 环。两侧大脑前动脉由一短的前交通动脉互相连接;两侧颈内动脉和大脑后动脉各由一后交通动脉连接起来,共同组成 Willis 环。在正常情况下,组成环的各动脉内血流方向一定,相互并不混合,只是在某动脉近端血流受阻,环内各动脉间出现压力差时,Willis 环才发挥其侧支循环作用。因此,要认识单支脑动脉闭塞可能出现什么症状,就必须了解 Willis 环的状况。Willis 环可发生多种先天变异,有可能使侧支循环不能迅速、有效地发挥作用。这是缺血性脑卒中发生的重要影响因素之一。据统计该环完整者仅 50% 左右。有报道,死于非缺血性脑卒中疾病的患者,正常环为 52%,而缺血性脑卒中患者只有 33%。另有人报道,此环的异常发生率达 79%。

此环最异常的为颈内动脉发出的后交通动脉细小及大脑后动脉由颈内动脉分出。在一组未经选择的尸检中,后交通动脉直径<1 mm 的为 32%;大脑后动脉的一侧或两侧由颈内动脉发出的为 30%,其他常见的异常有前交通动脉发育不全,占 29%,前交通动脉增为二支的占 33%。颈内动脉与前交通动脉间的大脑前动脉仅为一细支的为 13%。在一组缺血性脑卒中患者中,后交通动脉直径<1 mm 的占 38%,而没有梗死的占 22%,大脑后动脉起自于颈内动脉的占 29%,而正常的为 15%。在另一组报道中,缺血性脑卒中细小后交通动脉的为 59%,较非缺血性脑卒中患者(39%)多得多,无一侧或两侧后交通动脉或仅留残迹者,高达 15%;大脑前动脉融为单支或分成 3 支达 12%;有 15% 的人大脑后动脉来自前循环颈内动脉系统,而非来自后循环。

2.其他侧支循环

除 Willis 环外,还存在以下部位的脑动脉吻合,可以起侧支循环作用。

(1)在大脑表面大脑前、中、后动脉皮质支之间彼此交通,密如蛛网。

(2)颈内、外动脉围绕眼、耳、鼻的深浅分支互相吻合。

(3)大脑动脉皮质支与脑膜动脉(颈外动脉分支)分支也存在丰富的侧支吻合,当颈内动脉狭窄或闭塞时可起重要作用。

(4)中央支(穿通支)常被认为是终末动脉。其实可以通过各支形成的毛细血管相互吻合。

(四)脑毛细血管网络

实际上,脑动脉小穿通支在脑组织内越分越细,直至形成毛细血管。虽然脑组织内的小穿通动脉很少有直接吻合,但毛细血管间却相互吻合连续交织成网。没有一个神经细胞能远离供应它的毛细血管。从形态学上看,脑毛细血管 85% 的表面积都被星形胶质细胞的终足所包绕,神经元和毛细血管形成完全的神经胶质鞘。同一胶质细胞的一些终足与毛细血管壁接触,另一些则与神经元相接触。平均每立方毫米的灰质具有 1 000 mm 毛细血管,营养一立方毫米容积内的 100 000 个神经元。这说明完善、精密的脑循环网络能保证神经组织获得充足的血流供应。

(五)脑动脉横向结构

颅内动脉如大脑中、前、后动脉,基底动脉及它们的脑外主要分支,属中等肌性动脉,也由内、中、外膜构成,但与相同口径的颅外动脉相比,内膜相似,中、外膜则明显薄弱。

内膜：由一层内皮细胞和内弹力膜组成。内皮为扁平细胞，与动脉长轴平行。内弹力膜为均匀基质，较厚的内弹力膜可缓冲血流对动脉壁的冲击。

中膜：由10～12层平滑肌环组成，肌纤维呈轻螺旋形排列，平滑肌间散在少量弹力纤维和胶原纤维。微动脉中膜只有1～2层平滑肌。

外膜：由结缔组织、神经纤维和滋养血管组成。结缔组织中以网状纤维和胶原纤维为主，弹力纤维稀少，没有外弹力膜。神经纤维网位于外膜下、中膜上。但神经末梢并不连接中膜平滑肌，而分泌神经递质，包括肾上腺素能、胆碱能和肽能神经纤维。

脑实质内小动脉缺乏外膜，而由蛛网膜延伸的血管周围膜代替。

总之，脑动脉的横向结构特点是内弹力膜较厚，中、外膜较薄，弹力纤维减少，没有外弹力膜。因而脑动脉搏动较少。

（六）脑血管的神经支配

脑血管有丰富的自主神经支配，包括肾上腺素能神经、胆碱能神经和肽能神经。在支配脑血管的神经纤维中已经发现10多种神经递质。除经典的去甲肾上腺素、乙酰胆碱和5-羟色胺外，还有多种神经肽，包括血管活性肠肽、神经肽Y、降钙素基因相关肽等。

1.肾上腺素能神经

脑血管有丰富的肾上腺素能神经，颈内动脉，大脑中动脉、前动脉、后动脉和后交通动脉分布更为致密。神经纤维呈节段性走入动脉外膜，组成网络。一般认为颈内动脉系的肾上腺素能神经来源于同侧颈上节，椎动脉系的来自同侧星状节。肾上腺素能神经可收缩动脉参与调控血压变化时脑血流量。含5-羟色胺的神经属肾上腺素能性质，5-羟色胺可能不是由神经细胞本身合成，而是从周围基质中摄取的。中缝核群释放的5-羟色胺，部分进入脑脊液，很快被血管周围的神经摄取。5-羟色胺作用其受体引起脑动脉收缩，并能增强去甲肾上腺素的缩血管能力。

2.胆碱能神经

脑血管胆碱能神经范围与肾上腺素能神经类似，主要来源于三叉神经的蝶腭节和耳节。可引起脑血管舒张，增加血流量。

3.肽能神经

肽能神经中含血管活性肠肽，在软脑膜中呈螺旋形走行，纤维主要起源于蝶腭神经节和颈内动脉小神经节等处，分布于同侧Willis环的前部及其分支。血管活性肠肽能使动脉呈浓度依赖性舒张。

神经肽Y神经可与肾上腺素共存于交感神经中，也可与血管活性肠肽共存于非肾上腺素能轴突中，它们对脑血管的作用可能是打开神经肌肉接头突触后膜上的钙离子通道来诱导血管收缩反应。含P物质的神经较纤细，呈网状分布于脑血管周围，可与多种经典递质和多肽共存，可起源于三叉神经节和颈内动脉小神经节，分别分布于前、后部血管。P物质是脑动脉扩张剂。支配脑血管及周围硬脑膜的三叉神经感觉纤维，与多种头痛有关，尤其与偏头痛。

分布在Willis环及其分支所含降钙素基因相关肽神经呈网状或螺旋形走行，多来自三叉神经眼支和上颌支，分布在椎-基动脉者多起源于第1、2、3颈神经后根节。降钙素基因相关肽是更为强烈的血管扩张剂，可直接作用于血管平滑肌而引起动脉扩张。

二、脑静脉系统

脑的静脉系统分为大脑浅静脉、大脑深静脉、静脉窦和颈内静脉。脑的小静脉出脑实质后汇合成较大的静脉,静脉血再注入颅内各静脉窦,最后汇合到两侧横窦、乙状窦,通过颈静脉孔流入颈内静脉,再经过头臂静脉、上腔静脉回右心房。脑静脉同其他静脉不同,没有同名动脉伴行,脑浅静脉、脑深静脉均汇入静脉窦。在解剖学上,脑静脉管壁薄,管腔大,缺乏肌肉和弹力纤维,而且静脉无瓣。此外,静脉窦周围有坚硬的硬脑膜围成管道,组成人体最硬的静脉。

(一)大脑浅静脉

大脑浅静脉汇集大脑皮质及其邻近髓质的静脉血。从皮质穿出的小静脉互相连结形成软膜静脉网,再汇集成较大的小支,在软膜内走行一小段,穿入蛛网膜下腔,后合成较大的静脉。这些静脉复杂多变,通常可分为上、中、下三组,大脑外侧裂以上者为大脑上静脉,以下者为大脑下静脉,外侧裂附近者为大脑浅中静脉。

1.大脑上静脉

大脑上静脉在每侧7~10支,收集大脑背外侧面及内侧面包括额叶及中央回区等的血液,汇入上矢状窦。汇入的方向在额区呈直角,向后角度逐渐减小,到顶叶后部几乎与窦平行,因此,这些静脉的血流方向与上矢状窦血流方向相反。穿入上矢状窦壁时多呈斜行,开口处的内皮皱褶成半月状似瓣膜,可防止血液倒流,但当上矢状窦内压力过高时,半月瓣样皱襞即失去作用。

2.大脑中浅静脉

大脑中浅静脉是大脑静脉中唯一与动脉伴行的静脉。以1~3条最为多见,占85.6%。位于大脑外侧裂内。收集大脑外侧裂附近额、顶、颞叶(即岛盖及岛叶)的血液,行向前下方,经颞极附近至大脑底面,在蝶骨小翼附近汇入海绵窦或蝶顶窦。颅底骨折(特别是颅中窝骨折)时该静脉可被撕裂、切割而出血。大脑浅中静脉与其他浅、深静脉有广泛的吻合,主要有以下几处:①经前大吻合静脉与上矢状窦相连;②经后大吻合静脉与横窦相连;③经大脑中深静脉与基底静脉相连。

3.大脑下静脉

大脑下静脉是大脑浅静脉中较小的一组,以2~3支为多,占74.8%。分布于大脑半球背外侧面的下部和半球底面。主要收集颞叶外面,颞、枕叶底面大部及枕叶内面部分血液,由前上斜向后下方注入横窦。颞叶底面的血液有时导入岩下窦或基底静脉。

(二)大脑深静脉

大脑深静脉是一群大脑深部的静脉,汇集基底节、深部髓质及脑室旁的静脉血液,其特点是由周围流向中央,最后汇集于大脑大静脉,注入直窦。大脑深静脉主要有以下分支。

1.大脑大静脉

大脑大静脉是一条接受大脑深静脉的主干静脉,该静脉短粗、壁薄,由前向后行走,起于胼胝体压部的前下方,由左右两条大脑内静脉合并开始,以后又汇集左右基底静脉,向上绕过胼胝体压部,约于大脑镰与小脑幕连结处的前端以锐角注入直窦。该静脉还接受枕静脉、大脑后静脉、小脑前中央静脉、上蚓静脉、松果体静脉和丘脑静脉的小分支。

2.大脑内静脉

大脑内静脉主要收集侧脑室周围的大脑半球髓质、基底核、侧脑室脉络丛及丘脑等区的静脉血。大脑内静脉在室间孔后方由隔静脉和丘脑纹状体静脉合成。左右大脑内静脉在第三脑室并列后行,到胼胝体压部下方汇合为大脑大静脉。

3.基底静脉

基底静脉是深静脉的主干之一,左右各一。起于大脑前静脉与大脑深中静脉的汇合处,并收受丘纹下静脉、侧室下静脉、大脑脚静脉、中脑外侧静脉等静脉血,即收集脑岛附近、嗅区、额叶眶面、颞叶深部髓质、豆状区、丘脑、下丘脑、视前区等处的血液,最后汇入大脑大静脉。

(三)小脑的静脉

小脑的静脉多不与同名动脉伴行,主要有以下 4 条分支:①小脑上静脉:小脑上面和深部小脑核团的血液,注入大脑大静脉和横窦。②小脑下静脉:小脑下面的血液,汇入岩上窦、枕窦、横窦。③小脑中央静脉:小脑前上蚓部的血液,注入大脑大静脉。④小脑下内静脉:小脑下蚓部和小脑半球内侧的血液,左右两支靠近中线行走,注入横窦或直窦。

(四)脑干的静脉

脑干的静脉分为延脑、脑桥和中脑的静脉。它们各自都分为前群、外侧群和后静脉群。延髓的静脉向下与脊髓的静脉相连,向上汇入脑桥的分支,向背汇入小脑的分支静脉。脑桥的静脉,腹外侧部静脉血液汇入与基底动脉伴行的基底静脉,背外侧的静脉血液汇入小脑下前静脉,部分脑桥血液直接汇入岩上窦。中脑的静脉血液经中脑各分支汇入大脑脚静脉、基底静脉和大脑大静脉。

(五)静脉窦

静脉窦是颅内静脉的特殊结构,由硬膜纤维板内衬内皮组成,多位于硬脑膜交会处,并与颅骨内膜相贴。静脉窦收纳脑静脉血,最终经颈内静脉回流至心脏,并借各部的导血管和板障静脉与板外静脉相交通。眼上下静脉与内眦静脉是颅内静脉与颅外静脉的重要通道,面部炎症经此通道感染颅内组织。海绵窦可经卵圆孔、圆孔和破裂孔导静脉与颞下窝的翼丛相交通,枕大孔周围和斜坡处的静脉丛亦与椎静脉丛相交通。海绵窦结构复杂,颈内动脉穿行其中,并与第Ⅲ、Ⅳ、Ⅴ、Ⅵ对脑神经相邻,海绵窦围绕着垂体,窦内可发生颈动脉海绵窦瘘。

(尹 璇)

第三节 脑 脊 液

正常人的脑脊液量为 140～180 mL,平均为 150 mL,充满脑室系统和蛛网膜下隙内(侧脑室 30～40 mL;第三和第四脑室 25～30 mL;脑蛛网膜下隙 55～65 mL;脊髓蛛网膜下隙 10～15 mL;终池 20～30 mL)。

由于脑脊液不断产生、循环和吸收,脑室和蛛网膜下隙内液体的压力都保持在一个恒定水平。卧位为 0.8～1.8 kPa(5.9～13.2 mmHg),坐位为 3.4～4.4 kPa(25.5～33.0 mmHg)。当脑、脊髓本身或其被膜发生病变时或颅内、椎管内血容量变化时,脑脊液压力也可有增高或降低。这是因为脑、脊髓及其血管和脑脊液实际上位于不可压缩的颅腔和椎管内,所以这些成分中任何一个的容量发生变化,就会影响另一个或两个的容量变化。

一、脑脊液的产生

脑脊液极大部分由脑室脉络丛产生,少量由软膜、蛛网膜的毛细血管和从脑的细胞外液经过脑室的室管膜上皮渗出。据估计,人的脑脊液产生率每天为 600～700 mL,可见脑脊液每天的转换率有 4～5 次。

脉络丛产生的脑脊液可能占 $80\% \sim 85\%$，其余由室管膜上皮和毛细血管产生。有实验证明，切除动物脑室脉络丛，可以防止脑积水。脉络丛的结构有 3 种成分：以毛细血管网为中心，周围为结缔组织，外表为室管膜上皮（脉络丛上皮）。脉络丛在胚胎时期开始形成。由左右侧脑室的内侧、上方的软膜，以及第三和第四脑室顶的软膜发育为有丰富血管的组织，突入脑室形成复杂的皱褶，即脉络丛的绒毛。绒毛上皮细胞为矮柱状和立方形，细胞的游离面有许多微绒毛。相邻两个上皮细胞顶部之间有紧密连接，堵塞细胞间隙。血管内注射辣根过氧化物酶后，可见标志物透过脉络丛毛细血管内皮而分散于结缔组织中，并由此扩散入上皮细胞间隙，但在紧密连接处被挡住。给动物注射活性染料，如锥虫蓝（一种半胶质的活性染料）之后，可见染料积聚于结缔组织，并有许多巨噬细胞吞噬这些锥虫蓝颗粒，但染料不能透过上皮质的紧密连接。因此，脉络丛上皮之间的紧密连接被认为是血-脑屏障的形态学基础。脉络丛的毛细血管内皮是有窗孔的，孔上有一厚约 6 nm 的隔膜封闭，内皮细胞之间没有紧密连接，细胞间隙是开放的。所以，锥虫蓝很容易透过毛细血管壁扩散到结缔组织基质。

脉络丛上皮是特殊的室管膜上皮，其功能是分泌脑脊液。从脉络丛毛细血管渗透出来的血浆过滤液，先扩散入结缔组织基质，然后可能是通过耗能的主动运输输送溶质，经上皮细胞的胞质而进入脑室。液体大概是从上皮细胞的侧面和底面进入细胞，也通过胞质内的小泡输送到上皮细胞的顶部，在此与微绒毛合作分泌入脑室。

近年发现，一些哺乳动物和低等脊椎动物常有神经细胞的轴突穿过上皮质，浸在脑室的脑脊液中，其末梢游离或与上皮细胞的顶部表面形成突触。这种神经末梢可能接收脑脊液化学成分的信息，并刺激脉络丛上皮的分泌或吸收活动。

二、脑脊液的循环

脑脊液不断由脉络丛产生，沿着一定的途径流动，又不断被重吸收入血液。左、右侧脑室脉络丛产生的脑脊液，经左右脑室间孔流入第三脑室，与第三脑室脉络丛产生的脑脊液一起经中脑导水管流入第四脑室，再与第四脑室脉络丛产生的脑脊液一起经正中孔和两个外侧孔流出脑室，到达蛛网膜下隙，所以整个脑、脊髓、神经根和马尾等均浸泡在脑脊液中。脑脊液沿蛛网膜下隙流向大脑背面，最后通过蛛网膜粒渗透入上矢状窦内。这是脑脊液回流的主要途径。有一部分脑脊液可被脑室的室管膜上皮、蛛网膜下隙内的毛细血管及脑膜的淋巴管所吸收。另有少量脑脊液则直接进入脑、脊神经周围的淋巴管中，放射性核素的应用，证明了这个途径。脑脊液的循环动力有本身的压力、比重和体位等。脑脊液在脑室内产生，以 1.5 kPa(11.0 mmHg) 的液体静力压推动它从脑室系统流入蛛网膜下隙，再通过蛛网膜粒回到静脉血。蛛网膜粒上的绒毛突入硬脑膜窦，起着单向瓣膜作用，只让脑脊液进入静脉血而阻止血液倒流。绒毛是海绵样组织，它的中心结构由胶原纤维组成，内含一系列互相连接的小管，直径约 6 μm。当脑脊液在液体静力压推动下，从蛛网膜下隙向静脉流动时，小管开放。如果静脉压高过脑脊液压，则小管塌陷闭合，阻止血液回流。蛛网膜绒毛的外表面被覆一层内皮，绒毛的顶部内皮细胞是重叠的。当脑脊液压力与静脉血压相等时，内皮细胞的胞膜有褶皱，细胞的表面出现许多微绒毛。当脑脊液压力大于静脉血压时，微绒毛消失，细胞不再重叠而是分开，脑脊液内的大分子物质和蛋白质分子就能流入静脉血，同时细胞胞质内出现许多吞饮小泡，这可能对转运蛋白质分子也起一定的作用。

三、脑脊液的化学成分和功能

脑脊液是一种透明的无色液体,含有少量细胞,比重为 1.004～1.007。其化学成分与脑的细胞外液成分很相似,但和血浆成分有所不同,这是由于存在血-脑屏障。血液中高分子成分很难进入脑脊液,如脑脊液中蛋白质量极微,仅为 200～400 mg/L(清蛋白占 65％),葡萄糖的含量也仅为血糖的 60％～70％,即 2.5～4.4 mmol/L。各种离子的浓度有高有低,所以脑脊液不是血浆的简单过滤液。

脑脊液的作用是多方面的,脑和脑脊液的比重大约相等。因此,脑悬浮于脑脊液中能有效地缓冲外力,减少震荡,避免损伤;还能保持脑血管在颅受外力而突然移位时,不致受过度张力影响而破裂。

脑和脊髓没有淋巴管,流动的脑脊液起着淋巴液的作用,可营养附近脑组织并运走部分代谢产物。注射蛋白质和其他大分子物质入蛛网膜下隙的实验可证明脑脊液和其所含的物质不断流动,并不受限制地离开蛛网膜下隙。因覆盖脑表面的软膜胶质膜屏障效能很低,这些物质容易扩散并通过软膜胶质膜而进入脑组织。脑脊液也是引流细胞外液的主要途径。神经元和胶质细胞的微环境是细胞外液,分布于极狭窄的细胞外隙中。神经元与其细胞外液之间不断进行物质交换,代谢产物均排入细胞外液,而细胞外液可渗透过室管膜扩散入脑室,或渗透过软膜胶质膜进入蛛网膜下隙,或先渗入脑血管周围间隙再流入蛛网膜下隙。

脑脊液对维持脑组织的渗透压和酸碱平衡有重要作用。改变脑脊液的 Ca^{2+}、K^+ 和 Mg^{2+} 的浓度,就可影响血压、心率、呼吸、胃运动、肌张力等。此外,脑脊液对颅内压高低的调节也有一定的作用。

四、脑脊液循环障碍

脑脊液循环障碍常表现为脑积水和低颅压。

(一)脑积水的解剖分类

1.阻塞性脑积水

阻塞性脑积水常为第四脑室以上部位阻塞导致脑室系统扩张,颅内压增高导致形成的。

2.交通性脑积水

交通性脑积水的机制为脑池循环阻塞、脑脊液吸收障碍、脑脊液分泌增高(脉络丛的炎症刺激)或静脉回流受阻(如慢性右心功能不全)。表现为脑室、脑池扩张,脑实质水肿。

(二)脑积水的一般表现

(1)颅内压增高。

(2)急性脑积水:意识障碍、呼吸改变、脑膜刺激征等。

(3)慢性脑积水:智能障碍、步态异常、排尿障碍、双侧锥体束征、慢性脑疝等。

(4)局灶性体征:如上丘脑综合征、小脑中线综合征等。

(三)常见的病变部位和病因

1.侧脑室扩张

侧脑室扩张常见室间孔闭锁、肿瘤、出血、急性颅内高压等。

2.中脑导水管阻塞

中脑导水管阻塞常出现阻塞以上部位扩张、上丘脑综合征、中脑综合征、意识障碍、急性颅内高压等。多为丘脑或松果体肿瘤、脑膜炎、出血、导水管先天闭锁所致。

3.第四脑室阻塞

第四脑室阻塞见于小脑肿瘤、脑膜炎或出血等。

4.脑脊液吸收障碍

脑脊液吸收障碍常发生于脑膜炎或蛛网膜下腔出血后。

5.正常颅压脑积水

慢性脑脊液吸收障碍或循环阻塞,导致脑积水、脑实质萎缩,但脑脊液压力正常。特征为进行性智能障碍、双侧轻度锥体束征(步态障碍)及强迫性尿失禁等。

(尹　璇)

第三章　脑血液循环的病理生理学

第一节　生理条件下脑血流量的调节

脑血液循环的主要功能是给脑组织供给氧气和营养物质,清除脑组织的各种代谢产物。另外,脑血液循环还通过携带激素、神经递质等调节中枢神经系统的功能。

健康成人的脑组织重量为 1 300～1 500 g,体积大约 1 500 mL,其中神经胶质占 700～900 mL,神经元为 500～700 mL,血液 100～150 mL,细胞外液和脑脊液 100～150 mL。脑组织仅占体重的 2%～3%,男略重于女。每分钟流经脑部的血液为 750～1 000 mL,在安静状态时的脑血流量占心搏出量的 15%～20%。

脑组织的氧消耗量远较其他组织多,占整个机体总耗氧量的 20%,而其重量仅为体重的 2%。每百克脑组织每分钟的耗氧量为 30～39 mL,平均每分钟需要氧气 42～53 mL 和葡萄糖 75～100 mg。脑组织的耗氧量与脑皮质的功能活动有关,灰质的耗氧量高于白质的 2～3 倍。脑组织不仅需要很高的血液灌注,而且对血流中断导致的缺血、缺氧极其敏感,当缺血或缺氧时脑功能首先受损。当脑血液供应一旦停止,弥散在脑组织内和结合在血液红细胞中的氧将在 8～12 分钟内完全耗尽;以 ATP、磷酸肌酸等形式存在于组织中的少量能量也将在 2～3 分钟内全部用完;血流停止 5 分钟后大脑灰质的神经细胞开始死亡。脑组织的能量来源几乎全部依靠葡萄糖代谢,而脑组织又几乎不储存能量物质,完全靠血液运送。正常情况下,肝脏所输出的葡萄糖中有近 70% 被脑组织所利用。所以葡萄糖的正常输送对脑组织的代谢和正常脑功能活动的进行是不可缺少的。一旦血糖过低,将出现乏力、昏厥、意识不清。因此,脑组织只有在保证充足稳定的灌注压、血流、氧供的前提下,才能维持正常稳定的内环境,从而顺利执行各种生理功能。

一、正常的血流量

脑血流量是指单位时间流经整个脑组织的血液量。局部脑血流量是指单位时间内某局部脑组织的血流量。

根据 Kety 和 Shmidt 的测定,正常人的脑平均血流量为每分钟 53 mL/100 g±70 mL/100 g 脑组织,全脑的正常血流量是 500～1 000 mL/min。神经功能衰减的临界血流量大约为每分钟 18 mL/100 g 脑组织。

大脑的血液供应由左、右颈内动脉和椎-基底动脉供应,前者占全脑血流量的 4/5,后者占

1/5。正常颈内动脉和基底动脉到达 Willis 环的压力大致相等,所以它们之间并不发生血液分流或逆流现象。

二、脑血流量的调节

脑血流量的调节受很多因素的影响,相互间的关系错综复杂,最主要的因素大致为动脉压,动-静脉压力差及脑血管阻力。

(一)脑血流量自动调节的血压因素

脑血流量并不是消极被动地随血压的升降而涨落。脑血流量的自动调节功能在一定范围内是很有效的,这对脑的营养供应极为重要。血压的升高使脑的小动脉管腔内压增高而发生小动脉收缩,反之血压的下降可发生脑的小动脉扩张。小动脉收缩时脑血流量减少,小动脉扩张时脑血流量增加。因此,血压变化时动脉灌注压虽有变化,但总的血流量维持不变,这是脑血流量自动调节的血压因素,称为 Bayliss 效应。这种效应限在平均动脉压介于 $9.3 \sim 24.0$ kPa($70 \sim 180$ mmHg)时起作用。血压下降超过一定限度就失去自动调节能力。这在心源性脑缺氧综合征、外科休克、颈动脉窦过敏、直立性低血压等各种原因的血压严重下降中均可遇到。平均动脉压<8.0 kPa(60 mmHg)时,脑血流量锐减到仅为正常的 60%,即出现脑组织缺氧的临床表现。在高血压患者中,动脉血压只要较平时降低 30% 以上,自动调节的能力就发生影响,脑血流量就有减少。脑血管疾病、颅脑损伤、脑瘤、脑水肿、脑缺氧、深度麻醉、碳酸过多均影响脑血流量的自动调节功能。

(二)静脉压的作用

通常静脉压对脑血流量的调节作用是微不足道的。在脑部血液供应受引力影响时,静脉压却起着相当重要的作用。在头部垂直位,尤其是在头部血液受到高速离心影响时,头部水平的动脉压可明显下降,但可不伴脑血流量的减少。这是因为静脉压同时也有下降,起了类似虹吸的作用,使得脑血流量勉强维持。

(三)脑血管阻力因素

1.颅内压

在正常动-静脉压力差情况下,颅内压力过高[如高于 5.0 kPa(37.5 mmHg)]就显著增大脑血管阻力,严重减少脑血流量。颅腔内空间固定,如有脑水肿或占位病变就会迫使总的脑血液容积和脑血流量减少。颅内压增高到一定程度时,脑血流量可逐步减少,颅内压增高到接近平均动脉压时,脑血流量可以完全阻断。

2.血黏稠度

脑血管阻力不仅与动-静脉压力差有关,还与血黏稠度有关。原发性红细胞增多症、高脂血症等可降低脑血流量,甚至可降至正常的一半。严重贫血,如血红蛋白<70 g/L 时,脑血流量可显著增加,可达到 0.79 mL/(g·min)。右旋糖酐 40 的治疗作用主要是减少血黏稠度,改善微循环,使流速增快而增加脑血流量。

3.脑小动脉管径

脑血管阻力因素中最主要和影响最大的是脑血管管径的改变,尤其是脑部小动脉的收缩和扩张。这种脑血管管径的变化受下列因素的影响。

(1)自主神经调节。颈动脉、椎动脉、基底动脉及其他较大的动脉分支均有颈交感神经末梢的分布。脑动脉的副交感神经支配迄今还不清楚。刺激交感神经引起的脑动脉收缩和脑血流量的减少并不明显也不恒定。星状交感神经节阻滞虽然引起皮肤血管扩张,但并不引起脑血管张力或脑血流量的改变。刺激迷走神经近端引起的脑血管扩张是血压下降所引起的自动调节反应。

(2)体液调节。①动脉内氧分压:氧吸入可使脑动脉收缩和脑血流量减少。在一个大气压下,吸入浓度 85%～100% 的氧气时脑血流量减少 13%～15%,在 3 个半大气压下吸氧可使脑血流量减少达 35%,氧气压力越高,脑血流量越少,这就使脑组织内氧分压维持在较恒定的状态,使中枢神经系统避免受高度压力下氧的危害。氧分压的降低可使脑血管扩张,减少脑血管阻力,从而增加脑血流量。但这种反应一般不显著,除非吸入的空气内含氧低达 11%～15%。当颈静脉氧分压低于 2.5 kPa(19.0 mmHg)时,脑氧消耗率下降,葡萄糖代谢处于无氧糖原分解。这种无氧糖原分解产生乳酸,致使脑皮质 pH 降低。脑血管的扩张并非缺氧本身引起,而是由于缺氧所造成的这种酸中毒引起。②动脉内二氧化碳分压:二氧化碳是迄今所知的使脑血管扩张、血管阻力减少、脑血流量增加影响最强的因素。二氧化碳吸入使整个脑(除缺血性脑卒中区外)的血管均得到扩张。如吸入 5%～7% 二氧化碳时脑血流量可达到 0.93 mL/(g·min)。在老年高血压患者或动脉硬化患者中,二氧化碳吸入引起的脑血管扩张不如在年轻者中明显。③器官本身内在因素:这是指小动脉管腔改变的自动调节功能。其原理不明,似不能以自主神经的调节或二氧化碳分压的影响因素来解释,可能与动脉内血的 pH 有关。血管内注入酸或碱改变动脉血的 pH,即代谢性酸中毒或代谢性碱中毒时,并不引起明显的脑血流量改变。动脉内二氧化碳分压变化,即呼吸性酸中毒或碱中毒,所引起的动脉血的 pH 改变就可明显影响脑血流量。因此,二氧化碳引起的血管扩张可能并非由气体直接作用于血管壁,而是由于二氧化碳改变了小动脉周围组织液的 pH。二氧化碳虽然很容易渗透管壁影响血管周围的 pH,但主要是 HCO_3^- 浓度和 H^+ 浓度来维持内环境的稳定。这可说明为何在糖尿病酸中毒时面对动脉血内二氧化碳分压低,或严重慢性肺气肿时面对动脉血内二氧化碳分压比正常成倍超过的情况下,仍能使脑血流量维持在较正常的范围内。

三、脑血流量的影响因素

(一)年龄

年龄是影响脑血流量和脑代谢的重要因素,随着年龄的增长脑血流量的均值相应降低。相关研究资料显示,儿童期脑氧耗量和血流量均大于成年人,20～30 岁人脑氧耗量和血流量在正常值的高限,约为每分钟 65 mL/100 g 脑组织,30 岁以后维持在每分钟 55 mL/100 g 脑组织,60 岁以后有所下降。脑血流量随年龄的变化与脑氧耗量随年龄的平行变化,可能是脑血流量的降低继发于脑代谢的结果。

(二)醒觉状态

人在睡眠的快速眼动期脑血流量是增加的,以主侧半球的顶叶和额叶增加明显。

(三)脑功能状态

脑血流量的分布并不平均。皮质的血流量为白质的 4 倍;大脑半球的中央前回、岛叶、四叠体和基底节区血流较多,颞叶和顶叶较少;当思考、计算、运动等,主侧半球的血流量发生明显的变化。

脑功能状态与脑血流量、脑代谢有关。痴呆患者脑血流量和脑代谢率均降低,而癫痫患者脑血流量和氧耗均增加。用单光子发射计算机断层扫描检测表明,人脑额叶和运动前区脑血流量高于半球其他区域,在肢体运动时对侧运动区皮质脑血流量增加,体感刺激导致对侧中央后回区域脑血流量增加,视觉刺激引起枕叶脑血流量增加,高级皮质活动(如阅读、讲话)引起皮质广泛脑血流量增加。

相关研究发现,生理性神经活动(如视觉刺激)时脑血流量和葡萄糖代谢的增加显著高于局部氧耗的增加,前者增加约 50%,后者约为 5%。这表明虽然脑休息时能量主要来源于氧化代谢,但局部神经活动伴随代谢的短暂性增加主要来源于糖酵解。

(四)颅内压

颅内压增高对脑血流量的确切影响,通常与颅内压升高的程度和速度有关。轻度的颅内压升高时,脑血流量可以有一过性的增加,这可能是由于反射性的血压升高所引起。但是,当颅内压增高 >4.5 kPa(33.8 mmHg)时,脑血流量开始减少,当其升高接近全身动脉血压时,脑血流量明显下降。颅内压的升高对脑血流量的影响与脑灌注压的改变明显相关。颅内压升高时,在脑灌注压不低于 5.3~6.7 kPa(40.0~50.0 mmHg)时,脑血流量的自动调节仍然有效,脑血流量不会发生改变。但是,当颅内压升高到使脑灌注压下降至 5.3 kPa(40.0 mmHg)以下时,脑血流量开始出现下降。如果颅内压继续升高,脑血流量则明显下降。

(刘俐杰)

第二节　脑血管病变时脑血流量的调节

脑血管自动调节功能使脑血液供应在一定范围内的灌注压(灌注压或灌流压＝平均动脉压－平均静脉压)改变时仍得以维持。在脑血管病变脑组织功能受损或短暂缺血后,可使自动调节功能受损,此时该局部脑血管内的血流随血压的升降而被动地增减。高血压患者的脑血管自动调节有效功能处在血压较高的水平进行。如果血压降低,这种调节功能就较差。血压过分升高并超越一定限度,如平均动脉压突然升高超过平时的 40%〔相当于升高 6.7 kPa(50.0 mmHg)〕时,则会影响脑血管自动调节功能。在这种情况下,脑血管并不收缩,脑血流量不仅没有减少,反而显著增加。这种在高血压作用下的过度灌注,导致毛细血管内压力增加,毛细血管破坏,可引起严重脑水肿及出血。此时应用任何扩张血管的治疗显然是有害无益的。

在脑动脉硬化时,脑血管阻力比正常显著增大,脑血流量和脑氧消耗平均较正常为低。虽然脑血管阻力主要存在于小动脉和毛细血管,一般较大的动脉的血管阻力作用较小,然而较大动脉管腔变窄而影响远端动脉血压时,就可显著降低灌注压。对已有明显血管阻力增高的脑组织,这种灌注压的显著降低可产生急性缺血症状。缺血性脑卒中时脑局部血流量的变化有以下六大方面。

一、局灶性充血

脑病灶局部血流量可明显增加,可超过病变半球平均血流量的 30%~40%。局灶性充血常仅见于起病的初两日内,并常伴局灶血管麻痹现象。局灶性充血的现象,在脑血管造影上,未见到血管阻塞的缺血性卒中,远比见到阻塞者要多。

二、局灶性缺血

在有血管阻塞的缺血性脑卒中急性期,大多数表现为局灶性缺血。常在起病初 2～3 天内,不仅可记录到病变区局灶性缺血,病侧大脑半球的血流量也普遍减少,严重者甚至波及健侧大脑半球。在无血管阻塞的缺血性脑卒中患者中,局灶性缺血现象不显著。

三、局灶性血管麻痹

在脑血管正常的情况下,脑血流处于自动调节状态,即脑血流量在相当大的范围内保持一定的稳定性,不轻易受血压波动的影响。当动脉二氧化碳分压增高时脑血管就扩张,当动脉二氧化碳分压降低时脑血管就收缩。在缺血性脑卒中时,大多数脑血管阻塞的患者及约半数脑血管未见阻塞的患者均在局灶性充血或局灶性缺血区发生局灶性血管麻痹现象,该处血管随着血压处于被动舒缩状态,并对二氧化碳的扩张血管作用失去反应。这种自动调节功能的丧失,可能是由于二氧化碳或乳酸所造成的脑组织局部酸中毒所致。局灶性血管麻痹严重者可导致血液逆流反应。因缺血病灶区血管已极度扩张,对二氧化碳吸入不能再起反应。在应用脑血管扩张药物使病灶周围正常脑组织血管扩张时,血液反而从病灶区分流入其周围的正常脑组织,以致病灶区更缺血(脑内盗血症)。反之,在应用脑血管收缩药物或过度换气时,正常脑部血管收缩,使有较多血液自正常脑组织流入缺血病灶区(盗血症)。大多数局灶性血管麻痹持续 1～2 周后消失。

四、广泛性异常

广泛性异常表现为整个半球血流量减少,主要为病侧大脑半球的自动调节丧失,见于不论血管有无阻塞的缺血性脑卒中患者中。一般在起病初两周内发生,大多数还伴有局灶性血管麻痹。

五、TIA

在间歇期进行脑局部血流量测定,未能发现异常。在急性发病短时间内,可能有轻度的局灶性充血、局灶性缺血、局灶性自动调节障碍等异常,但很少有持续三四日者。没有广泛性异常。

六、对二氧化碳的反应

在吸入 5％二氧化碳及过度换气时,测定脑局部血流量的结果,显示缺血性脑卒中局部血流量大多在二氧化碳吸入时有所增加,在过度换气时有所降低,这可能与侧支循环有关。少数出现脑内盗血症和盗血症,表现为缺血性脑卒中局部血流量在二氧化碳吸入时显著减少,在过度换气时有所增加。还有少数由于缺血区的脑局部血流过低,以致不能测定对二氧化碳吸入或过度换气的反应。

总之,通过近年来对脑局部血流量的研究,一般认为高碳酸血症在正常情况下可增加脑血流量达 60％以上,在脑血管弥漫性病变时脑血流量稍有增加但不明显。在局灶性脑血管病变时,高碳酸血症一般也使脑平均血流量有所增加,但在病灶区不明显。对二氧化碳吸入的反应情况,在一定程度上反映了脑部病变的严重程度、影响范围及不同病期。脑内盗血症在局灶性脑血管病变中虽不一定存在,但在起病的开始数日内,尤其在缺血性脑卒中梗死病灶范围较大、水肿较明显、脑组织坏死较重的情况下,还是较常遇到的,过了急性期就很少见。

(刘俐杰)

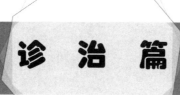

诊 治 篇

第四章　影像学诊断

第一节　脑卒中常用的影像学检查技术

一、颅脑病变影像检查

(一)电子计算机断层摄影

常规 X 线照片是把具有三维的立体结构摄成二维的平面图像,影像互相重叠,相邻结构的 X 线吸收率差别小,不能形成对比构成图像。有学者设计成电子计算机横断体层成像装置,使对 X 线吸收率差别小的脑组织和脑室以及病变本身得以清晰显示,并获得颅脑横断面图像。这种检查方法称之为电子计算机断层摄影(comput-erized tomography,CT)。CT 图像的特点是图像质量好、诊断价值高,检查方便、安全。

1.影响 CT 图像清晰的因素

(1)CT 值:CT 图像是由一定数量的由黑到白不同灰度的小方块(体素)按矩阵排列而成,这些小方块反映的是相应单位容积的吸收系数。X 线吸收系数再通过一定的公式换算成 CT 值,以作为表达组织密度的统一单位。反映衰减系数的 CT 值,不是绝对值,而是以水 CT 值为 0 时各组织与水进行比较的相对值。人体组织的 CT 值界限可分为 2 000 个分度,上界为骨的 CT 值,为 1 000 HU;下界为空气的 CT 值,为 −1 000 HU,脑实质的 CT 值约为 +35 HU。

(2)空间分辨率和密度分辨率:是判断 CT 性能和说明图像质量的两个指标。图像像素大,数目少,空间分辨率低;反之,空间分辨率高。

(3)窗宽和窗位:人体组织 CT 值的范围有 −1 000 到 +1 000 的 2 000 个分度,而人眼一般仅能分辨 16 个灰阶,所以为了提高组织结构细节的显示,分辨 CT 值差别较小的两种组织,需采用不同的窗宽显示图像。窗宽是指 CT 图像上所包括 16 个灰阶的 CT 值范围。并且由于不同组织的 CT 值不同,应以被观察组织的 CT 值为中心进行观察,此即窗位或称窗中心。提高窗位则图像变黑,相反,降低窗位则图像变白;加大窗宽则图像层次增多,组织对比减少,窗宽降至最低图像则没有层次,只有黑白图像。因此,为了使病变显示清楚,应根据具体情况调节窗宽和窗位,以获取较好的图像质量。

(4)部分容积效应和周围间隙现象:CT 图像上,各个像素所示数值是代表相应单位组织容积全体的 CT 值。如在同一层扫描面内含有两种以上不同密度横向走行而又互相重叠的物质时,所得 CT 值不能如实地反映其中任何一种物质的 CT 值,这种现象称为部分容积效应。由于部分容积效应影响,层面内不同结构物体的边缘轮廓如被斜行横断,其轮廓由于 CT 值的不准确而显示不清。在一个层面内,与层面垂直的两个相邻且密度不同的物体,其物体边缘部的 CT 值不能准确测得,结果在 CT 图像上,其交界的影像不能清楚分辨,这种现象称为周围间隙现象。周围间隙现象的存在,使密度不同的物体交界处,密度高的物体边缘 CT 值小,密度低的物体边缘 CT 值大,交界处影像不清。

(5)伪影:CT 图像上可出现各种伪影,往往是模糊或发生误诊的原因。扫描时患者的移动、高密度物质、低密度物质周围都可产生伪影,机器故障也可产生各种伪影。

2.颅脑 CT 图像特点和分析要点

(1)正常结构的改变:如脑室、脑沟、脑回、脑池、松果体钙化影有否移位、挤压、变形、扩大或消失,左右是否对称。

(2)病理改变:如有钙化、血肿、肿块等病理改变时,需要注意下列问题:①病变部位;②病变的密度;③密度的均匀性;④病变的边界;⑤病变边缘的形态;⑥病变周围的改变。

(3)造影剂强化反应:增强扫描病灶的强化,使病变形态、轮廓等显得更清晰,利于对疾病的定位和定性诊断。

(二)磁共振成像

磁共振成像(magnetic resonance imaging,MRI)利用某些特定的原子核在磁场内受到特定射频脉冲激励时产生"共振"并发出无线电信号,经收集后由电子计算机处理成像。

1.影响 MRI 图像清晰的因素

(1)信噪比:是组织信号与随机背景噪声的比值,信噪比与图像质量成正比。

(2)空间分辨率:是指图像中可辨认的邻接物体空间几何长度的最小极限。它反映了图像对细微结构的可分辨能力。空间分辨率取决于体素的大小。当体素容积大时,其中包含的各细胞组织产生的磁共振信号经过平均后,即产生体素的磁共振信号。就是说,这个磁共振信号不是一个体素中一种组织产生的信号,而是体素中各组织产生的磁共振信号的平均信号强度。体素容积大则空间分辨率低是因为部分容积效应的结果。而体素容积小时,能分辨出细微结构,空间分辨率高。

(3)伪影:是指在 MRI 成像过程中,由于某种或某些因素,而出现了人体组织原来并不存在的影像。当出现伪影时,应仔细分析伪影出现的原因,以有效的方法来防止、抑制,甚至消除伪影,提高图像质量。

(4)对比度/信噪比:在评价图像质量时,信噪比是一项比较重要的技术指标,但是不能把它看作是一项绝对的标准。临床应用表明,即使信噪比很高也不能保证两个相邻结构能有效地被区分开来,因此有价值的诊断图像必须在特性组织和周围正常组织间表现出足够的对比。图像的对比度反映了两组织间的相对信号差。它取决于组织本身的特性。

2.MRI 的分析要点

MRI 虽也是黑白图像,但与 X 线平片和 CT 代表的意义完全不同。MRI 图像的黑白是反映组织器官氢原子的分布及它在磁共振过程中的弛豫特性(T_1、T_2),同时也取决于成像技术(如脉冲序列和扫描时间参数),反映了组织的电信号强弱,电信号越强,影像越白;电信号越弱,影像越黑;无信号则为黑色(如空气)。通过组织本身固有特性参数(如质子密度、T_1、T_2 和流动)对信号的影响,借助于不同的脉冲序列,尽可能地增加组织间的对比,使病变显示地更加清楚,增加影响诊断的有效性。因此,在 MRI 图像分析中,必须充分了解各种因素对图像形成的影响,并正确认识 MRI 扫描所选择和运用的脉冲序列,因不同的疾病以及不同的病理过程,病变的磁共振信号有时会相互接近,或"一征多病""同病多征"等,所以 MRI 诊断除以征象为主要依据外,还要密切地结合临床资料,包括病史及其他的各种检查,作为 MRI 图像征象研讨时的补充,对照和印证。

二、血管病变检查

(一)非侵入性检查

1.颅外颈部动脉

颅外颈部动脉常用双功超声或彩色超声成像系统检查,非创伤性血管成像技术和磁共振血管成像的检查。这些检查技术和方法已有很大的进步,与侵入性血管造影结果的一致性很好,已有完全取代后者的趋势。

2.颅内动脉

(1)用经颅多普勒超声、经颅彩色多普勒超声。

(2)磁共振血管成像:是利用梯度回波序列扫描成像的"流动增强效应"进行血流显像而无需对比剂。当血流通过受检部位时,受到梯度磁场和射频脉冲的作用产生犹如碘剂血管造影的明亮高磁共振信号,从而与呈无或低磁共振信号的周围组织形成对比。主要技术有时间飞跃法和相位对比法。可用于颈部颈动脉和椎动脉、颅内血管畸形、血管闭塞、动脉瘤、动静脉瘘等疾病的检查。近年磁共振血管成像技术不断改进完善(包括多次重叠薄片扫描技术、磁化传递对比技术等),其中三维时间飞跃法具有高信噪比、高层面空间分辨率和良好快速血流显示,特别适于检查颅内动脉,对数字减影血管造影未能显示病变的"隐匿性血管畸形"有肯定的诊断价值。对脑动脉瘤诊断的敏感性和特异性分别为 83% 和 92%,显示最小动脉瘤的直径为 3 mm。磁共振血管造影虽然为一良好的无创性检查法,但由于自旋饱和或相位逸散可引起漏检、低估动脉瘤瘤体大小或不能显示动脉瘤与载瘤动脉的关系。磁共振血管造影对血管狭窄的阳性和阴性预测值分别为 70%~100% 和 90%~100%,由于对血管壁钙化灶不敏感,往往过高估价血管狭窄的程度。近年来应用对比增强利用静脉注射顺磁性对比剂后即扫描采集血管的成像技术大大地提高了血管的分辨率。

(3)CT 血管造影:是指经静脉注射造影剂后,利用螺旋 CT 或电子束 CT 对包括靶血管在内的受检层面进行连续不间断的薄层立体容积扫描,然后经计算机进行图像后处理,最后使靶血管立体显影的血管成像技术。CT 血管造影的完成主要是基于多排螺旋 CT 或电子束 CT 在构造上的重大改进以及完善的计算机图像后处理技术,其中最主要的是所谓的"立体容积扫描",这一点奠定了 CT 血管造影的基础。目前 CT 血管造影主要有三种三维血管显示技术:表面遮蔽显示、最大强度投影和容积漫游(或体积显示)。

(二)侵入性血管造影术

1.常规法

常规脑血管造影是动脉穿刺,快速注入造影剂,同时快速连续摄片,对脑血管影像进行记录,可准确反映脑血管解剖改变和实时动态显示脑循环由动脉至静脉的动态变化过程。但由于图像是两维的,不能旋转从多方面观察血管病变,并且受骨骼影像等背景的干扰,影响了图像的正确分析,而且还有动脉穿刺带来的各种危险,严重限制了常规脑血管造影的广泛应用。

2.数字减影脑血管造影

数字减影脑血管造影具体检查方法有两种,静脉性即穿刺或经导管向静脉内注入造影剂,然后进行减影处理,以及动脉性即经股(肱)动脉插入导管,行选择性或超选择性动脉造影,然后进行减影处理。现多用动脉法。

(1)减影处理:是用数字化的造影画面,减去数字化的背景画面,只留下充盈造影剂的血管影像的先进造影方法。是将摄像靶区的背景结构经高性能影像增强器和计算机处理,变成数字化图像(蒙片)放入一存储器中,然后用同样的方法,在将同部位的造影图像(动像)送入另一存储器,由计算机把两者相减,使背景图像正负相消,只留下因注入造影剂而显影的靶血管影像,大幅度提高了分辨率。具体有时间减影、能量减影和混合减影等方法。并且能够进行多条脑血管造影检查,提供全面清晰的颅内、外血管影像,有利于发现病变,并显示部位、范围和大小,全面了解侧支循环的建立及颅内血液循环的情况。

(2)数字减影脑血管造影的优点:①选择或超选择造影,图像清晰,血管不重叠,对直径0.5 mm以上血管(如豆纹动脉)都能确定有无病变。②动态图像及透视下旋转球管或在一定体位造影能较好暴露载瘤动脉和瘤颈,其定位准确率明显高于磁共振血管成像和CT血管造影。尤其对直径3 mm以下的动脉瘤,数字减影脑血管造影是唯一可靠的检查方法。③数字减影脑血管造影能较真实地反映脑血管狭窄、闭塞程度,可在排除脑血管痉挛的图像上利用光标测定实际狭窄程度及范围,判定血流动力学改变,观察侧支循环的形成,有利于临床了解脑血流状况,确定病变类型及分期。④根据造影结果,便于介入治疗。

三、脑血流与代谢测定

脑血流与代谢测定常用脑功能显像技术,包括单光子发射断层扫描、放射性示踪氙的局部血流量测定、正电子发射断层扫描,统称为发射型计算机断层显像。发射型计算机断层显像探测的射线是引入体内的放射性核素发射出来的 γ 射线,不同于 X 线、CT 探测的射线是来源于体外穿透人体的 X 射线,后者称为穿透型。

(一)成像原理

注射示踪剂后,靶器官与非靶器官,正常组织与病变组织对示踪剂的摄取量不同,或选择性摄取、丧失摄取功能等,使示踪剂的分布出现显著不同。单光子发射断层扫描或正电子发射断层扫描等核仪器的探测器,收集来自靶器官内发射出的核射线,并据射线密度的不同,经计算机按与 CT 类似的成像原理进行计算,组成图像。这种图像直接反映器官各部位的代谢、血流、生理、生化等改变,故称之为"功能显像"。

(二)常用的发射型计算机断层显像技术

1.脑血流灌流显像和定量测定

脑血流灌流显像应用的放射性标志物为^{99m}Tc-HM-PAO、^{99m}Tc-ECD 和 133Xe,它们通过脑循环时,正比于局部脑血流量,单向被动扩散进入脑组织。正常脑组织显像表现为灰质、基底节、丘脑、脑桥等脑细胞集中的部位放射性物质的进入量明显高于白质区与脑室,形成皮质部位呈现浓影,白质及脑室部位为淡影,皮质之中以枕叶最高,额叶次之,两侧影像基本对称。

脑血流定量测定分为绝对测量和半定量测量。绝对测量应用的是 Fick 物质守恒原理,半定量测定是选定某一区域为参照,其他感兴趣区的放射性密度,计算出相对血流量。半定量法简单易行,是分析影像的重要补充手段。绝对测量脑血流量的正常值为 40～55 mL/(100 g·min),

皮质为 50～70 mL/(100 g·min),白质为 20～30 mL/(100 g·min)。

2.脑代谢与神经受体显像

脑代谢与神经受体显像主要由脑功能显像技术完成,因为使用的核素是能参与脑代谢的 ^{11}C、^{13}N、^{15}O、^{18}F 等正电子发射体。常用的脑代谢显像有葡萄糖代谢显像、氧耗量显像和蛋白质代谢显像。葡萄糖代谢显像的机制是 ^{18}F-氟化脱氧葡萄糖通过血-脑屏障入脑后,被己糖激酶磷酸化为 6-磷酸 ^{18}F-氟化脱氧葡萄糖,不能继续代谢也不能透出血-脑屏障,滞留在脑组织中,据此可获得可靠的放射性分布影像,并且借助于生理学模型的计算可得到局部和全脑的葡萄糖代谢率。

神经受体显像也有多种,如多巴胺受体显像、乙酰胆碱受体显像、5-羟色胺受体显像、阿片受体显像、γ 氨基丁酸受体显像等,其机制为显像剂入脑后与神经受体特异结合,应用脑功能显像技术或单光子发射断层扫描进行显像,可得到神经受体的解剖分布图,借助房室模型可估算显像剂与受体的结合密度和结合解离常数,用以反映受体数量和受体活性。

3.脑显像、放射性核素脑血管造影和脑池显像

脑显像是利用血-脑屏障阻止放射性药物进入脑细胞,正常脑实质呈放射性空白,而病变处血-脑屏障破坏,放射性药物聚集。放射性核素脑血管造影是静脉"弹丸"式注射显像剂,连续采集,呈现显像剂在脑血管内充盈、灌流和流出的情况从而了解脑血管的形态和血流动力学变化。脑池显影为显像剂注入蛛网膜下腔后随脑脊液分布,显示蛛网膜下腔和个脑池的影像。

(三)发射型计算机断层显像技术的优势和不足

1.优势

发射型计算机断层显像技术是一种解剖形态和脏器功能相结合的"功能影像",在一张图像上既可分析器官的形态,又可获得器官的整体及局部的功能情况;在某些疾病的诊断中灵敏度、准确性很高,有早期诊断的价值,并且进入了细胞和分子水平,能够观察脑细胞在思维活动中糖代谢等情况的变化,是一种无创检查。

2.不足

图像的解剖结构分辨不如 X 线、CT、MRI,图像处理比 CT、MRI 复杂,显像剂和采集方法不同,同一种显像剂用不同的采集方法可达到不同的目的,并且诊断术语相对较模糊。

(尹　璇)

第二节　缺血性脑卒中的影像学诊断

一、病灶影像检查

(一)CT 检查

1.影像学特征

CT 虽能直接显示梗死灶,但不能显示闭塞或狭窄血管及其病因。梗死灶多位于一条主要脑动脉供血区内,其中以大脑中动脉区常见(占 60%,大脑后动脉 14%,大脑前动脉 5%,后颅凹 5%,多个动脉区及分水岭区 14%)。而部分供血区梗死又比全供血区更常见。典型梗死灶呈楔

形的低密度区,常累及灰质和白质。这与肿瘤、脓肿和脱髓鞘病灶只累及局部脑区或白质有明显区别。累及深部白质和基底节的纹状体、内囊梗死为多条大脑中动脉深穿通支闭塞或短暂性大脑中动脉主干闭塞或皮质侧支循环良好的持久性主干闭塞引起。腔隙性梗死灶直径<1.5 cm。

(1)早期特征:缺血性脑卒中最初 24 小时内一般不能显示梗死区的密度变化,难以作出诊断。少数大片缺血性脑卒中病例可于血管闭塞后 6 小时甚至更短时间,显示大范围密度略低区,累及皮质和白质,边界不清。部分病例显示下列早期特征性改变。①致密动脉征:发生在大脑中动脉、颈内动脉、椎动脉和其他大动脉。表现为一段动脉密度增高,CT 值为 77~89 HU,而正常动脉为 42~53 HU,动脉粥样硬化斑为 114~321 HU。动脉密度增高为血管栓塞或血栓形成所致,易形成大面积缺血性脑卒中,预后不良。②大脑中动脉闭塞时的岛带(脑岛、最外囊和屏状核)皮、白质界面消失;豆状核轮廓模糊或密度减低。

(2)梗死特征:血管闭塞后第二天,缺血区脑组织密度明显减低,其部位及范围与闭塞血管供血区一致,边界不清,密度不均,在低密度区内散在高密度的斑点状影,代表梗死区内脑组织相对无损害区。1~2 周,低密度区的密度变均匀且边界清楚,2~3 周,梗死区因脑水肿消失和吞噬细胞的浸润,密度相对增加而成为等密度,称之为"模糊效应"。以后密度持续降低,1~2 个月后,达脑脊液水平。缺血性脑卒中,特别是范围较大者,由于伴有脑水肿,也会产生占位效应;病后 1~2 周占位表现最为显著,以后逐渐消退。缺血性脑卒中经水肿期、吸收期,于第 4~6 周转入瘢痕期,坏死组织被吞噬、移除,仅遗留一囊腔,表现为边界清楚的低密度区。由于梗死灶液化、脑组织丢失或瘢痕收缩,可见邻近脑沟、脑室增宽扩大,中线结构向病侧移位,为陈旧性梗死灶。

(3)增强特征:缺血性脑卒中的不同阶段对造影剂强化反应不同。梗死区强化一般认为是由于血-脑屏障破坏,新生毛细血管产生和血液过度灌流所致。梗死早期侧支循环刚开始建立,含造影剂的血液不能灌流梗死区的血管,此时即使梗死区有血-脑屏障受损,也不发生强化。当闭塞血管发生再通或随新生毛细血管增生、侧支循环进一步建立时,含造影剂血液便可进入梗死区,经受损血-脑屏障的血管外溢而出现造影强化。待受损和不健全的血-脑屏障逐渐恢复,即不再出现造影强化。

(4)梗死性出血特征:常位于脑回边缘,表现为在低密度梗死区内出现点状、不规则的斑片状高密度影或脑回样密度增高,与一般脑出血相比,其边界不清,密度较低,但较少白质水肿和脑沟变窄。而原发脑出血灶密度更高、更均匀,不限于灰质,不表现脑回状而多为圆或椭圆形。

(5)腔隙性缺血性脑卒中特征:显示为基底节区或丘脑区卵圆形低密度病灶,边界清楚,直径 10~15 mm。梗死区密度随时间逐渐减低,4 周后接近脑脊液密度,并出现萎缩性改变。

(6)混合性脑卒中特征:表现为在大脑同一侧半球的不同区域或不同侧半球大脑、脑干或小脑,同时有缺血性脑卒中的低密度影和脑出血的高密度影。

(7)分水岭梗死特征:常见于以下几处。①大脑皮质大脑中、前动脉供血区交界处:其特征是比通常的大脑前动脉梗死灶更靠外侧;从皮质向深部脑室旁白质扩展,而区别于肿瘤引起的只累及白质的脑水肿。②大脑中、后动脉的顶-枕交界处。

(8)静脉性缺血性脑卒中特征:由静脉窦和脑静脉血栓形成引起。①低密度区边界通常早期明显,脑水肿严重;②低密度区常超过一条主要动脉的供血区;③常见低密度区中央有斑片样或呈指状的出血;④增强扫描下的静脉窦流空三角征:垂直于上矢状窦的层面可见其边缘密度增强,内部由血栓充满而显示为低密度。由于侧支静脉通路增加,大脑镰也有增强,静脉窦血栓形成的 CT 表现有时缺乏特异性,甚至常无阳性发现,故有条件者可作 MRI 或血管造影。

2.临床应用

(1)急性早期(3～24小时):适用于临床分型为完全前循环梗塞或较重的部分前循环梗塞者,目的排除脑出血、确定病变大小、性质,是否为溶栓治疗适应证。如发现病侧大脑中动脉分布区显示:①局部密度减低;②岛叶与基底节分界模糊;③大脑外侧裂、脑沟及蛛网膜下腔稍变浅;④侧脑室稍受压,提示为大脑中动脉主干或颈内动脉终末段闭塞;⑤偶在颅底可见高密度的大脑中动脉,即大脑中动脉高密度征。

一般非出血性缺血性脑卒中在起病24小时内常不能显示。如果临床考虑为腔隙性或小梗死,而估计为脑出血或急需溶栓治疗的可能又不大者,我们建议在发病48小时后才做首次CT检查,避免阴性结果而要再次复查,加重患者经济负担。

(2)急性期(24～48小时):可确定梗死灶部位、大小。还能显示脑水肿及程度,以及有无合并出血和脑疝。一般缺血性脑水肿的高峰期在3～5天,2～3周后完全消退。少数大片缺血性脑卒中可在24小时达高峰并引起脑疝。

(3)复查:①临床怀疑为大片缺血性脑卒中,而急性早期CT无明显异常发现者,应在24小时后再复查,将能清楚显示梗死灶,有助于指导治疗。②CT证实缺血性脑卒中,如病情有明显恶化者可随时复查,以了解脑水肿进展及程度、有无合并出血和脑疝。③临床考虑为大脑半球中小梗死,但24～48小时内CT无相应异常发现,且病情稳定者,不必要复查,以免加重患者的经济负担。因为第一次CT已排除能引起神经功能定位征的其他见病因:如肿瘤、脓肿、感染及脱髓鞘病变等;而且病情稳定说明治疗有效。

3.缺点

(1)后颅窝病灶:对后颅窝(脑干、小脑)小梗死观察,因不能消除骨影不够可靠,但采用高分辨率CT和薄层扫描技术,可一定程度上克服该缺点。

(2)微小病灶:1 cm以下的病灶常有遗漏。

(二)MRI检查

1.影像特征

(1)一般影像特征:脑组织缺血后出现病变区水肿,早期为细胞毒性水肿,MRI对水含量变化极为敏感,当变化3%时即有明显的MRI信号改变,表现为T_1加权像呈低信号,T_2加权像呈高信号,尤以T_2加权像的长回波时间、重复时间序列最敏感。理论上脑缺血1～2小时即可见的MRI信号改变,实际上,目前常规磁共振技术下,一般要6～7小时后信号改变才比较明显。小病灶,尤其是脑干的小梗死灶也可清楚显示。梗死第2天起,血浆蛋白漏出进入病变组织使T_1值缩短,T_1加权像呈等或稍低信号,但T_2加权像仍呈明显高信号。1周后坏死组织开始被清除,梗死灶的边缘出现新生血管及新鲜肉芽组织,个别病例于病灶边缘在T_1加权像上可见脑回样线状高信号,可能为新鲜肉芽组织或新生血管周围血液渗出所致,为缺血性脑卒中特别是大面积缺血性脑卒中后病变演变过程中的一种表现。而非真正的出血性缺血性脑卒中,做Gd-DTPA增强扫描,病灶周边有明显脑回样强化,为"亚急性期"缺血性脑卒中的特征性表现。

(2)脑水肿特征:缺血性脑卒中尤其是大面积梗死常伴脑水肿和占位效应,但占位效应相对较轻成为特点。脑水肿在T_1加权像呈低信号,T_2加权像呈高信号,早期常与梗死灶界限不清,一般1周后开始消退。早期脑水肿主要为细胞毒性水肿,常沿血管分布,血管再通后或侧支循环形成后的血管源性水肿多沿脑白质蔓延,越过阻塞血管分布区,并且相对高的灌流压损伤血管壁易引起出血。

(3)梗死性出血特征:多见于栓塞性缺血性脑卒中或在溶栓治疗过程中出现,在缺血性脑卒中表现的基础上,T_1加权像上于病灶内显示斑片状高信号出血灶,常在梗死 1～5 天内出现,系血管再通后相对高的灌流压使已损伤的血管壁破裂所致。

(4)腔隙性缺血性脑卒中特征:多位于基底节区、丘脑和脑桥,呈小点片状,常多发。T_1加权像呈低信号,有时呈稍低或等信号使其在 T_1加权像上显示不明显,但 T_2加权像呈明显高信号。脑桥腔隙性梗死灶常呈前后走向的裂隙状,矢状面显示清楚,形态具有特征性。

(5)陈旧性缺血性脑卒中特征:如缺血性脑卒中范围小且治疗及时,几个月以后 MRI 仅示局部脑萎缩,否则将演变成"慢性"缺血性脑卒中。病灶内神经胶质增生并逐渐形成囊性软化灶,其内部于 T_1加权像呈低信号,T_2加权像呈高信号,与脑脊液信号相近,同时伴周围脑实质的萎缩性改变,如局部脑沟增宽、邻近病灶处脑室局部扩大,甚至中线结构向患侧移位。有些老年患者常于 T_2加权像上见脑白质内或皮质下散在小点片状高信号区,但患者多无临床症状。目前对其成因有多种解释,但根本上系慢性脑缺血所致。

(6)静脉性缺血性脑卒中与静脉窦血栓形成:静脉窦大多有流空效应而呈无信号区,当有血栓形成后流空效应消失,约 1 周由于血栓内正铁血红蛋白和细胞溶解的作用,静脉窦在 T_1 和 T_2加权像上均呈高信号,为较明显的特征,2 周后常有再通,流空现象又随之出现。伴有的脑积水表现为脑室系统扩大,如有梗死灶可见相应 MRI 信号表现。

2.MRI 的优缺点:

(1)优点:①空间分辨力和组织分辨率高。②对后颅凹观察无伪影,对脑干梗死诊断更敏感、可靠。③鉴别出血与非出血性梗死及诊断静脉窦血栓形成更敏感。

(2)缺点:①相对成像时间长,不合作患者检查困难。②患者体内不能有铁性磁体,否则引起危险。③使心脏起搏器失灵。④相对不够普及,价格昂贵。

二、血管病变诊断

血管病变诊断主要确定导致缺血性脑卒中的血管病因:有无狭窄、闭塞、血管病变及它们的严重程度和部位(血管病变诊断的方法及应用见第七章第一节)。

三、脑血流与代谢调节

由于正电子发射断层扫描技术复杂,设备昂贵,需用放射性同位素,检查费用为 CT、MRI 的数倍,故目前主要用于脑卒中的临床科学研究,而较少用于临床诊断,这里不展开阐述。

(尹　璇)

第三节　出血性脑卒中的影像学诊断

一、病灶影像检查

(一)CT 检查

1.脑出血

脑实质出血以动脉出血为多见,出血后血液在脑内聚积形成血肿。根据血肿演变的过程,分为急性期、溶解吸收期和囊腔形成期。各期的时间长短与血肿大小及患者年龄有关。CT可以即时显示脑内血肿,并能动态观察其演变过程,不仅是有效的诊断方法,也是观察疗效、判断预后的手段之一。

(1)急性期:为脑出血1周以内,其CT特征是出血区密度增高,即新鲜血肿为脑内边界清楚、密度均匀的高密度区,CT值为60~80 HU。造成血肿高密度的原因是血红蛋白对X线吸收率高于脑实质。通过高密度影很容易确定颅内出血的部位、形态、大小、扩散方向等。基本有4种影像学表现:①脑实质或脑室内血肿,呈高密度块影,CT值为60~80 HU,其形态视所在部位纤维结构而呈球形、卵圆形、长条形或不规则形;②血肿周围围绕的低密度影,提示血肿周围的水肿带,少数为血肿穿破脑室,脑脊液渗漏至血肿周围所致;③血肿与脑水肿引起的占位效应,如脑室受压变形、中线结构移位等;④血肿堵塞脑脊液循环通路引起的脑积水。

(2)血肿溶解吸收期(2周~2个月):发病后2周左右,或更早一些,血肿开始溶解吸收。血肿边缘的血红蛋白破坏、纤维蛋白融解,高密度血肿边缘变模糊,高密度区向心缩小。血肿边缘部分密度降低,边界逐渐不清。融解与吸收逐渐向中心发展,密度平均每天减少1.4 HU,20天左右由原来的高密度影转为等密度影,约3~4周后血肿完全溶解,病灶逐渐转为低密度影。

(3)囊肿形成期(>2个月):经过6~8周后,小的出血CT上可看不出痕迹,较大的血肿则成为边界清晰的充满水样液的囊肿。

脑出血的CT表现与血肿形成、吸收与囊变3个病理阶段过程一致。

(4)脑水肿:血肿周围的水肿也呈动态改变。在出血第一天可不出现或表现轻微,CT上表现为血肿周围宽度均匀的低密度带。出血后2周水肿最明显,范围最大,出现率100%。以后水肿逐渐减轻,血肿吸收期高密度灶周围的低密度带由周围的低密度血肿带和水肿共同构成,增强检查所显示的环影可将两者分开,环外低密度为水肿,环内低密度为血肿周边的吸收带。

(5)增强扫描:多数情况下,对脑出血患者不做增强扫描。为了鉴别诊断或研究需要,进行强化造影,可发现血肿周边的低密度影内有环状强化,这种强化于发病后3~5周出现率最高。这种强化环,有学者认为是由血肿周围毛细血管肉芽组织增生、自动调节机制丧失所产生的血液过度充盈和血-脑屏障破坏等三种原因引起的,而也有学者认为早期是血-脑屏障破坏所致,晚期是毛细血管增生,肉芽组织形成。

2.蛛网膜下腔出血

蛛网膜下腔出血在出血急性期CT阳性率为80%~100%,随时间延长,阳性率逐渐减低,一周以后CT很难查出。蛛网膜下腔出血的直接征象是蛛网膜下腔密度增高,脑沟、脑池密度增高,出血量大时呈铸型。大脑前动脉破裂,血液多积聚于视交叉池、侧裂池前部;大脑中动脉破裂,血液多积聚于一侧的外侧裂附近,亦可向内流;颈内动脉破裂,出血也以外侧裂为多;椎基底动脉破裂血液主要积聚于脚间池和环池。蛛网膜下腔出血继发损害的征象较多,有脑积水、脑水肿、缺血性脑卒中、脑内血肿、脑室出血和脑疝等。脑水肿是由颅高压及脑血管痉挛所致,弥漫性低密度,以白质为主。缺血性脑卒中是严重血管痉挛的结果。

(二)MRI检查

1.脑出血

脑出血后血红蛋白在向含铁血黄素演变过程中形成不同形式的血红蛋白,可各有其不同的MRI信号特点。

(1)超急性期(急性早期):出血24小时内,T_1加权像呈低信号,T_2加权像呈高信号,缺乏特征性信号变化,随血浆吸收,蛋白浓度增高,T_1 加权像上信号强度逐渐升高可呈等信号。

(2)急性期:出血第 2～3 天,T_1 加权像呈稍低或等信号,T_2 加权像上因 T_2 质子弛豫增强效应缩短 T_2 值的作用而呈低信号。

(3)亚急性期:出血第 4～14 天,脱氧血红蛋白向高铁血红蛋白转化,初期高铁血红蛋白在细胞内形成,其"质子-电子偶极-偶极质子弛豫增强效应"作用使 T_1 值缩短,并因血红蛋白的演变由血肿周边开始逐渐向中心部发展,此时血肿周边部为高铁血红蛋白,中心部仍为脱氧血红蛋白,因此在 T_1 加权像上血肿周边为高信号,中央为等或低信号,是血肿进入亚急性期的标志;T_2 加权像上由于高铁血红蛋白的 T_2 质子弛豫增强效应和"质子-电子偶极-偶极质子弛豫增强效应"作用血肿仍呈低信号。随后细胞破裂高铁血红蛋白稀释分布均匀,T_2 质子弛豫增强效应作用消失,同时 H^+ 含量增加,使 T_2 加权像也呈周边高信号中央低信号的特征。但 T_1 加权像上血肿周边高信号环的厚度较 T_2 加权像显示的宽,系高铁血红蛋白先在细胞内形成,而后才细胞破裂释放出所致。随着脱氧血红蛋白完全演变为高铁血红蛋白和高铁血红蛋白的稀释,T_1 和 T_2 加权像上均呈一致性的高信号,血肿完全呈高信号所需时间长短与血肿大小密切相关。此期血肿周边可有少量高铁血红蛋白转化为含铁血黄素,使 T_2 值缩短,在血肿部分周边可见小弧形低信号带,以 T_2 加权像明显。

(4)慢性期:出血 2 周后,含铁血黄素在血肿周边形成并沉着,在 T_1 和 T_2 加权像高信号的周边可见环形低信号带,以 T_2 加权像明显,为慢性血肿特征性表现。随着出血的吸收和胶原纤维的增生,以及含铁血黄素的持续存在,在 T_1 和 T_2 加权像上呈混杂信号,最后形成瘢痕或囊腔。T_2 加权像敏感的含铁血黄素低信号的持续存在,是陈旧性出血的特征性标志。

(5)脑水肿:脑出血后 24～48 小时可出现脑水肿并逐渐加重,亚急性期后开始消退,至慢性期后几乎消失,脑水肿在 T_1 加权像呈低信号,T_2 加权像呈高信号。脑内血肿常伴占位效应,表现为病灶邻近处脑沟闭塞、脑室受压甚至中线移位。

(6)其他:同一部位反复大量出血可形成不同时期的血肿,可呈分叶状,MRI 上可见不同时期的血肿并存。脑内血肿如破入脑室,T_1 加权像可见脑室铸型状高信号;血肿破入蛛网膜下腔急性期 MRI 常阴性,亚急性期后随高铁血红蛋白的形成,T_1 加权像可见蛛网膜下腔内线状高信号。

MRI 与 CT 相比较而言,MRI 对急性期以后的出血极敏感,特别是对脑内或蛛网膜下腔少量出血,可清楚显示出血灶,而 CT 常常呈阴性结果。对脑干和小脑出血,CT 常因骨性伪影干扰显示不清,MRI 则可清楚显示。但 MRI 对超急性期脑出血无特征性信号,定性困难,而 CT 则有特征性表现,因此超急性期和急性期脑出血应首选 CT 检查,MRI 更适于对急性期以后脑出血全面细致的观察。

2.蛛网膜下腔出血

(1)急性期:因为此期脑脊液中血液的血红蛋白主要为氧合血红蛋白和去氧血红蛋白,氧合血红蛋白虽然能增加脑脊液中的蛋白含量,引起少量质子密度增加,但不足以造成肉眼可见的信号强度变化;去氧血红蛋白可使 T_2 缩短,缩短的程度与其浓度的平方根成正比,若出血量太少,一般不能在 MRI 上显示。用 Flair 序列扫描可以提高阳性检出率。

(2)亚急性期或慢性期:蛛网膜下腔出血进入亚急性期或慢性期后,血红蛋白逐渐氧化成了高铁血红蛋白,顺磁性极强,使 T_1 时间明显缩短,T_1 加权像上呈高信号,此时 CT 难以显示,MRI 显示效果非常好。

(尹　璇)

第四节　脑卒中相关病变的影像学诊断

一、脑动脉瘤

（一）CT

脑动脉瘤的 CT 表现有 3 方面：①动脉瘤本身的形态；②动脉瘤破裂出血；③动脉瘤引起脑血管痉挛及脑水肿。

脉瘤本身的形态根据动脉瘤内血栓形成情况分为以下 3 种类型。①1 型：薄壁无血栓动脉瘤，CT 上显示为圆形高密度区，注射造影剂后明显强化。②2 型：有部分血栓形成的动脉瘤，CT 呈圆球形阴影，中心或偏心为高密度区，周围为高密度的边缘，两者之间为等密度影，分别代表动脉瘤内腔、动脉瘤外层纤维囊壁及动脉瘤血栓。造影剂增强检查血栓无强化，而动脉瘤中心的瘤腔和外层囊壁有明显强化，形成中心高密度区和外周高密度环，中间隔以等密度带，称为靶征，这种特殊形态具有诊断意义。③3 型：完全血栓化的动脉瘤，CT 显示为等密度影，造影剂强化时无中心增强，但可出现囊壁的环状强化。动脉瘤囊腔内强化是造影剂滞留于腔内，动脉瘤囊壁强化相当于硬脑膜的强化，动脉瘤内血栓不被增强。

动脉瘤破裂后，CT 上多不能显示瘤体，但可出现出血、脑积水、脑水肿、缺血性脑卒中、脑疝、脑干出血等改变。

（二）MRI

流动的血液由于流空效应在 MRI 上呈无信号区，血栓内的高铁血红蛋白在 T_1 和 T_2 加权像均呈高信号，含铁血黄素和钙化则呈低信号，因此根据瘤腔内血栓的有无和程度，动脉瘤的三种类型（无血栓形成、部分血栓形成和完全血栓化）各具有特征性 MRI 表现。薄壁无血栓的动脉瘤于 T_1 和 T_2 加权像上均呈圆形、囊状或梭形无信号区。部分血栓形成的动脉瘤的瘤腔为无信号区，血栓部分因高铁血红蛋白与含铁血黄素分层交替存在而于 T_1 和 T_2 加权像上呈同心圆状分层排列的高、低相间的混杂信号，为动脉瘤的特征性表现。有时瘤腔内血液因形成涡流，流空现象消失，T_2 加权像呈不均匀高信号，并常伴有搏动性伪影。完全血栓化的动脉瘤在 T_1、T_2 加权像上也表现为环形分层的高、低相间的混杂信号，颇具特征性。但有些动脉瘤的血栓不具上述特征，T_1、T_2 加权像上只呈简单的混杂信号，特别是当有大量钙化时。动脉瘤多呈圆形，亦可呈管状，可多发，边缘多清晰、光滑，同时伴占位效应，如有脑出血则可见脑出血的特征性信号，并有脑水肿。脑血管造影仅能显示无血栓形成和部分血栓形成的动脉瘤瘤腔，完全血栓化的动脉瘤常不显影或仅见动脉中断。MRI 可准确显示各型动脉瘤的实际大小，有利于全面观察，特别对伴有出血的动脉瘤的显示与鉴别能力较 CT 和脑血管造影明显优越，但对载瘤动脉的确定不及脑血管造影，且对 5 mm 以下的动脉瘤的显示远不及脑血管造影，对钙化的显示更不如 CT。

（三）数字减影血管造影

动脉瘤主要通过脑血管造影进行诊断，可直接显示动脉瘤的部位、形态及形状，表现为以下几方面。

1.瘤腔显影

动脉干和瘤腔可同时显影,动脉瘤多呈球形、葫芦状及水滴状,有时呈分叶状,多有蒂与动脉干相连。后交通动脉起始部动脉瘤则多呈腊肠状或葫芦状,常向后下方延伸,动脉硬化引起的动脉瘤呈梭形或串珠状。动脉瘤腔内壁光滑,但有破裂出血或血栓形成时则毛糙而不规则。

2.循环时间延迟

数字减影血管造影可直接观察动脉期、毛细血管期和静脉期血流动力学全过程,动脉瘤不仅在动脉早期显影,在毛细血管期及静脉期仍可见整个瘤腔或部分瘤腔显影,排空时间延迟。

3.远端血管显影不良

动脉瘤较小时远端血管显影可正常,动脉瘤较大时则显影不良或不显影。

4.瘤腔内血栓形成

瘤腔内血栓形成可使瘤腔显影不均,呈边缘性或中心性充盈缺损,如为网格状血栓则表现为网格状密度不均,瘤腔完全被血栓充填后,整个瘤腔可不显影,瘤腔入口处被血栓阻塞时或血管痉挛使入口紧闭也可不显影。

5.动脉瘤破裂

动脉瘤破裂的直接征象是造影剂外溢,间接征象为瘤腔外形不光滑、毛糙,呈尖突状。

二、脑血管畸形

(一)CT

脑血管畸形,以动静脉畸形多见,CT平扫不能很好地显示,诊断靠CT增强扫描或脑血管造影类技术,动静脉畸形在CT上的表现可分动静脉畸形病变本身和并发症两方面观察。病变本身在平扫时可显示为高密度、低密度及混合密度影,明显曲张的血管团、附壁血栓、病灶内的胶质增生及钙化可呈斑片状或不规则高密度影,动静脉畸形及附壁血栓也可表现为低密度影。在造影剂强化后,动静脉畸形病灶可呈现4种形态:①结节型;②斑点型;③混杂的不规则型;④均匀密度型。以不规则型为最多,其后依次为均匀密度型、结节型和斑点型,有时可见弧线状或树枝状的增强血管影。

由于动静脉畸形的"盗血",周围脑组织缺血引起脑萎缩,也可能是动静脉畸形出血,血肿破坏附近脑组织,吸收后留下瘢痕囊腔,均呈现脑萎缩改变。破裂出血形成的血肿在病变周围的脑实质内,位置多表浅,常发生在额、顶、枕叶,与动脉瘤出血不同。

(二)MRI

大的畸形血管因流空效应在T_1和T_2加权像上均呈无信号暗区,为动静脉畸形的特征性表现,畸形血管的走行与扫描层面平行时无信号区为管状,两者垂直时则为小圆形,异常血管间常隔以正常脑组织。一般的畸形血管于T_1和T_2加权像上呈混杂低信号,以T_2加权像敏感,为反复少量出血后高铁血红蛋白、含铁血黄素及纤维化共同作用所致,尤以高场(>0.5 T)MR机显示明显。通常无脑水肿和占位效应,如伴出血可见血肿的MRI表现,并出现脑水肿和占位效应,出血可部分或完全掩盖原病灶。

1.动静脉畸形

动静脉畸形常呈基底在脑皮质尖端指向脑室的楔形,亦可呈不规则状,T_1和T_2加权像上均见无MRI信号的蔓状扭曲成团的畸形血管,中间隔以正常脑实质,有时可见粗大的供血动脉和引流静脉,但常规MRI难以确定其来源和所属,无明显占位效应和脑水肿。

2.海绵状血管瘤

海绵状血管瘤多位于脑深部,亦可位于皮质,呈结节或分叶状,可单发或多发。因有反复少量出血,病灶中心于 T_1 和 T_2 加权像呈混杂高信号,周边为带状低信号,以 T_2 加权像表现明显,系含铁血黄素沉着所致,为 MRI 特征性表现。

3.静脉血管瘤

静脉血管瘤多位于额叶、大脑深部和小脑,畸形血管呈无信号区,系多支静脉汇合而成,典型的呈伞状或条状。条状的静脉发育畸形常规 MRI 有时不易显示,磁共振磁敏感加权成像可以清晰显示畸形静脉,有助于诊断。

4.毛细血管扩张症

MRI 能显示畸形血管及其反复出血后的特征性信号,并能清楚显示脑萎缩的程度。

MRI 对钙化不敏感,显示能力远不如 CT,如有大面积钙化则 T_1 和 T_2 加权像均呈低信号,以 T_2 加权像显示清,但 MRI 显示钙化的大小远较实际为小。MRI 不仅能显示畸形血管,更能清楚显示所伴发的脑出血程度和破入脑室及蛛网膜下腔的情况,较 CT 和脑血管造影敏感,反映病情全面,特别是能检出脑血管造影阴性的脑血管畸形。但是,对钙化的显示不如 CT,对畸形血管来源的确定不如脑血管造影。

(三)数字减影血管造影

数字减影血管造影不仅显示畸形血管团,也可显示供血动脉、引流静脉和伴随的盗血征象。①畸形血管团:畸形血管团是动静脉畸形的特征性表现,在动脉早期即可显影,大小不等,形态各异,互相缠绕成团块状、蜿蜒状、谷穗状等各种形状,边缘不整,血管结构不清。②供血动脉和引流静脉:在动脉早期畸形血管团显影的同时,可见迂曲粗大的动脉进入异常的畸形血管团,可据畸形的部位而分别来自颈内动脉系统或椎基动脉系统。迂曲增粗的引流静脉也是在动脉早期显影,最后注入静脉窦,使静脉窦也提前显影,从而使动静脉循环时间缩短,一般为 1 秒左右,该时间越短,说明盗血越严重。

(李净兵)

第五章　院前急救

第一节　院前教育与急救响应

急性缺血性脑卒中的救治能力是检验脑卒中救治效率的试金石。近年来急性缺血性脑卒中治疗发展迅速，快速的血流重建是治疗的核心，包括重组组织型纤溶酶原激活剂、尿激酶静脉溶栓和机械取栓。急性缺血性脑卒中患者发病后接受静脉溶栓具有时间依赖性，溶栓越快效果越好；对缺血性脑卒中发病 4.5 小时的患者，应该按照适应证和禁忌证严格筛选患者，尽快给予重组组织型纤溶酶原激活剂静脉溶栓治疗；对于部分地区如果没有条件使用重组组织型纤溶酶原激活剂，且发病在 6 小时内，可严格选择患者考虑静脉给予尿激酶溶栓。美国心脏协会推荐急性大血管闭塞性缺血性脑卒中患者在静脉溶栓后接受血管内治疗，同样也具有时间敏感性。然而在真实世界中，我国急性缺血性脑卒中患者的救治效率并不理想，形势严峻。相关研究显示，我国在发病 3 小时内能达到急诊的急性缺血性脑卒中患者只有 21.5%，而院前延误是导致急性缺血性脑卒中患者不能在时间窗内到达可开展溶栓治疗的医疗机构的重要原因之一。脑卒中的救治可分为 3 个阶段：发病-呼救、呼救-到院、到院-救治，而院前急救涵盖前两个阶段。

一、院前教育

快速识别脑卒中是启动脑卒中急救生存链的第一步，影响着紧急医疗救护服务的急救效率和质量。患者及其家属缺乏对脑卒中症状的有效识别并且未能及时拨打 120 急救电话是院前延误的主要原因之一。我国脑卒中患者对脑卒中的主要警报特征的单项知晓率为 70%，全项知晓率只有 3%～16%，而发现脑卒中症状并能拨打急救电话的患者比例就更加稀少。研究显示，提高公众对脑卒中症状的有效识别能够缩短患者发病至治疗的时间。2016 年我国专家在面-臂-语言试验基础上结合中国文化特点提出了"中风 120"，即公众理解的脑卒中识别方法："看到 1 张不对称的脸，查 2 只手臂是否有单侧无力，聆(0)听讲话是否清晰"，帮助患者和家属迅速识别脑卒中并立即拨打 120 就医。

此外，通过紧急医疗救护服务入院的患者会比未使用紧急医疗救护服务的患者在院前延误的时间更短，能够更快地到达有救治能力的卒中中心进行治疗。因此，要求相关急救人员积极参与到针对公众的脑卒中科普教育中，一方面可以通过宣教建立良好的沟通渠道，另一方面可以提高公众对急救人员的认识，从而提高紧急医疗救护服务的呼叫率。而且，不断的公众宣教可以督促急救人员对脑卒中最新指南以及进展的学习,从而进一步提高急救人员对脑卒中识别及急救能力,进一步缩短治疗延误,提高脑卒中救治质量。

二、急救响应

(一)呼叫受理

在接到120急救电话时,调度员作为脑卒中院前急救的第一个环节,承担着询问、识别、调度和指导等多方面的工作,应能够根据呼救方提供的信息和症状体征对疾病进行初步判断,快速识别疑似脑卒中患者。识别潜在脑卒中患者是正确调度的前提,既往研究显示,仅通过急救电话,调度员能识别出30%~50%的脑卒中患者,调度员可以使用脑卒中评估工具识别疑似脑卒中患者,来增加识别脑卒中的准确度,如辛辛那提院前卒中量表等。

(二)急救派车

优先派车可以帮助缩短脑卒中救治时间。一旦考虑疑似脑卒中,应该采用最高优先级派遣车辆。瑞典一项研究显示,优先派遣可以显著缩短发病至到院的时间,使溶栓率从10%提高到24%,且不影响其他疾病的转运。调度员可以依据指挥系统,就近派出符合脑卒中急救要求的救护车。急救车除配备常规的快速血糖监测、心电监护仪、复苏器材、氧气、急救药品以外,有条件的地区可以配备快速血生化检测、车载脑卒中宣教视频等。在急救车到达现场前,可以通过电话指导患者(家属或看护人员)进行简单的自救,如停止活动、注意放松休息、如何避免误吸等。除做好急救车药品设备的准备,还应做好急救出诊人员的人力配备,尽量安排责任心较强、经验丰富、技术优良、沟通能力好的人员出诊。

(三)快速抵达

快速抵达的时间应根据地理位置、急救医疗资源的分布以及交通情况进行灵活的设定,在保证人员、车辆安全的情况下应该以最快速度抵达现场。必要时与110、119等部门联系,请求社会应急联动;实时监控救护车的行驶轨迹与前方路口的交通情况,尽量取得交通管理机构的支持,实现一路畅通。可联合地面救援、空中救护等现代科技所组成的全方位综合高效救援体系。

目前,国内尚无统一的紧急医疗救护服务快速反应时间标准,建议各个区域应该根据当地的实际情况制定符合本区域的统一标准,并经常性对时间节点的遵循情况进行质控,从而形成区域的统一标准。

(梁圆圆)

第二节 现 场 评 估

一、现场环境评估

急救人员到达后,首先应对疑似脑卒中人员所在环境进行评估。安全的环境有助于急救人员对疑似脑卒中患者做出正确诊断,并进行相应处置。后续的现场处置应首先确保所处地点的安全。只要发病地点不存在危险并适合就地抢救,急救人员可在患者身旁快速判断有无损伤和反应;如果发病地点存在危险,需首先将患者转移至安全地点。

二、生命体征评估

急救人员先迅速评估患者意识、呼吸节律和深浅及心率和心律情况，明确是否有呼吸、心搏骤停。如果发现有呼吸、心搏骤停的，应立即进行心肺复苏；如果不存在呼吸、心搏骤停者，则迅速完成生命体征的测量，包括血压、脉搏、呼吸、氧饱和度及血糖等。

三、脑卒中评估

后续适当的现场治疗、安全快速转运至合适的医疗机构、院前院内有效衔接都基于现场急救人员对脑卒中患者的准确识别。相关研究表明，急救人员正确识别脑卒中能够显著缩短转运时间、发病至入院时间及发病至治疗的时间等。

目前，临床上用于院前脑卒中筛查的工具有辛辛那提院前卒中量表、面-臂-语言试验、洛杉矶院前卒中量表等。面-臂-语言试验的敏感度为 $79\%\sim85\%$，特异度为 68%；辛辛那提院前卒中量表敏感度为 $44\%\sim95\%$，特异度为 $23\%\sim96\%$。洛杉矶院前卒中量表可以降低辛辛那提院前卒中量表的假阳性率，其敏感度为 $74\%\sim98\%$，特异度为 $44\%\sim97\%$。3 个量表共同的局限性是不能很好地识别后循环脑卒中。此外，还有墨尔本急救车卒中筛检表、仓敷院前卒中量表、急诊室卒中识别量表等。目前美国心脏协会推荐院前使用辛辛那提院前卒中量表或洛杉矶院前卒中量表和欧洲常用面-臂-语言试验。院前识别大血管闭塞关系到是否直接将急性大血管闭塞性缺血性脑卒中患者直接转运至高级卒中中心/国家（高级）示范卒中中心，因此至关重要。基于脑卒中起病 3.0～4.5 小时内重组组织型纤溶酶原激活剂溶栓治疗研究的数据表明，改良面-臂-语言试验评分可以用于院前筛查急性大血管闭塞性缺血性脑卒中，并决定是否送往高级卒中中心/国家（高级）示范卒中中心，在评分≥3 分时，敏感度为 88.7%，特异度为 39.1%，准确度为 50.8%。该评分量表使用简便，已被中国台湾普遍采用作为院前识别大血管闭塞的工具。此外，辛辛那提院前卒中严重程度评分亦可用来预测大血管闭塞，如果辛辛那提院前卒中严重程度评分≥2 分，预测美国国立卫生研究院卒中量表≥15 分（预示大血管闭塞），敏感度为 89%，特异度为 73%。洛杉矶运动评分亦可以迅速有效的预测大血管闭塞，当洛杉矶运动评分≥4 分，预测大血管闭塞敏感度为 89%，准确度为 85%。脑卒中现场评估和分类转运评分)≥4 分，预测大血管闭塞的敏感度为 60%，特异度为 89%。

（梁圆圆）

第三节　现场处理

一、紧急处置

（一）保持呼吸道通畅

及时清除呼吸道分泌物，如有意识障碍或延髓麻痹影响呼吸功能或者发生误吸者，需建立人工气道并给予辅助呼吸。

(二)血糖评估

血糖过低可能引发类似脑卒中的临床表现,因此怀疑脑卒中必须监测血糖以进行鉴别诊断。低血糖患者可表现为轻偏瘫、半身不遂、语言和视力视野障碍、精神错乱、协调能力差等症状,可被葡萄糖纠正。在紧急处置时,因为通常无法明确患者既往是否合并有糖尿病病史及使用降血糖药物史,因此建议采用糖尿病患者的低血糖诊断标准:当血糖<3.9 mmol/L 时需要使用葡萄糖治疗。意识清楚能进食者,可给予 15～20 g 糖类食品(葡萄糖为佳);意识障碍或不能进食者,给予 50%葡萄糖液 20～40 mL 静脉推注,每 15 分钟监测血糖 1 次,直到纠正低血糖。

(三)心电监护

心电监护可以检测出引起或伴发脑卒中的重要心脏病理改变,推荐在院前及发病 24 小时内使用。一项研究显示 60%的缺血性脑卒中患者和 44%的 TIA 患者都有心电图异常,心房颤动、房室传导阻滞、ST 改变、倒置 T 波都和脑卒中的预后密切相关,并且早期的心电监护可以早期发现问题,从而可以更早的予以干预治疗,改善预后。因此,急性缺血性脑卒中患者接受心电图检查是有必要的。

(四)血压评估

脑卒中早期是否需要积极降压仍存在争议。缺血性脑卒中后 24 小时内血压升高的患者应谨慎处理。应先处理紧张焦虑、疼痛、恶心呕吐及颅内压增高等情况。血压持续升高,收缩压≥26.7 kPa(200 mmHg)或舒张压≥14.6 kPa(110 mmHg),或伴有严重心功能不全、主动脉夹层、高血压脑病的患者,可予谨慎降压治疗,并严密观察血压变化,必要时可静脉使用短效药物(如拉贝洛尔、尼卡地平等),避免血压急性下降。对有低血压[指血压显著低于病前状态或收缩压<16.0 kPa(120 mmHg)]的疑似脑卒中患者,给予平卧位或者适当补充生理盐水。

(五)降低颅内压

急性颅内压升高常常合并头痛、呕吐以及视神经盘水肿。凡疑似有颅内压增高的患者应密切观察神志、瞳孔、血压、呼吸、脉搏及体温的变化。伴有高颅压的患者需进行降低颅内压处理,让患者采取头高 20°～30°卧位,可给予静脉滴注甘露醇,必要时也可使用甘油果糖或呋塞米。保持呼吸道通畅,防止血液中二氧化碳潴留、高碳酸血症引起脑血管扩张,加重高颅压。

(六)转运体位

目前并没有临床试验结果来明确急性缺血性脑卒中患者转运途中体位的选择,只有一些评估血流的试验或次要证据可以参考,因此要具体病情具体分析。当患者取仰卧位时,脑血流和灌注压都会升高。头位升高 30°就能明显降低颅内血流速度,脑卒中患者取坐位时,闭塞的血管末梢血流会明显减慢。此外,检测组织氧合指数发现直立位会降低脑氧,仰卧位能升高脑氧。升高体位可以促进氧和、降低颅内压,防止误吸。左侧卧位较右侧卧位更容易出现低氧血症。

二、一般处置

(一)输液和静脉通路

目前并没有证据显示脑卒中患者转运途中需要补液。脑卒中患者典型表现为正常容量或低容量性,很少会发生低血压,但是一旦发生会产生严重的后果,对于低血压患者,在没有补液禁忌的时候,可以适当输注生理盐水。考虑到需要行多模影像评估和重组组织型纤溶酶原激活剂溶栓,有条件的区域应提前放置留置针。但是不能因为开通静脉通路而耽误转运,并且对于有出血风险的患者,应禁止多次尝试开通静脉通道的行为,以防加重局部出血的风险。

(二)辅助供氧

呼吸道不通畅更频繁地发生于伴有严重脑卒中或吞咽困难的老年患者,大约 63% 的脑卒中偏瘫患者存在低氧血症。一项随机研究对比急性脑卒中患者在 24 小时内接受吸氧(3 L/min)与不吸氧,发现两者的存活和残疾评分并没有差异。另一项随机试验表明,吸氧可以获得短期收益,但是长期没有临床差异。在目前的临床实践中,辅助供氧需要使患者血氧饱和度>94%。

(三)检验及相关检查

对于已建立静脉通道的患者,转运途中可采集血样,部分配备相关即时化验的急救车可在车上即时完成,以缩短急诊治疗及实验室检查时间。甚至有配备车载 CT 的救护车可完成头颅 CT 平扫;然而以上任何救治措施应在转运途中完成,不能延误患者的运送。

(梁圆圆)

第四节 转运与衔接

一、转运

(一)卒中急救地图建设

2015 年国外提出了卒中区域救治系统的概念,建议借鉴创伤患者的区域化治疗原则,推进卒中中心的区域化管理。2016 年,中国学者建议通过整合多个机构和系统,包括患者宣教、脑卒中的组织化管理、卫生行政部门的协调等,系统评估各个区域的卒中中心,利用区域化原则建立协调的区域化网络。2016 年底中国深圳率先建立了区域城市溶栓地图,2017 年 9 月国家卫生健康委脑卒中防治工程委员会组织建设了中国卒中急救地图。卒中急救地图是医疗资源最高整合、合理配置、精确链接和快速送达的过程,可能成为今后脑卒中院前急救的发展方向。

卒中急救地图建设的核心目标是"以患者为中心,开展高效有序的脑卒中急救规范化诊疗服务,探索建立区域心脑血管病一体化救治工作网络",应在国家及各级卫生健康行政管理部门的统一指挥下开展各项建设工作。目前我国各个地区卒中中心体系正在不断地完善,然而卒中中心分布范围广、质量参差不齐,相互之间不能形成密切的合作;同时,急救人员对于卒中中心的资质并不了解,在急救转运过程中往往需要凭借经验进行最优选择。卒中急救地图的建设可以根据卒中中心区域分布和能力水平采取分层管理,联合急救中心,提升转运效率。城市卒中急救地图须由当地卫生健康委员会组织 120 急救中心、区域高级卒中中心及符合资质医疗机构(防治卒中中心等)联合开展。同时应积极发挥行政管理职能,要求区域内二级以上医疗机构都积极开展脑血管病急救工作并采取将其纳入绩效考核指标等手段,推动工作落实。

(二)就近转运

发病到治疗的时间每减少 1 分钟,就能增加平均 1.8 天的健康生命时间,每减少 15 分钟,就能增加 1 个月的健康生命时间,并降低 4% 院内死亡率。美国国家"跟着指南走-卒中"项目显示:60 分钟内接受治疗与 61~270 分钟接受治疗的患者相比能提高出院率、恢复出院时劳动能力、改善出院时独立行走,并且不增加出血并发症或者院内死亡率。美国国立神经疾病与卒中研究相关研究指出,3 小时内接受重组组织型纤溶酶原激活剂静脉溶栓组 3 个月完全或接近完全神经功能恢复者显著高于安慰剂组,且两组病死率相似。欧洲协作性急性卒中研究-Ⅲ证明了发病3.0～4.5小时使用重组组织型纤溶酶原激活剂静脉溶栓仍然有效。及时将患者送至有脑卒中救治能力的卒中中心能够提高溶栓率,增加患者成功治疗的比例。

(三)优先转运

汇集荷兰血管内治疗急性缺血性脑卒中的多中心随机临床试验、前循环近端闭塞小病灶性脑卒中的血管内治疗并强调最短化CT至再通时间临床试验、延长急性神经功能缺损至动脉内溶栓时间的临床试验、血管内机械取栓治疗急性缺血性脑卒中试验、西班牙支架取栓与内科治疗8小时内前循环大血管闭塞随机对照试验等5项研究结果,发现静脉溶栓结合血管内治疗可以显著改善急性大血管闭塞性缺血性脑卒中的预后。一项纳入7项随机对照试验,1 764例急性大血管栓塞患者的荟萃分析发现,桥接取栓较单纯血管内治疗更能增加具备生活自理能力患者的比例。在足量静脉溶栓的基础上,对发病6小时内的急性前循环大血管闭塞性脑卒中患者推荐使用机械取栓治疗;有静脉溶栓指征时,机械取栓不应妨碍静脉溶栓;如有静脉溶栓禁忌,建议将机械取栓作为大血管闭塞的可选治疗方案;动脉取栓开始时间越早,临床预后越好。对于超过静脉溶栓时间窗或者在静脉溶栓后血管仍持续性闭塞的颅内大动脉闭塞患者(发病时间6～24小时),以6～24小时为治疗时间窗的治疗临床、影像不匹配的睡眠脑卒中和超时间窗脑卒中患者的研究对其进行取栓治疗,发现取栓组获益率较对照组高。以6～16小时为时间窗的前瞻、多中心的磁共振弥散和灌注成像评估脑卒中进展研究3筛选出发病时间6～16小时的大血管闭塞患者,发现取栓治疗组的90天MRS评分相比于标准治疗组获益明显。

对于急性大血管闭塞性缺血性脑卒中患者,需要决定是采用防治卒中中心溶栓后送往高级卒中中心,还是院前识别大血管闭塞后直接送往具备血管内治疗的高级卒中中心。相关研究指出院间转运需要30分钟,防治卒中中心溶栓后送往高级卒中中心模式的总时间比院前识别大血管闭塞后直接送往具备血管内治疗的高级卒中中心模式延长148分钟,从防治卒中中心转运至高级卒中中心的院间转运是动脉内治疗启动延迟的重要原因。韩国一项研究表明防治卒中中心溶栓后送往高级卒中中心模式会额外耗费约100分钟用于卒中中心间转运。一项旨在评估从防治卒中中心远距离转运至高级卒中中心(156 km,开车1.5小时)后是否能在6小时内进行机械取栓的研究显示,211例潜在取栓患者,仅有119例转运至高级卒中中心,只有52例完成了血管内治疗。2017年公布的急性缺血性脑卒中患者行血栓切除术治疗的系统评价,共纳入55个中心984例患者,结果显示,直接送达和院间转运患者从发病到血运重建的中位时间分别为202.0分钟和311.5分钟($P<0.001$)。直接送达组的临床结局更好,其中60.0%(299/498)的患者功能结局良好,而院间转运组为52.2%(213/408)($P=0.02$);所有院间转移患者的假设旁路模型显示,静脉溶栓时间会延迟12分钟,但如果患者直接被送至高级卒中中心,机械取栓可提前91分钟完成;如果发病到送至32.18 km以内的高级卒中中心,则静脉溶栓延迟7分钟,机械取栓可提前94分钟完成。因此,从现场直接到高级卒中中心的路径可能是尽快实行机械取栓和改善患者临床结局的优选之一。院间转运的大部分时间都消耗在防治卒中中心的入院和出院上,37.3%的患者入院和出院时间超过120分钟。目前国内的卒中中心建设情况参差不齐,医院缺少相应的流程与合作,缺乏激励与质控机制等,导致我国的入院和出院时间普遍延长。此外,防治卒中中心溶栓后送往高级卒中中心模式发病到溶栓开始的时间与院前识别大血管闭塞后直接送往具备血管内治疗的高级卒中中心模式相比没有差异($P>0.05$),由此看来院前识别大血管闭塞后直接送往具备血管内治疗的高级卒中中心模式并不会影响静脉溶栓。2017年美国心脏学会/美国卒中学会起草的脑卒中患者院前分类转运流程的共识认为直接转运至高级卒中中心延误不超过 15 分钟并且不会耽误静脉溶栓的情况下,可以直接转运至高级卒中中心。若不能满足以上条件,则转运至最近的卒中中心(包括防治卒中中心或者高级卒中中心)。然而我国国情复杂,各地区医疗资源发展情况不一致,入院和出院时间普遍偏长,因此将疑似急性大血管闭塞性缺血性脑卒中患者直接转送至高级卒中中心可能是合理的。

二、衔接

(一)提前预警

急救人员在运送疑似脑卒中患者的同时应该提前通知即将接诊的医院,以便医院在患者到达前做好相应准备。电话预警可以有效提高接受溶栓药物治疗的患者比例,并且缩短到达急诊室的时间延误,减少对患者临床评估和影像学检查的时间延误。一项纳入 371 988 例患者的研究发现,院前预警能够提高 3 小时内溶栓患者数量,并且显著缩短脑卒中患者发病到治疗的时间。韩国一项回顾性研究,比较了未提前通知医院(678 例)和提前通知医院(328 例)对急性缺血性脑卒中患者院内处置和静脉溶栓率的影响,结果发现,提前通知医院组入院至治疗时间由 47.7 分钟下降至 28.9 分钟,溶栓率上升 2.2 倍。急救中心应与各级卒中中心应建立密切的信息沟通渠道,通过车载信息系统、手机 APP 及电话等及时将疑似脑卒中患者相关信息传送至目的医院。

(二)院内团队响应

美国心脏学会/美国卒中学会进行的一项改善医疗质量的疾病管理项目,发现院前、院内合作可使发病到治疗的时间在 1~60 分钟,使结局 MRS 评分 0~2 分的患者比例明显升高。急救人员及时将患者信息、病情、发病时间、脑卒中严重程度、生命体征、预计到院时间与移动轨迹等发送至目的医院,院方脑卒中团队提前做好接车准备,提前启动院内绿色通道,并及时将反馈信息通过平台发送至急救人员,有助于帮助急救人员提高其识别的准确性。

(梁圆圆)

第六章　一般治疗

第一节　血压调控

一、血压对脑血流量的影响

脑作为机体重要的器官,几乎没有能量储备,完全依赖于脑循环连续不断地供应氧和葡萄糖。因此,脑血流量的相对稳定,是保证脑功能稳定的重要前提。

脑血流量由脑灌注压和脑血管阻力决定,而灌注压为平均动脉压与颅内压之差,血管阻力主要决定于血管口径。正常情况下,脑有足够的血流调控储备,如脑血流自动调节功能、脑血管 CO_2 反应等,尤其是脑干,血流调控能力特别精确。内外环境的各种刺激,通过阻力血管口径的收缩和舒张,改变血管阻力,以适应不同的灌注压和脑组织功能需要。正常脑血流自动调节的下限为平均动脉压 8.0 kPa(60 mmHg),上限为平均动脉压 18.6 kPa(140 mmHg),在这个范围内血压变化,脑血流量相对恒定,不随血压变化而改变。血压升高,脑小动脉管腔内压力增高,直接或间接导致小动脉收缩;反之,血压下降小动脉扩张。当动脉血压低于自动调节下限,脑部血管床已扩张到最大限度,不能继续随血压降低而扩张,无法代偿脑灌注压的降低,结果脑血流量减少,出现缺血、缺氧的早期症状,如头痛、精神错乱、视力模糊等;如果平均动脉压继续降低至 4.7~5.3 kPa(35~40 mmHg),可出现嗜睡甚至意识丧失。反之当血压上升超过自动调节上限,脑血管被强制扩张,脑血流量随血压升高而急剧增加,可导致脑水肿等改变。

慢性高血压患者,由于血管壁适应性重构,小动脉收缩功能增强,舒张功能减弱,结果导致脑血流的自动调节曲线右移,脑血流自动调节范围上移,保证在较高血压状态下脑血流量恒定、脑毛细血管压正常。因此,慢性高血压患者的脑血管能耐受较高的血压,而不能耐受低血压。这一适应性改变,随高血压程度的加重和持续时间的延长,更加明显。慢性高血压患者的自动调节下限一般多在平均动脉压 10.6~13.3 kPa(80~100 mmHg),上限可达平均动脉压 24.0~26.6 kPa(180~200 mmHg),有时甚至达 33.3 kPa(250 mmHg)。自动调节范围上移的机制为血管平滑肌增生、肥大和血管重构。在高血压患者,血压只要较平时降低 30% 或快速降至正常,就会低于自动调节下限,超过脑血流自动调节范围,以至于引起脑血流量减少,甚至导致缺血性脑卒中。然而经过数周或数月逐渐降低血压,这种上移的自动调节范围有时能逐渐恢复正常。

此外,年龄也是影响脑血流量调节的因素之一。一般而言,脑血管自动调节功能随年龄增长而逐步减弱,因此年老患者较年轻者更易受血压下降的影响而产生脑供血不足的征象。

从广义上讲,局部器官血流的调节可分为两种情况:快速调节和长期调节。快速调节是指小动脉、毛细血管前括约肌的功能状态在数秒到数分钟内快速改变,代偿内外环境的变化,恢复和稳定血流。机制主要是通过氢离子、钾离子、二氧化碳、二磷酸腺苷、内皮源性血管舒张因子等各种代谢化学因素使血管平滑肌收缩或舒张,从而改变循环阻力,调节血流量。长期调节则指经过数天、数周或数月的慢性调节过程;主要是通过微血管床形态学重构——微血管口径的改变和微血管数量的增减,来调节循环阻力,达到调节血流量的目的。实验表明慢性高血压时,小动脉和毛细血管直径减小、数量变少。这种微血管重构,多数情况下是由于高血压使组织灌注压升高,组织富氧刺激,导致血管生长因子、内皮细胞生长因子、成纤维细胞生长因子等产生、分泌减少,刺激血管增生不足的结果。

二、脑卒中急性期血压的改变

(一)脑卒中后血压多有升高或波动

脑卒中后血压短时升高,持续不同时间后血压可有不同程度的下降。有人发现卒中一旦发生血压立即升高,约2周逐渐降低,降低的量是血压升高值的90%。脑卒中后的血压升高有卒中类型和种族特异性,有学者用动态血压监护急性脑卒中患者,发现脑出血组收缩压明显高于缺血性脑卒中组,急性卒中患者中黑人收缩压较高,但无性别差异;这种血压升高无夜间降低的血压昼夜节律,甚至在颅内出血有白天增高的"反向节律"趋势。卒中后血压升高持续的时间各家报道不一致,可能与卒中的类型和血压测量的方式有关。有学者在卒中发生后极早期(卒中后平均19分钟)开始测量血压,发现69例缺血性卒中患者有24例在极早期收缩压超过21.3 kPa(160 mmHg),但其中的23例于90分钟内收缩压和舒张压明显下降,分别下降了3.9 ± 2.9 kPa(29 ± 22)mmHg和1.3 ± 1.9 kPa(10 ± 14)mmHg。这些患者的血压下降均是自发的,不是降压治疗的结果。但是也有报道显示,大脑半球的急性卒中患者,卒中后1周内收缩压降低0.9 kPa(7 mmHg),舒张压降低0.4 kPa(3 mmHg)。关于血压回落与卒中类型的关系,有人报道蛛网膜下腔出血2天血压降到最低值,缺血性脑卒中和脑出血则4天。但是也有患者由于卒中影响调控血压的脑区或临床处理不甚恰当,致使血压降低或剧烈波动。

(二)卒中后血压变动的机制

卒中后血压升高的病例中约半数有高血压病史,常伴有其他器官的高血压性损害,如眼底脉硬化、左心室肥大、肾衰竭等。非高血压病患者卒中后出现的血压升高,部分是由于颅内压增高引起的代偿性血压升高,即 Cushing 反应;部分是由于各种刺激导致的短暂性、反应性升高,如焦虑、紧张、"白大衣效应"、缺氧、疼痛、睡眠障碍、使用激素或非固醇类抗炎药等。卒中如果损害自主神经中枢,尤其是累及间脑,可导致自主神经功能紊乱,血压剧烈波动。卒中病灶可以是破坏性的,引起血压降低;也可以为刺激性的,引起血压升高;还可以刺激性和破坏性共存,则可能产生血压剧烈波动。

(三)脑卒中后的血压对预后有一定的影响

研究表明,脑卒中14天内的早期死亡率及远期预后与患者的血压呈U形曲线关系。即当收缩压在18.6~24.0 kPa(140~180 mmHg)期间死亡率最低,预后最佳;而血压太低[收缩压<18.6 kPa(140 mmHg)]或血压太高[收缩压>24.0 kPa(180 mmHg)],患者的预后较差,死亡率增加。还有研究发现,脑卒中的死亡率与入院时的血压水平也呈U形关系,收缩压在21.3~

26.5 kPa（160～199 mmHg）死亡率最低，低于 21.3 kPa（160 mmHg）和高于 26.6 kPa（200 mmHg）死亡率都较高。从理论上讲，脑卒中后降低血压可以减少再出血的发生，减轻脑水肿，以及减少梗死的出血性转化等，但降压不当有可能导致脑灌流不足，使脑缺血加重，神经功能缺损症状恶化甚至死亡。因此，如何调控好血压是脑卒中急性期一个敏感而关键的问题。

三、脑卒中的血压调控

（一）缺血性脑卒中的血压调控

1.缺血性脑卒中早期

不管有没有高血压史，缺血性脑卒中发生的最初数小时内，循环系统常通过系统调控升高血压以代偿缺血区的低灌流，而表现为高血压。如在这时使用过急的降压治疗，令血压降至正常水平甚至更低，将可能加重脑缺血，扩大梗塞范围。故目前一般主张：若血压在 24.6/14.0 kPa（185/105 mmHg）以下，可不必干预；如收缩压在 24.6～29.3 kPa（185～220 mmHg）或舒张压 14.0～16.0 kPa（105～120 mmHg）范围或平均动脉压＜17.3 kPa（130 mmHg），而又没有左心衰竭、心壁间或大动脉瘤、急性心肌缺血等并发症者，仍可暂缓紧急降压治疗；但如收缩压＞29.3 kPa（220 mmHg）或舒张压＞16.0 kPa（120 mmHg）或平均动脉压＞17.3 kPa（130 mmHg）（均指相隔20分钟内两次检测结果）则需采用紧急抗高血压药治，最好采用容易控制药量的降压方法，如严密监测血压下静脉滴注硝酸甘油，25 mg 加入 500 mL 液体中，5～50 μg/min速度滴入，一旦血压下降，即减缓滴速，使血压维持在 24.6/14.0 kPa（185/105 mmHg）左右为宜。尤其注意缺血性脑卒中急性期尽量不用舌下含服硝苯吡啶或肌肉注射利血平降压。

2.颈内动脉系统大片缺血性脑卒中

一旦有明显意识障碍，提示有脑水肿、颅内高压，这时高血压是机体为维持有效脑灌流的一种生理代偿。即可开始脱水降颅压治疗，通过排水、排钠使颅内压下降同时血压也会下降。此时不宜继续静脉滴注硝酸甘油等降压药。

3.缺血性脑卒中恢复期

如血压恢复至发病前的高血压水平，可开始口服合适的降压药治疗。

（二）脑出血的血压调控

以往担心过高血压会增加继续出血和再出血的机会。但近来有人认为控制脑出血患者的高血压并不能降低继续出血或反复出血的危险性。但对收缩压＞24.0 kPa（180 mmHg）或舒张压＞17.3 kPa（130 mmHg）的脑出血仍主张降压治疗，使收缩压降至 18.6～21.3 kPa（140～160 mmHg）或平均动脉压 13.3～17.3 kPa（100～130 mmHg）水平。但有颅内高压患者常难以达到，因机体需较高的平均动脉压来克服高颅压，维持脑的有效灌流。这时仍以有效的脱水降颅内压治疗为主。

（三）蛛网膜下腔出血的血压调控

对蛛网膜下腔出血患者的血压调控应个体化处理。对动脉瘤破裂引起者，需积极降压治疗，维持血压在接近正常水平。但应避免血压过低诱发或加重血管痉挛。对已行动脉瘤夹闭手术者可维持较高血压，以防止血管痉挛发生。对无高血压史、非动脉瘤破裂的蛛网膜下腔出血患者，血压升高常与脑膜刺激引起的头痛、烦躁不适、失眠等有关，可用止痛、镇静或安眠药治疗，血压即可恢复正常。

四、脑卒中降压治疗的注意事项

(一)降压宜缓慢进行

由于脑卒中患者以高血压病和老年患者多见,脑血管自动调节功能差,对于血压的急骤变化难以适应,需缓慢使其血压降至合理水平。急速大幅度的降压必然产生脑缺血损害的后果。

(二)降压要个体化

尽管指南对各类脑血管疾病给出了较详尽的防治原则及降压目标,每位患者的基础血压水平不尽相同、并发症亦有差异,因而需在指南原则的基础上依据患者的具体情况选用药物和控制降压程度。可参考患者病前血压水平及原有药物反应情况选择药物。一般可将患者血压逐渐调控至患者平时的基础水平或临界高血压水平。同时,也可以利用临界关闭监测脑血流自动调节功能,以及结合脑血管 CO_2 反应,动态观察患者的脑血管储备功能,作为个体化血压调控的参考指标,改善防治效果。

(三)维持降压效果的平稳

使血压在 24 小时内维持稳定,尽量避免血压波动。对于缓解脑卒中症状及防止复发均有重要意义。目前抗高血压治疗已逐渐淘汰短效药物而代之以长效药物。

(四)注意靶器官的保护

在降压治疗中,靶器官的保护性治疗尤其重要,重点是心、脑、肾等器官。它们的功能好坏直接影响患者的预后。

在脑卒中急性期,尤其是出血性卒中患者,低血压尽管发生率较低,但却明显增加预后不良的可能性。研究表明当患者收缩压<13.3 kPa(100 mmHg)或舒张压<9.3 kPa(70 mmHg)时神经功能恶化,预后不良以及死亡率增加的比例上升。低血压的原因应该查明,潜在的原因可能有主动脉夹层、低血容量、失血、心排出量减少、继发心脏缺血或心律失常等。对于少数脑卒中合并低血压的患者,在对因治疗的同时,可适当的给予扩容或升压等措施,以保证充足的脑灌注。一般可将血压逐步升高 2.7 kPa(20 mmHg)左右即可。药物可选用小剂量多巴胺或参麦注射液等。有时患者的血压不稳定,波动较大,加用调节自主神经功能的药物可能有效。

总之,脑卒中治疗中的血压调控是一比较复杂的问题,必须认真对待。对血压严密的监测,适度、慎重的调控,合理的个体化治疗,对于降低脑卒中患者的死亡率,减轻致残和防止复发均具有十分重要的意义。

(马晓峰)

第二节　血　糖　调　控

一、正常脑组织的糖代谢

神经系统中含糖量很少,而脑细胞中几乎无葡萄糖储存,脑中的葡萄糖都存在于细胞外液,与脑脊液的葡萄糖含量相近,作为脑的主要营养物质(能量来源)的葡萄糖只能靠细胞外液或血浆中不断运送提供。葡萄糖通过血-脑屏障时需借助特异的载体机制,顺着浓度梯度扩散入脑细胞,此过程不需要消耗能量。其他糖类或糖代谢中间产物不易透过血-脑屏障,仅在未成熟脑中由于发育未完全而起部分作用。

脑组织中葡萄糖代谢需要 O_2。早已证明每 100 g 脑组织每分钟利用葡萄糖 26 μmol,需消耗 O_2 6 μmol,而产生 CO_2 也是 6 μmol,呼吸商接近 1,说明脑组织三磷酸腺苷(adenosine triphosphate,ATP)产生的来源主要是碳水化合物,其中葡萄糖最为重要。脑组织含很少量糖原,是一种非 ATP 的储能形式,糖原的贮存对脑功能的维持是重要的,但单纯依靠糖原供应能量,脑功能至多只能维持 5 分钟。

在氧供充分的情况下,正常脑组织中的葡萄糖主要通过有氧氧化进行分解,产生能量。1 分子葡萄糖,彻底氧化能提供 36 或 38 分子 ATP。有氧氧化途径一般分 3 个阶段:①葡萄糖经多步反应转化为丙酮酸,此过程产生 $2\times2H$(氢原子);②丙酮酸脱羧成为乙酰辅酶 A,产生 $2\times2H$;③乙酰辅酶 A 进入三羧酸循环,产生 $2\times8H$。三羧酸循环通过氧化磷酸化生成 ATP,提供脑细胞功能活动所必需的能量。此外,从三羧酸循环中输出的 α-酮戊二酸、草酰乙酸能转变为神经递质谷氨酸、谷氨酰胺、γ-氨基丁酸、天冬氨酸和天冬酰胺等。

脑组织的葡萄糖代谢非常活跃,葡萄糖注射 10～30 分钟后,已发现 70％～80％通过三羧酸循环,转变成氨基酸分子中的碳原子。脑组织中约 80％葡萄糖经有氧氧化途径生成 ATP;15％葡萄糖经糖酵解生成乳酸,继而再转化成丙酮酸,最后进一步形成乙酰辅酶 A,进入三羧酸循环,生成 ATP;5％～8％葡萄糖通过戊糖磷酸途径,产生还原型辅酶Ⅰ和氢离子(H^+),参与还原反应及脂类合成。脑组织还能摄取少量酮体,经分解产生 ATP,获取一定的能量。依靠葡萄糖分解提供的 ATP,脑细胞得以进行大分子、复合磷脂的生物合成,合成、转运、分泌神经递质,维持离子的跨膜转运和细胞内外不同离子的浓度梯度,以及保持正常的信息传递等。

二、脑卒中时脑组织血糖代谢的变化

不仅缺血性脑卒中有血糖代谢异常,而且出血性脑卒中也存在血糖代谢异常。在出血性脑卒中同样可存在脑缺血,因为出血性脑卒中后血肿周围存在类似"半暗带"的缺血区,蛛网膜下腔出血后易继发脑血管痉挛,也可导致脑缺血,甚至缺血性脑卒中。目前的研究多数集中于脑缺血后能量代谢紊乱。在脑缺血时,脑组织相应部位的氧的供应减少甚至缺失,由于葡萄糖不能通过有氧化途径氧化分解成二氧化碳和水,产生较多的能量(ATP),而只能依靠无氧代谢的糖酵解方式转化成乳酸,产生的较少的 ATP。乳酸性酸中毒损害神经组织细胞,可能是通过以下机制:高浓度 H^+ 使蛋白质变性,并改变那些 pH 依赖酶的活性;低 pH 抑制还原型辅酶Ⅰ的再氧化和神经递质的再摄取,促进自由基的形成,并推迟能量负荷的恢复;酸中毒可使溶酶体膜通透性增加,甚至破裂,溶酶体中水解酶的释放加重神经细胞损害;乳酸也可能与 H^+、Na^+ 及其他代谢物结合增加细胞渗透压而促进细胞外液吸收水分致胶质细胞和内皮细胞水肿。试验证明,在完全缺血的最初几分钟内,脑组织中 ATP 和磷酸肌酸的浓度迅速下降,甚至测不出,ATP 浓度降低能激活磷酸丙酮酸激酶、糖原磷酸化酶和己糖激酶的活性,这些酶活性的增高又将进一步加速糖酵解。脑缺血时糖酵解造成乳酸积累迅速增加,而出现乳酸性酸中毒,酸中毒又可降低脑对葡萄糖的利用率,ATP 产生进一步减少,能量代谢发生障碍,加重神经细胞损害。

三、脑卒中急性期高血糖的调控

(一)干预时机与目标

虽然多数研究认为高血糖对脑卒中的预后有不良影响,但严格控制血糖是否能够逆转高血糖引起的卒中后脑损害并改善神经功能仍无充分的循证医学证据。国际及区域性学术组织尚未就卒中后高血糖的处理原则达成共识,不过均认为:无论何种形式的高血糖,均会加重卒中后脑组织损害,应予胰岛素治疗。但血糖干预的具体时机和控制目标不尽一致。

缺血性脑卒中方面,美国心脏协会/美国卒中协会指南认为,卒中后应立即干预的确切血糖水平尚不清楚,在血糖水平>11.1 mmol/L的患者中开始治疗是一种合理的策略。但在其推荐中认为,以前设定的血糖干预的最小阈值偏高,很可能与伴有高血糖的其他急症情况相似,应在更低的血糖水平(>10.3 mmol/L)开始应用胰岛素治疗。

出血性脑卒中方面,美国脑出血治疗指南认为最佳血糖管理方案和目标值尚未明确,建议将血糖控制在正常水平。而美国蛛网膜下腔出血处理指南没有对血糖的管理提出任何建议。基于近年的临床研究结果,有学者认为,出血性脑卒中患者血糖水平维持在7.8~8.3 mmol/L以内是合理的。

(二)调控方法

虽然发生脑卒中的糖尿病患者多为非胰岛素依赖型,但脑卒中急性期使用胰岛素控制高血糖是必要的。口服降糖药起效缓慢,而且多会增加体内酸性代谢产物,有加重酸中毒的可能。胰岛素除能迅速有效地降低血糖且剂量容易掌握外,实验研究还显示胰岛素具有神经保护作用,改善脑缺血性损害。静脉注射胰岛素或餐前皮下注射胰岛素的方法似乎最适合应用于脑卒中急性期的血糖调控。

对于病情重的患者建议静脉注射胰岛素治疗。可给予0.05~0.10 U/(kg·h)普通胰岛素静脉泵入或静脉滴注,如50 U普通胰岛素加入生理盐水至50 mL配制成浓度为1 U/mL的胰岛素溶液进行静脉推注,或50 U普通胰岛素加入500 mL生理盐水配制成浓度为0.1 U/mL的胰岛素溶液进行静脉滴注,根据体重拟定初始的静脉注射速度;每小时监测血糖,按血糖调整静脉注射胰岛素溶液的速度,维持血糖在7.8~10.0 mmol/L。降血糖速度不能过快,一般认为应控制在每小时下降3.3~5.6 mmol/L为宜。高血糖患者,特别是存在高渗状态的脑卒中患者,血糖下降太快,加上输液过多、过快,会使血浆渗透压骤然下降,水分向细胞内转移,加重脑水肿。在降血糖过程中,应密切观察血糖的变化和电解质有无异常,过低的血糖和电解质的紊乱会加重脑损害,这种损害并不依赖于缺血。

对于病情轻的患者,如患者神志清醒、心肺功能稳定、能进食,可给予皮下注射胰岛素的方法来控制血糖。可供选择的方案如下:三餐餐前普通胰岛素或速效胰岛素类似物(赖脯胰岛素、门冬胰岛素)及睡前中效胰岛素或长效胰岛素类似物(甘精胰岛素、地特胰岛素),每天2次预混胰岛素(精蛋白生物合成人胰岛素注射液或精蛋白锌重组人胰岛素混合注射液),每天2~3次预混的胰岛素类似物等。每天监测血糖4~7次,或进行动态血糖监测,根据血糖结果调整胰岛素用量。

四、脑卒中血糖调控的注意事项

(一)限制含糖液的输注

多年来的研究表明,高血糖加重脑缺血损害。人们已逐渐接受高渗葡萄糖液不宜在脑卒中急性期使用,作为药物溶剂或脱水剂的观点。5%葡萄糖溶液在临床上是常用的液体,但是需注意,作为药物溶剂,应尽可能选用非含糖溶液,如生理盐水、林格液、乳酸钠林格液等,若这些溶液的使用受到限制,如高血压或心力衰竭患者不宜过多输注这些液体,只能选用5%葡萄糖液时,应加用胰岛素,并动态监测血糖浓度。作为脑细胞的主要能量来源,完全不补充葡萄糖似乎不能维持正常的脑细胞代谢,但是,国外研究人员在非脑卒中的危重患者中观察发现,发病早期不补充葡萄糖对血糖浓度或碳水化合物代谢的其他标志物并没有产生任何有害的影响。尿激酶试验中,脑卒中发病最初24小时内使用生理盐水而避免应用葡萄糖溶液,似乎可以降低血糖水平。国内有学者提出,缺血性脑卒中24小时内,甚至48小时内不用葡萄糖液。住院患者中,5%葡萄糖液也可能作为一种营养支持,但是,1 000 mL的5%葡萄糖液仅能提供836.8 kJ的能量,而正常人每天所需的能量大约是104.6～125.52 kJ/kg,况且危重患者的能量需求可能成倍增加,单纯依靠5%葡萄糖液是远远不能满足患者的能量需求的,必须考虑选用其他能量物质,如脂肪、蛋白质。所以,如果需要的话,5%葡萄糖液也仅应作为肠道或肠道外营养的一部分,同时密切监测血糖浓度。

(二)积极寻找高血糖的原因,有针对性地进行治疗

前已述及,脑卒中急性期出现高血糖可有不同的原因,所以,应注意询问病史和完善实验室检查,弄清高血糖产生的原因,针对不同的病因,作相应处理。如糖尿病患者,通常存在血管壁的损害、血液流变学的异常,合并高血脂、高血压等,需注意改善脑微循环状态,增加红细胞变形能力,降低血小板聚集性、血黏度及血脂,适当控制血压等。

五、脑卒中与低血糖

葡萄糖几乎是脑组织的唯一能量来源,故当血糖急速下降时,脑功能将受到抑制。轻度低血糖时常出现自主神经症状,如出汗、震颤、心悸、饥饿感等,以及一些非特异性症状,如头痛、头晕、全身疲劳、感觉异常等。严重低血糖状态下,患者可表现出精神障碍、偏瘫、共济失调、舞蹈样动作、手足徐动、闭锁综合征、去大脑状态、严重昏迷甚至死亡。非致死性低血糖病例中,50%是短暂出现神经功能障碍,低血糖纠正后症状渐消失。血糖<2.8 mmol/L的临床表现可能酷似脑卒中。曾有报道因严重低血糖(血糖<1 mmol/L)致缺血性脑卒中、皮质盲病例,起病4个月仍需人照顾,颅脑CT除见梗死灶外,显示大脑广泛萎缩。有学者认为,急性低血糖时,凝血机制存在缺陷,血管性血友病因子增加,促使血小板黏附,同时纤溶机制也发生改变,致高凝状态出现。这两个机制的不平衡使血栓易于形成,导致梗死。

脑卒中急性期出现低血糖的情况较少,且多见于糖尿病患者中,产生的原因主要见于以下几方面:胰岛素使用过量、磺脲类降糖药使用过量、碳水化合物摄入不足等。实际工作中尤其要注意因患者不能进食或进食少而又使用了胰岛素、降糖药致低血糖出现的情况。低血糖虽然对缺血脑组织可能有益,但不能维持非缺血的脑组织的正常生理活动,所以,当发现低血糖时,应鼓励患者进食,并静脉补充葡萄糖或肌肉注射胰高血糖素,减少甚至停止胰岛素或磺脲类降糖药的使用,使血糖恢复正常。

（武文萱）

第三节　颅内压调控

颅内压即颅腔内的压力,它是由脑组织、脑血管(动脉和静脉)和脑脊液的压力及容积所决定的。如果其中有一种或多种改变,颅内压力即会改变。正常成人腰椎穿刺卧位时的压力 0.8~1.8 kPa(80~180 cmH$_2$O),坐位时为 3.4~4.0 kPa(350~400 cmH$_2$O)。小儿颅内压较成人低,腰椎穿刺卧位时的压力为 0.5~1.0 kPa(50~100 cmH$_2$O),新生儿卧位时的压力为 0.3~0.8 kPa(30~80 cmH$_2$O)。正常成人卧位时小脑延髓穿刺的压力为 0.7~1.9 kPa(70~190 cmH$_2$O),坐位时的压力为零。

一、颅内压的生理调节

(一)脑脊液的调节作用

正常脑脊液是清晰透明无色的液体,充满脑室及颅内和椎管内的蛛网膜下腔。它的正常循环途径是脑脊液从侧脑室脉络丛分泌出来,经室间孔入第三脑室,通过大脑导水管进入第四脑室,再从第四脑室的正中孔和两个侧孔流入小脑延髓池和基底池,分别上升至大脑半球的蛛网膜下腔或基底池,下行至脊髓蛛网膜下腔再返回基底池。在蛛网膜下腔内,又增加了一部分从血管周围间隙渗出的液体。脑脊液向上达大脑表面,经过蛛网膜粒时,部分吸收入硬脑膜的静脉窦,再流入静脉返回血流中,构成了分泌与吸收的动态平衡。

当颅内有不断扩张的占位性病变或因病变有脑水肿或脑血流量增加时,一部分脑脊液被挤出颅腔而进入脊髓蛛网膜下腔,同时脑脊液吸收加快,分泌也减少,结果,脑脊液在颅内的体积下降,这样可在一定的范围内暂时地缓解颅内压增高。

(二)脑血流量的调节作用

脑血流量与颅内压关系密切,颅内压的波动主要受脑血流量变化的影响。脑血流量大约每分钟 750 mL。

脑血流量与脑动脉的灌注压成正比,与脑血管的阻力成反比,如下公式。

$$脑血流量 = \frac{脑动脉灌注压}{脑血管阻力}$$

在正常生理状态下,脑血管的阻力与脑血管口径成反比。当脑动脉灌注压升高时,脑血管马上收缩使脑血管阻力增加,限制了过多的血液进入颅内;反之,当动脉压下降时,脑血管口径开大,阻力下降使血流通过较为顺利,保证脑血流量不致有过多的下降。脑血管的这种固有的生理反应在一定范围内保证了脑血流量的稳定,称之为脑血管的自动调节反应。脑动脉的灌注压等于颅内平均动脉压与平均静脉压之差。而当颅内压增加时,脑部静脉压亦增加。实验证明,在颅内压增加的全过程中直至脑静脉被压塌陷,平均颅内压与平均颈静脉压近乎相近。所以,脑动脉灌注压实际上等于颅内平均动脉压减去平均颅内压。这样,脑血流量与颅内压之间的关系即可用下列公式表示。

$$脑血流量 = \frac{颅内平均动脉压 - 平均颅内压}{脑血管阻力}$$

根据上式,颅内压持续升高时,脑动脉灌注压就降低,这将导致脑血流量减少,企图以此阻止颅内压的继续上升。但若调节功能失调,颅内压继续升高,直到与颅内平均动脉压相等时,脑血流量等于零,血流完全停止,此时脑部血管床必然遭受塌陷,脑部血管阻力成为无限大。这个公式所表示的脑血流量与颅内动脉压、颅内压和脑血管阻力之间的关系,是保证颅内压动态平衡的重要生理功能。脑血流量对颅内压的调节作用与脑脊液比较,作用较小,而且发生得晚,一般认为当颅内压增高到需要依靠削减脑血流量来维持时,也就是颅内压代偿功能即将衰竭的时期了。

二、脑卒中后的颅内高压

(一)缺血性脑卒中

脑组织缺血、缺氧,引起细胞毒性和血管源性脑水肿,而使颅内压升高。脑缺氧还可使脑血管扩张,使颅内血容量增加而进一步加重颅内高压。颅内压的增高呈渐进性,神经系统病症常在24小时至一周内达高峰。

(二)出血性脑卒中

脑出血后可因血肿量的不断增大而使颅内压升高,而且由血肿压迫周围组织及血液中血管活性物质的释放引起的继发性脑缺血、脑水肿,可进一步使颅内压升高。颅内压的增高呈迅速进展,可达 2.7~4.0 kPa(276~408 cmH$_2$O),多数病例神经系统病症常在数分钟至数小时达高峰,而且脑水肿可持续数周。

(三)蛛网膜下腔出血

蛛网膜下腔出血多由颅内动脉瘤或动静脉畸形破裂所致。这种出血可使颅内压极度升高,主要原因为颅内血肿形成及随之而发生的脑血管痉挛、脑水肿以及脑积水和脑脊膜炎性反应。颅内压升高大致可分为两种类型:第一种为颅内压突然上升至 9.8 kPa(1 000 cmH$_2$O)以上,然后迅速下降,一部分患者趋于正常,临床表现也迅速恢复;另一部分患者逐渐回升,直至死亡。第二种为颅内压突然升至 19.6 kPa(2 000 cmH$_2$O)以上,超过动脉血压的舒张压,并始终保持在这一水平,常于数分钟或数小时内死亡。

三、急性颅内压增高的临床表现

(一)头痛

早期即出现剧烈头痛,通常位于额区或枕顶部,患者躁动不安,头痛可逐渐加重。发生机制是由于颅内高压牵扯颅内血管,以及炎症刺激脑膜、血管壁。一般清晨醒来时较严重。对这种现象的解释很可能是由于患者睡眠时,呼吸和心率减慢,体内二氧化碳潴留导致脑血管扩张,从而使肿胀或脑水肿进一步加重。在婴儿主要表现前饱满,甚至颅骨缝分离。

(二)呕吐

呕吐常在剧烈头痛时发生,与饮食无关,呈喷射性,且很少伴有腹部疼痛及恶心等症状。发生呕吐的原因系颅内压增高时,脑组织缺血缺氧,使呕吐中枢(位于第四脑室底)供血不良,阈限降低所致。所以,患者多表现为突发性或喷射状呕吐,部分患者于呕吐之后头痛有所减轻。研究认为,患者呕吐时伴随有过度换气,可改善脑微循环,减轻脑缺氧,另外,过度换气也可增加体内二氧化碳排出,减轻二氧化碳导致的颅内血管扩张,降低颅内压。因此,有的颅内高压患者对剧烈呕吐并不畏惧,相反认为呕吐尚有减轻头痛的作用。

(三)眼底改变及视力下降

眼底改变及视力下降可表现有小动脉痉挛、静脉扩张、静脉血柱断续现象,有时可表现为视网膜渗出、出血。视盘水肿在急性颅内压升高时往往不明显,或只有轻度的静脉淤血及视盘边缘部分不清。

颅内压增高时,脑脊液经由蛛网膜下腔进入视神经鞘间隙,压迫眼静脉,导致眼静脉回流受阻,引起视盘充血和水肿。早期视盘水肿并不影响视力,但当患者突然站立、转头时,常有一过性黑矇,这是视力下降的先兆。当视盘水肿持续时间较长时,视神经因受压发生继发性萎缩,视力明显下降,视野缩小,甚至形成管状视野,晚期则可完全失明。

(四)瞳孔及眼球变化

初期瞳孔缩小而固定,或忽大忽小,边缘不整,变化多端。瞳孔扩大而固定表示病情严重,如晚期单侧瞳孔散大,对光反射消失,表示有颞叶沟回疝;最后双侧瞳孔扩大,对光反射消失,表示有枕骨大孔疝,患者往往在数分钟内出现呼吸停止。眼球常凝视、固定或向下(少数可向上),眼球也可同向偏斜或出现浮动,这主要是损害了脑干的凝视中枢以及内侧纵束对眼肌的调节。

(五)复视

复视是展神经受到增高的颅内压的压迫而发生瘫痪的结果。早期复视,体格检查时难以发现,晚期则出现持久性完全性复视,眼球内斜,外展受限。

(六)库欣征

急性颅内压增高常表现有血压上升、心率缓慢和呼吸减慢,称为库欣征。

(七)意识障碍

早期意识可清楚,但表情淡漠,可很快转入嗜睡或神态恍惚,胡言乱语或进入浅昏迷,继而深度昏迷。神志急剧变化是颅内压增高的早期症状。研究发现,颅内压超过 5.3 kPa(540 cmH$_2$O),意识状态可急剧恶化,且有脑电活动衰减,说明颅内压力与意识水平有着密切关系。

(八)抽搐发作

大脑皮质或脑干受增高的颅内压影响或占位病变的压迫,可诱使抽搐发作。其发作形式有局限性或全身性,持续数分钟至十多分钟不等,抽搐过后常昏睡一段时间后才清醒。频繁的癫痫样抽搐,主要是由于缺氧以及脑组织水肿,刺激大脑皮质运动区所致。当脑干的网状结构也受到刺激时,会出现阵发性或持续性肢体强直;晚期脑疝形成时,可出现肢体弛缓性瘫痪,表示病情严重。

(九)循环功能衰竭

早期脉搏慢而有力,心率比体温相对减慢,血压升高,可以是持续性高血压。收缩压高于正常 26.6 kPa(200 mmHg)以上,脉压增大,这是延髓对缺血缺氧的代偿作用。后期可出现中枢性循环衰竭,即脑性休克,表现血压下降,多由于小脑扁桃体疝压迫延髓心血管中枢所致。

(十)中枢性呼吸衰竭

早期呼吸加深变慢,以后可表现呼吸节律不整,严重者出现双吸气或叹息样呼吸,这常是呼吸停止的先兆,最后呼吸可突然停止。呼吸衰竭是颅内压严重增高的表现,因此,掌握呼吸衰竭先兆非常重要,凡是出现瞳孔的改变及意识障碍的急剧转变就要防止呼吸衰竭。

总之,急性颅内压增高的主要特点是意识的急剧变化、抽搐、瞳孔的变化、呼吸和血压的改变,但视盘水肿可相对不明显。急性颅内压增高,如不经治疗,最后结局往往导致脑疝的形成。因此,认识各种类型的脑疝的早期表现,又是及时救治颅内压增高的关键。

四、颅内压的调控措施

(一)内科治疗

1.合理体位

一般认为将床头抬高15°～30°,避免颈部扭曲及胸部受挤压,有利于颅腔静脉回流,有降低颅内压的作用,有条件者可进行颅内压监测。

2.限制液体入量

对于颅内压增高的患者应限制液体入量,不能进食者每天输液量应限制在1 500～2 000 mL之间。但也应量出为入,避免脑低灌注压产生的缺血性改变,目前逐渐推广应用的动态颅内压监测可解决此问题。

3.保持呼吸道通畅

保持呼吸道通畅对于昏迷患者是至关重要的,因为缺氧可使脑水肿加重。气管切开同时吸氧通常是必要的,对严重的患者有条件时还可用高压氧治疗。持续性的缺氧和不当的机械通气可引起呼吸性酸中毒,导致脑血管代偿性扩张,血容量增加,颅内压增高。过度换气可有效的降低颅内压。

4.应用脱水药物

常用脱水药物按其药理作用可分为两类,即渗透性脱水药物和利尿性脱水药物。前者利用高浓度药物溶液或药物的大分子,使血液渗透压增高,从而造成水分由脑组织向血管内转移,达到组织脱水的目的;后者则是通过促进水分由体内向体外排泄,使血液浓度增加,因而增加从组织间隙吸收水分的能力。目前临床常用的有下列脱水药物:20%甘露醇、甘油果糖、呋塞米、清蛋白等。

5.亚低温治疗

亚低温治疗通过外界干预,如冰毯、冰帽或亚低温室等使体温达到32～34 ℃,可以降低脑组织的代谢水平,从而提高脑神经细胞对缺氧的耐受力,改善脑血管及神经细胞膜的通透性,减少脑水肿的发生。通常体温每降19 ℃,脑组织基础代谢率降低6%～7%,颅内压下降5%～6%。当冬眠体温下降到32 ℃时,脑组织代谢率可降低至正常时的50%。亚低温治疗多用于高热、躁动及有去大脑强直的患者。

6.激素的应用

肾上腺皮质激素有调节血-脑屏障、改善脑血管通透性、抑制垂体后叶抗利尿激素分泌、减少潴钠和排钾、促进细胞代谢及增强机体对伤病的应激能力等作用,因而对防治脑水肿起作用。地塞米松和氢化可的松为常用的肾上腺皮质激素。地塞米松成年人首次用量10 mg静脉滴注,以后每6小时肌肉注射5 mg,或维持静脉滴注,每天总量20 mg。氢化可的松稀释后静脉滴注,100～200 mg/d,应用肾上腺皮质激素治疗时应注意预防感染,大剂量用药还应注意水、电解质平衡失调问题。

7.巴比妥疗法

巴比妥疗法作用机制复杂,可使脑血管收缩,减少脑血流量,降低颅内压。最常用的是戊巴比妥,首次剂量(3～10)mg/kg,在3小时后给予维持剂量(0.5～3.0)mg/kg,其不良反应为引起周围血管扩张,导致低血压,在应用过程中应注意血压的监测。

(二)外科治疗

对于因梗阻性脑积水引起的颅内压增高,外科常用脑室穿刺排放脑脊液能够收到迅速降低颅内压的作用,此外脑脊液持续外引流还可以起到监测颅内压的作用,故常用于脑疝急救及开颅手术前后监护期。

1.侧脑室穿刺

侧脑室穿刺在临床最常用,简单易行,进皮点选择在额部发际内中线旁 2~2.5 cm 处。颅骨钻孔后以脑针向两侧外耳孔假想连线中点方向穿刺,一般进针 4~5 cm 即有脑脊液流出,排放脑脊液的速度不可过快,防止因颅内压骤然下降造成脑室塌陷或桥静脉撕裂引起颅内出血。

2.脑脊液持续外引流

脑脊液持续外引流多用于开颅手术前、后暂时缓解症状及监视颅内压,在此期间由于脑室系统对外界开放,应特别注意预防感染,如采取专室隔离、更换引流器皿时严格无菌操作、应用抗生素等。持续脑脊液外引流还应注意避免颅内压过低的问题,尤其是后颅窝肿瘤,急剧或过度引流脑脊液有可能诱发小脑幕切迹疝,因此引流期间脑脊液压力应维持在正常水平。

(周小翠)

第四节　呼　吸　支　持

脑卒中可直接损伤脑桥和延髓的呼吸中枢和(或)继发肺部疾病而导致呼吸衰竭,其主要病理生理特点是由于呼吸节律、频率和通气量的改变而发生缺氧伴 CO_2 潴留。应该重视的是脑卒中所致的呼吸衰竭并非都是中枢性的、不可逆的,不少患者可因原发性或继发性的肺部疾病导致呼吸衰竭,从而加重脑损害,而且即使是呼吸中枢受损,也不是完全不可逆的。因此,根据病史、临床表现和血气分析结果,早期诊断脑卒中的呼吸衰竭,并适时地、合理地应用呼吸支持治疗,对提高脑卒中的抢救成功率、降低病死率有着极为重要的作用。

一、呼吸中枢的基本调节和控制

(一)呼吸中枢

呼吸中枢产生和协调呼吸运动的神经细胞群,呼吸的节律性来自中枢神经系统的脑部,因为从延髓、颈髓交界处切断后,自主呼吸则完全停止。

(二)延髓基本呼吸中枢

延髓基本呼吸中枢分吸气神经元和呼气神经元,均存在于延髓两侧,左右对称,并发出纤维下行至脊髓,与脊髓的呼吸肌运动神经元形成突触联系。

(三)脑桥呼吸调整中枢和长吸中枢

脑桥呼吸调整中枢位于脑桥头端,有促使吸气向呼气转化,防止过长吸气和加快呼吸频率的作用,长吸中枢位于脑桥中下部,其功能是促进呼吸向吸气转化,并受呼吸调整中枢的调节。

(四)大脑皮质对呼吸活动的调节

大脑皮质本身不产生呼吸节律,但能有意识地控制呼吸频率、节律和幅度,这种有意识的控制是有限度的,如深快呼吸、短暂屏气等。

(五)呼吸的反射性和化学性调节

呼吸的反射性调节包括肺牵张反射、呼吸肌本体感受性反射、头后仰反射和压力感受器反射等。呼吸的化学性调节主要受血中 CO_2、酸碱度和氧气的影响。CO_2 分压升高、酸碱度降低或氧分压下降时,可通过刺激外周和中枢的化学感受器,影响呼吸中枢调节,使呼吸加深加大。

二、脑卒中呼吸困难的表现

(一)中枢性呼吸困难

中枢性呼吸困难主要表现在呼吸频率和节律的改变。

1.潮式呼吸

潮式呼吸呈现为渐增渐减的过度换气与呼吸暂停相交替,呈周期性出现的特点。主要为大脑半球深部或间脑受损所致。

2.中枢神经过度呼吸

中枢神经过度呼吸是指一种深快而均匀的过度换气,呼吸频率达 30～70 次/分,可引起呼吸性碱中毒。是中脑被盖部受损所致。

3.长吸气呼吸

长吸气呼吸指的是充分吸气后呼吸暂停 2～3 秒才呼气,为脑桥头端被盖部损害所致。

4.丛集性呼吸

丛集性呼吸指的是连续 4～5 次不规则呼吸后,出现呼吸暂停。为脑桥尾端被盖部受损的结果。

5.失调式呼吸

失调式呼吸指的是呼吸深浅、节律完全不规则,频率在 12 次/分以下,间有不规则的呼吸暂停,是延髓受损的结果,常在濒死期发生。

(二)周围性呼吸困难

重症脑卒中患者多有不同程度的意识障碍,患者咳嗽反射减弱或消失,呼吸道分泌物多且不易咳出,导致呼吸道梗阻或肺部感染,最终引起呼吸衰竭。

无论中枢性还是周围性的呼吸困难,均可导致机体缺氧合并 CO_2 潴留,从而产生一系列生理功能紊乱及代谢障碍。

三、脑卒中呼吸机治疗的指征

由于缺氧和 CO_2 潴留均可使脑血管扩张、脑血流量增加、神经细胞代谢障碍和血-脑屏障破坏,从而产生和加重脑水肿,导致颅内压增高,当动脉血氧分压＜8.0 kPa(60 mmHg),CO_2 分压＞10.6 kPa(80 mmHg)时,还直接抑制呼吸中枢。因此,当出现中枢性呼吸困难或呼吸道梗阻表现时,应及时开放气道,必要时人工辅助呼吸。

重症脑卒中并有呼吸困难者,宜在出现潜在性呼吸衰竭时就进行呼吸机治疗。

四、脑卒中呼吸支持治疗的注意事项

有呼吸困难的脑卒中患者,在使用呼吸机治疗时,除应积极治疗原发病外,尚需注意以下事项。

(一)开放气道的方式

1.经口气管或鼻气管插管

经口气管插管适用于突然出现的中枢性呼吸困难者或有呼吸道梗阻的急性脑血管病患者。但经口气管插管易脱出,吸痰不便,妨碍口腔护理,插管时间不宜超过7天。经鼻气管插管可保留2周,但不适于急救,且管腔小,不易吸痰。

2.气管切开插管

气管切开插管适用于需长期使用呼吸机的脑卒中患者;已行气管插管,但吸痰不畅或需较长时间使用呼吸机者,可再行气管切开插管。缺点是操作较复杂,费时较长,急救时不便使用。因此,临床上往往先行经口气管插管,再择时做气管切开插管。此外,气管切开口后有创口渗血,感染的机会也较多。

(二)呼吸机的选用

1.中枢性呼吸困难

中枢性呼吸困难者在考虑到需较长时间的机械通气,因此,可选用定容、定压型呼吸机,同时有湿化、同步和能调节吸入氧浓度的呼吸机。

2.周围性呼吸困难

周围性呼吸困难者开放气道,吸痰后,则能改善呼吸,不一定需要使用呼吸机治疗。仅有缺氧而无 CO_2 潴留者,可选用高频喷射呼吸机。

(三)通气方式的选择

1.间歇正压通气

间歇正压通气适用于无自主呼吸的患者。

2.间歇指令性通气和同步间歇指令性通气

间歇指令性通气和同步间歇指令性通气适用于有自主呼吸的患者,能保证足够的每分通气量,又不易产生人机对抗。

3.同步间歇正压通气

同步间歇正压通气与间歇正压通气的区别在于由患者的自主吸气触发呼吸机供给间歇正压通气,因此,只适用于有自主呼吸的患者。

4.指令分钟通气

指令分钟通气对于自主呼吸不稳定者,能保护足够的分钟通气量。

5.呼气末正压

呼气末正压指的是呼气末借助限制气流的活瓣,使气道压力高于大气压。主要作用是使功能残气量增加,有利氧合。实际应用时,一般从 0.3 kPa(2.5 cmH$_2$O)开始,多数患者 0.4～0.6 kPa(4～6 cmH$_2$O),当>1.5 kPa(15 cmH$_2$O)对静脉回流有不良影响,可引起颅内压增高。因此,有颅内高压的患者,呼气末正压不宜过高。

6.持续气道正压

持续气道正压指的是呼气时有恒定的正压气流,患者能省力,呼气时有呼气末正压的作用。但呼吸中枢病变,自主呼吸不稳定的患者不宜用。也使胸膜腔内压增高,影响静脉回流。

7.压力支持通气

压力支持通气对于呼吸浅快的患者,能够合理使用压力支持通气使呼吸频率减慢。但呼吸中枢受损时,不宜单独使用,应与同步间歇指令性通气或分钟指令性通气合用。

(四)呼吸机的基本调节

1.初调

潮气量为5~15 mL/kg体重,通气频率12~20次/分,气道压力峰压102.0 kPa(1 040 cmH$_2$O),每分通气量6~7 L/min(成人),峰流速度30~40 L/min,吸：呼＝(1：1.5~1：2.0),同步触发灵敏度-0.20~-0.14 kPa(-2.0~-1.4 cmH$_2$O)或0.1 L/s,调节湿化、温化器温度32~36 ℃。入氧浓度从30％开始,根据血氧饱和度监测结果来调整,长期使用呼吸机者,不能超50％。如一开始则有严重缺氧,可用100％纯氧,但不宜超过6小时。

2.报警设置

气道压力峰压1.0~5.0 kPa(10~50 cmH$_2$O),每分通气量下限5 L/min,潮气量限＞300 mL。

3.复调

使用呼吸机后,应定期进行血气分析,根据动脉血气分析结果来复调,合适的血气参数如下：pH7.35~7.45,动脉氧分压在12.0~13.3 kPa(90~100 mmHg),动脉二氧化碳分压4.7~6.0 kPa(35~45 mmHg)。如果动脉氧分压低,提高吸入氧浓度、潮气量、呼吸频率、呼气末正压或延长吸气时间。如果动脉二氧化碳分压高,可增加潮量、呼吸频率、降低呼气末正压。但每次不宜同时调节多个参数,以1~2个参数为宜,尤其指数低者先调,然后根据血气分析结果再调节,有颅内高压者可适当过度通气。

五、人机对抗的处理

当呼吸机反复显示气道压力高,经充分吸痰并排除气道阻塞的其他原因后,潮气量仍稳定,提示有人机不协调。此时如果患者神志清醒,则表现为烦躁不安,可做如下处理。

(1)清醒患者应争取其积极合作。

(2)选择合适的通气方式。

(3)可使用镇静剂或肌肉松弛药,但有中枢性呼吸衰竭时,不能使用呼吸抑制剂。

六、呼吸兴奋剂的使用

(1)自主呼吸＜10次/分,潮气量＞300 mL时,可使用呼吸兴奋剂。

(2)宜单一用药或2种复合用药。

(3)用药应保持连续性。

七、肺部感染

使用呼吸机叹息方式可减少肺不张的发生,充分吸痰并注意吸痰时无菌操作,可减少感染发生机会。如有肺部感染发生,应使用敏感抗生素,并根据痰培养、药敏试验结果来调整抗生素的使用。

(曹玉娇)

第五节 营养支持

一、脑卒中患者营养不良的影响因素

(一)人口社会学因素

研究表明,脑卒中好发于老年人,其营养不良的发生率更高。有学者发现营养不良与年龄呈正相关。老年脑卒中患者生理功能减退及嗅觉、味觉障碍,导致食欲下降。除此之外,研究发现,女性老年患者的营养不良更显著。

(二)病理因素

1.脑卒中病前因素

老年人往往存在牙齿脱落从而咀嚼食物比较困难,饮食结构不合理加上胃肠器官组织功能减退,导致消化食物的能力大大下降,影响营养吸收;另一方面,合并代谢综合征相关疾病多,例如、高血压、糖尿病、肥胖、痛风等,均可致患者机体消耗增加,合成代谢障碍,其应对疾病的耐受力较差。

2.脑卒中疾病因素

脑卒中后机体处于应激状态使能量消耗增多,加上胃肠道组织功能遭到破坏,易诱发营养不良。另外,发生脑卒中时,神经内分泌因素如下丘脑、垂体、脑干等可能受到影响,从而破坏水、电解质平衡。研究发现,脑卒中罹患时间与营养不良相关,随着患病时间的延长,脑卒中反复发作的次数增加,患者肢体瘫痪、感觉异常等神经功能缺损导致自理能力、活动能力逐渐下降,很大程度影响自主进食,营养不良发生率增加。

3.脑卒中相关并发症

研究显示,脑卒中后吞咽困难发生率高达39%～78%。国外学者研究表明,伴有吞咽困难的脑卒中患者低蛋白营养不良发生率与营养状况恶化程度显著增高,进行营养干预可明显降低营养不良风险。脑卒中后易发生相关性肺炎,感染后机体对蛋白质需求增加,营养不良发生率显著增高。可见,脑卒中并发症与营养不良关系密切。

4.脑卒中的营养支持方式

脑卒中的治疗方式主要是手术介入,药物,运动康复,肠内、肠外营养支持治疗等。其中营养支持治疗类型影响脑卒中患者营养不良程度。

(三)精神心理因素

脑卒中后除了重视患者生理功能恢复,矫正心理障碍也必不可少。目前,国内外研究表明,脑卒中患者一半以上出现抑郁症。部分脑卒中患者日常生活能力丧失,导致焦虑、抑郁情绪,极大影响食欲。此外,部分患者对肠外营养支持治疗有抵制情绪。原因可能是患者常认为脑卒中严重的时候才会用肠外营养,肠外营养支持脑卒中的负担重,挫败感强烈。应对肠内营养不能满足机体需要而进行肠外营养支持的患者,耐心解释以免除其担心与焦虑,帮助患者正确认识肠外营养治疗。

(四)社会支持

来自家属、朋友、医护人员的关心能够改善脑卒中患者营养状况。良好的社会支持不仅为患者提供物质基础,注重饮食结构平衡满足机体营养需要,还能提供精神支持,与患者保持交流,帮助患者宣泄焦虑、抑郁等不稳定情绪,重塑日常生活技能,建立信心,更好改善脑卒中预后。缺乏良好的社会支持,家属责怪、批评患者会导致生活自理活动减少、焦虑抑郁伴饮食下降。研究表明,重度或完全依赖家庭而又得不到良好照顾的老年脑卒中患者,营养不良的发生率更高。

二、营养不良的评估

脑卒中后营养不良最简便有效的评估方法是测量有关躯体营养参数(表 6-1)。临床上常用的有 BMI、三头肌皮褶厚度、上臂中部肌肉周径[上臂中部肌肉周径(cm)=上臂中部肌肉周径(cm)-三头肌皮褶厚度(mm)×0.314]等。由于患者意识障碍、失语或长期不与家人生活在一起,要获取既往体重资料比较困难,而且瘫痪患者也难以完成体重测量;三头肌皮褶厚度、中臂肌肉周径的测量可能受瘫痪肢体、肌肉萎缩等因素的影响,因而在脑卒中患者中获取这些参数较为困难。但入院后动态观察这些指标,对判断患者的营养状况演变仍有重要价值。

表 6-1　躯体营养参数

检查项目	正常值	营养不良		
		轻度	中度	中度
三头肌皮褶厚度	男>10 mm 女>13 mm	40%～50%	30%～39%	<30%
上臂中部肌肉周径	男>20.2 cm 女>18.6 cm	40%～50%	30%～39%	<30%
肌酐/身高指数	>1	60%～80%	40%～59%	<40%
清蛋白	35 g/L	28～34 g/L	21～27 g/L	<21 g/L
转铁蛋白	2.0～2.5 g/L	1.8～2.0 g/L	1.6～1.8 g/L	<1.6 g/L
淋巴细胞总数	>2 000	1 200～2 000	900～1 200	<900
免疫皮肤实验	+	+	+	-
氮平衡测试	±1 g	-10～-5 g	-15～-10 g	>15 g

实验室指标如血红蛋白、淋巴细胞计数、血清清蛋白、转铁蛋白容易获得,但是在许多情况下蛋白水平并不能完全反映营养状况,分解代谢的加强及 C 反应蛋白合成增加都会影响蛋白水平。临床上,有时顽固性的电解质紊乱也提示为营养不良。一些特殊的检查或试验如血维生素、视黄醇蛋白、甲状腺素结合前蛋白、3-甲基组氨酸、血清氨基酸比值、皮肤迟发性超敏反应及生物电阻抗(后者用以估计人体脂肪、瘦素、细胞及水含量)等,目前只能用在研究中,在临床实践中难以普及。

根据测量的躯体营养参数和实验室检查结果,临床上将 BMI、三头肌皮褶厚度和中臂肌肉周径正常,但血浆蛋白低的营养不良称为蛋白质营养不良,一般见于严重疾病早期;而血浆蛋白正常,但体重、三头肌皮褶厚度和中臂肌肉周径降低的营养不良称为蛋白质-热量营养不良,多见于住院较长时间的患者;如果测量的营养参数和血浆蛋白水平均低于正常,则为混合性营养不良。脑卒中患者起病早期多为蛋白质营养不良,住院一段时间后出现蛋白质-热量营养不良或混合性营养不良。临床上早期开始动态测量有关躯体营养参数,并与实验室检查结果相结合,一般都能及时发现脑卒中后营养不良。

三、营养支持方式

(一)肠外营养

肠外营养指营养物质不经胃肠道消化吸收直接经静脉进入人体的一种营养支持方法。脑卒中后神志不清或伴有颅内高压者,由于频繁呕吐、胃肠道功能减弱或严重的应激性溃疡,可考虑给予肠外营养,但应严密注意水、电解质平衡,防止出现血糖代谢紊乱。临床实践证实,脑卒中早期肠外营养是安全的,通过控制液体量可改善脑水肿症状。但是肠外营养技术要求较高,长时间使用很难保证各种营养成分齐全,发生感染的可能性大。因此,一旦胃肠功能恢复,就应立即启用肠内营养。

(二)肠内营养

肠内营养指营养物质经胃肠道吸收后进入人体的一种营养支持方法。这种途径更加符合人体生理要求,适用于绝大多数急性脑卒中患者。最理想的营养支持途径是主动经口进食,但急性脑卒中入院时高达51%的患者有吞咽困难,而且早期经口进食可能造成液体摄入量不足。因此,管饲成为肠内营养支持的重要途径,可通过鼻胃管、咽造瘘、食管造瘘、胃造瘘或空肠造瘘等途径进行。

1.常用的管饲途径

由于咽、食管或空肠造瘘操作复杂,并发症多,急性脑卒中患者由于病情较重,管饲的主要方法是鼻胃管和经皮内镜胃造瘘。鼻饲管置管方便,临床上对于不能主动经口进食的脑卒中患者,常采用这种方法。但部分患者尤其神志不清或不合作者,置管困难,也有认为鼻胃管增加食物反流的可能性,导致吸入性肺炎的发生率增高。目前认为,脑卒中急性期可以先行鼻胃管营养支持,但短期内不能恢复经口进食者,2周后应改为经皮内镜胃造瘘。这种造瘘术操作简便,病情危重者也能耐受。在内镜引导下,新型胃造瘘管可延伸到幽门远端达十二指肠,既可以经肠管饲,又保留了胃肠减压功能,减少了鼻窦炎及与放置鼻饲管有关的并发症,尤其是吸入性肺炎的发生率。在欧美发达国家已经将经皮内镜胃造瘘作为脑卒中患者的主要管饲方法。新近有观察发现,重症患者行鼻腔肠管并发症更少。

2.常用的膳食和投给方法

肠内膳食很多,不下百余种,不少已经商品化。根据成分可分为完全膳食、不完全膳食和特殊应用膳食。脑卒中患者一般应选用完全膳食,其中的非要素膳以整蛋白为氮源,患者须有正常的消化功能才能被利用,特点为营养完全、口味好、渗透压不高、不易引起胃肠道反应,能口服,又能管饲。加有膳食纤维的膳食在维持肠道的正常功能方面有重要作用。

以往常用一次性投给法,即用注射器将营养液经鼻饲管缓慢注入胃内,每次200 mL,每天6～8次/天。由于工作量大,易污染,患者易腹胀、呕吐和反流,国外基本已经不再采用。目前普遍应用的是连续输注法:通过重力或输液泵连续12～24小时输注营养液。尤其适用于有意识障碍的脑卒中患者,且并发症较少。输入的量、浓度和速率必须由低到高逐渐调节到患者能耐受的程度,一般需3～4天。

3.肠内营养支持的并发症和监测

和其他任何治疗方法一样,营养支持也有发生并发症的危险,有的甚至是致死性的。常见的有机械性并发症(喂饲管放置不当、局部损伤、鼻窦炎、吸入性肺炎、造口周围感染、膳食固化、喂饲管脱出、阻塞和拔管困难等),胃肠道并发症(恶心、呕吐、腹泻、腹胀和便秘等)和代谢性并发症(高血糖症、高渗昏迷、低血糖症、高碳酸血症、电解质紊乱、再进食综合征和药物吸收代谢异常)等。因此,从喂饲管放置开始,整个营养支持过程都必须严密监测。通过 X 线、胃内容物 pH 和喂养管的刻度来监测喂饲管位置;检查患者胃残液量和有无腹胀、腹泻来了解胃肠道的耐受情况;记录出入液体量,定期检测肝功能、血生化和血常规来了解代谢方面的状况;通过营养参数的动态监测来了解营养支持的有效性。

四、营养不良对预后的影响

脑卒中急性期患者机体本身就处于高分解代谢状态,蛋白质大量消耗,造成负氮平衡;加上饮食障碍又使细胞能量代谢和高磷酸物代谢紊乱,营养不良造成机体可动用的能量和物质储备减少甚至耗竭,致使肌肉无力、恢复慢,抵抗力下降。吞咽困难还导致吸入性肺炎发生率增加。临床观察发现,入院时有营养不良的脑卒中患者,住院期间继发感染(尿路或呼吸道)和压疮的发生率分别为 50％和 17％,而营养正常者仅分别为 24％和 4％;入院 1 个月时,营养不良组格拉斯哥评分≤5 者和 Barthel 指数≥95 者各占 66.7％和 16.7％,而营养正常组分别占 22.4％和 41.8％;营养不良组 41 例中死亡 5 例,营养正常组 63 例中死亡仅 1 例;营养不良组住院时间为 9～86 天(平均 28 天),而营养正常组 6～49 天(平均 17 天)。相关小组的前瞻性、多中心、队列研究结果显示,在 2 995 例脑卒中急性期的患者中,营养不良组并发症的发生率(肺部感染、压疮、胃肠道出血、深静脉血栓及其他并发症)显著高于营养正常组。结果分析显示,与营养正常组相比,营养不良组 6 个月病死率或严重残疾率高,两组比较差异具有统计学意义。可见,脑卒中后有营养不良者,继发感染、压疮的发生率增加,住院时间延长,病死率增加。甚至有研究认为低清蛋白血症就是脑卒中预后不良的先兆。可是,临床医师一般只注意脑卒中疾病本身或并发症的治疗,而忽略了营养不良这个重要的影响因素。

(曹玉娇)

第七章　脑微循环治疗

第一节　溶栓治疗

一、溶栓药的种类与作用原理

(一)链激酶

链激酶为临床使用最早、最广的溶栓药。链激酶为非酶的单链糖蛋白,1933 年 Tillet 和 Garner 首次从 β 溶血性链球菌中分离得到,1959 年链激酶进入临床。链激酶分子量约 48 kD,由 414 个氨基酸组成,它与胰蛋白酶样丝氨酸蛋白酶同源,却缺乏丝氨酸残基的活性位点和丝氨酸蛋白酶的共同特性。链激酶的生物半衰期约 23 分钟。链激酶自身没有酶活性,首先与纤溶酶原以 1∶1 的化学浓度比例结合,形成复合物,使纤溶酶原的构型改变,从而暴露出活性位点,成为一种强的纤溶酶原激活物,这种活性位点形成后又催化纤溶酶原转变成纤溶酶,而链激酶-纤溶酶原复合物也可转变成链激酶-纤溶酶复合物,从而进一步分解成链激酶降解产物。链激酶为细菌产物,有抗原性,可产生抗体并引起寒战、发热、皮疹、低血压等反应,但比例＜5%。基因重组的 r-链激酶同样有抗原性。

(二)尿激酶

尿激酶是指活性型双链结构尿激酶,为最早发现的纤溶酶原激活物,又称双链尿激酶,系尿激酶二级结构。尿激酶是一种由肾脏分泌的胰蛋白酶样的丝氨酸蛋白酶,由两条多肽链组成,分子量分别为 20 kD 和 34 kD,无抗原性。尿激酶原(单链尿激酶,尿激酶一级结构)由肾小管上皮细胞产生分泌到循环系统和尿中,在凝血酶、纤溶酶等作用下,水解而形成尿激酶。尿激酶有高分子量(54 kD)和低分子量(33 kD)之分,后者由前者裂解而来。高分子量尿激酶比低分子量有更高溶栓特异性。药用尿激酶一般从人尿或人胚胎肾上皮细胞培养液中提取制备,也可通过重组 DNA 技术生产。国产品从尿中提取,价格便宜,在我国应用广泛;国外有从人胚胎肾细胞培养中提取的产品,价格昂贵。尿激酶的半衰期较短,约(14±6)分钟,能直接作用于纤溶酶原。由于不是只特异作用于血栓中的纤维蛋白,也溶解血中纤维蛋白原,有引起出血的可能。

(三)组织型纤溶酶原激活物

组织型纤溶酶原激活物属第二代溶栓药物,为高度选择性溶栓药,溶栓效果优于链激酶和尿激酶,也较少出血不良反应。组织型纤溶酶原激活物是由血管内皮细胞等组织合成的一种丝氨酸蛋白酶,是纤溶系统的主要生理性激活剂,1979 年 Rijkin 实验室首先从子宫组织中提取得到。自然情况的组织型纤溶酶原激活物是单链形式的,经纤溶酶作用后,裂解成双链组织型纤溶酶原激活物。早期组织型纤溶酶原激活物产品主要来自黑色素瘤细胞培养液。现在均用基因重组技术,从黑色素瘤细胞株的 cDNA 重组生产组织型纤溶酶原激活物。组织型纤溶酶原激活物也存在单链和双链两种形式,现在临床所用的组织型纤溶酶原激活物都是单链的组织型纤溶酶原激活物。组织型纤溶酶原激活物最大的优点是具有纤维蛋白特异性,优先激活与纤维蛋白结合的纤溶酶原,对血液中的纤维蛋白原无明显纤溶作用,对全身纤溶系统影响不大,不产生全身纤溶状态,故有选择性局部溶栓作用。溶栓作用强。用药后也不会发生变态反应。由于半衰期较短(4~5 分钟),通常采用静脉滴注给药,但由于组织型纤溶酶原激活物与纤维蛋白结合,其生理作用持续较久,一般持续在 3 小时以上。由于组织型纤溶酶原激活物也有激活血小板和凝血的作用,须考虑与抗血小板药等联合用药。

二、溶栓方式的选择

(一)静脉溶栓

静脉溶栓是指通过静脉输液将溶栓药通过外周静脉或中心静脉注射进体内,以此达到血管再通的目的。

1.适应证

(1)年龄 18~80 岁。

(2)发病 4.5 小时以内(组织型纤溶酶原激活物)或 6 小时内(尿激酶)。

(3)脑功能损害的体征持续存在超过 1 小时,且比较严重。

(4)脑 CT 已排除颅内出血,且无早期大面积脑梗死影像学改变。

(5)患者或家属签署知情同意书。

2.禁忌证

(1)既往有颅内出血,包括可疑蛛网膜下腔出血;近 3 个月有头颅外伤史;近 3 周内有胃肠或泌尿系统出血;近 2 周内进行过大的外科手术;近 1 周内有在不宜压迫止血部位的动脉穿刺。

(2)近 3 个月内有脑梗死或心肌梗死史,但不包括陈旧小腔隙梗死而未遗留神经功能体征。

(3)严重心、肝、肾功能不全或严重糖尿病患者。

(4)体检发现有活动性出血或外伤(如骨折)的证据。

(5)已口服抗凝药,且国际标准化比值>1.5;48 小时内接受过肝素治疗(活化部分凝血活酶时间超出正常范围)。

(6)血小板计数低于 $100×10^9/L$,血糖<2.7 mmol/L。

(7)血压:收缩压>24.0 kPa(180 mmHg),或舒张压>13.3 kPa(100 mmHg)。

(8)妊娠或不能合作者。

3.用药方法

(1)发病 4.5 小时内的缺血性脑卒中患者,应根据适应证严格选择患者,尽快使用组织型纤溶酶原激活物 0.9 mg/kg(最大剂量为 90 mg)静脉滴注,其中 10% 在最初 1 分钟内静脉推注,其余持续静脉输入 1 小时。应尽可能可靠地测量患者的体重。

(2)发病 6 小时内的缺血性脑卒中患者,如不能使用组织型纤溶酶原激活物可考虑静脉给予尿激酶,应根据适应证严格选择患者。使用方法:尿激酶 100 万~150 万 IU,溶于生理盐水

100～200 mL 持续静脉滴注 30 分钟。

4.用药后的监测

(1)尽可能将患者收入重症监护病房或卒中单元进行监护。

(2)定期监测血压,最初 2 小时每 15 分钟检查 1 次血压,后续 6 小时每 30 分钟检查 1 次,以后的 16 小时每小时检查 1 次,直至 24 小时。

(3)如收缩压≥24.0 kPa(180 mmHg)或舒张压≥13.3 kPa(100 mmHg),应增加血压监测次数,并给予降压药物。

(4)最初 2 小时应每 15 分钟进行 1 次神经系统检查(采用美国国立卫生研究院卒中量表),在后续 6 小时每 30 分钟检查 1 次,以后的 16 小时每小时检查 1 次,直至 24 小时。

(5)如出现严重头痛、高血压、恶心或呕吐,神经系统状态有改变应立即停用溶栓药物并行脑CT 检查。

(6)鼻饲管、导尿管及动脉内测压管应延迟安置:用药 30 分钟内尽量避免插尿管,24 小时内避免插胃管及动脉内测压管。

(7)24 小时内绝对卧床。

(8)每 4 小时监测 1 次凝血功能。

(9)开始静脉溶栓治疗后最初 24 小时,不应给予抗凝或抗血小板治疗。如果在 24 小时的时候 CT 扫描显示没有出血,应开始以卒中二级预防为目的并且针对推测的卒中原因的抗栓治疗。

(二)动脉溶栓

动脉溶栓指的是通过动脉给予溶栓药物,以开放闭塞血管的方法。

1.适应证

动脉溶栓的适应证见静脉溶栓的适应证。

2.禁忌证

动脉溶栓的禁忌证见静脉溶栓的禁忌证。

3.优点

溶栓前的血管造影可以在治疗前显示阻塞的动脉,亦可在治疗中监测血栓溶解及再灌注的情况;栓子可被动脉导管直接操纵或帮助溶解;用药量少,动脉溶栓使溶栓药物直接到达血栓局部,理论上血管再通率应高于静脉溶栓,且出血风险降低;对于那些原有动脉狭窄又合并急性阻塞性血栓形成的患者还可在溶栓后行血管成形术。

4.缺点

进行动脉溶栓需要数字减影血管造影等昂贵的血管造影设备;要有受过良好训练的、可以将导管导入阻塞动脉位置的介入科专家;患者经济负担重,普及推广不易;更由于准备和操作时间长,开始治疗时间相对要比静脉溶栓慢,甚至不能保证在 6 小时的治疗时间窗内进行,其优点几乎为延误产生的缺点所抵消。

(三)超声溶栓

一些观察性研究采用经颅多普勒超声检查来监督溶栓治疗的效果,这些研究显示经颅多普勒超声检查与闭塞的卒中相关动脉的再通率较高相关。随后数项小样本试验对经颅超声检查进行了评估,结果显示经颅超声检查可增强组织型纤溶酶原激活物的溶栓作用。虽然一些研究已经表明经颅超声检查增加出血率,一些卒中中心称这一方法为超声溶栓,已作为组织型纤溶酶原激活物治疗的一种辅助方法应用于临床。

三、不良反应

缺血性脑卒中溶栓治疗主要的并发症是出血。症状性颅内出血发生在 1.7％～8.0％接受治疗的患者中。有严重卒中的患者出血的可能性较大，但没有证据表明这一亚组不会从静脉溶栓治疗中获益。在老年人中症状性出血的发生没有增加，但（患者）转归较差并且死亡率增高。除了年龄和美国国立卫生研究院卒中量表评分外，其他症状性颅内出血有以下独立危险因素：CT 扫描图像上低密度、血清葡萄糖水平升高和静脉溶栓治疗后近端动脉闭塞继续存在＞2 小时。无症状性出血比症状性出血更常见，并且有可能与再灌注和临床改善相关。有人报告严重的全身性（颅外）出血发生在 0.4％～1.5％的患者中。定期监测凝血功能非常重要。如血纤维蛋白原＜0.7 g/L，给予血浆、冷沉淀物或凝血酶原复合物，可预防溶栓治疗后颅内出血或严重全身性出血。如出血已经发生，仍然可予上述治疗，虽然这种方法还缺乏循证医学的指南。

舌、唇、脸或颈部血管性水肿发生于 1％～5％接受静脉组织型纤溶酶原激活物的患者中。大多数病例的症状轻微且迅速消退。同时应用血管紧张素转换酶抑制剂与这一并发症强有关。治疗包括糖皮质激素和抗组胺药。在罕见的病例中，咽喉水肿严重时可影响呼吸，并有可能需要气管插管。

四、缺血性脑卒中溶栓治疗的目的

由于缺血性脑卒中是血栓或栓子阻塞脑动脉所致，因此把阻塞脑动脉的血栓或栓子溶解掉，使闭塞的动脉再通，脑组织及时恢复供血，挽救趋于坏死的脑细胞是最理想的方法。早在 1958 年就有人做过这种尝试，但因合并脑出血太多，死亡率增加而被中止。直到 20 世纪 80 年代初期，在急性心肌梗死的溶栓治疗取得巨大成功的事实鼓舞下，急性缺血性脑卒中的溶栓治疗又重新提上了日程。脑组织是一个高耗氧、高灌注和相对保持稳定的器官，每分钟 100 g 脑组织要消耗全身氧量的 1/4，每分钟流经脑组织的血流占全身心排出量的 1/5。脑组织在血流为58～65 mL 时才能维持脑细胞的正常功能，如果血流降至 15～18 mL，脑电图就成为一条直线，如果血流降至 10 mL 或以下，脑细胞就坏死。缺血多久脑细胞就坏死而不可逆呢？根据动物试验，大鼠为 4.5 小时，兔为 4 小时，猴为 3 小时，推测人类也应该在 3 小时之内。这些被称为"时间窗"的数据是溶栓治疗首先要考虑的问题。在缺血性脑卒中时，缺血中心区的脑细胞很快因血流中止而坏死，但其周围有水肿区，称为半暗带，其中血流已降低，但尚未达到 10 mL 以下的程度，如果能在 6 小时的时间窗内使血管再通，重建血供，则半暗带内的脑细胞就能从坏死边缘挽救过来，恢复功能，这就是溶栓治疗的目的。自 20 世纪 80 年代以来，溶栓治疗已成为缺血性脑卒中的首选疗法。

五、特殊患者的溶栓策略

（一）发病时间不详

临床中应通过获得第一手资料尽可能地确定卒中的发病时间。对发病明确在 3.0～4.5 小时内的患者，医师易于选择组织型纤溶酶原激活物静脉溶栓治疗。如果发病没有被观察到，则应考虑将最后一次看到患者神经系统正常的时间作为发病时间。虽然这一建议有可能排除一些符合治疗条件的患者，但也确保了那些卒中发生在满意的危险-效益比时限之外的患者不会被治疗。

(二)特殊人群

1.老年人

一般认为年龄＞80岁为溶栓的禁忌证。比较80岁上、下患者接受静脉组织型纤溶酶原激活物溶栓的6项试验显示，与80岁以下者相比，80岁以上者有症状颅内出血风险未升高，但3个月死亡率升高3倍，更难获得良好预后，或与高龄多脏器功能减退有关，而与溶栓无关。

2.青少年

一般认为年龄＜18岁为溶栓禁忌证，但尚无临床试验纳入此类患者，仅少数病例报告12～16岁患者溶栓后出现并发症，且预后良好。

3.孕妇

妊娠期溶栓主要顾虑是对胎盘的影响，可能导致早产、胎盘早剥或胎儿死亡。目前，有关妊娠期接受溶栓治疗的报道，其中发生并发症者，与非妊娠期患者的发生率相似，胎儿未受影响。组织型纤溶酶原激活物不能透过胎盘，动物研究未见致畸性。妊娠期缺血性脑卒中患者不宜拒绝静脉组织型纤溶酶原激活物溶栓，但须仔细权衡风险收益。

4.经期女性

女性活动性出血是溶栓禁忌证。有限文献资料结论为月经期女性静脉组织型纤溶酶原激活物溶栓相对安全，不应拒绝或推迟。患者月经量可能增加并需输血，尤其是月经首日接受溶栓或有功能失调性子宫出血史的患者。

(三)特殊病史

1.3个月内卒中史

在急性心肌梗死患者溶栓试验中，近3个月新发脑卒中患者被排除，故3个月内脑卒中史也被作为缺血性脑卒中溶栓治疗的禁忌证，至今既往脑卒中与脑出血相关风险的资料不多。

2.近期心肌梗死

心包炎是溶栓禁忌证。急性心肌梗死时常出现心包积液，近期有心肌缺血的急性脑卒中患者溶栓后有发生心包积血和致死性心包压塞风险，故被作为静脉溶栓禁忌证，但欧洲指南并未将其包括在内。

3.近期手术史

溶栓剂可能破坏手术区止血功能而致严重出血，故近期手术史是静脉溶栓禁忌证。但手术较小、伤口不深、出血并发症经保守治疗可被控制者接受溶栓或许可行。此外，临床可对术后卒中患者行动脉溶栓或机械取栓术。

(四)特殊病情

1.后循环卒中

缺血性卒中约1/5发生在后循环，以基底动脉闭塞最严重。目前有关椎-基底动脉脑梗死溶栓治疗的时间窗、安全性与有效性只有少量小样本研究。早期治疗主要是动脉溶栓，而开放性研究显示，组织型纤溶酶原激活物静脉溶栓亦有效。有学者研究显示，此类患者组织型纤溶酶原激活物溶栓静脉溶栓后生存率、血管再通率及生活自理能力与血管内治疗组相似。一项比较静脉($n=76$)和动脉($n=344$)溶栓的荟萃分析显示，2组患者生存率和预后相似(预后良好者比例分别为22%和24%)。

《中国急性缺血性脑卒中诊治指南》关于后循环缺血性卒中的推荐意见：发病24小时内由后循环动脉闭塞导致的严重脑卒中且不适合静脉溶栓的患者，经过严格选择后可在有条件的单位进行动脉溶栓。

2.严重脑卒中

严重脑卒中患者(美国国立卫生研究院卒中量表＞20)出血风险较高,但美国国立卫生研究院卒中量表研究事后分析和荟萃分析等研究显示,此类患者仍可获益于溶栓治疗。因此,1/3以上大脑中动脉供血区早期缺血迹象(灰白质界线不清、低密度、脑回肿胀)决定能否溶栓还具争议。一项入选1 205例常规治疗急性缺血性卒中患者的研究表明,1/3以上大脑中动脉供血区的早期缺血并非与预后不良相关,对卒中发生3小时内而无其他排除标准的患者,CT早期缺血性改变并非决定静脉溶栓的关键。先进的影像学方法可识别已形成的梗死的广泛区域,因此,可借助此类影像学方法选择颅内出血危险高而不应接受组织型纤溶酶原激活物治疗的患者。

3.轻症或症状迅速改善

很多脑卒中患者因症状轻微或正在改善而使风险收益比不确定,以致未接受组织型纤溶酶原激活物静脉溶栓。然而,此类患者约1/3症状会加重,有些预后较差。美国国家神经疾病和中风研究所研究事后分析显示,卒中症状轻微者接受组织型纤溶酶原激活物静脉溶栓与整个队列效果无差异。有研究报告19例症状迅速改善的患者接受组织型纤溶酶原激活物静脉溶栓后预后良好。因此,也有学者主张对这些患者应积极进行溶栓治疗。先进的影像学方法有可能区分可逆性缺血性损伤和不可逆性梗死,因此也可借助多模式影像学检查识别可能从溶栓治疗中获益的患者。

4.脑卒中时发生癫痫

因临床检查与CT难以区分缺血性脑卒中和癫痫发作后Todd麻痹,现有指南溶栓治疗排除了脑卒中发病时出现癫痫的患者。然而,目前可用MRI的扩散加权成像技术和灌注加权成像、动脉血管造影、灌注CT或CT血管造影来证实诊断,这类患者同样适合溶栓治疗。

六、溶栓治疗的注意事项

(1)溶栓治疗的关键是时间窗,必须做到家喻户晓,人人皆知,一有缺血性脑卒中的早期症状就立即送往医院,才能争取进行溶栓治疗。欧洲建议成立卒中抢救班子,包括神经内、外科,放射科,ICU等医护人员,在急救车上就开始工作,在医院急诊室内,临床检查和实验室检查费时15分钟,头颅CT检查30分钟,60～90分钟溶栓治疗开始,全部过程应在3.0～4.5小时内完成。我国有条件的医院应当尽量做到。

(2)溶栓治疗应严格掌握适应证。年龄超过80岁,心、肺、肝、肾等脏器有严重损害者,血压超过24.0/14.7 kPa(180/110 mmHg)最好不入选。心源性栓塞在病理上往往是出血性梗死,进行溶栓治疗万一有症状性脑出血很难和原来的出血性梗死相鉴别。国外心源性栓塞虽是适应证,可是症状性脑出血的频度高达20%以上,为了患者的治疗安全性,建议暂时不要列为适应证。

(3)选择性动脉溶栓治疗时操作方法应当规范化,以股动脉插管为主,不宜从颈动脉做盲目穿刺。溶栓治疗的操作时间不要过长,以免引起脑血管痉挛,加重脑水肿。

(4)椎-基底动脉梗死的后果很严重,常常导致闭锁综合征、植物状态,甚至脑死亡。所以临床诊断考虑为椎-基底动脉梗死时时间窗可适当放宽,一般可达12小时,血管再通率为40%～100%。

(5)神经影像学检查有时会使人感到迷惑,头颅CT检查可以排除脑出血,但不一定能显示脑梗死。一般认为 TIA 持续不到 1 小时,如果是梗死,则每小时自行恢复的机会不足 2%,所以瘫痪持续存在 2 小时以上就应考虑为梗死,可以立刻做数字减影血管造影。此外数字减影血管造影有时不能发现阻塞的血管而只能看到狭窄的血管,此时溶栓药物只能注射在血管的近端。如果数字减影血管造影看不到阻塞的血管,则溶栓的效果只能依靠临床神经功能缺损评分来判断。

(王少颖)

第二节 降纤治疗

血浆纤维蛋白浓度增高是脑卒中的危险因素之一,降纤治疗的主要目的是通过将纤维蛋白原转化为可溶性的纤维蛋白,降低纤维蛋白原的血浆浓度,减少形成血栓的底物,使血液的黏滞度下降,改善血液的易凝状态,加快血流速度,以达到防止血栓形成及溶解血栓的作用。

一、降纤制剂的作用机制

(一)降解纤维蛋白原,抑制血栓形成

降纤制剂是类凝血酶,与凝血酶一样,在纤维蛋白原形成稳定的纤维蛋白凝块的过程中,先要裂解纤维蛋白原,生成纤维蛋白单体;但与凝血酶不一样的是类凝血酶在体内不能激活Ⅷ因子,因而所形成的纤维蛋白单体只能成为端对端的结构;其侧链不能交联成为稳定的纤维蛋白凝块。这种结构属可溶性纤维蛋白,易被纤溶酶降解,成为纤维蛋白降解产物,纤维蛋白降解产物很快被单核吞噬细胞系统吞噬和循环血液清除,使血浆纤维蛋白原水平降低。

(二)增强纤溶系统的活性

在纤维蛋白原降解过程中产生的可溶性纤维蛋白复合物的诱导下,安克洛酶能促使内皮细胞释放组织型纤溶酶原激活物,降低血纤溶酶原激活物抑制药的活性,减少 α_2-纤维蛋白溶酶抑制因子和纤溶酶原,增强纤溶酶活性,活化蛋白 C,缩短优球蛋白溶解时间。

(三)由纤维蛋白(原)降低而引起继发性改变

1.改变血液流变学

纤维蛋白原降解可降低血黏度,使血液流动性增强、血管阻力降低、血流速度加快,增加血流量,改善微循环,增加缺血半暗带的血供,防止梗死范围扩大。

2.抑制血小板黏附和聚集

临床中已证实,安克洛酶有抑制血小板黏附和聚集的作用。有学者发现,最初单层的血小板黏附只与内皮损伤有关,使用安克洛酶则可抑制其后 80% 的血小板在内皮的黏附,其原因是安克洛酶减少了纤维蛋白(原)在内皮的黏附,而后者是血小板进一步黏附的关键诱导物。

二、常用降纤药及药理作用

(一)常用降纤药

目前国际上公认的降纤药均为蛇毒类凝血酶,有两种:一是巴曲酶,又叫蛇毒抗凝酶,1963 年首先由马来西亚红口腹蛇毒中提取。二是蛇毒凝血酶,由巴西矛头腹蛇毒中提取。目

前,国内的蛇毒类凝血酶多从五步蛇(去纤酶)、白眉蝮蛇(蝮蛇抗栓酶)及江浙蝮蛇(江浙蝮蛇抗栓酶)中提取,统称为降纤酶,但主要成分都是蛇毒类凝血酶。

(二)药理作用

蛇毒类凝血酶是从蛇毒提取的一种糖蛋白,没有酶原形式,不需激活。能使纤维蛋白原转为纤维蛋白,故与凝血酶相似。但有两点不同:①凝血酶可使纤维蛋白原裂解为 A 肽与 B 肽,而类凝血酶只能将纤维蛋白原 A α 链中的纤维蛋白 A 释放,使纤维蛋白原转变成不完全性纤维蛋白单体。②蛇毒类凝血酶在体外作为促凝剂引起血浆或纯化纤维蛋白原凝聚,但在体内不能激活凝血因子 X,因而所形成的纤维蛋白单体只能成为端对端的结构,其侧链不能交联,这种端对端结构的纤维蛋白单体在被可溶性纤维蛋白所激活的纤维蛋白溶解酶的作用下十分容易降解,成为纤维蛋白降解产物,纤维蛋白降解产物很快被网状内皮系统吞噬和循环血液清除,引起血浆纤维蛋白原水平降低,呈良性的去纤维蛋白状态,而表现抗凝作用。此外纤维蛋白降解产物亦有较强的抗凝作用,抑制血栓形成。另有研究认为蛇毒类凝血酶在降纤过程中可激活纤溶系统,使产生组织型纤溶酶原激活物增多,有间接溶栓作用。按蛇毒类凝血酶这一降纤抗凝的药理机制,它主要用于预防血栓形成和增大,与溶栓剂不同,对已形成的、血栓内的不溶性纤维蛋白无直接溶解作用。

三、降纤治疗的用药方案

(一)适应证

年龄 35~80 岁、有明确的肢体瘫痪、在时间窗内的脑梗死患者可考虑降纤治疗,高纤维蛋白原血症的 TIA 患者亦适宜降纤治疗。

(二)禁忌证

有明显出血倾向、妊娠、过敏体质、严重心肝肾功能障碍或心房颤动、1 周内用过纤溶药物或蛇毒类制剂、血压>24.0/16.0 kPa(180/120 mmHg)且经治疗持续不降者则不宜降纤治疗。

(三)纤维蛋白原水平的靶目标

目前国内使用降纤酶多数没有监测纤维蛋白原水平,即使降纤酶治疗急性脑梗死临床再评价研究的设计也没有设定纤维蛋白原水平的靶目标。统计分析发现降纤酶治疗急性脑梗死临床再评价研究 I 中只有 18.4% 的病例纤维蛋白原含量<1.3 g/L,60% 的患者治疗后的纤维蛋白原水平≥2 g/L,而降纤酶治疗急性脑梗死临床再评价研究 II 中 60% 的患者治疗后的纤维蛋白原水平<1.3 g/L,这很可能就是降纤酶治疗急性脑梗死临床再评价研究两个试验疗效评价不一致的重要原因。还有其他研究结果支持纤维蛋白原水平<1.3 g/L 有效。但进一步分析降纤酶治疗急性脑梗死临床再评价研究 II 的结果:在降纤酶组,纤维蛋白原水平>1.3 g/L 与<1.3 g/L 的患者 3 个月后的神经功能评分无差异,纤维蛋白原水平<1.3 g/L 的患者的症状性颅内出血及颅外出血发生率均显著高于纤维蛋白原水平>1.3 g/L 者,由此推测小于 1.3 g/L 可能也不是理想的纤维蛋白原水平。北美蛇毒凝血酶治疗脑卒中临床试验则设定了纤维蛋白原水平的靶目标为0.40~0.69 g/L,北美蛇毒凝血酶治疗脑卒中临床试验的疗效评价是肯定的,治疗后 9 小时的纤维蛋白原水平≤0.6 g/L 者颅内出血发生率远高于纤维蛋白原水平>0.6 g/L 者(20.7% VS 0.8%),而治疗后 9 小时的纤维蛋白原水平>0.7 g/L 者无症状性颅内出血,为设定理想的纤维蛋白原水平提供了依据。

(四)用药方法

目前对于降纤酶的用法用量的认识也不一致。降纤酶在用药后 30 分钟即显效,高峰期在 4～6 小时,可持续 48～72 小时,据此采取隔天用药原则。国内降纤酶或巴曲酶多采取 10 BU、5 BU、5 BU,隔天 1 次,静脉滴注 1～2 小时;降纤酶治疗急性脑梗死临床再评价研究还采用 15 BU、5 BU、5 BU、5 BU、5 BU,隔天 1 次的用法。国外安克洛酶多数为持续静脉滴注,时间为 6 小时、24 小时、38 小时和 72 小时不等。由于降纤酶作用的靶点是纤维蛋白原,应将定期检测血浆纤维蛋白原含量作为常规监测项目。北美蛇毒凝血酶治疗脑卒中临床试验采用起病后 3～72 小时持续给药,96 小时和 120 小时重复给药 1 次;血浆纤维蛋白原高于 1 320 mg/L 时,安克洛酶的剂量为 0.7 BU/(k·h);血浆纤维蛋白原为 1 029～1 320 mg/L 时,给予安克洛酶 0.13 BU/(kg·h);血浆纤维蛋白原在 294～1 026 mg/L 时,则给予安克洛酶 0.08 BU/(kg·h)。

纤维蛋白原必须维持够低的水平和够长的时间,才能对急性脑梗死起到积极的治疗作用。一旦停用安克洛酶,肝内反馈性产生大量纤维蛋白原,引发血中高纤维蛋白原的"反弹"现象,纤维蛋白原会在 12～24 小时恢复到可使血液凝集的水平。

由于降纤作用的靶点是纤维蛋白原,应将定期检测血浆纤维蛋白原含量作为常规监测项目。有学者提出,在用药 8 小时后查纤维蛋白原,以后每天监测。只要纤维蛋白原在 1 000 mg/L 以下,隔天用药更好;若纤维蛋白原在 1 000～2 000 mg/L,即可加 5 BU;如在 2 000 mg/L 以上,须加 10 BU 才能达到目的。开始 5 天内间隔时间宜短,而在 6～10 天则可间断 1～2 天用药 1 次,治疗时间不宜短于 12 天。

(五)治疗时间

目前国内对于降纤酶的治疗时间窗问题没有统一认识,甚至认为降纤酶使用没有严格的时间窗限制。然而,上述临床试验结果提示降纤酶与溶栓药物一样,只有在一定的时间窗内使用才有效。北美蛇毒凝血酶治疗脑卒中临床试验及欧洲蛇毒凝血酶治疗脑卒中临床试验提示 3 小时为有效时间窗,降纤酶治疗急性脑梗死临床再评价研究Ⅱ虽然设定时间窗为 12 小时,结果提示有效,但在降纤酶组,脑卒中后 6 小时内开始用药的患者较 6 小时后才开始用药者 3 个月后的神经功能缺损改善明显,而 6～12 小时才开始用药者,3 个月后的神经功能评分降纤酶组与安慰剂组无差异($P=0.086$),因此,降纤酶治疗急性脑梗死临床再评价研究Ⅱ事实上的有效时间窗应为 6 小时。降纤酶治疗急性脑梗死临床再评价研究Ⅱ结果提示卒中后 6 小时内用药是有效的,而 12～24 小时后用药者,降纤酶的作用可能更像抗凝剂,可抑制卒中进展及脑卒中的复发。

四、不良反应

(1)蛇毒类凝血酶主要临床副反应是出血,发生率约 5%。

(2)偶可发生变态反应,用药前宜先做皮试。

(3)有报道使用安克洛酶者感染发生率明显增高,尤其是肺部和上呼吸道感染。也有报道安克洛酶可引起肾衰竭。已知安克洛酶不会引起免疫抑制,不会抑制白细胞的产生及功能,因此感染率增高的原因目前尚不清楚。虽然安克洛酶经肾排泄,但以前从未见报道会引起肾衰竭,报道的 2 例用药后出现肾衰竭者都是进展性卒中及多脏器功能衰竭,2 例均死亡,而肾衰竭并非死亡的主要原因,引起肾衰竭的原因尚未清楚,该报道认为使用安克洛酶后感染率增高和肾衰竭是偶然的巧合现象。

(王少颖)

第三节　抗　凝　治　疗

抗凝治疗的目的是为能预防脑卒中的早期复发和改善神经功能损伤,尤其是对于伴有心房颤动者,但出血并发症降低了其治疗的效果。肠外给药(肝素、低分子肝素、肝素样物质)均可引起症状性出血转化,尤其对于严重脑卒中患者,同时提高了全身其他部位的出血概率,皮下和静脉给药都可引起出血转化,严密监测凝血功能、随时调整药物剂量可提高应用这些药物的安全性。目前的资料提示早期应用这些药物不能预防脑卒中的早期复发和改善神经功能损伤,即使是对于心源性脑卒中者,但有可能提高由于大动脉粥样硬化导致脑梗死患者的预后。

一、凝血过程

血液中存在多种凝血因子,当组织或血管受到损伤后,可启动包括外源性和内源性途径在内的凝血机制,促使血液凝固,凝血活酶、凝血酶和纤维蛋白形成是其中 3 个主要的阶段。在外源性途径中,损伤局部释放的组织因子,与因子Ⅶ、Ca^{2+} 共同作用于因子Ⅹ;而在内源性途径中,激活的因子Ⅻ,与因子Ⅺ、因子Ⅸ、Ca^{2+} 等共同作用于因子Ⅹ,从而形成凝血活酶。在凝血活酶作用下,凝血酶原转变为凝血酶,并进而促使纤维蛋白原转变为纤维蛋白单体,后者相互交联最终形成纤维蛋白。

二、常用的抗凝药物

(一)肝素

肝素作用快而短,可在病情较急,抗凝治疗前 2 天用药,尤其适用于进行性脑梗死患者。12 500～25 000 U 加入液体中静脉滴注。

1.普通肝素

(1)来源:普通肝素是在哺乳动物组织的肥大细胞内,经过复杂过程合成的一种不均匀型直链阴离子黏多糖聚合物(氨基葡聚糖)。生成的普通肝素并不出现于循环的血液中。目前临床上所使用的商品纯化肝素是由猪肠黏膜或肺中提取、精制而成。制备时需将氨基葡聚糖从核心蛋白分离,其最终产物是各种分子量肝素的不均匀性混合物,其分子量为 4 000～30 000,平均15 000,由于其中既含有活性的物质,又含无活性的物质,而且具有抗凝活性的肝素只有 30%,故商品肝素均以抗凝活性效价单位标示。

(2)药理作用:肝素的主要作用是抗血液凝固,体外、体内均有效,作用迅速。抗凝机制是通过与血浆中的抗凝血酶Ⅲ相互作用而实现的。抗凝血酶Ⅲ是一种糖蛋白,分子量为 58 000,由肝合成,在血浆中的浓度 2.6 pmol/L。为丝氨酸蛋白酶抑制剂家族的成员之一,与该家族的其他成员,如 α-抗胰蛋白酶很相似。抗凝血酶Ⅲ是已活化的因子Ⅻa、Ⅺa、Ⅹa、Ⅸa,以及凝血酶(因子Ⅱa)的抑制剂,而对因子Ⅴa 的作用甚小。其抑制作用是通过与蛋白酶的精氨酸-丝氨酸键形成共价键复合物,然后从循环中被清除而产生的。在没有肝素存在时,抗凝血酶Ⅲ是一种慢反应的酶抑制剂,形成抑制性复合物需几秒钟到几分钟;当有肝素时,肝素可催化抗凝血酶Ⅲ与许多凝血因子相互作用,加速抑制性复合物的形成速度达 1 000 倍多。抗凝血酶Ⅲ亦可视作催化性模板,以便与抑制剂和蛋白酶结合。抗凝血酶Ⅲ与肝素结合后发生构象改变,使其反应部位更适合于蛋白酶。抗凝血酶Ⅲ与凝血酶一旦结合后,肝素分子就自复合物解离,并可重复其激活循环。因而肝素是一个真正的催化剂。

(3)不良反应:①自发性出血,医师在对患者使用肝素前,需要对其进行活化部分凝血活酶时间的监测,活化部分凝血活酶时间值必须达到 $1.5\sim2.5$ 倍才能使用。②肝素诱导的血小板减少症,使用肝素的患者仍有血栓再次复发的可能,这种概率是 $1\%\sim5\%$,大约 30% 血小板减少症患者会产生新的血栓病变。因此,医师要不断地监测患者使用肝素期间的血小板计数。③骨质疏松和自发性骨折,肝素对人体的骨骼有一定的影响,它能引起骨质疏松。严重时,患者会自发性骨折。④易于激活血小板,诱发形成血栓。⑤脂质代谢容易混乱。⑥变态反应,患者容易出现皮疹、发热等过敏症状,严重的反应是脱发、腹泻等。

2.低分量肝素

(1)来源:低分子量肝素是从肝素分离或降解而来,具有较低分子量组成或片段。分子量范围一般为 $1\,000\sim10\,000$,平均为 $4\,000\sim5\,000$,不同制备方法所得者其化学结构基本相同,但在分子链末端的糖有差别,其分子量分布、平均分子量、生物活性和药理作用等方面也有差异。

(2)药理作用:与肝素比较,其抗凝作用有以下特点。①抗血栓形成作用(Ⅹa)强,抗凝血酶(Ⅱa)的作用弱,抗Ⅹa/抗Ⅱa为 $2\sim4$,因而临床应用中并发出血少;②在体内不易被清除,作用时间长,这是因为低分子量肝素带负电荷不及肝素强,与血浆内各种肝素结合蛋白的亲和力较低,不与内皮结合,不被网状内皮细胞清除;③对血小板功能影响小,不引起血小板数减少。活化血小板释放的血小板第4因子对低分子量肝素的中和作用弱。这也与低分子量肝素分子链短,带负电荷弱有关。

低分子量肝素体外作用的强弱常以抗因子Ⅹa/抗因子Ⅱa的比值表示。一般认为该值越大,则抗血栓作用越强,出血倾向越小。随着肝素分子量的降低,其抗因子Ⅹa的作用增强,而抗因子Ⅱa作用减弱,国际标准品低分子量肝素的该比值为 $2.5\sim4.0$ 。国产的低分子量肝素钙该比值为3.5。

皮下注射低分子量肝素,还可促进组织型纤溶酶原激活物和缩短优球蛋白溶解时间。在动物血栓模型,低分子量肝素可增强组织型纤溶酶原激活物的溶栓效果,其抗栓作用还能被抗纤维蛋白溶解的药物所抵消,因而认为低分子量肝素增强纤维蛋白溶解是其抗栓机制之一。

皮下注射低分子量肝素在临床应用中具有以下优点:①抗凝剂量易掌握,个体差异小;②一般不需要实验室监测抗凝活性;③毒性小,安全;④作用时间长,皮下注射每天只需一次;⑤可用于门诊患者。缺点是价格较贵。

(3)不良反应:①出血仍然是主要的不良反应,虽然其发生率低于普通肝素,但对有出血倾向的患者仍应慎用低分子量肝素。②低分子量肝素制剂可引起血小板减少,虽然发病率低,也可因制剂不同而有差异。由于肝素依赖性血小板抗体与低分子量肝素制剂具有极高的交叉反应性(90%),因此,肝素引起血小板减少者,不应换用低分子量肝素制剂。③低分子量肝素引起骨质疏松症的发生率明显低于普通肝素。④低分子量肝素无论何种途径给药,均可引起血小板活性增高,有促进血栓形成的倾向,但其对血小板的激活同样低于普通肝素。⑤可见暂时性轻度至中度转氨酶增高。⑥偶有在脊柱或硬膜外麻醉和术后延长硬膜外导管留置时间时使用低分子肝素而发生脊髓内血肿,导致非常严重的神经损伤,包括长时间或终生瘫痪。

（二）华法林

华法林又称酮苄香豆素、苯丙酮香豆素，为临床最常用的口服抗凝药物。

1.来源

1921年北美洲，"甜草病"在牧场中蔓延，许多牛羊因血液无法正常凝固而死。一位兽医发现是由于当年过于温暖牧草（俗称野苜蓿）发霉腐败，造成了这次悲剧。1940年，化学家Link从中分离出了一种双香豆素类的物质，受到牛羊的启发，遂做成了老鼠药。1948年为了让老鼠药效果更强烈，Link对其进行改造，得到了华法林。至此，华法林作为毒药正式登场。

1951年，一名失意的美国士兵连续几天大量吃下毒药华法林，企图自杀。然而他没有猝死，只是身体出血被送到医院，通过输血和静脉输注维生素K抢救了回来。人们发现，这种毒药用在人身上意外安全。在只有注射剂型抗凝的年代，口服抗凝血物质独一无二。于是，又开始了新的研究，终于1954年华法林被正式批准用于人体。从此，抗凝药物的历史翻开了崭新的篇章。

2.药理作用

华法林是维生素K环氧化物还原酶的竞争性抑制剂，可阻止无活性的环氧化物型维生素K还原为有活性的氢醌型维生素K，进而干扰维生素K依赖的凝血因子Ⅱ、Ⅶ、Ⅸ、Ⅹ的功能，使之无法活化而发挥抗凝作用。华法林在体外无抗凝活性，主要在肝脏微粒体内抑制上述凝血因子的合成，显著延长血浆凝血酶原时间，因而通过检测血浆凝血酶原时间可反映其活性。华法林口服生物利用度高达100%，作用迅速，维持时间长，在血浆中主要与清蛋白结合，几乎完全经肝脏代谢，只有极少量以原形经肾脏排泄。抗凝作用一般发生药后2～3天后，不适宜单独用于急性抗凝治疗，且剂量效应关系受多种因素影响，变异很大，停药后作用尚可维持2～5天。华法林初始剂量可从每天3 mg（高龄者可从每天2 mg）开始，并国际标准化比值调整用量，保持国际标准化比值在2～3之间。并不推荐初始冲击剂量，因高剂量的华法林可使蛋白C和蛋白S快速减少而造成早期一过性高凝状态。

3.临床应用

（1）优缺点。优点：口服吸收迅速、完全、有效；生物利用度高达100%；作用维持时间长。缺点：起效慢，临床抗凝效果受一些因素的影响，不易控制。

（2）用法。口服首日6～20 mg，第2天停药，第3天根据凝血酶原时间调整剂量或用维持量，维持量每天2～12 mg，老年人酌减。如需迅速产生抗凝作用，可在开始时同用肝素，待华法林发生作用后停用肝素。

4.不良反应

华法林常见的不良反应有出血、发热、恶心、呕吐、腹泻、变态反应。亦有皮肤坏死，但不多见。本品有致畸作用，孕妇禁用。与本品有相互作用的药物较多，用药时需注意。

（三）水蛭素

1.来源

从远古时代，人们已了解水蛭有抗凝作用。1884年，Hayeraft确定吸血水蛭含有一种抗凝物质。后来将这种抗凝物质定名为水蛭素。当时对其化学性质尚未阐明，直到50年代，科学家们才从吸血水蛭唾液腺中分离出这种抗凝物质，正式定名为水蛭素。天然水蛭素的结构不完全一致，有三型，系单链多肽，由65个氨基酸组成，分子量7 000。是目前已知的最强效的凝血酶抑制剂，重组水蛭素的氨基酸序列和构型与天然水蛭素相同，仅在63位的酪氨酸缺少硫酸基。

2.药理作用

水蛭素为凝血酶特异抑制剂。它与凝血酶按 1∶1 比例紧密结合形成复合物,使凝血酶灭活。与肝素不同,水蛭素与凝血酶结合并不需要抗凝血酶Ⅲ的存在。水蛭素有很强的抗凝血作用。体外或注射(静脉、皮下或肌肉)给药能使人和动物的凝血时间延长,其中对凝血酶时间的延长尤为显著。凝血酶与水蛭素形成复合物后,凝血酶的蛋白水解作用被阻断。这样水蛭素不仅阻止了纤维蛋白凝血块的形成,而且还阻止凝血酶催化的其他凝血反应,如对凝血因子Ⅴ、Ⅷ、Ⅻ的激活,以及凝血酶诱导的血小板聚集和释放反应。水蛭素的抗血栓作用很强。应用实验性再栓塞的动物模型,对水蛭素的抗栓作用进行了研究,发现水蛭素可以减缓静脉注射链激酶或组织型纤溶酶原激活物溶栓后所导致的再栓塞,并能延长再栓塞形成的时间。水蛭素也能防治弥漫性静脉血管内栓塞。

3.临床应用

(1)优缺点:①水蛭素的抗凝作用不需要血浆中抗凝血酶Ⅲ的存在,它不影响血浆中抗凝血酶Ⅲ的水平,也不被血小板因子或其他蛋白质灭活;水蛭素可用于缺乏抗凝血酶Ⅲ而又需要抗凝治疗的患者。②水蛭素除了对凝血酶诱导的血小板聚集有抑制作用外,对血小板功能无影响,不引起外周血液中血小板减少,故一般(重组水蛭素)不影响出血;水蛭素可用于血小板数减少而又需要抗凝治疗者。③水蛭素与肝素抗血栓效力相当时,其抗凝作用远较肝素弱,故出血不良反应少。④水蛭素治疗期间的监测手段比较简便,凝血酶时间测定方法简易快速。⑤水蛭素为弱免疫性,人体及动物试验均未发现水蛭素特异抗体。⑥水蛭素对与纤维蛋白相结合的凝血酶也有抑制作用,故抗栓作用强而持久,对预防溶栓后血管再闭塞有良好应用前景。

(2)用法:水蛭素皮下注射,1~2 小时后血浆浓度最高。由于 1 g 分子水蛭素能迅速而且特异地与 1 g 分子的凝血酶相结合,因此一个水蛭素的抗凝单位就是用于中和一个国际单位凝血酶所需水蛭素的量。反复皮下注射,血中水蛭素浓度能维持相当长的时间。一旦停药,能迅速清除。绝大部分水蛭素以原型由肾脏排出。不通过血-脑屏障,但有微量可以通过胎盘。当肾功能不良影响水蛭素的清除时,可采用血液透析和腹膜透析法去除循环血液中的水蛭素。水蛭素在体内有良好的耐受性,当给实验动物静脉注射高达 250 mg/kg 体重时或者长期使用,机体都没有产生功能性、形态学、病理学方面的变化,也没有抗体产生。

(四)新型口服抗凝药物

1.利伐沙班

利伐沙班为口服选择性的 Ⅹa 因子直接抑制剂,以剂量依赖方式延长凝血酶原时间和部分凝血活酶时间,从而减少凝血酶生成。在已进行的对亚洲房颤患者不同利伐沙班剂量标准随机、双盲多中心研究中,共纳入约 14 000 例心房颤动患者,比较了利伐沙班治疗组(20 mg/d＋安慰剂量华法林)与阳性对照华法林组(国际标准化比值达 2.5)之间对全身栓塞事件和出血事件的疗效和安全性,结果发现利伐沙班治疗组包括卒中在内的全身栓塞事件降低 21%,所有临床出血事件发生率相当,而颅内出血、重要器官出血以及出血相关死亡率均显著降低,提示利伐沙班对于心房颤动患者的卒中二级预防有效。其他同类药物尚有阿哌沙班,用于卒中预防仍在临床研究中。

2.达比加群酯

达比加群酯为口服直接凝血酶抑制剂,在体内代谢为其活性形式达比加群而发挥作用。在预防心房颤动相关卒中的研究中,纳入 44 个国家共 18 113 例心房颤动患者,结果发现,与华法林相比,达比加群酯不同剂量(150 mg,每天 2 次和 110 mg,每天 2 次)均可显著降低卒中和系统性栓塞的风险,同时大出血发生率、出血性卒中率以及全因死亡率也显著降低,有望成为华法林的替代药物。

三、使用抗凝药物的实验室监测指标

近年研究中常测定凝血酶原片断 $1＋2$、凝血酶-抗凝血酶Ⅲ复合物(凝血酶形成)和纤维蛋白肽 A(凝血酶活性)等血浆标志物,作为抗凝血药的疗效指标。

肝素皮下小剂量应用可不监测,中等、大剂量皮下注射和静脉注射必须监测。常用活化凝血时间、活化部分凝血活酶时间监测,血浆肝素浓度测定也能反映肝素的抗凝活性。而低分子肝素常规剂量对活化部分凝血活酶时间影响不大,监测可用抗因子Ⅹa活性。

双香豆素类抗凝药物如华法林,为口服制剂,主要影响外源性凝血系统,监测采用凝血酶原时间。

水蛭素是直接凝血酶抑制剂,通过对凝血酶的结合和灭活发挥抗凝活性,可用活化部分凝血活酶时间监测调整用药剂量,观察疗效及其安全性;另外,还可用酶联免疫的方法检测水蛭素的血浆浓度。

(王少颖)

第四节 抗血小板治疗

抗血小板治疗指通过一类抑制血小板形成和功能的药物,抗血小板聚集,防止栓子向血管的远端和近端延伸及血栓栓塞再发的方法。其在缺血性脑卒中急性期和二级预防中的作用已得到充分证实。目前已常规用于缺血性脑卒中的急性期治疗和二级预防。

一、血小板在血栓形成中的作用

血小板在生理性止血和病理性血栓形成中起重要作用,其基本生理功能包括黏附、变形、聚集、释放和分泌等。在正常状态下,血液循环中的血小板不与其他细胞发生粘连。但在血管内皮受损或动脉粥样斑块破裂等病理情况下,通过几种受体介导的交互作用,产生血小板的黏附、激活和聚集,从而导致血管损伤部位血栓性栓子的形成。

血小板具有可结合血管内皮下基质和斑块成分(包括胶原、纤维连接蛋白和血管性血友病因子等)的特殊受体,来引导血小板黏附。血小板与内皮下成分的接触引起血小板的黏附和激活,被激活的血小板变得平坦且脱去部分颗粒,释放形成的介质可吸引和激活更多的血小板。促使血小板相互聚集的因子主要有二磷酸腺苷、血栓素 A_2 和凝血酶。刚开始由血小板释放出少量的二磷酸腺苷,促使血小板之间的聚集,此时的血小板聚集堆是可逆性的,一旦血流加速,该血小板聚集堆仍可被冲散开;随着血小板聚集愈来愈多,活化后的血小板释放出的二磷酸腺苷也越来越多,成堆的血小板成为不可逆性聚集。另一个能促使血小板不可逆性聚集的因子是血小板活化时产生的血栓素 A_2,它具有强大的促黏集性,又有使血小板发生释放反应的功能。经内源性和外源性凝血过程形成的凝血酶与二磷酸腺苷和血栓素 A_2 共同使血小板聚集成为持久性。在血

小板激活过程中,细胞表面的纤维蛋白原受体(糖蛋白Ⅱb/Ⅰa受体)也被激活,纤维蛋白原可在这些受体间产生多重连接,借此引起血小板的聚集。凝血酶使纤维蛋白原转化为纤维蛋白,纤维蛋白构成血块的早期支架,加固血小板性血栓,使之更加稳定。

二、适应证与禁忌证

(一)适应证

(1)缺血性脑卒中的急性期。

(2)缺血性脑卒中的二级预防,即发生过缺血性脑卒中或其他缺血性血管事件的患者。

(二)禁忌证

(1)有颅内外出血或出血倾向。

(2)有凝血机制障碍者。

(3)血小板降低者。

三、常用的抗血小板药物

(一)阿司匹林

阿司匹林又名乙酰水杨酸,分子量为180,18世纪起就作为解热镇痛药用于临床。1971年Vane等发现该药能抑制前列腺素合成,才成为血小板功能抑制剂用于预防血栓形成。

1.药理作用

花生四烯酸是膜磷脂的正常组成成分,前列腺素H合成酶是合成前列腺素的主要酶,具有环氧化酶和过氧化酶活性。花生四烯酸通过环氧化酶代谢为不稳定的前列腺素内过氧化物前列腺素G_2和前列腺素H_2。在血小板,前列腺素H_2通过血栓素合成酶转化为诱导血小板聚集和血管收缩的血栓素A_2,而在血管壁,则通过前列环素合成酶转化为抑制血小板聚集和扩张血管的前列环素。阿司匹林抗血小板作用的机制在于其能高度特异阻断前列腺素H合成酶的环氧化酶活性。近来研究表明,环氧化酶有两种:环氧化酶1和环氧化酶2。阿司匹林对环氧化酶1和环氧化酶2都有抑制作用,但有报道血小板不含环氧化酶2。阿司匹林作用主要是使位于环氧化酶1多肽链的529位丝氨酸残基乙酰化而使酶失活,阻断血小板生成血栓素A_2。由于血小板是无核细胞,不能重新合成环氧化酶,因此阿司匹林对环氧化酶活性的抑制既持久、又不可逆。一次用药可以持续整个血小板的寿命周期(大约7天),直到骨髓巨核细胞产生新的血小板才能重新合成血栓素A_2。

阿司匹林也可抑制血管内皮细胞的环氧化酶活性,但由于内皮细胞能合成新的环氧化酶,所以在阿司匹林作用下,内皮细胞的环氧化酶活性能较快恢复。

2.临床应用

(1)体内过程:阿司匹林完整分子的半衰期为15~20分钟,血浆结合率为41%,在肝中代谢脱酰,游离水杨酸和共轭代谢物从肾脏排泄。

(2)用量:多年来,人们一直在探讨能发挥最大疗效和引起最小不良反应的阿司匹林剂量,有关的报道极多,意见也不完全一致,大致有以下几点:①没有确切的令人信服的资料能说明,大剂量阿司匹林(>320 mg/d)可以明显增加抗栓效果。试验表明,每天服用1 300 mg、325 mg和75 mg的阿司匹林,对预防心肌梗死的发生和减少死亡的作用相似。②有报告表明,一次服用阿司匹林12 mg、20 mg、40 mg、100 mg或325 mg,血清血栓素B_2(血栓素A_2的稳定代谢产物)分别抑制了 30％、50％、77％、95％和 99％。在三项有 4 000 多名心血管或脑血管疾病患者参加的有安慰剂对照的试验中,每天口服阿司匹林 75 mg 都有一致的阳性结果。因此进一步提出每天服用 75～100 mg 可以预防有高危险状态的患者发生动脉血栓栓塞症。③较低剂量阿司匹林的优点是可以减少不良反应的发生,除使患者能坚持治疗外,更重要的是能最大程度地保持血管壁合成前列环素的能力而增加抗栓效果。缺点是延迟达到抑制血栓素 A_2 生成的稳定状态。剂量每天<100 mg,延迟时间将增加。因此,如果发生活动性血栓形成,例如,急性心肌梗死、不稳定心绞痛、TIA 发作,应考虑一次给予较大剂量(300 mg),以便迅速抑制血小板激活而产生疗效。④关于最低剂量阿司匹林的应用问题,目前看法不一致。有报告指出,每天服用阿司匹林 30～50 mg 或 20 mg 即可,但也有作者指出,阿司匹林每天<30 mg/d,不能完全抑制血小板合成前列腺素,临床试验中不宜采用。

(3)不良反应:①患者在服用阿司匹林后有胃肠道刺激症状或出血,这是用药剂量大引起的,又或者与患者的其他疾病、合用其他类药品有关。②患者出现中枢神经症状,听力下降,这是因为患者服用了过大剂量的阿司匹林引起的。③患者出现变态反应,如荨麻疹、哮喘、血管神经性水肿、休克等,这在医学上被称为阿司匹林哮喘,医学证明这与遗传学有关。

(二)噻氯匹定

噻氯匹定是噻恩并吡啶衍生物,分子量为 300。

1.药理作用

血小板的活化受到多种因素的影响,其中二磷酸腺苷起关键作用。当二磷酸腺苷与其特异性受体结合后,可活化血小板膜表面的凝血因子Ⅰ受体(糖蛋白Ⅱb/Ⅱa),使后者结合凝血因子Ⅰ而导致血小板聚集。另外,血小板活化后又可以进一步释放二磷酸腺苷,导致血小板进一步聚集。噻氯匹定对于二磷酸腺苷诱导的血小板聚集具有较强而持久的抑制作用。与阿司匹林、双嘧达莫等不同的是,噻氯匹定不仅抑制血小板聚集激活因子,而且抑制聚集过程本身。它对胶原、凝血酶、花生四烯酸、肾上腺素及血小板活化因子等诱导的血小板聚集都有不同程度的抑制作用,对血小板聚集还有一定的解聚作用,并可抑制血小板的释放反应,因此被认为是较好的广谱血小板聚集抑制药,能够降低脑卒中危险率的抗血小板聚集药。

2.临床应用

(1)体内过程:噻氯匹定口服吸收良好,24～48 小时开始出现抗血小板作用,3～5 天后作用达高峰,停药后作用仍可持续 72 小时。本药主要经过肝脏代谢,其 2-酮代谢产物的抗血小板活性比母药强 5～10 倍。

(2)用法:噻氯匹定一般口服,剂量为每天 500 mg,分 2 次服用。

(3)不良反应:胃肠不适,如腹泻。也可出现皮疹,中性粒细胞计数减少,再生障碍性贫血等。因此,使用的前头 3 个月应每隔两周查一次全血细胞计数。

(三)氯吡格雷

氯吡格雷是在噻吩吡啶的衍生作用下产生的,为血小板二磷酸腺苷受体拮抗剂。

1.药理作用

氯吡格雷通过不可逆地修饰二磷酸腺苷而起作用。在体内,经过生物转化后的活性代谢产物可直接抑制二磷酸腺苷与血小板受体结合,以及继发的二磷酸腺苷介导的血小板膜糖蛋白Ⅱb/Ⅲa活化,产生类似血栓消耗的状态,导致血小板颗粒释放减少,以及膜表面上血小板和纤维蛋白沉淀减少。此外也可抑制其他多种激动剂经二磷酸腺苷诱导的血小板聚集。氯吡格雷并不影响环氧化酶和磷酸二酯酶的活性。

2.临床应用

(1)体内过程:氯吡格雷口服吸收快,对血小板的抑制作用呈剂量依赖性,一次给药后约1小时其主要活性代谢物可达血浆峰值,约2小时可起到抑制血小板聚集的作用,重复给药(75 mg/d)可在3～7天达到稳态,治疗中止后5天内血小板聚集功能逐渐恢复正常。主要经肝脏代谢为羧酸盐衍生物经肾或肠道排出。

(2)用量:单次口服2小时后即可发生抑制血小板的作用,作用的强度与剂量存在相关性。长期口服75 mg,7天后对血小板聚集的平均抑制率为40%～60%。常用剂量为一次75 mg,每天1次。

(3)不良反应:有出血、中性粒细胞减少、腹泻及皮疹等。与同类药物噻氯匹定相比较,氯吡格雷骨髓毒性发生率较低。此外,有证据表明,质子泵抑制剂与氯吡格雷合用可能会增加主要心血管事件的发生风险,因此,当服用氯吡格雷的患者需要接受抗酸治疗时,应首选 H_2 受体阻滞剂,而非质子泵抑制剂。

(四)双嘧达莫

双嘧达莫常用剂型为注射剂、片剂,为抗血栓药。用于血栓栓塞性疾病及缺血性心脏病。

1.药理作用

(1)抑制血小板、上皮细胞和红细胞摄取腺苷,治疗浓度在0.5～1.9 μg/mL)时该抑制作用成剂量依赖性。局部腺苷浓度增高,作用于血小板的 A_2 受体,刺激腺苷酸环化酶,使血小板内环磷酸腺苷增多。通过这一途径,血小板活化因子、胶原和二磷酸腺苷等刺激引起的血小板聚集受到抑制。

(2)抑制各种组织中的磷酸二酯酶。治疗浓度抑制环磷酸鸟苷磷酸二酯酶,对环磷酸鸟苷磷酸二酯酶的抑制作用弱,因而强化内皮舒张因子引起的环磷酸鸟苷浓度增高。

(3)抑制血栓素 A_2 形成,血栓素 A_2 血小板活性的强力激动剂。

(4)增强内源性前列腺素的作用。双嘧达莫对血管有扩张作用。

2.临床应用

(1)体内过程。①双嘧达莫注射液:血浆半衰期为2～3小时。与血浆蛋白结合率高。在肝内代谢,与葡萄糖醛酸结合,从胆汁排泌。②双嘧达莫缓释胶囊:口服后血浆浓度达峰时间约2小时,血浆稳态峰浓度为1.98 μg/mL,稳态谷浓度为0.53 μg/mL 与血浆蛋白结合率为99%,半衰期约为12小时。在肝内代谢,与葡萄糖苷酸结合后从胆汁排泌。

(2)用法。①双嘧达莫注射液:每分钟每千克体重0.142 mg,静脉滴注共4分钟。②双嘧达莫胶囊:口服。一次25～50 mg,每天3次,饭前服。或遵医嘱。

(3)不良反应:有胃肠道反应、头痛、眩晕、疲劳、皮疹、潮红;静脉滴注时应缓慢,否则可引起低血压,特别是高血压患者;长期大量应用可致出血倾向。低血压患者慎用,心肌梗死的低血压患者禁用。使用本品治疗缺血性心肌病,可能发生"冠状动脉窃血",导致症状加重。

四、使用抗血小板药的实验室监测指标

一般血小板功能监测指标包括血小板计数、血小板聚集试验和出血时间等。在常用剂量下,阿司匹林不可逆抑制血小板的环氧化酶,使血栓素 A_2 的合成下降,常规小剂量应用无需监测。噻氯吡啶抑制二磷酸腺苷诱发的血小板聚集,监测可采用出血时间、血小板计数和血小板聚集试验,应观察血白细胞数量的变化。血小板膜糖蛋白 IIb/IIIa 拮抗剂阻断引起血小板聚集的最后通路,对它的作用评价主要采用血小板聚集功能,以抑制率80%左右较为理想。氯吡格雷无需特殊监测,在长期服用氯吡格雷出现发热或其他感染征象时,应注意监测血中性粒细胞水平。

(王少颖)

第八章

脑保护治疗

第一节　自由基清除剂

自由基又称游离基是指外层电子轨道含有不配对电子的原子、离子、原子团或分子,可分为氧自由基系列和脂质自由基系列,前者包括 O_2、羟基、过氧基等,后者包括烷自由基、烷氧基、脂质过氧化物自由基等。自由基活性高,极易与其他化合物发生氧化反应,反应后有的会产生新的自由基,引起连锁反应。

自由基性质不稳定,活性高,存在时间短,很易自行结合成为稳定分子,或与其他化合物反应产生新的自由基。反应特点往往以连锁反应形式进行,自动扩大、增殖,最终形成稳定的化合物。

人体正常代谢也产生自由基,如 O_2 等,但体内存在相应的自由基清除系统,一是酶系,如超氧化物歧化酶等;二是脑组织内存在几种天然抗氧化剂,如维生素 A、维生素 C、维生素 E、辅酶 Q、含巯基的酶等。在生理情况下,自由基的生成至清除处于动态平衡,不发生自由基连锁反应和组织损伤;但在脑缺血时,自由基清除系统活性降低,自由基产生增加,动态平衡破坏,启动自由基连锁反应,造成缺血损伤进一步恶化。

一、脑缺血时自由基产生增加的原因

(一)线粒体系统

由于缺血缺氧使 ATP 生成减少,细胞色素氧化酶系统功能失调,以致进入细胞内的氧,经单价电子还原生成的氧自由基增加,而经四价还原生成的水减少。

(二)黄嘌呤氧化酶系统

脑缺血时,脑细胞的 ATP 耗竭性降解,生成大量的次黄嘌呤。同时缺血造成的钙离子异常内流激活了蛋白激酶,促使细胞内的黄嘌呤脱氢酶转化为黄嘌呤氧化酶。后者可催化次黄嘌呤再依次降解为黄嘌呤和尿酸,这两步反应均可使氧发生单价还原生成 O_2^-。

(三)白细胞系统

脑梗死时梗死灶内的白细胞趋化因子显著增加,使大量的白细胞填充到缺血损伤的血管腔内,由于血管闭塞和血管内膜破坏,造成白细胞发生堆积和黏着释放。中性粒细胞、巨噬细胞等均含有黄嘌呤氧化酶等自由基生成酶系,也可造成氧发生单价还原生成 O_2^-。

(四)前列腺素合成酶系统

脑缺血缺氧时,细胞内 Ca^{2+} 增加激活了磷脂酶 A_2,使磷脂酰基断裂产生花生四烯酸,后者

又在环氧化酶和脂氧化酶的作用下产生大量血管活性物质如前列腺素,依前列醇、血栓素 A_2 和白三烯,同时伴随自由基的产生。

(五)某些化合物的自氧化

梗死灶内游离的血红蛋白、儿茶酚胺等物质,可自发地发生自氧化反应,同时产生 O_2^-。

二、自由基对脑组织的损害机制

自由基损伤的主要病理机制是引发脂质过氧化反应,由于脑组织内脂质颇为丰富,占其干重的 50%,因此脑对自由基损害尤为敏感。自由基损伤细胞膜及具有膜结构的内质网、线粒体、溶酶体等导致膜脂质过氧化,进而引起生物膜的通透性和流动性发生改变,细胞外 Ca^{2+} 内流增加,使细胞内 Ca^{2+} 超载,大量 Ca^{2+} 反流激活了膜蛋白酶和磷脂酶,此两种酶能破坏细胞膜,产生游离脂肪酸和溶解磷脂,并导致花生四烯酸的释放,后者在环氧化酶和脂氧化酶的作用下生成前列腺环素和血栓素 A_2。正常情况下,前列腺环素有抑制血栓素 A_2 的作用,阻止血小板聚集。脑缺血后,大量自由基产生,可阻止前列腺环素的合成,使前列腺环素与血栓素 A_2 之间的平衡破坏,微循环障碍,毛细血管通透性增加,脑组织水肿坏死。自由基引发的脂质过氧化反应造成细胞成分间的交联,使整个神经元丧失了功能,最终使神经元死亡。

脑梗死发生后闭塞的血管并非永久闭塞,发病 72 小时内有 40%～70% 的患者可发生血管再通,但部分患者血管再通后。神经功能损害反而进一步加重,这是因为脑缺血再灌流后,可造成急剧的再氧化作用,此时氧供给虽很快得到恢复,但体内三羧酸循环恢复较慢,不能提供足够的电子将氧还原成水,造成氧还原不充分生成活性氧,自由基生成大量增加。另一方面,自由基清除系统已被缺血时过量产生的氧自由基所消耗和部分受抑制,不能代偿足以清除大量产生的氧自由基,加速和催化了神经细胞膜结构的脂质过氧化。由于内皮细胞产生大量的 O_2^-、OH^- 及 $H_2O_2^-$,引起的膜损伤比缺血时更甚,导致内皮细胞更严重的肿胀。同时,中性粒细胞激活也产生大量的氧自由基,黏附在毛细血管末端堵塞微循环,毛细血管内压明显升高,通透性增加;另外,脂质过氧化物可使抗凝血因子Ⅲ失活;二者均可使血黏度增高,同时组织水肿液又进一步压缩毛细血管静脉端,使管径更加狭窄,红细胞不能通过,引起红细胞堆积,血小板聚集,形成红色血栓和白色血栓,堵塞微循环,导致愈加严重的后果。

三、适应证与禁忌证

(一)适应证

自由基清除剂常用于脑供血不足、TIA、脑梗死。

(二)禁忌证

目前临床尚未见其禁忌证,应用时应根据患者的不良反应进行药物调整。

四、常用的自由基清除剂

(一)酶类自由基清除剂

1.超氧化物歧化酶

超氧化物歧化酶是机体内最有效的自由基清除酶,可分铜-锌、锰、铁 3 种类型,具有清除超氧阴离子的作用,从而阻止由超阴离子启动的自由基连锁反应。超氧化物歧化酶因半衰期短,临床应用有一定困难,而超氧化物歧化酶与脂质体或聚乙二醇胶联修饰后半衰期可分别达到

4.2 小时和 6 小时,且易透过血-脑屏障,超氧化物歧化酶是目前研究最多也较成熟的一种自由基清除剂,现已从牛红细胞中提取出超氧化物歧化酶,其结晶重组人铜锌超氧化物歧化酶、镁超氧化物歧化酶、聚乙二烯超氧化物歧化酶及脂质体包裹的超氧化物歧化酶已开始用于临床。

2.一氧化氮合成酶抑制剂

在缺血过程中,内皮细胞产生的一氧化氮可舒张血管,抑制血小板,保护脑组织,但脑实质神经元释放一氧化氮则产生不良反应,介导谷氨酸兴奋毒性,与氧自由基作用形成过氧化亚硝基阴离子,加强脂质过氧化作用。最近有人用缺乏脑实质神经元释放一氧化氮合成酶表达的突变小鼠或用选择性脑实质神经元释放一氧化氮合成酶抑制剂 72N1 进行实验,均能降低大脑中动脉阻塞动物梗死体积。因此,特异阻止脑实质神经元释放一氧化氮合成酶而不影响内皮细胞产生的一氧化氮的药物有治疗价值。另外,文献报道,诱导型合成酶可以通过诱导一氧化氮的合成来激活环氧化酶 2,提示诱导型一氧化氮合成酶抑制剂可以通过阻断环氧化酶 2 介导的前列腺素 E_2 合成对抗脑缺血损伤。由此可见,一氧化氮药物的治疗前景,取决于是否能找到一个对一氧化氮产生过程有选择性作用的药物,如选择性增加缺血早期一氧化氮生成或选择性抑制晚期一氧化氮生成的药物,或选择性抑制诱导型一氧化氮合成酶和内皮细胞产生的一氧化氮作用的药物。近来,有学者发现钙调蛋白激酶 II 能使脑实质神经元释放一氧化氮的磷酸化失活,这为调控一氧化氮合成酶提供了新的药物作用靶点。

3.过氧化氢酶

过氧化氢酶是机体内不需要特殊供体而能够执行第一道抗氧化防线任务的重要抗氧化酶。过氧化氢酶广泛存在于原核和真核生物中,目前发现,过氧化氢酶主要存在于红细胞和某些细胞的过氧化物酶体中,线粒体和内质网中也有少量分布。过氧化氢酶的主要作用是催化 H_2O_2 分解为 H_2O 和 O_2,使 H_2O_2 不至于与 O_2^- 在铁螯合物作用下反应生成更加有害的 $-OH$。过氧化氢酶的主要有以下生理作用。

(1)由于红细胞中的 H_2O_2 可以氧化血红蛋白,因此该细胞内所含的过氧化氢酶可通过清除 H_2O_2,抑制血红蛋白的氧化反应。

(2)在亚细胞的微体结构(如过氧化物体)中,某些成分(如尿酸氧化酶、D-氨基酸氧化酶、黄嘌呤氧化酶、一羧酸氧化酶等)可催化能够产生 H_2O_2 的反应,而过氧化氢酶则可及时清除 H_2O_2,避免相关的氧化损伤作用。

(3)过氧化氢酶能够清除细胞与微体结构中产生的 H_2O_2。同时,当细胞内其他细胞器(如线粒体等)产生的 O_2 经超氧化物歧化酶催化后转变为 H_2O_2 和 O_2 时,过氧化氢酶可将进入微体内的 H_2O_2 清除,并与超氧化物歧化酶协同,完成对 O_2 的"链式清除作用"。

(二)非酶类自由基清除剂

1.还原性谷胱甘肽

还原性谷胱甘肽可直接消除氧自由基、过氧化氢及羟自由基,还可以与白细胞在氧应激时产生的髓过氧化酶衍生氧化物如次氯酸氯胺等反应,阻止其进一步参与氧自由基生成反应。而且还原性谷胱甘肽还可以抑制还原型烟酰胺二磷酸腺嘌呤及细胞色素 P450 还原酶活性,减少磷酸腺嘌呤氧化酶系统产生的自由基,从而降低该系统在缺血再灌注时的细胞毒性。此外,还原性谷胱甘肽还可以通过保护膜稳定性,减少红细胞破坏,减少血红蛋白中的铁参与铁催化的羟自由基系统,保护缺血再灌注损伤。

2.雌激素

雌激素作为一种较强的自由基清除剂,抵抗由 Fe^{2+} 引发的神经细胞过氧化。许多实验资料都证实,雌激素可通过清除自由基发挥其神经保护作用。由于其化学结构中具有对苯二酚环,通过形成永久性的"化学盾牌"保护神经元免受羟自由基的损伤。这一发现揭开了研究类固醇对苯二酚类药物神经保护作用的序幕。可以推测,这些具有抗氧化环的重要中间产物必定会与其他非酶性自由基清除剂一起,发挥有效的神经保护作用。

3.褪黑素

褪黑素是松果体分泌的主要激素,成年人松果体分泌的褪黑素量逐渐减少,外源性褪黑素主要由人工合成。它的结构与5-羟色胺相似,具有许多生理功能,褪黑素不仅对多种高活性自由基有强清除能力,而且还是一种最古老的抗氧化剂,广泛存在于细胞藻类、植物、无脊椎动物及高等动物中。另外,在生物体内还存在数量不等的与褪黑素结构相似的吲哚类化合物及与 L-胱硫醚结构相似的含硫化合物;这些古老的抗氧化剂在体内发挥其强电子供体,自由基清除剂和抗氧化剂作用。说明上述化合物在生物进化的早期即作为抗氧化剂发挥其抗氧化防御作用。是目前已知的作用最强的抗氧化剂。它亲脂性强,给药后容易通过血-脑屏障,进入神经细胞。

4.硫酸镁

最近研究显示硫酸镁具有明显提高乳鼠缺氧脑组织的抗氧化能力和明显的剂量依赖性,其机制可能有以下方面。硫酸镁提供的 Mg^{2+} 作为 Ca^{2+} 的天然拮抗剂,通过阻断 Ca^{2+} 内流而阻断缺血诱发的自由基生成。同时存在于线粒体内,以 Mg^{2+} 作辅酶的镁超氧化物歧化酶、存在于细胞外液、脑脊液和脑血管中的镁超氧化物歧化酶异构体-细胞外超氧化物歧化酶等,可催化反应 $2O_2^- + 2H^+ \rightarrow 2H_2O_2$,$H_2O_2$ 随后被过氧化氢酶和依赖硒的脱甘肽过氧化酶转化为分子氧和水。研究显示血清浓度必须达到正常血清浓度 2 倍以上才能起到神经保护作用。

5.低分子还原性物质

低分子还原性物质如维生素 E、维生素 C 及辅酶 Q 等能抑制脂质过氧化反应,是有效的生物抗氧化剂,能直接作于脂质,并与膜脂肪酸结合成复合物而稳定膜结构,还可以稳定血循环中血小板和白细胞,保护内皮细胞以维持细胞功能,并能协同其他还原物质起作用;维生素 C 具有使单线态氧转变为基太氧作用,对氧阴离子和羟自由基有一定的清除作用;辅酶 Q 具有抗过氧化反应的作用。

6.钙通道阻滞剂

钙通道阻滞剂抑制 Ca^{2+} 内流,防止磷脂酶 A 被激活,从而中断前列腺素及白三烯的合成。氟桂利嗪是选择性钙通道阻滞剂,不影响正常细胞的钙水平。脑缺血再灌注后细胞内钙超载激活了磷脂酶 A_2,导致脂质过氧化,氧化磷酸化脱偶联致使能量耗竭;Ca^{2+} 激活中性蛋白酶使神经元骨架破坏引发死亡。氟桂利嗪能有效地阻断上述病理过程。

7.依达拉奉

依达拉奉既能清除自由基,又能减少自由基形成,抑制脂质过氧化,防止神经元迟发性损伤的新型自由基清除剂。其相对分子质量为 174.20 的亲脂性基团,血-脑屏障的通透率为 60%,静脉给药后可清除脑内具有高度细胞毒性的羟基基团。有学者通过大鼠全脑及局部脑缺血模型发现,依达拉奉主要捕获羟自由基,抑制羟自由基诱导的脂质过氧化,而不能清除超氧阴离子自由基。另有研究发现该药可抑制缺血后海马区迟发性神经细胞死亡并发挥抗感染作用从而抑制一氧化氮合成酶的合成。这些发现对于延长依达拉奉的时间治疗窗争取了时间。有学者在大鼠大脑中动脉闭塞模型上联合应用依达拉奉和组织型纤溶酶原激活剂治疗,发现联合治疗组神经元存活率显著提高,梗死体积明显缩小,出血的发生率也显著降低。因此,两药联合治疗有望延长组织型纤溶酶原激活剂的治疗时间窗。在临床试验方面,依达拉奉是目前首批进入临床Ⅲ期试验的药物之一,并且已经达到脑卒中治疗学术产业圆桌会议制订的神经保护剂临床前研究标准。而其临床应用的有效性及安全性正通过急性缺血性脑卒中 NXY 治疗试验进行评估。急性缺血性卒中 NXY 治疗期评估发现急性缺血性卒中发病后 6 小时给予依达拉奉能够显著改善患者3 个月后的残疾状况。

8.硒

硒是人体生命中不可缺少的微量元素,硒缺乏对人体的代谢有以下影响:对某些氧化损伤的敏感性增高、甲状腺激素代谢的改变、增加对某些重金属的损伤的敏感性、生物转化作用酶类活性的改变和血浆中谷胱甘肽浓度的改变。通常认为硒是通过硒蛋白发挥作用的,硒蛋白是构成谷胱甘肽的活性成分。经研究发现有 4 种依赖于硒的谷胱甘肽,并被数据库命名为谷胱甘肽。有学者发现 Se 对 H_2O_2 引起的神经细胞的氧化损伤有明显的保护作用。

9.硫辛酸

硫辛酸是一种强效天然抗氧化剂,通过灭活活性氧和活性氮,发挥重要的抗氧化剂活性,而且能与其他内源性抗氧化剂呈现出协同作用,维生素 C 及维生素 E 类似物羟基苯丙烯酸衍生物可通过呈递电子给硫辛酸阳离子使硫辛酸得到再利用。

10.依布硒林

依布硒林是有机硒类化合,具有谷胱甘肽样活性,抗氧化作用很强。

11.拉扎碱类

拉扎碱类属于氨基类固醇,是糖皮质激素的衍生物,但无糖皮质激素的活性,它能清除脂质过氧化物自由基,抑制离子依赖的脂质过氧化过程。

(李　赞)

第二节　钙通道阻滞剂

钙通道阻滞剂也称为钙离子拮抗药或钙内流阻滞药,是一组不同类型的对心肌、窦房结功能、房室结传导、外周血管和冠状动脉循环有广泛作用的药物。钙通道阻滞剂的临床应用主要有两类:一是通过降低血管阻力、扩张血管达到降压和控制心绞痛的目的;二是通过抑制窦房结、房室结的功能达到降低心率的目的,即具有 β 受体阻滞剂样作用。

一、钙通道阻滞剂治疗脑卒中的机制

多年来研究者们对脑缺血的病理生理机制进行了深入的研究,并提出了多种学说,而钙离子信号传导异常是神经细胞变性坏死的“最后共同通道”。Ca^{2+} 参与细胞膜生物电活动和胞内生化过程,是最重要的“第二信使”,在神经细胞的正常功能中起着关键性的调节作用。正常情况下,细胞处于一个钙稳态的动态平衡中。Ca^{2+} 跨膜转运是由 Ca^{2+} 泵、Na^+-Ca^{2+} 交换和 Ca^{2+} 通道完成的,前两者为 Ca^{2+} 出胞的途径,其中 Ca^{2+} 泵的作用是主要的。神经细胞膜上主要存在两类

Ca^{2+}通道——电压依赖性通道和配体操控性通道。脑缺血时,Ca^{2+}电压依赖性通道开放时间延长,Ca^{2+}内流增加。而在脑缺血后启动的一系列病理生理变化,包括 ATP 耗竭、兴奋性氨基酸过多释放、自由基产生增加、一氧化氮合成增多等,导致 Ca^{2+} 泵和 Na^+/K^+-ATP 活性降低,Ca^{2+} 配体操控性通道介导的 Ca^{2+} 内流增加等,均导致胞内 Ca^{2+} 升高,胞内钙超载使三羧酸循环发生障碍,最终导致过氧化物生成增加,造成神经细胞损伤。研究证明,钙通道阻滞剂阻断 Ca^{2+} 内流,并有效地抑制细胞凋亡的发生。但是,与钙通道阻滞剂在心血管疾病预防和治疗领域的广泛运用和快速发展不同,其在脑血管疾病治疗方面的作用至今仍未获得有力的临床证据。

另一方面,实验显示某些钙离子螯合剂结合过高的钙离子,保护神经元免受兴奋攻击作用,对脑缺血有神经保护作用。钙结合蛋白就是能够调控细胞内钙离子浓度的螯合剂,近年来吸引了人们的兴趣和关注。钙结合蛋白是一组酸性蛋白超家族,在细胞内以多拷贝形式存在,并与钙离子高选择亲和性地结合,该家族包括 calmudin、calpain 等两百多种蛋白质,可分为两大类:一类属于激发型,如钙调蛋白、肌钙蛋白 C,它们与钙离子结合后发生迅速扭曲变形,与靶分子结合,进而调节其活性;另一类属缓冲剂型,存在于胞内,主要参与胞内钙离子浓度的调节,在神经元内具有钙缓冲作用,缓冲和运输细胞内异常升高的 Ca^{2+},是维持钙稳态不可缺少的重要因素。免疫组化研究显示,钙结合蛋白在神经系统中广泛分布于大脑皮质、海马、小脑、纹状体黑质及周围神经系统。实验表明,钙结合蛋白通过它的钙缓冲作用,能明显减轻缺血缺氧对神经细胞的损伤,而增加细胞内钙结合蛋白含量会降低细胞对损伤的敏感性,可起到神经保护作用。目前,部分研究发现,雌激素和纳洛酮的神经保护作用中有钙结合蛋白的参与。使用基因工程技术使体内钙结合蛋白表达上调,目前仍在探索阶段。

二、钙通道阻滞剂的分类

钙通道阻滞剂的作用机制在于它可与钙通道的特异性受体结合而影响钙内流。已知的钙通道有两类:一为电压调控的钙通道,钙通道阻滞剂对其阻滞作用较强,临床上以具有扩张血管作用的硝苯地平及兼有扩张血管、降低心率作用的维拉帕米和地尔硫草为代表。另一类为受体调控的钙通道,该通道被 β 受体阻滞剂所阻断,降低细胞内钙浓度,降低心率和心肌收缩力,所以,β 受体阻滞剂具有钙通道阻滞剂的特性,临床上以维拉帕米为代表。因此,钙通道阻滞剂由于其化学结构不同,对不同组织、器官和系统(如血管、心脏、心肌和传导系统)亦具有不同选择作用。根据作用机制,钙通道阻滞剂传统上分为两类,即选择性钙通道阻滞剂和非选择性钙通道阻滞剂,见表 8-1。

表 8-1 钙通道阻滞剂根据作用机制的分类

类别	代表药物
选择性钙通道阻滞剂	
二氢吡啶类	硝苯地平、尼卡地平、尼莫地平、尼群地平、尼索地平、尼伐地平、非洛地平、氨氯地平、伊拉地平、达罗地平、尼鲁地平、贝尼地平等
苯烷基胺类	维拉帕米等
苯噻唑平类	地尔硫草
非选择性钙通道阻滞剂	
哌嗪类	桂利嗪、利多氟嗪、氟桂利嗪等
普尼拉明类	普尼拉明、芬地林等
其他类	哌克昔林、卡罗维林、苄普地尔、吗多明等

三、钙通道阻滞剂药理作用特点

(一)钙通道阻滞剂的离子通道特点

钙通道阻滞剂最重要的特性是在钙离子通道开放时能选择性抑制电压依赖性钙内流。钙通道至少有两种类型:L通道(慢通道)和T通道(快通道)。习惯上的钙通道,被认为持续时间长,称为L通道。它可被所有钙通道阻滞剂阻断,其活性可被儿茶酚胺激活。L通道的功能是通过钙诱导的肌浆网内的钙释放,满足收缩触发的大量钙离子要求。T通道对窦房结和房室结组织初始的除极过程起重要作用。咪拉地尔是一个除有L通道的阻滞作用外还有选择性阻滞T通道作用的钙通道阻滞剂。特殊的T通道阻滞剂还未进入临床应用,但它们有望能抑制窦房结和房室结功能。

(二)钙通道阻滞剂的电生理特点

维拉帕米、硝苯地平、地尔硫䓬对心肌收缩力的抑制作用仅仅是程度的不同,但心脏电生理作用却有本质的区别。硝苯地平和其他二氢吡啶类钙通道阻滞剂更选择性作用于慢通道,而维拉帕米、地尔硫䓬在高剂量时以麻醉药的方式抑制快通道的电流。维拉帕米、地尔硫䓬均延长房室结传导和不应期,对希氏束电图A波起到H波起点间的间期的延长作用明显大于对希氏束电图的H波起点到心室的最早激动点的延长,在治疗浓度时,对心房、心室、普氏纤维动作电位的除极和复极速率的作用很小。维拉帕米和地尔硫䓬的抗心律失常作用依赖于对窦房结及房室结的作用。在窦房结及房室结细胞,药物改变慢通道电位有3种方式。

(1)减少收缩期慢除极的增加速率和斜率,增加细胞膜电位,从而减少细胞激动频率。

(2)降低动作电位振幅,减慢传导。

(3)延长动作电位时程。维拉帕米和地尔硫䓬对房室结的抑制作用表现为在低浓度延长有效不应期。另外,维拉帕米还可能有附加的类迷走神经作用。

四、临床常用的钙通道阻滞剂

(一)硝苯地平

1.药理作用

硝苯地平抑制 Ca^{2+} 内流,松弛血管平滑肌,扩张冠状动脉,增加冠状动脉血流量,提高心肌对缺血的耐受性,同时能扩张周围小动脉,降低外周血管阻力,从而使血压下降。小剂量扩张冠状动脉时并不影响血压,是较好的抗心绞痛用药。

2.临床应用

(1)适应证。①高血压:适用于轻、中度高血压,其疗效与β受体阻滞剂和利尿药相当。与β受体阻断剂或血管紧张素转换酶抑制剂合用可明显增加降压效果,因β受体阻滞剂可减少硝苯地平引起的心率增快和血浆肾素活性的增加。也可和利尿药合用增加降压效果。②心绞痛:缓解心绞痛患者的临床症状,改善心肌缺血(运动或心房起搏诱发的缺血),缓解变异型心绞痛患者的冠脉痉挛。对心肌缺血患者,减少ST段降低的频率。③雷诺氏综合征:硝苯地平有明显扩张肢端动脉血管的作用,特别是小动脉和毛细血管前括约肌,解除血管痉挛,增加肢端供血。也可用于冻疮的治疗。硝苯地平也有扩张食管括约肌的作用。

(2)禁忌证。心力衰竭,左室射血分数<30%;严重主动脉狭窄;肥厚型梗阻性心肌病;病态窦房结综合征、Ⅱ~Ⅲ度房室传导阻滞;孕妇。

（3）用法与用量。①劳力性心绞痛：每天 30～60 mg；高血压：每天 30～60 mg；老年人、严重肝病者减量。②剂量应视患者的耐受性和对心绞痛的控制情况逐渐调整。过量服用可导致低血压。③从小剂量开始服用，一般起始剂量每次 10 mg，每天 3 次，口服；常用的维持剂量为每次 10～20 mg，每天 3 次。有明显冠脉痉挛的患者，可用至每次 20～30 mg，每天 3～4 次。最大剂量不宜超过 120 mg/d。如果病情紧急，可嚼碎服或舌下含服，每次 10 mg，根据患者对药物的反应，决定再次给药。④通常调整剂量需 7～14 天。如果患者症状明显，病情紧急，剂量调整期可缩短。根据患者对药物的反应、发作的频率和舌下含化硝酸甘油的剂量，可在 3 天内将硝苯地平的用量从每次 10～20 mg 调至每次 30 mg，每天 3 次。⑤在严格监测下的住院患者，可根据心绞痛或心律失常的控制情况，每隔 4～6 小时增加 1 次，每次 10 mg。本药不同剂型、不同规格的用法用量可能存在差异，请遵医嘱用药。

3.不良反应

硝苯地平不良反应一般较轻，初服时可有面部潮红，亦可有心悸、窦性心动过速。个别患者有舌根麻木、口干、发汗、头痛、恶心、食欲不振等。还会出现低血压。

（二）尼群地平

1.药理作用

尼群地平对血管的亲和力明显大于心肌。对血管的选择作用类似硝苯地平，但扩张外周血管的作用比硝苯地平强 10 倍。对冠状血管的作用较弱，对窦房结和房室结无明显作用。它通过扩张外周血管降低外周阻力和血压，减少心肌耗氧量，对缺血心肌产生保护作用。

2.临床应用

（1）适应证：尼群地平可用于治疗高血压病，降压作用温和持久。也可用于高血压伴冠状动脉粥样硬化性心脏病患者。对充血性心力衰竭患者也有治疗效果。

（2）禁忌证：对本品过敏及严重主动脉瓣狭窄的患者禁用。

（3）用法与用量：本品不同剂型、不同规格的用法用量可能存在差异，遵医嘱使用。尼群地平片/尼群地平软胶囊：①口服，通常成人初始剂量 10 g，每天 1 次。应根据患者治疗反应进行剂量调整。②如果没有达到治疗效果，可增加为一次 10 mg，每天 2 次，或一次 20 mg，每天 1 次。最大剂量可为一次 20 mg，每天 2 次。本药不同剂型、不同规格的用法用量可能存在差异，请遵医嘱用药。

3.不良反应

尼群地平的主要不良反应类似硝苯地平，少数患者可出现头痛、眩晕、心悸等不良反应。治疗心力衰竭时，如与地高辛合用，可使地高辛血浓度增高几倍，故应减少地高辛的剂量。

（三）尼莫地平

1.药理作用

（1）扩张脑血管：其主要特点是选择性地松弛脑血管平滑肌，增加脑血流量。对外周血管作用小，降压作用不明显。离体实验证明，尼莫地平对高 K^+ 去极化、Ca^{2+} 通道激活剂 BAYK8644 等引起的收缩有明显拮抗作用。不同动物在静脉注射尼莫地平后脑血流量明显增加，人静脉滴注尼莫地平每分钟 1 $\mu g/kg$ 后，软脑膜血管直径增加 18%。值得注意的是，因尼莫地平对外周血管也有扩张作用，若血压降低太多，则脑血流增加不明显。

（2）对脑缺血的影响：采用阻断颈总动脉或大脑中动脉的方法引起动物脑缺血，在阻断脑血流之前静脉注射尼莫地平，发现缺血区和非缺血区的血流量均明显高于对照组，无窃血现象。脑缺血引起的神经损伤也明显减轻。临床观察发现,尼莫地平能明显增加脑卒中患者的脑血流量,可改善脑循环。此外,尼莫地平通过阻断 Ca^{2+} 内流,减少细胞内 Ca^{2+} 超负荷,减轻脑细胞缺血性损伤,在脑循环获得改善的情况下,可挽救梗死区外缺血而尚存活的细胞,使脑梗死面积缩小,脑水肿减轻。

(3)对蛛网膜下腔出血诱发的脑血管痉挛作用:采用从小脑延髓池注射自身血液诱发脑血管痉挛的方法,发现在脑缺血前从静脉注射或口服尼莫地平均能明显减轻脑血管痉挛,增加脑血流量和氧供应,改善脑组织的血液循环。

2.临床应用

(1)适应证:①降低蛛网膜下腔出血后的神经系统并发症蛛网膜下腔出血后常出现脑血管痉挛而引起缺血性神经病。尼莫地平扩张脑血管,减少神经系统并发症、保护和促进记忆力恢复、减少死亡率。②治疗偏头痛,缓解因脑血管痉挛引起的前驱症状。

(2)禁忌证:①长期使用抗癫痫药苯巴比妥、苯妥英钠、卡马西平会显著降低口服尼莫地平的生物利用度,不推荐口服尼莫地平和这些抗癫痫药同时使用。②若用于治疗老年性脑功能障碍,对于肝功能严重不良(如肝硬化)的患者,禁用尼莫地平。③对本品中任何成分过敏者禁用。④脑水肿和颅内压增高者禁用。

(3)用法与用量:①蛛网膜下腔出血者,每次 60 mg,每 4 小时 1 次,连续 21 天。须在 96 小时内开始用药。②缺血性脑血管病及各型痴呆症:每天 3 次,每次 30～60 mg,连续 1 个月为一疗程。③急性脑血管病恢复期:每次 30～40 mg,每天 4 次,或每 4 小时 1 次。④轻、中度高血压初始剂量为 40～60 mg/d,口服,每 8 小时一次,最大剂量为 240 mg/d,分 3～4 次口服,连服 1 个月。⑤突发性耳聋每次 40～60 mg,口服,每 8 小时一次,5 天为一疗程,一般用药 3～4 个疗程。⑥静脉滴注:从每小时 0.5 mg 开始,2 小时后剂量改为每小时 1 mg,以后每小时 2 mg。静脉滴注 5～14 天后,可改口服,每次 60 mg,每天 4 次。本药不同剂型、不同规格的用法用量可能存在差异,请遵医嘱用药。

3.不良反应

(1)消化系统:恶心,呕吐,胃肠道不适,腹泻,个别患者有肠梗阻(肠麻痹所致肠排空障碍),胃肠道出血,肝功能异常,肝炎,黄疸。

(2)神经系统:头晕,头昏眼花,头痛,虚弱,一些患者可能有中枢兴奋症状,如失眠,多动兴奋,攻击性和多汗,偶见运动功能亢进,抑郁和神经退化。

(3)心血管系统:血压下降(尤其是基础血压增高的患者),心率加快(心动过速),心动过缓,心电图异常,心悸,反跳性血管痉挛,高血压,充血性心力衰竭。

(4)血液系统:极个别患者出现血小板减少症,贫血,血肿,弥漫性血管内凝血,深静脉血栓形成。

(5)呼吸系统:呼吸困难,喘息。

(四)尼卡地平

1.药理作用

尼卡地平的药理作用类似硝苯地平。它选择性扩张冠状血管和外周血管,对冠状血管的选择作用比硝苯地平强,而对心脏的抑制作用比硝苯地平弱。具有较强的扩张外周血管和冠状血管的作用。口服或静脉注射,降低后负荷,降低平均动脉压。因血压降低而反射性地增加心率和射血分数,心排出量也相应增加。

2.临床应用

(1)适应证。①心绞痛:对稳定型和变异型心绞痛均有效,可减少心绞痛发作频率。单独应用也可和硝酸酯类合用。与硝苯地平比较,引起头昏的作用小,而抗心绞痛作用与其相当。②高血压:降压作用迅速,可单独应用,也可和噻嗪类利尿药合用,或与β受体阻断剂合用。因对脑血管有扩张作用,除治疗高血压外,也可治疗脑血管疾病,如脑血栓形成、脑溢血后遗症或脑动脉硬化等症。

(2)禁忌证:①对本品有过敏反应者。②颅内出血尚未完全止血的患者。③脑卒中急性期颅内压增高的患者。④重度主动脉瓣狭窄。

(3)用法与用量:①口服。高血压,起始剂量一次 20 mg;3 次/天。可随反应调整剂量至一次 40 mg,3 次/天。增加剂量前至少连续给药 3 天以上,以保证达到稳态血药浓度。可与利尿剂、β受体阻滞剂等抗高血压药物合用;心绞痛,起始剂量一次 20 mg,3 次/天;可随反应调整剂量至一次 40 mg,3 次/天增加剂量前至少连续给药 3 天以上,以保证达到稳态血药浓度。②静脉滴注。用生理盐水或 5%葡萄糖注射液稀释,配成 0.01%～0.02%后使用。手术时异常高血压以每分钟 2～10 μg/kg 的滴速开始给药,根据血压调整剂量,必要时可以每分钟 10～30 μg/kg 直接给药;高血压急症,用生理盐水或 5%葡萄糖注射液稀释,配成 0.01%～0.02%溶液静脉滴注,以每分钟 0.5～6.0 μg/kg 的滴速给药,从每分钟 0.5 μg/kg 开始,将血压降至目标值后,边监测边调节滴速。本药不同剂型、不同规格的用法用量可能存在差异,请遵医嘱用药。

3.不良反应

尼卡地平的不良反应主要由扩张血管引起,最常见的不良反应为头昏、面红、心悸、眩晕、头痛,发生率较硝苯地平小。因扩张脑血管,颅内有出血、颅内压增高的患者禁用。孕妇、哺乳期妇女禁用。低血压、青光眼和肝、肾功能不全患者慎用。

(五)非洛地平

1.药理作用

非洛地平对血管的选择性大于硝苯地平。对外周血管、冠状动脉、脑血管均有扩张作用。引起血管扩张的浓度不抑制心脏活动,但血压下降可反射性兴奋交感神经,使心率增快,继发性地增加心排出量。剂量过大也可引起心动过速。不明显影响肾血流量和肾小球滤过率,对有严重肾功能不全的患者可增加肾小球滤过率,用药后可短暂增加尿量和尿钠排泄。

2.临床应用

(1)适应证:常用于轻、中度原发性高血压的治疗。

(2)禁忌证:失代偿性心力衰竭、急性心肌梗死、妊娠妇女、不稳定性心绞痛患者,对非洛地平及本品中任一成分过敏者。

(3)用法与用量:起始量 5 mg,1 次/天,可根据患者反应将剂量减少至 2.5 mg/d 或增加至 10 mg/d,常用维持量为 2.5～10 mg/d。应早晨服药,整片吞服。本药不同剂型、不同规格的用法用量可能存在差异,请遵医嘱用药。

3.不良反应

非洛地平的不良反应主要与扩张血管有关,如踝关节水肿、头痛、面红。踝关节水肿主要是因为增加了毛细血管水压的缘故,而不是由于水、钠潴留。此外,也可引起疲倦、头昏、失眠、心悸、肌痛等。上述反应一般表现轻微,仅 10%患者因不良反应而需终止治疗。

（六）氨氯地平

1.药理作用

其药理作用与硝苯地平相似,但对血管的选择性更强,可舒张冠状血管和全身血管,增加冠状动脉血流量,降低血压,本药起效较慢,但作用持续时间长。

2.临床应用

(1)适应证。①高血压:单独应用或与其他抗高血压药合用均可。②稳定性心绞痛:尤其是对硝酸酯类药物和β受体阻滞剂无效者。

(2)禁忌证:严重心力衰竭和肝功能不全者禁用。

(3)用法与用量:口服,开始时每天1次,5 mg,最大剂量为每天10 mg。本药不同剂型、不同规格的用法用量可能存在差异,请遵医嘱用药。

3.不良反应

氨氯地平的不良反应主要由扩张血管引起,呈剂量依赖性。疗程小于6个月患者无明显不良反应。有时可出现轻度水肿,脸潮红,肌肉抽搐,夜尿等。

（七）尼索地平

1.药理作用

该药扩张血管的作用比硝苯地平强4～10倍。主要扩张外周血管,全身血管阻力可降低17%～54%,可降低左室舒张末期压和肺楔压,心排血量可增加40%。增加左室射血分数,改善左心室功能。扩张冠状动脉,加速侧支循环,增加冠脉流量。对心肌和心率的影响极小。

2.临床应用

(1)适应证:用于治疗高血压、缺血性心脏病和心力衰竭,尤其适合治疗冠状动脉粥样硬化性心脏病合并高血压的患者。

(2)禁忌证:血压过度低、严重肝功能障碍的患者、高龄患者应慎用;对本药过敏者禁用;休克患者禁用。

(3)用法与用量。①高血压:以5 mg,每天1次作为开始治疗剂量,常用维持剂量为5 mg或10 mg,每天1次。可根据患者反应将剂量减少或增加,或加用其他降压药。剂量调整间隔一般不少于2周。对某些患者,如老年患者和肝功能损害的患者,2.5 mg每天1次可能就足够。剂量超过10 mg每天1次通常不需要。②心绞痛:以5 mg每天1次作为开始治疗剂量,常用维持剂量为5 mg或10 mg,每天1次。本药不同剂型、不同规格的用法用量可能存在差异,请遵医嘱用药。

3.不良反应

尼索地平的常见不良反应有脸红、头痛、心悸和倦怠等,但比硝苯地平少,和地高辛合用时也可增加后者的血浓度。

（八）地尔硫䓬

1.药理作用

地尔硫䓬对心脏的电生理效应,能阻止去极化的浦肯野纤维放电,降低去极化心室肌的自动节律性,抑制房室结传导及延长其不应期。其直接减慢心率的作用较强。可扩张外周血管和冠状血管,降低血压。因直接减慢心率作用,降压时不伴有反射性心动过速。动物实验证明,该药可减少心肌缺血再灌注心肌损伤和能量消耗。对于在左前降支和远端血管完全阻塞的患者,它可能使冠脉血流量进一步减少。和其他钙通道阻滞剂一样,它也能阻滞对麦角新碱易感患者的冠脉痉挛。

不同部位的血管对本品的敏感性不同,它能明显增加手指和前臂血流,但对内脏血管影响较小。在降低血压时,不影响肾小球滤过率和肾血流量,对高血压伴肾功能不良的患者有改善肾功能的作用,在短期使用,可使尿量增加,但在长期用药时,对电解质无影响,也不引起水钠潴留。对糖尿病患者和非糖尿病患者不影响能量代谢。

2.临床应用

(1)适应证:①劳力性心绞痛、静息性心绞痛、Prinzmetal 变异性心绞痛。②老年性高血压。③快速性室上性心律失常。④心脏移植后冠状动脉粥样硬化的预防性治疗。

(2)禁忌证:病态窦房结综合征、房室传导阻滞、心力衰竭、心房颤动伴旁路前传者。

(3)用法与用量。①口服:每天 90～180 mg,分 1～2 次(长效剂型)或 3～4 次(短效剂型)口服。②静脉制剂:主要用于快速性室上性心律失常,0.25 mg/kg,稀释后用 2 分钟时间匀速静脉注射,必要时重复一次,然后 5～15 mg/h 静脉滴注维持。本药不同剂型、不同规格的用法用量可能存在差异,请遵医嘱用药。

3.不良反应

地尔硫䓬可出现头痛、头晕、疲劳感、心动过缓等不良反应时,应减少剂量或停用。有时出现胃部不适、食欲不振、便秘、腹泻等。

(九)维拉帕米

1.药理作用

维拉帕米抑制房室交界区中上部位的动作电位形成,减慢房室结传导,延长房室结的有效不应期,因而可以消除房室结折返和房室折返性心动过速,减慢心房扑动或心房颤动的心室率。维拉帕米对静息时心率的减慢作用弱,但对运动诱发的心动过速心率减慢作用强。维拉帕米对外周血管有一定的扩张作用使血压下降。

2.临床应用

(1)适应证。①心绞痛:慢性稳定性劳力性心绞痛。②心律失常:对于阵发性室上性心动过速最有效;对房室交界区心动过速疗效也很好;也可用于心房颤动、心房扑动、房性心动过速的心室率控制。③高血压:轻中度高血压,可联合其他抗高血压药物。

(2)禁忌证:同地尔硫䓬。

(3)用法与用量。①口服:每天 120～360 mg,分 1～2 次(长效剂型)或 3～4 次(短效剂型)口服。维持剂量为一次 40 mg,每天 3 次。②静脉注射:5～10 mg,稀释后缓慢静脉注射,当症状或心动过速控制后改口服维持。本药不同剂型、不同规格的用法用量可能存在差异,请遵医嘱用药。

3.不良反应

(1)眩晕、恶心、呕吐、便秘、心悸等。

(2)加重支气管哮喘、心力衰竭症状。

(3)加重低血压、传导阻滞及心源性休克。

(十)桂利嗪

1.药理作用

桂利嗪可选择性松弛脑和冠脉血管平滑肌。扩张脑血管,改善脑循环。减轻脑缺血引起的神经损伤,减轻脑水肿和代谢异常。扩张冠状血管,增加冠脉流量。治疗脑血栓形成、脑栓塞、脑动脉硬化、脑出血恢复期、蛛网膜下腔出血期、脑外伤后遗症、内耳眩晕症和冠状动脉粥样硬化等。

2.临床应用

(1)适应证:治疗脑血栓形成、脑栓塞、脑动脉硬化、脑出血恢复期、蛛网膜下腔出血期、脑外伤后遗症、内耳眩晕症和冠状动脉粥样硬化等。

(2)禁忌证:有本药过敏史,或有抑郁症病史的患者禁用此药。

(3)用法与用量:口服,每次 25～50 mg(1～2 片),每天 3 次。本药不同剂型、不同规格的用法用量可能存在差异,请遵医嘱用药。

3.不良反应

桂利嗪的不良反应常见嗜睡、疲惫,某些患者可出现体重增加(一般为一过性);长期服用偶见抑郁和锥体外系反应,如运动徐缓、强直、静坐不能、口干、肌肉疼痛及皮疹。

(十一)氟桂利嗪

1.药理作用

由于其化学结构与桂利嗪相似,故其药理作用及应用也相似。扩张外周血管和脑血管。增加脑血流,缓解蛛网膜下腔出血引起的脑血管痉挛。另外还有抗 5-羟色胺和组胺的作用。

2.临床应用

(1)适应证:主要用于脑血管病后遗症、偏头痛、记忆力障碍、内耳眩晕症、平衡功能障碍等疾病。

(2)禁忌证:对本品及其中任何成分过敏者禁用;有抑郁症病史、帕金森病或其他锥体外系疾病症状的患者禁用;急性脑出血性疾病患者禁用。

(3)用法与用量:由于剂型及规格不同,用法用量请遵医嘱。

3.不良反应

(1)抑郁症:有抑郁病史的女性患者尤易发生此种反应。

(2)椎体外系反应:运动徐缓、强直、静坐不能、口颌运动障碍、震颤等,老年人较易发生。

(3)少见的不良反应有胃灼热感、恶心、胃痛、失眠、焦虑。其他还有乳溢、口干、肌肉疼痛及皮疹。如用药后出现神情呆滞、椎体外系发生不良反应时应停药。

(李 宁)

第三节 兴奋性氨基酸拮抗剂

谷氨酸和天冬氨酸是脑内含量最丰富的二羧基酸,因此被认为是哺乳动物中枢神经系统内主要的神经递质,尽管这些氨基酸主要是引起中间的新陈代谢和其他非神经元功能,但是他们最重要的作用是作为神经递质。据估计约 50% 的谷氨酸调节中枢神经系统内的突触传递,它们几乎可以调节正常脑内所有的功能,包括学习、记忆、运动、认知和发育。如果提高浓度,谷氨酸作为一种神经毒素可以诱导严重的神经元损伤。因此,谷氨酸被认为是"双刃剑",可以完成从神经递质到神经毒素的转移。通过过去 20 年来对高脂血症的研究为非正常谷氨酸在许多神经和精神疾病的病因学和病理生理学过程中的传递作用提供了详细的证据。兴奋性氨基酸神经毒性的影响依赖于动物的种类、发育阶段、拮抗剂类型和谷氨酸受体亚型在细胞中的表达。目前知道谷氨酸受体在突触前膜和后膜的排列可以通过增加的离子内流和第二步的信使通路作为整合信号的传导器。这些受体的过度激活可以导致兴奋性毒。

一、兴奋性氨基酸及其受体

谷氨酸和天冬氨酸广泛存在于哺乳动物的中枢神经系统,它们对大脑皮质细胞有普遍而强烈的兴奋作用。谷氨酸主要分布于大脑皮质、小脑、海马和纹状体。天冬氨酸也以小脑、丘脑及下丘脑的含量较高。兴奋性氨基酸的释放是 Ca^{2+} 依赖性的,神经元和胶质细胞可通过高亲力摄取系统摄取释放的谷氨酸和天冬氨酸。

目前,可将兴奋性氨基酸受体分为 5 种类型:N-甲基-D-门谷氨酸(NMDA)受体、海人藻酸(QA)受体和使君子酸(KA)受体,是分别按照它们被选择性激动剂引起的去极化,以及受选择性拮抗剂阻断而分类的;L-2-氨基-4-磷酸基丁酸(L-AP_4)受体是突触前抑制性受体;1-氨基-环戊烷-1,3-二羧酸(ACPD)受体可被 ACPD 激活,参与磷酸肌酸代谢调节,后 4 种称为非 NMDA 受体。

二、兴奋性氨基酸对脑卒中的影响

大量谷氨酸存在于脑内,一般贮存于神经末梢的突触前膜和其他组织间隙。在脑缺血时,突触前大量释放和并不相应的细胞重吸收,使得细胞外大量谷氨酸聚集,过量的细胞外谷氨酸能够损伤中枢神经元。

谷氨酸损伤神经元的最初效应是通过引起大量钠离子内流,引起膜去极化,继而引起氯离子和水的内流和兴奋性毒性细胞肿胀。继发效应是依赖于细胞外 Ca^{2+} 的迟发性神经元分离。这个效应可能反映了一种 Ca^{2+} 跨膜进入神经元和引起细胞内游离 Ca^{2+} 的中毒性增多,这种 Ca^{2+} 的内流是通过 NMDA 受体活性通道而进入神经元胞体的。可能通过两条途径:①电压门控 Ca^{2+} 通道;②直接通过 NMDA 通道。Ca^{2+} 是一种重要的细胞内信使,Ca^{2+} 的进入可进一步激活细胞内依赖的酶,引起一系列生物过程,使细胞内胶质和蛋白质分解,导致线粒体的不可逆损伤以致坏死,最终导致神经细胞坏死。这种急性兴奋性效应和迟发性 Ca^{2+} 依赖的效应能引起神经元不可逆损伤,后者可能更重要。另外,Ca^{2+} 进入神经末梢突触前膜能够增加内源性谷氨酸释放,加剧损伤的发展。

因此,可以选择一系列兴奋性氨基酸受体竞争性和非竞争性拮抗剂,拮抗上述病理生理过程中的某一环节,从而减少兴奋性氨基酸对神经元细胞的毒性作用。可以通过突触前抑制谷氨酸释放,或者通过突触后膜与谷氨酸竞争结合受体位点,两者可能都是较为有效的途径。

三、兴奋性氨基酸受体拮抗剂对脑保护的作用机制

(一)钙超载

谷氨酸是中枢神经系统中含量最高的一种氨基酸,具有多种功能,是最主要的一种兴奋性神经递质。当谷氨酸浓度异常升高时具有兴奋毒性作用,并参与中枢神经系统疾病的病理过程,尤其在缺血性脑血管病中的作用,近年来引起了临床广泛的重视。实验证明,脑缺血 10 分左右,谷氨酸在缺血区明显升高。现已发现局灶性或全脑性缺血发作后数小时内兴奋性氨基酸仍维持在高水平。兴奋性氨基酸的兴奋性毒性主要通过与 NMDA 受体、海人藻酸盐受体、α-氨基-3-羟基-5-甲

基-4-异恶唑丙酸(AMPA)型受体、亲代谢型(α-氨基-3-羟基)受体相结合,引起受体后信息病理性扩张所致。尤其是启动了 4 种类型的电压依赖性钙通道。即 L,P,N,T,其中 L 型是 Ca^{2+} 内流的主要途径,N、P 型也起重要的作用,致使大量 Ca^{2+} 流入神经元内,引起神经元内 Ca^{2+} 超载,使神经元受损害。兴奋性氨基酸受体拮抗剂可阻止兴奋性氨基酸与突触后膜的受体相结合,阻断 Ca^{2+} 内流而发挥了神经保护作用。NMDA 受体拮抗剂可通过血-脑屏障,易聚集在 NMDA 受体能得到病理性最大程度激活的脑缺血区域,其神经保护作用强度与受体结合的亲和力相一致,亲和力高的拮抗剂与受体的离子通道结合快而且解离慢,出现较长的关闭期。有效的减少可利用的 NMDA 受体数量,因而拮抗兴奋性氨基酸受体的作用强,如 MK801 即属于这一类。而右美沙芬则易较快地从离子通道中解离出来,对阻止兴奋性氨基酸受体的转运较少。

(二)镁外流

Mg^{2+} 作为 NMDA 受体生理性阻滞剂,尚有阻滞 Ca^{2+}、促进 Ca^{2+} 转运和贮存,减少进入脑内 Ca^{2+} 蓄积作用。谷氨酸受体过度激活,导致代谢紊乱,促进了 Mg^{2+} 的消耗与外流,脑内 Mg^{2+} 浓度降低,去除了神经元的自身保护机制,破坏了 Mg^{2+}、K^+、Ca^{2+} 的正常浓度梯度,使神经细胞受到损害。

四、常用的兴奋剂氨基酸拮抗剂

(一)NMDA 受体拮抗剂

NMDA 受体是受体型阳离子通道复合物,有多种识别部位,包括谷氨酸、甘氨酸识别部位、Mg^{2+}、苯环利定阻滞位点、多氨部位和氧化还原调节点。NMDA 受体拮抗剂按其作用方式和部位可分为非竞争性和竞争性拮抗剂。

1.非竞争性 NMDA 受体拮抗剂

(1)右吗喃和右美沙芬:为吗啡喃衍生物,具有 L-型钙通道和 NMDA 离子通道阻滞特性。右美沙芬一直作为镇咳药应用多年,现已知它是 NMDA 离子通道的低亲和力阻断剂。临床研究表明,脑缺血危象患者每天服用右美沙芬 60 mg,无任何不良反应;对有血管损害患者、肿瘤、或神经外科患者术前口服右美沙芬 60 mg,每天 4 次,术后 24 小时停止服用,具有明显的神经保护作用。但每天口服超过 250 mg 的患者有 29% 出现眩晕,12% 出现步态共济失调,4% 患者出现构音障碍;剂量过大还会出现拟精神病和焦虑症。右吗喃为右美沙芬的氧位甲基化代谢物,是 NMDA 离子通道的高亲和力阻断剂。给予健康志愿者右吗喃每小时 120 mg 时,可引起眩晕、眼球震颤、共济失调、心排出量减少、性情改变、感觉异常、脸红、恶心、呕吐等不良反应。对 67 例缺血性脑卒中患者(16 例安慰剂对照患者)于脑卒中发生后 48 血栓内给药进行Ⅱ期临床试验,负荷剂量为 $60\sim260$ mg/h,维持量自 11 小时增至 23 小时,总剂量为 $475\sim1\,280$ mg(12 小时)或 $945\sim2\,140$ mg(24 小时),53% 患者出现眼球震颤,并可见嗜睡(45%)、激动不安(53%)、幻觉(43%)、精神混乱(51%)、恶心呕吐(28%)、注射部位出现荨麻疹样反应(39%)。一次性给药时,51 例患者中 11 例出现低血压,最大降低幅度为 6.7 kPa(50 mmHg);在维持量给药时(11 或 23 小时),40% 的患者出现高血压。因其严重不良反应右美沙芬和右吗喃已停止作为抗脑缺血药的开发研究。

(2)阿替加奈(CNS1102/cerestat):为 NMDA 非竞争性阻断剂,对 NMDA 的离子通道具有较高的亲和力。临床对其安全性、耐受性及不良反应的研究表明,健康男性志愿者一次静脉注射或 4 小时滴注 30 μg/kg 可引起头晕和感觉异常;剂量为 45 μg/kg 时,可引起抑制解除、眼球震颤和复视;60～100 μg/kg 时出现妄想观念、幻觉、外周血管收缩和紧张症,还可引起血压升高,幅度达 4.0 kPa(30 mmHg),静脉注射后血压快速升高,2 小时达高峰,3～6 小时回到正常水平,总的脑血流不受影响,但大脑中动脉供应区血流量提高,外周血管收缩伴血流动力学改变。另一研究表明,健康男性受试者 20 人,4 小时静脉输注 15 μg/kg、32 μg/kg、50 μg/kg 或73 μg/kg,亦可见血压明显升高,运动功能异常出现时间与最高血浆药物浓度时间相一致;剂量为 32 μg/kg 时出现短暂症状和体征如外周感觉异常、头晕和欣快,增加剂量可出现运动迟缓、感性认识障碍和幻觉。

脑卒中患者服用,总量达 110 μg/kg,无任何不良反应症状和血流动力学改变。脑外伤伴瘫痪或气管插管的患者,用量甚至达每天 268 μg/kg,仍无任何不良反应。但最近进行的一项评价其安全性和疗效的临床试验因精神病样不良反应而被提前终止。目前尚未见此研究的详细临床报道。

(3)硫酸镁:可电压依赖性地阻断 NMDA 受体偶联的离子通道,是一种具有广泛用途的神经保护剂,目前主要用于治疗惊厥。近来硫酸镁对缺血性脑卒中的治疗作用引起了人们的重视。①药理作用。研究表明,在离体缺血模型和在体局灶性和全脑缺血后均表现明显的神经细胞保护作用。脑内注射 NMDA 引起脑损伤,Mg^{2+} 可缩小脑梗死体积。大鼠全脑缺血 20 分钟后,局部给 Mg^{2+} 可减轻海马神经元坏死程度。硫酸镁和氯化镁皆可缩小大鼠大脑中动脉阻塞后脑梗死体积,减轻脑水肿程度;大脑中动脉阻塞前,动脉注射 30 mg/kg 或 90 mg/kg 硫酸镁,缺血1.5 小时再灌,可使 24 小时后脑梗死体积分别减少 28.4% 和 59.8%;如果缺血 2 小时再灌,脑梗死体积仍可明显缩小,但幅度有所降低。②硫酸镁抗脑缺血作用的机制。a.对血管的作用:Mg^{2+} 可刺激血管内皮细胞产生前列环素 2,抑制内皮缩血管肽-1、转氨酶Ⅱ、前列腺素 $F2\alpha$、5-羟色胺和兴奋剂氨基酸等引起的血管收缩并抑制蛛网膜下腔出血后脑微血管痉挛,提高缺血脑组织的局部脑血流;b.可阻断 NMDA 受体的离子通道,阻滞电压依赖性钙通道,提高对细胞内钙离子的缓冲作用;c.促进脑缺血后细胞能量代谢的恢复。Mg^{2+} 是能量代谢过程中重要的辅酶,脑损伤可引起神经细胞内游离 Mg^{2+} 浓度下降,并伴随细胞内高能磷酸物质的减少,与损伤程度密切相关。脑缺血后,提高细胞外液中 Mg^{2+} 浓度可促进离体海马脑片细胞中高能磷酸物质的恢复。③不良反应:硫酸镁的治疗指数较宽,血浆 Mg^{2+} 浓度达到 4～6 mmol/L 时才会出现神经肌肉接头被阻断的现象,一般脑卒中治疗方案很难使 Mg^{2+} 浓度达到如此高的水平,但当肾功能不全时,会使血 Mg^{2+} 浓度升高,仍应谨慎应用。大鼠脑缺血模型上,Mg^{2+} 可引起高血糖,这可能是由于血浆胰岛素水平降低所致;通过输注胰岛素使血糖恢复正常,Mg^{2+} 仍表现明显的脑缺血保护作用。也有人观察到 Mg^{2+} 的硫酸盐和盐酸盐作用存在一定差异,高血糖可能并非 Mg^{2+} 本身所致,未见硫酸镁引起明显的血糖升高现象。临床试验也未见 Mg^{2+} 引起高血糖的报道。

2.竞争性 NMDA 受体拮抗剂

Selfotel(CGS-19755)为 AP7(2-氨基-5-磷酸基戊酸酯)的环磷酸酯类似物。腹腔注射 10 mg/kg 可保护全脑缺血后海马神经元坏死。健康志愿者一次性静脉注射 2 mg/kg 或 3 mg/kg selfotel 可引起头晕、焦虑、感觉异常、眩晕、共济失调、视物扭曲、定向障碍和镇静等不良反应。头外伤患者给 6～12 mg/kg 未发现明显药物毒性。急性缺血性脑卒中患者,一次性静脉注射 115 mg/kg,能较好耐受;Ⅱ期临床试验,对 127 例急性脑卒中患者每 12 小时静脉注射 2 mg/kg 可引起发音障碍、共济失调、急性妄想性精神病和幻觉,给药后 1～3 小时即可出现并可持续至 60 小时;如果给药剂量降至 1.5 mg/kg,患者能较好耐受。Ⅲ期临床试验效果不理想,从而终止了 selfotel 治疗缺血脑卒中的开发研究。

(二)AMPA/KA 受体拮抗剂

AMPA/KA 受体也是一种非选择性阳离子通道,可调节 Na^+ 和 Ca^{2+} 通道,缓解 Mg^{2+} 对 NMDA 受体的阻断,引起 Ca^{2+} 内流。AMPA/KA 受体拮抗剂 NBQX(NNC-079202)、GYK152466 和 YM-90K(YM-900)皆可缩小脑缺血后脑梗死体积。此类药物也可产生精神方面不良反应,但较 NMDA 受体拮抗剂弱,大剂量时可严重抑制葡萄糖利用。静脉注射 NBQX 还可引起肾毒性。另外两个拮抗剂 LY293558 和 LY300164 已进行 I 期临床试验。ZK300775 的 II 期临床试验初步结果表明,在高剂量时可引起镇静作用。

（秦营营）

第四节 一 氧 化 氮

一氧化氮是目前公认的生理活性物质,具有重要的生理功能,同时也参与多种疾病的病理过程,已成为目前生命科学领域的研究热点之一。临床证实血管内皮细胞可合成一氧化氮引起血管扩张。一氧化氮在中枢神经系统的作用近年来倍受关注,它在脑缺血性损伤中具有神经保护作用。

一、一氧化氮的生物合成

一氧化氮是结构简单的气体小分子物质,具有易扩散,反应性强,易溶于水,半衰期短的特点,现已发现除了血管内皮细胞外,巨噬细胞和脑组织中均可产生一氧化氮。一氧化氮含有一对未成对电子,表现出极其活跃的生物化学性质,因此是一种气体自由基,参与体内多种病理过程。一氧化氮的生成是鸟氨酸循环分路之一,一氧化氮是由左旋精氨酸和氧在一氧化氮合成酶催化下生成的,一氧化氮合成酶是一氧化氮生物合成的关键因素。目前已确定的一氧化氮合成酶有3 种亚型,根据组织来源和克隆的先后顺序可分为神经元型一氧化氮合成酶、诱发型一氧化氮合成酶、内皮细胞型一氧化氮合成酶。神经元型一氧化氮合成酶定位于神经元,内皮细胞型一氧化氮合成酶定位于血管内皮细胞,二者称为结构型一氧化氮合成酶,可被组成性表达,为钙依赖性,二者在基态下表达发挥信息分子作用。在病理条件下细胞内的钙离子增加时,神经元型一氧化氮合成酶和内皮细胞型一氧化氮合成酶被持续激活,产生大量的一氧化氮,具有神经毒性作用。诱发型一氧化氮合成酶定位于免疫细胞、神经胶质细胞、神经元、血管平滑肌细胞,基质条件下不表达,在免疫激发和神经元损伤时表达,不依赖钙离子,诱发型一氧化氮合成酶激活持续产生大量的一氧化氮,发挥细胞毒性作用。研究表明,内皮细胞型一氧化氮合成酶的一氧化氮具有神经保护作用。

二、一氧化氮对脑保护的作用机制

在脑缺血的极早期的阶段(<2 小时),内皮细胞型一氧化氮合成酶被激活,其产生的一氧化氮在脑缺血中起神经保护作用,其机制表现在下列几方面:①一氧化氮可扩张脑血管,增加半暗带血流量,一氧化氮可激活可溶性鸟苷酸环化酶,增加环磷酸鸟苷,舒张血管平滑肌,一氧化氮还

可通过激活鸟苷酸环化酶抑制 12-脂氧合酶,抑制黏附分子基因表达,从而抑制血小板聚集及白细胞黏附,防止微血管阻塞,增加脑血流。②一氧化氮还可抑制 NMDA 受体的毒性作用,其机制可能是一氧化氮使氧化还原调节剂巯基亚硝化形成二硫键,此修饰可永久性抑制钙离子内流,从而减轻 NMDA 受体的毒性作用。③一氧化氮还可与活性氧基团反应使其生成量减少,从而减轻脑缺血时自由基的链级损伤反应。转基因试验表明,敲除内皮细胞型一氧化氮合成酶的鼠在局灶性脑缺血后,脑梗死体积更大。

三、不良反应

(一)神经系统损害

在脑缺血后期(>6 小时),由于脑缺血损伤刺激诱导下,巨噬细胞、神经小胶质细胞、神经元等可大量产生诱发型一氧化氮合成酶,它可缓慢而持久大量地产生一氧化氮,造成神经元的损伤,诱发型一氧化氮合成酶在健康组织中是检测不到的。离体试验表明:诱发型一氧化氮合成酶可诱导迟发性神经元死亡和加重谷氨酸的兴奋毒性作用。

(二)呼吸系统损害

一氧化氮是一种极不稳定的气体,它与空气、氧气接触后很快被氧化成有害的二氧化氮。二氧化氮可转化为亚硝酸盐或硝酸,引起肺水肿、酸性肺炎甚至死亡,尤其在肺损伤患者和新生儿。研究表明:二氧化氮$>5\times10^{-6}$ 即可对肺组织产生直接的损伤作用。而且此浓度的二氧化氮极易产生,尤其在高氧环境中或应用高浓度的一氧化氮进行吸入治疗时。为减少一二氧化氮的产生,应特别注意以下问题。

(1)配气时尽可能使贮气瓶内氧浓度降至最低。

(2)尽可能降低吸入气中的氧浓度,以及缩短氧和一氧化氮的接触时间。

(3)在保证治疗效果的情况下,尽可能降低一氧化氮的吸入浓度。

(4)在通气环路中一定要有碱性吸收剂,如钠石灰等。

(三)高铁血红蛋白血症

由于体内存在高铁血红蛋白还原酶,小剂量一氧化氮一般不会导致严重的高铁血红蛋白血症,但长时间高浓度一氧化氮仍有导致高铁血红蛋白血症的危险。高铁血红蛋白浓度的增加除降低动脉血氧含量外,在一氧化氮与血红蛋白结合过程中还可损伤红细胞膜,降低血红蛋白的携氧能力。如果出现高铁血红蛋白血症,可静脉注射亚甲蓝进行治疗。但需注意,亚甲蓝在转复高铁血红蛋白血症的同时,也可削弱一氧化氮的治疗作用。

(刘俐杰)

第五节　钠通道阻滞剂

钠通道阻滞剂是一类阻滞 Na^+ 从细胞外液经钠通道内流,从而抑制动作电位,减慢传导,延长有效不应期的药物。近年来发现一些电压依赖性 Na^+ 通道阻滞剂在体外和动物模型对继发性脑损害有保护作用,对某些神经变性疾病也有疗效,其作用机制可能与阻滞突触前 Na^+ 通道和抑制兴奋性氨基酸的释放有关。这些药物有的是传统的抗癫痫、抗心律失常和局部麻醉药物如苯妥英钠、卡马西平、利多卡因;有的是新开发的有抗癫痫作用的化合物,如拉莫三嗪、Lube-luzole等。

一、钠通道阻滞剂治疗脑卒中的机制

脑缺血缺氧时,细胞能量代谢障碍,在此基础上,细胞离子泵无法维持正常跨膜离子梯度,膜电位下降,当下降至电压依赖性 Na^+ 通道开放点时, Na^+ 内流,膜去极化,引起内源性神经递质释放和继发性去极化,从而形成恶性正反馈。因此 Na^+ 内流被认为是缺血性脑卒中的始动因素之一。过量的兴奋性毒性神经递质释放,积聚于细胞外液,也是公认的神经元继发性损害的原因。膜的去极化除触发突触兴奋性氨基酸过量释放外, Na^+ 内流 K^+ 外流导致离子稳态失调,加之能量代谢障碍,使依赖于细胞外液 Na^+ 和细胞内 K^+ 及细胞内 ATP 的特异性谷氨酸转运载体功能障碍,谷氨酸的再摄取下降,甚至出现逆转运。上述两方面引起兴奋性氨基酸在细胞外液过量积聚,过度激活兴奋性氨基酸受体,产生兴奋性毒性效应。此类药物的确切作用机制尚不完全清楚但可能与河豚毒素类似目前认为与阻滞电压依赖性 Na^+ 通道和抑制神经递质主要是兴奋性氨基酸的释放有关。黎芦碱是一种敏感的 Na^+ 通道激动剂,但对 Ca^{2+} 通道也有激活作用,在体外和活体研究中均能诱导内源性氨基酸递质释放,有神经毒性作用。河豚毒素作为 Na^+ 通道阻滞剂能抑制黎芦碱诱导的谷氨酸和天门冬氨酸释放并对缺血性神经元损害有保护作用。

二、常用的钠通道阻滞剂

(一)局部麻醉药

局部麻醉药如利多卡因和普鲁卡因等能够可逆性地阻滞 Na^+ 通道,并呈电位和频率依赖性。局麻药主要与通道内特异性部位结合,当通道处于开放和失活状态时,亲和力提高。在具神经保护作用的浓度时,对正常的神经冲动传导无明显阻断作用,可能是由于其选择性地阻滞了中枢神经系统中缺氧区域的 Na^+ 通道。动物实验表明,大脑中动脉闭塞前先一次性给利多卡因 5 mg/kg(3~5 分钟内给完),在随后的 25 分钟内输入 3 mg/kg,维持量为每小时 2 mg/kg,可明显缩小 3 小时脑梗死体积,提高梗死周边区局部脑血流;但大剂量(50 mg + 50 mg/kg)时无效,其原因可能与血压降低有关。家兔不完全性全脑缺血前 15 分钟开始输注利多卡因每小时 12 mg/kg 并持续至缺血 60 分钟后,脑电图恢复时间缩短,动作电位幅度增加。利多卡因抗脑缺血的作用机制可能为稳定细胞膜,抑制钠离子内流,降低能量消耗。另外,它还可降低颅内压,改善侧支循环,提高梗死周边区域的血流灌注;对完全性全脑缺血无效,可能与完全性脑缺血缺少侧支循环有关。

(二)抗惊厥药

作用于钠通道的抗惊厥药苯妥英钠和卡马西平对脑缺血亦有一定的治疗作用。二者在中枢神经系统中可电压和频率依赖性地阻滞钠通道,除极化电位越大、频率越高,阻滞作用越强,而且优先与失活状态的钠通道结合。研究表明,苯妥英钠和卡马西平在抗癫痫剂量的 1/5 时即可表现其抗缺氧性损伤作用。苯妥英钠可降低基础能量消耗,增加对缺血的耐受力。苯妥英钠 200 mg/kg 预防给药对沙鼠全脑缺血 5 分钟后海马 CA1 区神经元具有明显的保护作用,剂量降到 15 mg/kg 仍可减轻家兔全脑缺血后神经元坏死和神经功能损伤。50~300 mg/kg 可降低全脑缺血后脑组织中花生四烯酸的释放。对局灶性脑缺血也有明显的治疗作用。小鼠和大鼠大脑中动脉闭塞后 30 分钟和 24 小时,静脉注射 28 mg/kg 苯妥英钠可显著减轻缺血性脑损伤,大鼠脑梗死体积减小 45%。大鼠大脑中动脉闭塞后 30 分钟和 24.5 小时,腹腔注射 100 mg/kg 苯妥英钠或 50 mg/kg 卡马西平可使脑梗死体积分别缩小 40% 和 24%。

(三)Lubeluzole

Lubeluzole(R087926),为 3,4-二氟苯噻唑衍生物,可抑制病理性钠离子过量内流,而对正常钠通道无明显影响。它可延迟第一次扩散抑制样除极化反应,促进除极化后膜电位的恢复,维持钙离子平衡状态和脑能量代谢,抑制藜芦定引起的神经毒性作用。脑缺血后,微透析法测定细胞外液中谷氨酸浓度,Lubeluzole 可减少脑梗死周边区脑组织细胞外液中谷氨酸的释放,降低谷氨酸的浓度。

光化学方法诱导大鼠躯体感觉运动区大脑皮层梗死后 5 分钟,一次性静脉注射 Lubeluzole 对中枢神经系统功能有明显的保护作用。脑缺血后 1 小时静脉注射 Lubeluzole 0.31~1.25 mg/kg 仍可表现明显的神经保护作用,给药时间延后,治疗效果下降,但 6 小时给药仍表现轻度的治疗作用。一次性静脉注射 0.31 mg/kg 并在随后 1 小时内输注 0.31 mg/kg 或 0.63 mg/kg 可使 4 小时脑梗死体积减少 22%~24%,在 7 天时减少 28%。

(四)拉莫三嗪及其衍生物

拉莫三嗪与其衍生物 BW1003C87 及 BW619C89 最初皆是作为抗惊厥药进行研究开发的,其中拉莫三嗪已作为抗惊厥药在临床上广泛应用。研究表明,三者对缺血性和外伤性脑损伤具有明显的保护作用,其作用可能与阻滞钠通道,阻止钠离子内流有关。它们是使用频率依赖性钠通道阻滞剂,可抑制神经元高频动作电位速率,抑制缺血缺氧引起的除极化反应,稳定细胞膜,维持细胞内外钠离子梯度,可保持钙离子外流,减轻缺血后细胞水肿程度。

拉莫三嗪对实验性全脑和局灶性脑缺血皆表现明显的保护作用。沙鼠全脑缺血(5 分钟)前后口服 30~50 mg/kg(为其抗惊厥剂量 ED50 的 6 倍)或缺血后立即口服 100 mg/kg 可减轻海马神经元损伤,并能改善动物的行为活动。大鼠大脑中动脉闭塞后即刻静脉注射拉莫三嗪 20 mg/kg(10 分钟内注完)可使 24 小时后脑梗死体积缩小 31%,缺血皮层梗死体积缩小 52%;如果剂量降至 8 mg/kg 仍可使缺血皮层脑梗死体积缩小 38%;而剂量增至 50 mg/kg 时则对脑梗死体积无明显影响,同时伴有体循环平均动脉压的降低($P < 0.05$)。如果在大脑中动脉闭塞后 1 小时给药(20 mg/kg),皮层脑梗死体积可缩小 41%,但延迟至缺血后 2 小时给药,则无明显效果。提示拉莫三嗪治疗时间窗为脑缺血后 2 小时内给药有效,剂量范围在 8~20 mg/kg。

BW619C89(10 mg/kg、20 mg/kg、30 mg/kg、50 mg/kg)于大鼠大脑中动脉闭塞前给药,可剂量依赖性地缩小 24 小时后脑梗死体积。大脑中动脉闭塞后 5 分钟,静脉注射 20 mg/kg 可使脑梗死体积缩小 57%,并且对基底节也有效。如果大脑中动脉闭塞前 1 小时和大脑中动脉闭塞后 5 小时两次口服 20 mg/kg,脑梗死体积可减少 50%;而在大脑中动脉闭塞后连续给药 5 天,脑梗死体积缩小 58%,疗效并未进一步显著提高。因此,单次给药可能是 BW619C89 较理想的治疗方案。

BW1003C87 脑缺血前后给药皆可缩小脑梗死体积,其神经保护作用比拉莫三嗪强。

(秦营营)

第六节　高压氧疗法

高压氧疗法是指将患者间断地置于高于海平面大气压(单位:ATA)的环境中呼吸100%浓度的氧气的一种治疗。目前,高压氧是减压病和动脉气体栓塞唯一有效的治疗措施,同时在脑梗死、脑损伤、溺水以及一氧化碳中毒性脑病等疾病的临床治疗和康复过程中也显示出明显的效果。进行高压氧治疗的装置称为高压氧舱。

一、高压氧对神经系统作用的原理

(一)提高血氧张力,增加血氧量

进入血液的氧,绝大部分与血红蛋白结合成氧合血红蛋白。每1 g血红蛋白能结合1.34 mL氧。血氧含量是血液物理溶解氧和血红蛋白结合氧的总和。血红蛋白氧饱和度取决于氧分压,所以在高压氧条件下血氧含量增加。当血氧张力达到86.7 kPa(650.3 mmHg)时,血红蛋白结合而真正达到饱和。若氧的张力继续增高,血红蛋白结合氧不再增加,而溶解氧量则继续增多,且与血氧张力成正比。在3 ATA下吸纯氧,动脉氧分压能达到292.0 kPa(2190.2 mmHg),此时血浆物理氧容量比常压下吸空气增加22倍。在此情况下,即使没有血红蛋白,也可暂时维持动物生命。

(二)增加脑组织的氧含量和储氧量

脑为机体代谢最旺盛的器官之一,脑耗氧量相当于机体总耗氧量的20%,其中灰质的耗氧量比白质高5倍。在常温常压下,一般组织的储氧量为13 mL/kg,而脑组织储氧量仅为7~10 mL/kg。按其计算,阻断循环的安全时限为3~4分钟。但在高压氧下脑组织氧分压和储氧量明显增高,可迅速改善或防止脑缺氧的发生和发展,纠正脑缺血和缺氧性脑损害,促进脑复苏。

(三)提高组织内氧的弥散和有效弥散距离

气体的弥散总是从高分压移向低分压,不断趋向动态平衡,压差越大,弥散越广。在3 ATA下吸纯氧,肺泡氧分压升高,氧向组织细胞的弥散量也相应增加22倍左右。

(四)减轻脑水肿、降低颅内压、改善血-脑屏障的通透性

实验发现,在1 ATA氧下,颅内压平均降低23%;在2 ATA氧下,颅内压降低31%;在3 ATA氧下,颅内压降低40%~50%。高压氧主要通过脑血管收缩降低颅内压,提高血、脑、组织的氧分压,减轻脑水肿,从而阻断脑缺血、缺氧的恶性循环,促进脑功能恢复。近年来有报道称,在高压氧下可改变血-脑屏障的通透性,促进药物进入脑组织,增强疗效。

(五)改善脑电活动,促进觉醒状态

高压氧下脑皮质血流减少,但由于耗氧量降低更多,脑组织氧分压仍增高。实验中发现,高压氧下颈动脉血流减少,椎动脉血流增加,其所分布区(网状激活系统和脑干)氧分压相对增加,故有利于改善觉醒状态和生命功能活动,促使脑复苏。

(六)促进脊髓功能恢复

在高压氧的情况下,该区的氧分压可明显提高,在2 ATA氧下可达67.0 kPa(502.5 mmHg),因而有利于脊髓功能恢复。特别适用于防治外伤及局部循环障碍所致的脊髓损害。

(七)促进周围神经的再生

在高压氧的治疗下,神经再生速度加快,轴突再生量也增多。实验证明,切断和缝合动物股神经,立即做高压氧治疗,用 3 ATA 氧下每天 2.5 小时,连续 2～4 周,与正常情况比较有明显差异。说明高压氧对周围神经的再生及功能恢复有促进作用。

二、适应证

(一)急性脑缺氧

由于呼吸、心搏骤停,窒息喉头水肿,挤压伤,电解质紊乱,休克,手术麻醉意外,中毒等所致血氧供应中断或减少,脑组织常首先受到损害,在治疗原发病的同时应先纠正缺氧为其重要手段之一。多年来,高压氧对一氧化碳中毒,呼吸、心搏骤停复苏后脑缺氧有其重要作用。

1.一氧化碳中毒

高压氧可提高血氧分压和血浆中的物理溶解量,迅速减轻或消除组织缺氧;加速一氧化碳的离解和排出,使血红蛋白恢复携氧能力;防止迟发性一氧化碳中毒性脑病的发生。

2.脑复苏

解决脑复苏关键是解决脑缺氧、脑水肿、颅内压增高等。由于时间紧,脑复苏常对疾病起决定作用,尽管以往认为心搏骤停超过 8 分钟,脑功能将发生不可逆损害,但国内外报道,在适当条件下,缺血、缺氧 20～30 分钟,脑功能仍可恢复。高压氧可提高血、脑组织、脑脊液的氧含量和储氧量;增加血氧弥散量和有效弥散距离;改善血-脑屏障通透性,减轻脑水肿,降低颅内压;促进脑电活动和觉醒状态。

多数报道称,脑复苏对脑梗死治疗有效,对脑气栓栓塞,高压氧常为唯一治疗方法。主要作用是通过提高血氧含量,增加血氧张力,增加血氧弥散,降低颅内压,减轻脑水肿,促进脑血管侧支循环建立,恢复血-脑屏障细胞膜功能,活化缺血半暗区内的神经元。脑出血急性期,禁忌做高压氧治疗,一般在出血稳定或恢复期才进行治疗,也可用于出血手术后恢复期的治疗。

(二)脑炎或中毒性脑病

对于脑炎或中毒性脑病,高压氧疗法常作为辅助手段之一。

(三)多发性硬化症

多发性硬化症为中枢性脱髓鞘疾病。无理想治疗方法,特点是多灶性、波动性缓解与复发呈多变性,以激素治疗为主,高压氧治疗为其治疗手段之一。

(四)脊髓病变

脊髓病变主要包括炎症、损伤、血管畸形、减压病、脱髓性病变等。其特点包括肢体无力、瘫痪、肢体麻木、感觉异常、大小便功能障碍等。高压氧治疗主要起减轻患区水肿,纠正缺氧和低氧,缓解症状,促进脊髓功能的恢复等作用,尤其对大小便功能障碍的恢复。

(五)颅神经和周围神经病变

对感染、中毒、营养或代谢障碍,以及循环障碍造成局部或多发性周围神经病变,一般情况下可用高压氧治疗。

(六)肌病

对于多发性肌炎、进行性肌营养不良症可进行高压氧治疗。

(七)其他

高压氧疗法还适用于脑外伤所致脑水肿、脑及脊髓后手术恢复、老年性智力衰退、偏头痛、放射性脑病等。

三、禁忌证

(1)急性上呼吸道感染、急(慢)性鼻窦炎、中耳炎和咽鼓管不通畅。

(2)肺部感染、损伤、出血、肺气肿、肺大疱及气胸者。

(3)颅内、椎管内活动性出血者。

(4)脑脊液漏、开放性颅脑损伤、脑室引流不畅者。

(5)颅内疾病性质不明或占位病变未去除者。

(6)高血压患者血压过高,心动过缓者。

(7)原因不明的高热或急(慢)性接触性传染病者。

(8)妊娠妇女和月经期。

(9)有氧中毒史和对高压氧不能耐受者。

四、不良反应

(一)气压伤

气压伤常由于加压中机体的某些空腔器官不均匀受压所致,易引起局部水肿、充血、疼痛及损害。常见鼓膜充血、出血破裂。少有鼻出血、牙痛及肺部损伤。

(二)减压病

常在高压情况下减压过快,使氮气大量逸出形成气泡,在血管内外形成栓塞和压迫,严格按操作程序使用则可防止减压病发生。

(三)氧中毒

压力在 0.6～1.0 ATA 时易发生眼型氧中毒。在 2.5 ATA 时易发生肺型氧中毒。在>3 ATA时易发生神经型氧中毒。控制压力时间和吸氧时限可防止氧中毒。

五、注意事项

(一)实施方法

高压氧的治疗分为 3 个阶段,即加压、稳压和减压。治疗压力一般为 1.5～2.0 ATA,吸氧时间不超过 90 分钟。高压下供氧的方式有面罩供氧和全舱供氧两种,以前者最常见。

(二)治疗时机

对于治疗时机,目前国内外较为一致的意见是早期开始高压氧治疗。由于脑梗死后脑细胞缺血缺氧的损害在 6 小时内尚属可逆阶段,因此病程在 6 小时内的急性脑梗死患者,应作为急症处理,积极争取溶栓和高压氧治疗;病程超过 6 小时的患者也应尽早行高压氧治疗。

(三)疗程

关于急性缺血性脑卒中高压氧治疗的疗程,国内外也有大量报道。综合各家意见,我国认为患者多为老年,且有起病急、恢复慢、致残率高的特点,建议首次治疗以 3 个疗程为宜,休息 1～2 周后可再进行 1～2 个疗程。此外,在恢复期的一年内,仍应间断治疗。

(四)保持呼吸道通畅

呼吸道通畅是保证高压氧成功的关键。进舱前应动员患者咳嗽,昏迷患者应尽早进行气管插管或气管切开,便于吸痰,保持呼吸道通畅,改善患者的通气功能。

(五) 了解咽鼓管情况

昏迷患者进行治疗前应详细检查咽鼓管情况,如有闭塞或堵塞可能,应先做鼓膜切开,以免发生中耳气压伤。

(六) 氧敏感试验

首次治疗前应进行氧敏感试验,阴性者才可进行高压氧治疗;而且首次升压、减压要缓慢,以免发生气压伤,影响高压氧治疗。

(七) 防治氧中毒

如患者突然出现呼吸急促、心跳过速、出汗等症状,应考虑氧中毒,立即停止吸氧,可缓解。

(八) 其他

重症昏迷患者进行高压氧治疗应有医护人员陪同。

（赵　晶）

第七节　亚低温疗法

亚低温疗法在临床上又称冬眠疗法或人工冬眠,它是利用对中枢神经系统具有抑制作用的镇静药物,使患者进入睡眠状态,再配合物理降温,使患者体温处于一种可控性的低温状态,从而达到使中枢神经系统处于抑制状态,对外界及各种病理性刺激的反应减弱,对机体具有保护作用;降低机体新陈代谢及组织器官氧耗;改善血管通透性,减轻脑水肿及肺水肿;提高血中氧含量,促进有氧代谢;改善心肺功能及微循环等目的。

一、脑组织温度的变化

通常脑组织温度平均高于鼓膜及核心温度(0.60±0.08)℃,脑部温度变化由以下方面决定:①核心温度(与全身氧化代谢剩余能量有关);②脑灌注(血压与颅内压);③脑代谢产生的热量等。其中,通过脑血液流动的调控,可以经常维持恒定的脑组织温度水平,防止其过高或过低,因此脑血流量是重要的最终决定脑温的因素。当平均血压低于 8.7 kPa(65 mmHg)时,则不能维持脑循环的自动调节控制,以致难以带走脑内蓄积的温度,脑温逐渐升高。当体温升至 38 ℃时,必然发生脑内热贮留,这不仅见于休克的患者。心跳停止复苏后再灌注时,也能记录到脑内温度升高达 42～43 ℃的热贮留现象。

二、亚低温对脑损伤的保护作用机制

(一) 降低脑氧耗和能代谢,减少脑组织乳酸堆积

低温可能通过降低脑氧耗量和能量代谢来维持细胞的存活。正常脑组织氧耗量 60% 用于维持电生理活动,40% 用于维持细胞内环境的稳定。有人认为亚低温降低氧耗与麻醉镇静药不同,它对两种氧耗均有抑制作用,尤其对第二种氧耗抑制作用更显著,而麻醉镇静药仅能抑制电生理活动。同时亚低温还可促进脑组织对葡萄糖的利用,延长缺血半暗带的生存时间。有学者发现大脑中动脉远端阻断所致的能量剥夺常发生于缺血后 1 小时内,认为降低代谢可能为亚低温在缺血早期的保护作用。亚低温在降低代谢率的同时,可减少脑内乳酸的产生,减轻酸中毒。

(二)抑制有害物质释放

亚低温能抑制有害物质释放如兴奋性氨基酸、自由基、一氧化氮等,从而减小这些有害因子对脑组织的损害,此外,亚低温还能明显抑制脑损伤后脑组织多巴胺、去甲肾上腺素和5-羟色胺等单胺类物质的生成和释放,有效阻断这些毒性物质对脑细胞的损害。亚低温还能显著抑制低氧引起的神经元钙离子内流,阻断钙离子对神经元的毒性作用。

(三)保护血-脑屏障,减轻脑水肿及降低颅内压

有学者研究发现,伤前和伤后30分钟开始亚低温治疗,能显著减轻脑挫裂伤区血-脑屏障通透性。有学者的研究表明亚低温(30~32 ℃)能抑制白三烯生成,减轻脑缺血后,白三烯引起的内皮细胞收缩和血-脑屏障通透性增加,从而减轻脑水肿,降低颅内压。

(四)减少脑细胞蛋白破坏,促进细胞结构和功能修复

脑损伤后脑细胞蛋白的合成明显降低。有学者观察鼠缺血30分钟,低温30 ℃能使其脑组织蛋白及微管蛋白含量恢复正常。亚低温能防止由于脑内热贮留,导致脑内蛋白变性和血管功能受到的直接损害。亚低温还能调节调钙蛋白激酶Ⅱ和蛋白激酶的活性。有学者在实验中观察到亚低温能使调钙蛋白激酶Ⅱ活性恢复正常,并能调节调钙蛋白激酶Ⅱ的mRNA表达。

(五)亚低温对基因表达有影响

研究表明,亚低温可促进即早基因的表达及抑制神经元凋亡。有学者的实验研究表明亚低温(32~34 ℃)能减少大鼠大脑中动脉缺血后变异型P_{53}蛋白的表达,增加缺血脑的B细胞淋巴瘤-2蛋白的表达。

三、亚低温的分类

低温疗法的分类尚无统一标准。目前国际上将低温分为轻度低温(33~35 ℃)、中度低温(28~32 ℃)、深度低温(17~27 ℃)和超深度低温(2~16 ℃)。有学者将28~35 ℃轻中度低温称为亚低温。目前动物实验和临床研究所选择的温度多在30~35 ℃,且多指核心温度。

四、脑亚低温管理方式

(一)脑温的监测方法

脑温的测量分直接测量和间接测量。一般亚低温疗法维持体温在30~34℃为宜,安全而且并发症少。直接测量须开颅脑室造口,将脑温探头放于脑室中,通过半导体温度显示,监测脑温度变化,此法因复杂和损伤性,一般临床不用。临床常用以下间接测量方法。

1.口腔测温

口腔测温操作容易,缺点是舌下温度比中枢温度略低。

2.鼓膜温度

应用鼓膜测温仪在鼓膜处连续测温,其结果较接近中枢温度。

3.直肠测温

Mellergard发现脑温平均仅高于肛温0.33 ℃左右。因此一般认为肛温测定可作为临床亚低温时一个简单、可靠的测温途径。

4.膀胱测温

凡需保留尿管患者均可放置装有热敏探头的尿管,该部位温度也与脑温有较好的相关性。膀胱测温是ICU内最方便的持续监测深部温度的方法。

5.颞肌测温

颞肌温度可较好地作为反映脑温的替代指标。此外,要注意不同部位脑组织之间也存在温度梯度,脑皮质温度低于核心温度,平均差值 0.5 ℃。

目前,在临床低温治疗研究中,测定核心温度的常用方法有直肠测温、膀胱测温和鼓膜测温。

(二)降温时间窗

动物实验表明,在脑组织损伤后亚低温实施越早对脑组织保护作用越明显,亚低温实施在脑损伤后 30～60 分钟以内开始,超过 60 分钟后,疗效较差。临床研究也表明脑损伤应实施超过 7～8 小时的亚低温治疗,但一般不应超过一周,因为长时间低温,易导致感染等并发症。

(三)亚低温治疗脑卒中的实施方法

目前国内外通常临床上最常用的降温方法是半导体降温毯＋肌松冬眠合剂＋呼吸机辅助呼吸。因人体体温低于正常体温时,患者则出现寒颤产热,所以采用半导体降温毯难以达到亚低温水平。临床必须使用肌肉松弛药和冬眠镇静药物,从而达到减少体内产热降低体温的目的。

1.肌松冬眠合剂

目前临床常采用阿曲库铵和氯丙嗪作为肌松冬眠合剂,即阿曲库铵 200 mg＋氯丙嗪 100 mg＋生理盐水 250 mL 静脉滴注。通常给药速度为 20～40 mL/h。

2.冬眠治疗

(1)冬眠一号。盐酸氯丙嗪 50 mg,盐酸异丙嗪 50 mg,盐酸哌替啶 100 mg 加入 5％葡萄糖溶液或生理盐水 250 mL,静脉内缓慢滴入。具有调节心、脑血管功能,使大脑皮层受抑制,解除血管痉挛。

(2)冬眠二号。双氢麦角碱 0.3～0.9 mg,盐酸异丙嗪 50 mg,盐酸哌替啶 100 mg 加入 5％葡萄糖或生理盐水 250 mL 中,静脉滴注。

(3)冬眠四号。乙酰丙嗪 20 mg,盐酸异丙嗪 50 mg,盐酸哌替啶 100 mg。乙酰丙嗪能保持氯丙嗪的特点,对心血管不良反应较氯丙嗪为轻。因此冬眠四号是现在常用的一种冬眠合剂。

(4)冬眠治疗具体应用。①诱导期:由开始给药到机体达到类似冬眠状态时称为诱导期。多数人主张以冬眠合剂静脉持续点滴或小剂量分次注射,从小剂量开始,逐渐增加到药物预期的效果,方可减少降温过程中出现的寒战及药物不良反应。当体温下降至预期水平,如心率减慢,血压下降,呼吸频率减慢,尿量增加,代谢率已明显下降,则表明治疗效果满意。②维持期:冬眠状态根据病情需要决定维持的程度和日数(3～7 天),在维持期间,若为持续性静脉滴注,则应严格控制滴速并保持均衡。若分次给药,则隔 4～6 小时,肌肉或静脉注射 1/2～1/3 量,体温波动在 1 ℃以内。更换冰袋前后易出现寒战反应,因此在更换前后视病情加大药物剂量,尚可减少寒战反应的发生。③恢复期:冬眠治疗效果达到后,将冷敷的冰袋撤除,注意冬眠药物的剂量,可酌情减量和延长给药时间,可保持防止体温降得过低或在恢复期出现反应性高热。

3.降温方法

(1)体表物理降温:如流动式冰毯、降温床垫、对流式冷风和冰包裹等是目前常用的较为传统的方法,比较容易实施。但这种方法会引起周围血管收缩,起效相对较慢。为了控制寒战,一般要用肌肉松弛药和中枢镇静剂,需用呼吸机控制呼吸。

(2)药物降温:解热药的不良反应小,适用范围广,但难以达到预期效果。

(3)血管内灌注降温:将 4 ℃的液体按 30 mL/kg 的容积量输入心搏骤停的患者体内,25 分钟后体温降低 1.6 ℃,同时平均动脉压有所上升,但不出现肺水肿。这一方法简便、经济而且易行。

但是,目前尚未应用于脑卒中患者的治疗,可能与其升高动脉压有关。

(4)全身血液降温:指在体外循环时,血液被引入变温器内降温后再注入体内使体温降至预期控制水平。近年来体外循环灌注技术及有关设备的不断发展,以及对体外循环基础理论、血流动力学病理生理的深入研究,充分认识到体外循环对心、脑、肺等器官的影响和对机体器官的保护作用,从而使此技术开拓性应用于抢救各类危重患者。

(四)脑温的控温与降温

全身亚低温有利于控制脑部温度。当体温降至 35 ℃时,机体对低温侵袭可发生防御反应,寒战,体内产热增加,继之体温降至 33 ℃以下时,可引起功能抑制及心律失常,因此安全的降温方法应按机体适应情况,设定降温时间,使脑温逐渐降到 35 ℃,稍停之后继续缓慢地降至 30～34 ℃是安全的。

(五)复温

在脑亚低温疗法中,最为困难的是复温时的管理。由低温恢复至正常体温之际,也将同时启动机体的防御活动,发生复温对机体的侵袭,自由基产生增加,血液纤溶系统失衡,肠道功能及免疫防御系统功能降低,伴有弥散性血管内凝血的重症感染时血管机能降低引起的急性脑水肿等合并症。目前多主张自然复温,首先停用降温措施后,将患者置于 25～28 ℃室温中。复温过程中必要时可应用肌肉松弛药和镇静剂,以防肌颤导致颅内压增高。有人提出平均 4 小时升高脑温 1 ℃,在 12 小时以上使患者体温恢复到 37～38 ℃为宜。

五、亚低温治疗中监护及并发症防治

(一)神经系统

亚低温对脑组织无害,但复温过快可能会引起颅内压升高,有试验研究发现,复温时间较短(<16 小时)时会有颅内压反跳性增高的危险,这是复温期间死亡的主要原因。因此,对复温速度应予以重视,缓慢、控制性复温,以及应用肌肉松弛药及镇静剂预防肌颤导致颅内压增高,从而达到减少并发症的目的。

(二)心血管系统

在复温过程中可出现血管扩张、血压下降、回心血量减少,有发生复温后低血容量性休克,故复温速度不宜过快,一旦发生复温休克,可给予儿茶酚胺类药物,增加外周血管阻力。可引起心率减慢、心律失常、血压下降,故应予心电监护,及时处理。

(三)血液系统

低温环境下,血小板发生变形,存入脾窦、肝窦,使有效循环中的血小板数目减少;凝血酶原时间和促凝血酶原时间延长,血黏度增加和凝血功能障碍,亚低温治疗过程中会发生胰酶活性增加和血小板降低。

(四)感染

低温状态下,促肾上腺皮质激素、肾上腺素和皮质激素的分泌等均受抑制,致免疫功能受抑制,易并发呼吸系统及泌尿系统等感染。治疗期间应用肌肉松弛药、镇静剂,呼吸和咳嗽反射受抑制,更易继发肺部感染。

(五)电解质紊乱

低温期间可使钾离子向细胞外转移发生高血钾,复温时钾离子向细胞内转移发生低血钾。

(王慧玲)

第九章　血管内介入

第一节　脑血管造影术

近年来随着 CT、MRI、血管多普勒、CT 动脉血管成像及 MR 动脉血管成像等技术的不断进步，很多情况下，CT 动脉血管成像及 MR 动脉血管成像已基本能够获得完整的颈动脉和脑血管的图像。经皮插管脑血管造影由于有一定的创伤性，其检查的应用范围已经明显缩小。但当我们需要精确了解脑血管病变的部位和程度，以更好地指导对脑血管病患者的临床诊治时，经皮插管脑血管造影术仍然是其他检查手段所无法替代的重要方法。

一、适应证

(1)寻找脑血管病的病因，如出血性或闭塞性脑血管病变。

(2)怀疑血管本身病变，如动脉瘤、动脉夹层形成、动静脉瘘、烟雾病、takayasu 病、外伤性脑血管损伤等。

(3)怀疑有静脉性脑血管病者。

(4)脑内或蛛网膜下腔出血病因检查。

(5)头面部富血管性肿瘤术前了解血供状况。

(6)观察颅内占位病变的血供与邻近血管的关系及某些肿瘤的定型。

(7)实施血管介入或手术治疗前明确血管病变和周围解剖关系。

(8)头面部及颅内血管性疾病治疗后复查。

二、禁忌证

(1)碘过敏或造影剂过敏。

(2)金属和造影器材过敏。

(3)有严重出血倾向或出血性疾病。

(4)有严重心、肝、肾功能不全。

(5)全身感染未控制或穿刺部位局部感染。

(6)未能控制的高血压。

(7)并发脑疝或其他危及生命的情况。

三、术前准备

术前准备包括了解病情、完善相关的实验室检查、签署手术知情同意书、术前及术中药物准备、造影剂准备、建立静脉通路。

术前了解患者的临床表现和既往史，尤其有无药物及造影剂过敏史。虽然目前使用的非离子型造影剂比较安全，并不强调一定要做过敏试验，但临床上仍有一定比例的患者发生变态反应。了解患者的肾功能、血小板计数、凝血指标。一般认为血肌酐≤250 μmol/L的患者，行脑血管造影是安全的；血小板计数≤80×10^9/L的患者，即使凝血指标正常，一般不建议行脑血管造影检查；长期服用华法林进行抗凝治疗的患者，脑血管造影术前数日应停用华法林，改用肝素抗凝。因肝素抗凝的患者出血可及时使用鱼精蛋白中和，而华法林治疗的患者出血时应用新鲜血浆来中和。

四、术中注意事项

虽然术者会在术中关注患者的生命体征变化，但操作过程中术者会将其注意力更多的放在导管的操作及X线显示屏上，有时会忽略对监护仪的观察及与患者的交流。脑血管造影时，了解主动脉弓上各大血管及其主要分支的大体情况（包括头臂干、双侧锁骨下动脉、双侧颈总动脉、双侧颈内动脉、双侧椎动脉、基底动脉及它们的分支），缓慢有序地进行，能显著减少并发症的发生；在条件许可的情况下，应尽可能地进行选择性造影，以明确诊断并为后续治疗提供更加详实的资料；选择性造影时应以血管显影清晰为前提，不可盲目增加造影剂用量，否则只会增加并发症。

五、并发症及其处理

(一)脑血管痉挛

脑血管痉挛多见于导管或导丝的刺激，有时造影剂也可以导致脑血管痉挛，可发生于有病变的血管，也可以发生于正常血管，前者更多见。造影图像多呈现规律而对称，类似于波浪形的图像，局部血管壁可出现不规则状，严重者可出现血管完全闭塞。脑血管痉挛如能及时发现，一般不会造成严重后果，但血管痉挛时间较长可能造成脑缺血或脑卒中发生。一旦出现血管痉挛，应立即停止各种刺激性操作并同时经导管给予解痉药（如罂粟碱、尼莫地平、硝酸甘油等）。推荐使用尼莫地平5 mL＋生理盐水5 mL，按1 mL/min的速度经导管内注入，或用生理盐水将罂粟碱稀释成1 mg/mL，按1 mg/min的速度给药。

(二)缺血性脑卒中

缺血性脑卒中多由于术中血管壁斑块脱落或导管壁上血栓形成而出现脑栓塞，少部分由于气栓造成。对此有以下预防措施。

(1)穿刺成功后全身肝素化，可有效预防导管壁上血栓的形成。

(2)依次进行主动脉弓、弓上大血管、二级或三级分支的超选择性造影，一旦发现血管壁有斑块形成的可能，导管导丝禁止超越这些部位，可有效防止斑块脱落。

(3)严防管道中空气的存在，可有效预防气栓的发生。血栓形成溶栓有效，斑块脱落则无有效处理方法，气栓形成可行高压氧治疗且效果极佳。

(三)腹股沟血肿、假性动脉瘤

腹股沟血肿、假性动脉瘤多见于以下情况。

(1)反复股动脉穿刺,穿刺时穿透股动脉后壁或同时累及股动脉分支,股动脉穿刺后的压迫不当。

(2)少数患者术前查凝血指标正常,但术后压迫血管时出现凝血困难。

(3)术后压迫时间过短或穿刺侧下肢过早负重。

(四)后腹膜血肿

后腹膜血肿发生的常见原因如下。

(1)穿刺点过高或导管、导丝损伤髂动脉所致,穿刺点过高可造成穿刺时因股动脉后壁穿透而血液进入腹腔,同时因血管后壁缺少坚韧组织支持而无法进行有效的压迫。

(2)导管或导丝损伤髂动脉,特别是髂动脉本身已有严重病变,如严重的动脉粥样硬化或有动脉瘤存在。出现后腹膜血肿病情极其凶险,同时少有处理方法。

(五)股动脉或髂动脉血管夹层形成

股动脉或髂动脉血管夹层形成多由于穿刺或介入经验不足造成,穿刺针或导管、导丝进入内膜下而未及时发现,这种情况因内膜破口位于血管夹层的远心端,而血管夹层位于近心端,如没有导管的持续刺激,血管夹层不易继续扩大,一般数小时或数日后可自行愈合。如血管夹层延伸太深,可能会累及对侧大血管供血。

(六)迷走反射兴奋

迷走反射兴奋多见于拔除血管鞘时及拔鞘后加压包扎时,主要表现为血压下降,心率下降,患者可有出冷汗、面色苍白、四肢湿冷等休克表现。静脉注射阿托品为首选处理方法,同时可适当补充血容量。有学者建议在拔鞘前于动脉穿刺点周围用利多卡因局部浸润处理,以减少血管的牵张反射,认为这是一个有效的方法。

(七)皮质盲

有多个报道称在脑血管造影结束后出现皮质盲,数小时或数日后完全恢复,机制目前不完全清楚,推测可能和造影剂的浓度及剂量,以及导管刺激后血管痉挛有关。推荐造影剂浓度为 200 mg/mL。

（李净兵）

第二节 脑血管介入溶栓术

缺血半暗带理论是急性缺血性脑血管病救治的理论依据。研究表明,脑组织仅能耐受 5～10 分钟完全缺血。由于侧支循环的存在,局灶性脑梗死周围存在部分受损的神经细胞。当缺血区组织及时恢复供血后,这部分神经细胞可恢复正常。因此,尽快恢复缺血组织的血供,抢救半暗带内濒死神经细胞是缺血性脑血管病救治的关键。

溶栓治疗可迅速恢复缺血脑组织的血供,缩小梗死体积,拯救缺血半暗带内濒死神经细胞。动脉内接触溶栓是将多侧孔微导管直接插入血栓内注射溶栓药物,可显著提高局部溶栓药物浓度,增加药物与栓子接触面积,减少药物使用总量。同时,使用微导丝可以机械性破碎栓子,从而加速血栓溶解的速度。与单纯药物溶栓相比,动脉内接触溶栓可显著提高溶栓效果,减少全身不良反应,缩短溶栓时间,增加闭塞血管再通率,而不增加出血危险性。

一、溶栓时机

一般认为,急性颅内动脉血栓形成后 2～8 小时溶栓最为合适。在机体缺血 2～3 小时后一般没有或仅有局灶性梗死。适合动脉溶栓患者的时间窗为前循环发病 6 小时以内,后循环可酌情延长至 24 小时(症状出现时间定义为患者能够被证实的最后正常时间)。

二、脑动脉急性闭塞血管造影分型

动脉内溶栓的疗效除与溶栓时机有关外,与闭塞动脉的分布有很大关系。Theron 根据临床溶栓效果及并发症的风险,按照闭塞动脉的部位将颈内动脉系统血栓形成分为 3 型。

Ⅰ 型:颅内或颅外动脉闭塞,但 Willis 环和豆纹动脉通畅。主要是血流动力学的改变。

Ⅱ 型:皮质血管闭塞,但未累及豆纹动脉。

Ⅲ 型:累及豆纹动脉的血管均闭塞。

Ⅲa 型:外侧豆纹动脉部分闭塞,这组血管再通后仅有少量出血,或很少引起临床症状。

Ⅲb 型:豆纹动脉完全被栓子闭塞。

Ⅲe 型:颈内动脉从起始部至颅内豆纹动脉处完全闭塞。

根据分型,对于 Ⅰ 型、Ⅱ 型的患者溶栓效果较好,且并发症的发生率低,而 Ⅲ 型溶栓后出血的风险就会增加。

三、适应证和禁忌证

(一)适应证

(1)年龄 18～80 岁。

(2)临床诊断缺血性脑卒中,神经功能缺损症状＞30 分钟,且在治疗前未缓解。

(3)CT 检查排除颅内出血,且无大面积脑梗死影像学的早期征象或低密度影,如前循环未超过大脑中动脉供血区的 1/3,后循环未超过脑干体积的 1/3。

(4)多模式或多时相(或单项)CT 血管成像,或 MR 血管成像检查证实为大血管狭窄或闭塞。

(5)患者或法定代理人同意并签署知情同意书。

(二)绝对禁忌证

(1)单纯感觉障碍或共济失调。

(2)临床表现很快出现明显改善。

(3)活动性颅内出血。

(4)出血体质或出血性疾病。

(5)颅内动脉瘤、动-静脉畸形、颅内肿瘤或可疑的蛛网膜下腔出血。

(6)有出血史。

(7)近 2 个月有颅内或脊柱手术外伤史。

(8)治疗前收缩压＞26.7 kPa(200 mmHg),或舒张压＞12.0 kPa(90 mmHg)。

(9)血管造影示近段大血管完全闭塞者。

(三)相对禁忌证

(1)年龄＞70岁。

(2)近6个月脑梗死,消化道出血或泌尿道出血。

(3)近3个月患急性心肌梗死、亚急性细菌性心内膜炎、急性心包炎及严重心力衰竭。

(4)近6周有外科手术、分娩、器官活体组织检查及躯体严重外伤。

(5)血栓性脉管炎、糖尿病出血性视网膜炎及严重肝肾功能不全。

(6)妊娠妇女。

(7)应用抗凝剂。

(8)治疗前收缩压＞24.0 kPa(180 mmHg),或舒张压＞14.7 kPa(110 mmHg)。

四、操作方法及程序

(1)患者高度怀疑脑梗死后应立即行CT扫描,确定有无禁忌证。

(2)进行全面的体格检查,了解详细的病史,并行常规术前实验室检查。

(3)立即进行血管造影以明确诊断,一般在局部麻醉、全身肝素化状态下进行,给予心电监护及生命体征监测,吸氧并准备必要的抢救措施。如果患者躁动,酌情给予镇静药。

(4)确定栓塞的部位及程度(完全闭塞还是部分闭塞)后,立即换导引导管及微导管行选择性溶栓。微导管的头端应该尽量靠近血栓。如果能够穿过栓子,可以行超选择性血管造影,以明确闭塞远端血管的血流状况以及血栓的长度。

(5)如果尿激酶用量超过限度,可以使用机械方法辅助再通,如球囊扩张或使用血栓取出装置。

(6)导丝、导管操作要轻柔,最好在路图下插管,以防动脉粥样硬化斑块脱落,造成新的梗死。

(7)溶栓后有残余狭窄,可以使用球囊扩张或支架成形技术重建血管。

(8)如果动脉迂曲,微导管不能在短时间内到位,应该抓紧时间在上游血管给予溶栓药物。

(9)溶栓过程中,要不断地了解患者的状态,决定继续治疗或终止治疗。

(10)在溶栓的过程中如果患者的临床症状加重,应该判断是否有出血,必要时行CT检查,一旦有出血,立即停止治疗并中和肝素,酌情予以处理。

五、术后处理

(1)术后给予抗凝、抗血小板治疗,防止在短时间内再次血栓形成。

(2)给予钙通道阻滞剂,防止由于导管或血栓的刺激而引起的血管痉挛。

(3)给予扩容治疗,提高缺血组织周围的灌注,改善局部脑组织循环。

(4)溶栓后24小时复查血管造影及CT。

(5)术中同时行支架血管成形术者,术后给予强抗血小板药物治疗。

六、并发症

(一)出血

溶栓后出血所有溶栓药物均有出血的可能,包括颅内出血和颅外出血。大多数学者认为:①急性脑梗死发生后,闭塞血管因缺血缺氧而受损,血管的强度降低,当血栓溶解后,受损的血管暴露于升高的灌注压下,导致出血。②脑梗死时,血小板聚集形成血小板栓子,以后由于凝血酶及纤维蛋白的作用形成稳固的血栓,限制梗死区出血,溶栓药物干预血栓形成,因而溶栓药物本身是引起或加剧颅内出血的重要因素。对于介入溶栓的出血转化率,不同的文献报道的差异比较大。目前认为,症状性脑出血的发生可能与伴随使用的抗凝药物如肝素的剂量、溶栓治疗的时间、溶栓药物及剂量、梗死的范围及侧支循环水平、血糖及血压等因素相关,但均缺乏定论,这给溶栓后是否适合支架置入的判断带来一定的难度。

(二)梗死

血栓形成溶栓过程中可由于导管导丝的移动,使血管壁斑块脱落造成新的栓子及栓子破裂而导致终末动脉的梗死。

(三)血管穿孔

导管、导丝穿过闭塞部位可能会导致血管穿孔、误入动脉夹层。在操作过程中应该手法轻柔,在遇到阻力时应该及时停止操作并查看原因。在导丝不能通过血栓时,不应该强行穿过。

（王少颖）

第三节　颈动脉颅外段狭窄支架血管内成形术

颈动脉颅外段狭窄是导致脑梗死的主要原因之一,造成动脉狭窄的主要原因是动脉粥样硬化。少见的有动脉夹层形成、动脉炎、肌纤维发育不良、放射损伤等。累及的部位大多位于颈内动脉起始段、岩段、海绵窦段,以起始段狭窄最多。近年来随着血管内技术的发展,血管内支架成型术已经成为治疗颈动脉狭窄的主要方法之一。

一、适应证

(1)颈动脉狭窄>70%。

(2)与狭窄有关的脑实质缺血。

(3)动脉粥样硬化斑块表现为非严重溃疡性斑块。

(4)与狭窄有关的神经系统症状。

(5)无严重的全身器质性疾病,如心、肝、肾功能障碍等。

(6)CT 或 MRI 检查示无严重的梗死灶。

(7)近 3 周无严重的脑卒中发作。

(8)无严重的神经功能障碍。

二、禁忌证

(1)严重溃疡性和高度钙化的斑块。

(2)有严重的神经功能障碍,如偏瘫、失语及昏迷等。

(3)有严重出血倾向。

(4)严重的全身器质性疾病,如心、肝、肾功能不全。

(5)狭窄程度<50%,经颅多普勒超声显示远端供血良好,皮质动脉没有低波动性。

三、操作方法及程序

(1)术前3天给予抗血小板药物,以预防术中血栓栓塞性并发症的发生。

(2)一般局部麻醉,有利于观察患者体征的变化,如果患者紧张或不配合,可以全身麻醉。

(3)经股动脉穿刺,一般放置7～9F血管鞘,完全肝素化(7～9F指的血管鞘分类)。

(4)导引导管使用8F导管,头端一般放置在颈总动脉末端。

(5)选择0.014 in微导丝的脑保护装置通过狭窄病变。脑保护装置置于颈内动脉C_1段相对较直的部位,且距狭窄病变有适当距离,防止脑保护装置贴壁不良或影响支架的释放。

(6)脑保护装置打开后选择合适直径的球囊行狭窄段血管预扩张,预扩后保留保护伞,撤出预扩球囊系统。

(7)准确测量狭窄段后,选择适当大小的支架经过微导丝置入狭窄段,支架直径的选择以颈总动脉为主。例如,颈总动脉直径8 mm,支架直径就应该选择8 mm,支架长度要略大于狭窄段长度(粥样硬化斑块的长度),支架必须完全覆盖斑块,并且在斑块两端延伸5 mm左右,因为实际动脉病变的长度要比造影上显示的长,如狭窄长度为2 cm,支架长度应该选择3～4 cm。

(8)支架到位后用一只手握住支撑杆,稳定支架的位置,另外一只手缓慢释放支架,当前面1/3打开后,稍停一下,观察支架的位置并让已经释放的支架充分贴壁、固定,然后再缓慢释放全部支架。一般情况下,支架到位后未打开的位置稍高于预定释放的位置。另外,如果在前面1/3打开后位置仍然偏高,可以稍下拉支架,达到最佳位置后完全释放支架。

(9)支架术后常规造影决定是否进一步支架内扩张。

(10)支架术后肝素自然中和,术后给予抗血小板治疗。

四、保护装置的使用

(1)首先在路图下小心将保护装置的导丝通过狭窄段进入岩段,撤除保护装置外鞘,打开保护伞。

(2)选择合适的扩张球囊通过保护伞导丝到达狭窄段,扩张球囊,满意后撤除球囊,保护伞仍然留在原处不动。

(3)沿保护伞导丝置入所选择的支架,释放支架,然后撤除支架支撑杆,保护伞留在原处不动。

(4)造影观察如果狭窄段已经扩张大于正常80%,就可以沿导丝放回收取保护伞外鞘,将保护伞收入鞘内,拉出保护伞。如果扩张不满意,可以行支架内扩张后,最后再撤出保护伞。

(5)保护伞位置不能过高,否则会引起血管痉挛,影响颅内血流灌注。

(6)要保持保护伞在血管内的相对稳定,不能上下移动,否则可能会造成已经捕获的斑块游走或血管痉挛。

五、术中与术后的并发症

(一)心律失常

由于支架或球囊对迷走神经的刺激,术中可出现心率下降,一般在扩张前或支架释放前静脉给阿托品0.5～1.0 mg。

(二)血压降低

有些患者在术中或术后可能会出现血压降低,术后可首先给予胶体液 500 mL 并观察 2 小时,如果血压比术前下降超过 5.3 kPa(40 mmHg),可以静脉给予阿托品 0.5 mg。持续血压不升者可以静脉持续泵入多巴胺,维持 24 小时至 72 小时。

(三)急性脑缺血

对于一侧颈内动脉闭塞,另外一侧颈内动脉高度狭窄的患者,术中由于球囊扩张,暂时阻断颅内供血,导致颅内急性缺血,患者可以出现一过性黑矇、呼吸困难、胸闷等症状。要求球囊扩张时间要短,如果出现不适,可以嘱患者咳嗽或拍打患者心前区。有时也可采取全身麻醉方法,但是全身麻醉中不能观察患者的体征变化。

(四)血管痉挛

术中不当的操作可以导致血管痉挛,尤其是目前大多数病变都要求在操作中使用保护装置,更加容易造成狭窄远端血管的痉挛,一般不需要特殊处理,但如果患者出现明显忧郁引起的血管痉挛症状,可以在术中给予罂粟碱 30 mg+50 mL 生理盐水缓慢注射。

(五)血栓形成和斑块脱落

支架术中由于导管导丝的操作,更主要的是支架膨胀或球囊扩张时诱发血栓或引起斑块脱落,造成远端梗死,术中全身肝素化,在支架置入前或球囊扩张前给予 10 万～20 万 U 尿激酶会减少血栓并发症的发生,最近保护装置的应用使颈动脉介入治疗更加安全有效。栓子脱落的风险从 5% 下降到 2% 左右。

(六)再灌注损伤

对于高度狭窄病变,远端侧支循环不好,扩张后皮质动脉血流量突然增加,如果血压控制不好,使长期处于低灌注的毛细血管破裂造成致命的脑出血。因此,对于该类病变,在术中、术后都要很好地控制血压。

(王少颖)

第四节　症状性颅内动脉狭窄血管内成形术

由于颅内动脉的解剖学特点与颅外动脉和冠状动脉明显不同,因此颅内动脉狭窄不能完全照搬颅外动脉或冠状动脉的介入治疗方法。

对于症状性颅内动脉狭窄的治疗目标是重建狭窄血管,在狭窄血管没有完全闭塞之前恢复血流,内科药物治疗不能使狭窄的血管恢复正常管径,外科手术可以对一些前循环的动脉狭窄性颅内-颅外动脉吻合术,间接提高其灌注,但这种技术对于后循环动脉狭窄血管吻合手术难度较大,不能被广泛应用。随着血管内治疗技术的进步及颅外段血管狭窄支架成形技术的不断成熟,人们很自然地开始尝试颅内动脉狭窄的支架血管内成形技术,达到重建血流的目的。

一、适应证和禁忌证

颅内动脉狭窄血管内介入治疗的研究目前还处于初步阶段,因此其安全性、有效性和长期预后等还无从判断,无法形成规范而系统的操作指南。

(一)适应证

1.无症状或有轻微症状的患者,血管内成形术的适应证

(1)经颅多普勒超声、磁共振血管造影检查发现血管管径狭窄>70%。

(2)经颅多普勒超声示远段低波动性(灌注指数<0.4)。

(3)供血区域可有小腔隙性脑梗死灶。

(4)由单光子发射计算机断层扫描、磁共振弥散成像或正电子发射断层其中之一证实局部相关脑组织缺血。

(5)病变血管结构适合血管内成形。

2.有明显症状的患者,血管内成形术的适应证

(1)无严重神经功能障碍。

(2)血管管径狭窄>50%。

(3)经颅多普勒超声示远段低波动性(灌注指数<0.4)。

(4)无大面积梗死灶。

(5)由单光子发射计算机断层扫描、磁共振弥散成像或正电子发射断层其中之一证实局部相关脑组织缺血。

(6)侧支循环不良。

(7)狭窄血管结构适合血管成型(<10 cm,成角不明显)。

(8)某些动脉夹层或不明原因的动脉狭窄。

(二)禁忌证

(1)血管管径狭窄<50%,无症状或轻微症状,药物控制有效。

(2)严重神经功能障碍。

(3)疾病急性期。

(4)远段狭窄。

(5)某些非动脉粥样硬化性狭窄(如动脉炎早期、烟雾病)。

(6)狭窄血管长度后循环>20 mm,前循环>15 mm。

(7)狭窄段血管成角明显。

(8)血管已经完全闭塞。

(9)有严重全身性疾病,如心、肝、肾衰竭。

二、操作方法

(1)术前3～5天给予抗血小板药物(氯吡格雷75 mg+阿司匹林100 mg),使患者在术前保持抗血小板药物高浓度,以防血管扩张,或支架置入过程中及支架术后有血栓形成。

(2)支架置入过程中采用全身麻醉,术中肝素化并检测全血凝固时间,使其维持在250～300秒。术中持续给予钙通道阻滞剂尼莫地平4～6 mL/h,收缩压控制在22.7 kPa(170 mmHg)以下,术后肝素自然中和。

(3)介入操作经右股动脉途径,经皮穿刺后置入6F鞘,使用6F导引导管,0.014 in交换导丝(180 cm),准确测量狭窄程度和长度,在示踪图下小心地将微导丝穿过狭窄段并使其头段进入远端皮质动脉,沿导丝将所选支架置入狭窄段,造影观察位置准确后释放支架。

(4)扩张球囊压力遵照小量、多次、缓慢的原则,一般压力从3～5个大气压增加到7～8个大

气压,视支架打开后残余狭窄情况选择是否重复扩张球囊。

(5)术后造影复查即可结束,前循环支架术后肝素自然中和,后循环肝素持续抗凝 48 小时,维持活化部分凝血活酶时间在 60～90 秒。所有患者术后继续服用抗血小板药物,剂量同术前。6 周、3 个月、1 年复查经颅多普勒超声或血管造影。根据复查结果调整抗血小板药物使用剂量。

三、并发症及其防治

(一)血管破裂

血管破裂是颅内血管成形术和支架置入术最严重的术中并发症之一。术中血管破裂常有下列原因。

(1)支架选择过大:在支架置入之前要准确测量狭窄程度及狭窄两端血管管径的大小,支架过小会发生移位,支架选择过大会导致血管破裂,一般原则是所选支架直径略小于狭窄段正常动脉的管径。

(2)颅内血管全部位于蛛网膜下隙,周围没有任何支撑组织,加之长期动脉粥样硬化致血管本身结构不良,脆性增加,因此在狭窄段置入金属支架并扩张释放后就有潜在致血管破裂的风险。

(3)由于之前没有专用于颅内血管的支架,所选支架全部为冠状动脉球囊扩张式支架,如果球囊压力过小,支架不会被撑开释放,压力过大、压力增加速度过快,就有可能导致血管破裂。时间持续 5～20 秒。扩张时必须非常小心,保持缓慢、渐进的原则,只有缓慢的扩张,才能使血管逐渐适应压力的牵张,而突然的压力增加会导致血管破裂。

(二)血栓再形成

支架置入后,急性或亚急性的血栓形成是急性神经功能缺失、再狭窄的重要因素。血栓再形成主要与置入术中操作时间过长、操作过程中内膜受损、支架贴壁不良、抗凝不充分、凝血系统被激活等因素有关。各种情况导致血小板在支架上和被损伤的内膜上沉积,形成血栓。

(三)穿支动脉闭塞

颅内动脉尤其是大脑中动脉与基底动脉有无数穿支动脉向底节区和脑干供血,而且这些动脉多为终末动脉,一旦闭塞,可能引起严重的脑梗死。由于目前采用的球囊扩张支架的网孔都较大,编织支架的网丝较细,所以对于较重要的分支动脉影响不大。引起穿支动脉闭塞的因素还有"除雪机效应",即动脉粥样硬化斑块在支架、球囊切割、挤压、扩张作用下出现移位,进入并阻塞了穿支动脉。其他机制包括支架闭塞、支架内膜的超常增生、分支动脉的痉挛等。

(四)皮质动脉损伤

颅内血管支架置入过程中微导丝头段必须要通过狭窄血管进入狭窄远端皮质动脉分支,才能使支架有一个好的支撑力而到位,如果在支架释放过程中导丝过度移动,导丝头段就有穿破皮质动脉的风险。

(五)再狭窄

各种研究报道的再狭窄发生率有所不同,大致与冠状动脉支架置入术后的再狭窄发生率相近。国内报道再狭窄发生率在 14%～20%。但是大多数再狭窄患者无症状,这可能与支架置入后血管扩张改善了脑供血有关。此外再狭窄速度缓慢,有足够的时间建立起较好的侧支循环;同时尽管有内膜超长增生,但重新形成的血管内膜较原有的粥样硬化斑块光滑,所以对血流动力学影响不大,症状不明显。

（六）过度灌注

过度灌注是一种发生率不高，但病死率和致残率较高的并发症。发病机制与长期低血流灌注导致的脑血管自动调节功能紊乱有关。对于高度狭窄血管的支架置入，可能会导致灌注区的急性过度灌注，所以在术中和术后短期内要保持相对较低的血压，并给予适当的扩容治疗。

（七）支架移位

支架移位主要与支架选择、扩张压力有关。选择的支架过小或扩张压力不足，使支架展开不充分，未完全贴壁，这时支架容易移位。另外，在治疗串联病灶放置多个支架时，若先放置近端支架，那么在放置远端支架时可能会引起近端支架移位。

（王少颖）

第十章　外　科　治　疗

第一节　颈动脉内膜切除术

目前,多数神经内、外科医师认识到缺血性脑卒中起病在颅内,病因在颈部,大约80%的TIA患者发病与颈动脉颅外段的狭窄有关,为了预防和治疗继发的脑卒中发生,对于有颈动脉颅外段狭窄的患者应当采取颈动脉内膜切除术。颈动脉内膜切除术是通过切除增厚的颈动脉内膜粥样硬化斑块,预防狭窄或斑块脱落引起脑卒中的手术。经过多年大量手术病例的总结,证明颈内动脉内膜切除术是防治缺血性脑血管病的有效方法。

颈动脉分叉部的粥样硬化斑块主要引起两个方面的脑损害:①脑供血减少;②脑栓塞。尤以后者最具危险性,栓子来源于脱落的粥样硬化斑块、附壁血栓或胆固醇碎片。手术既解除了颈动脉狭窄,又消除了脑栓子的来源。

一、适应证与禁忌证

(一)适应证

患者实施颈动脉内膜切除术应对血管造影的影像学发现、临床表现及手术危险性3个方面进行综合考虑。

(1)频繁TIA伴有单侧颈动脉颅外段狭窄,颈总动脉分叉或颈内动脉近端内径<2 mm或狭窄>50%或伴有溃疡形成,应尽快手术。

(2)TIA伴有双侧颈动脉颅外段狭窄,选择狭窄较严重一侧先手术,双侧狭窄程度相近时,选择症状严重一侧先手术,必要时3~4周后可行对侧手术。

(3)椎-基底动脉系统TIA伴有单侧颈动脉狭窄,经狭窄动脉造影能使椎-基底动脉系统明显显影时,应考虑手术治疗。

(4)颈动脉颅外段狭窄伴有动脉瘤而动脉瘤未破裂时,同期行颈动脉内膜切除术和动脉瘤夹闭术,动脉瘤破裂则先期处理动脉瘤。

(5)脑卒中伴有颈动脉颅外段狭窄或溃疡形成。无严重神经功能障碍,应尽早手术;如患者出于神经功能恢复期,应延期手术。有严重神经功能障碍者不考虑手术。

(6)急性脑卒中伴有颈动脉颅外段狭窄或溃疡形成,或颈动脉闭塞,应尽早手术,如伴有严重意识障碍,则不考虑手术。

（7）无症状性颈动脉颅外段狭窄是手术的相对适应证，应对患者多种情况综合分析，决定是否手术。

（二）禁忌证

（1）动脉狭窄部位手术无法抵达（颈动脉分叉超过 C_2 椎体水平，颅内段颈内动脉或其分支狭窄）。

（2）6 个月内有心肌梗死，或有难以控制的严重高血压、心力衰竭或其他重要脏器严重功能障碍，不能承受手术。

（3）非粥样硬化性颈动脉狭窄。

二、术前危险性评价

根据患者的神经功能状况、基础疾病和血管造影发现，将患者术前危险性分为 5 级。

（1）1 级：神经功能稳定，无严重内科和造影所见危险因素，仅有造影见单侧或双侧颈动脉狭窄、溃疡。

（2）2 级：神经功能稳定，无严重内科危险因素，有明显造影所见的危险因素。

（3）3 级：神经功能稳定，有严重内科危险因素，有或无造影所见的危险因素。

（4）4 级：神经功能不稳定，有或无内科和造影所见的危险因素。

（5）5 级：颈动脉急性闭塞引起偏瘫，常需同时做大脑中动脉栓子摘除术。

三、手术方法

（一）术前准备

由于行颈动脉内膜切除术的患者多为老年人，大多合并有冠状动脉粥样硬化性心脏病、高血压和糖尿病，有可能在术后即期发生脑梗死和脑出血等较严重的并发症，术前做好充分准备是极其必要的。术前准备主要包括以下几点。

（1）保持足够的血容量，术前患者可以由于许多原因引起低血容量，对有此种情况的有必要静脉补液。

（2）了解患者的心肺功能情况，如有心功能损害应积极改善心功能。

（3）如患者合并有高血压、糖尿病，应有效控制血压、血糖。

（4）术前应做颈动脉压迫试验，对不能耐受颈动脉压迫者术中应用转流管。

（5）给予抗血小板凝集药物：如阿司匹林 0.3 g，每天 2 次；双嘧达莫 50 mg，每天 3 次。

（二）麻醉

气管内插管的患者进行全身麻醉，使用吸入麻醉剂和巴比妥类药物可显著降低脑的氧代谢率，对脑组织具有保护作用。经鼻气管内插管的患者有利于颈部切口向上延伸以显露出远端颈内动脉。全身麻醉也有利于术中监测。

（三）术中监测和脑保护

术中最常采用的监测方法包括经颅多普勒超声、脑电图和体感诱发电位。为防止因颈动脉临时阻断导致脑缺血，阻断期间可升高患者的平均动脉压以促进侧支循环；若收缩压升至 22.7 kPa（170 mmHg）仍不能逆转脑电图异常，应采用术中转流。此外，可根据具体情况选应用脑缺血保护剂。如巴比妥酸盐、依托咪酯、丙泊酚等，以保持血压在正常范围内或稍高水平。动脉二氧化碳分压要保持在正常范围，以防止低碳酸血症引起的脑血流减少，或高碳酸血症引起的脑过度灌注。

（四）手术步骤

患者取仰卧位，头颈过伸并旋向对侧。沿胸锁乳突肌前缘切开皮肤、皮下组织和颈阔肌。剪开颈动脉鞘。将颈动脉表面的舌下神经降支分离后内（或外）牵，先后游离颈总动脉、颈外动脉、颈内动脉和甲状腺上动脉，注意勿伤及其深面或下方的舌下神经主干。在分叉部近端 2～3 cm 处切开颈总动脉前壁，向远端延长切口，剪开分叉部和近段颈内动脉前壁，直至正常处。提起动脉壁切缘，用剥离子先在颈总动脉外侧切缘处找到正确的界面分离粥样斑块，分至中线附近，再从内侧切缘处分离，与之会师，在近端剪断分离的斑块。提起离断的斑块，向颈外动脉内分离并轻轻下牵，即可将之拉出。最后分离颈内动脉内的斑块，直至其终点，将之轻轻完全拉出，不可残留，又不能分离过度，造成远端正常内膜游离。仔细检查剔除所有游离的斑片。用线连续缝合全层动脉壁切口。用手持多普勒检查动脉是否通畅。彻底止血后，术区置引流管。缝合颈动脉鞘、颈阔肌、皮下和皮肤。

四、并发症

（一）脑缺血

脑缺血是其最主要的并发症，发生率为 1.5％～6.3％，既可见于术中，也可发生于术后。选用适当的麻醉方案，控制麻醉深度，术中注意监测，轻柔操作，颈动脉阻断期间采用升高血压、转流或脑保护性药物，严格遵循颈动脉开放的顺序，围术期应用抗血小板治疗，术中应用肝素，可以降低脑缺血发生率。

（二）高灌注综合征

高灌注综合征表现为头痛、抽搐和脑出血。发生率为 0.5％～1.0％，多见于术后 2～5 天，偶有迟至 2～3 个月后出现者。为避免该并发症，对颈动脉极度狭窄、侧支循环差、近期又发生过完全脑卒中的患者，手术应慎重，如手术，围术期慎用抗凝剂，注意控制血压。

（三）血流动力学不稳定

血流动力学不稳定表现为血压、心率或心律异常，经处理多可在 1～2 天内纠正。

（四）脑神经损伤

脑神经损伤包括面神经下颌缘支损伤、舌下神经损伤、舌咽神经损伤、迷走神经损伤等，发生率约为 12.5％，0.3％为持久损伤。在显微镜下仔细操作，多可避免。

（五）术区血肿形成和感染

血肿发生率为 3％～5％，多无症状，少数逐步增大压迫气道者，应立即插管，并探查出血区，清除血肿。感染少见。

（六）术后即期脑卒中

在颈动脉内膜切除术中，术后即期脑卒中的发生率为 5.5％～7.5％。其主要原因是颈内动脉血栓形成。许多因素可导致颈内动脉血栓形成，包括术中低血压、未纠正的颈内动脉扭曲、肝素依赖性的血小板-纤维蛋白血栓、血管壁不光整、内膜瓣、低弹性的颈内动脉及旁路转流本身引起的血栓等。颈动脉内膜切除术术后即期脑卒中的防治主要有下列方式：①应用远端固定缝合以预防因技术原因造成远端瓣状内膜剥脱。阻断动脉应轻巧，避免过紧，否则易造成血栓。②术中残端压测定是判断能否应用旁路转流的有效方法，应予采用。③缝闭颈内动脉后应做术中动脉造影，如发现有血栓形成，应立即行血栓摘除术。④根据当时手术部位有否出血酌情做不中和或部分中和肝素的决定。若当时无任何渗血，可不中和肝素。⑤大部分术后即期脑卒中发生于术后 2 小时内,此期间应严密观察患者有无神经系统障碍发生。⑥血栓所引起的术后即期脑卒中,急症手术是必要且有效的,故一旦发现应立即治疗。

(刘俐杰)

第二节　脑脊液引流术

一、脑室外引流术

(一)作用原理

脑室外引流术将脑室内脑脊液引流出来能迅速将升高的颅内压降低,有时可作为挽救患者生命的一种措施,改善患者的一般状况,争取进一步治疗的机会,对脑室积血者可加快血液的清除,改善脑脊液循环,减少梗阻性脑积水和脑血管痉挛的发生,缩短病程,提高疗效。根据需要可经引流管定时向脑室内注入溶栓或降纤药物(尿激酶 5 000～25 000 单位,组织型纤溶酶原激活物 2～5 mg,重组组织型纤溶酶原激活物 1 mg 或东菱克栓酶 5 BU),或者激素、抗生素。也可双侧脑室置管,交替引流。当导水管及第四脑室积血造成梗阻性脑积水时,可与腰椎穿刺脑脊液置换术结合使用。

(二)适应证与禁忌证

1.适应证

脑室外引流术主要适用于脑卒中出现脑室积血或急性脑积水,而患者高龄,心、肺、肾等内脏严重障碍,不宜开颅手术。临床上常用于下列情况。

(1)原发性全脑室出血。

(2)尾状核头出血继发脑室出血,量较多,形成脑室铸型。

(3)丘脑出血向内破入第三脑室,伴阻塞性脑积水。

(4)脑叶出血破入侧脑室引起铸型,未能开颅手术时。

(5)壳核出血破入脑室,伴脑室扩张,未能手术清除血肿。

(6)小脑出血伴阻塞性脑积水,而又不适合做血肿清除术者。

(7)小脑梗死 CT 示脑积水者。

(8)蛛网膜下腔出血后立即发生颅内压增高症状和意识障碍或 Hunt-Hess 分级属Ⅳ、Ⅴ级,急性期头颅 CT 示重度脑积水,脑室旁水肿,脑积水伴患者意识情况加重并除外再出血者,宜迅速穿刺。对于脑室出血也有人用分级的方法指导治疗,如 Graeb CT 分级Ⅲ级和临床分级Ⅱ级者脑室穿刺引流效果最好。引流中如脑干受压或发生小脑幕裂孔上疝,即要开颅减压。

2.禁忌证

尽管脑室穿刺时脑组织损伤较轻,但仍然是一种创伤性的治疗方法,而且操作过程及置管引流后也有可能出现一些并发症,因此,临床必须严格控制。有下列情况者应属禁忌。

(1)有出血体质者。

(2)持续脑室出血者。

(3)动脉瘤破裂导致蛛网膜下腔出血时,除非抢救,一般忌用。

(4)其余与腰椎穿刺类同。

(三)操作方法

一般取前入法(穿刺侧脑室前角)。患者仰卧,术前剃发备皮,穿刺点位于前发际后 2 cm,中线旁 2.5 cm 处,常规消毒、铺巾,局部浸润麻醉。用骨锥刺透穿刺点皮肤后用力钻入颅骨,有落空感时即穿透颅骨,退出骨锥,换用脑室穿刺针沿原孔进入颅内,对准两外耳道假想连线方向缓慢刺入,进针 4~5 cm 即可达侧脑室,拔出针芯后可见脑脊液流出。其后固定穿刺针,接引流管(或输液管)连于引流袋(或引流瓶),引流管抬高至侧脑室前角上方 15~20 cm 处,以维持颅内压在正常范围。

(四)注意事项

1.灭菌技术

灭菌技术应严格无菌操作,引流系统要密闭,引流管、引流袋要每天或隔天更换和消毒。

2.引流管选择

引流管宜选用质软、无毒、壁薄、腔大的导管,一般用内径 4 mm 的橡胶管。

3.保持引流通畅

注意观察引流是否通畅,如有阻塞,要查找原因,及时处理以防颅内压升高,发生意外。引流不畅的常见原因有引流管阻塞,引流管插入过深或过浅,松动或脱出;有阻塞时,可试用少量生理盐水轻轻冲洗,否则必须换管。

4.控制引流量

引流量取决于脑室积液、积血的程度和颅内压恢复的情况,一般不超过 100 mL/d,引流时间3~5 天为宜,一般不超过 1 周,根据病情可适当延长。

5.夹管

拔管前先夹管 1~2 天,观察患者是否适应,拔管后注意防止脑脊液漏;如病情许可,采取头高位,腰椎穿刺放液等措施调节颅内压。

(五)并发症

由于引流管的留置、脑室内压力改变等,可能引起继发性损害或病变,临床可见下列并发症。

1.感染

引流时间太长易致感染,如穿刺局部感染、脑室炎。

2.缝隙样脑室综合征

引流过快、过多,可致脑皮质及脑室萎缩,发生缝隙样脑室综合征,临床有以下表现。

(1)引流管间断性阻塞产生间歇性头痛。

(2)CT 或脑室造影显示脑室缩小。

(3)挤压引流管后再充盈变慢。此外也可发生导水管阻塞。

3.出血

引发脑内或脑室再出血。

4.脑疝

当出现后颅窝占位病变时,可引起小脑幕裂孔上疝。

二、脑脊液置换术

(一)作用原理

脑脊液置换术通过腰椎穿刺反复排放脑脊液,同时以等量无菌生理盐水注入蛛网膜下腔,以加快蛛网膜下腔积血的清除,降低颅内压,减轻对脑膜和神经根的刺激,促进血管活性物质的排除,能迅速缓解头痛和脑膜刺激症状,减少脑血管痉挛和脑积水的发生。同时因注入生理盐水,使颅内压保持相对稳定,又稀释了脑脊液,如果还向椎管内注入地塞米松,可起到减少渗出,预防蛛网膜粘连,有助于减轻脑水肿的作用。

(二)适应证与禁忌证

1.适应证

(1)蛛网膜下腔大量出血,头痛剧烈,脑膜刺激征明显,一般止痛剂无效。

(2)蛛网膜下腔出血者,意识障碍在发展而又无偏瘫体征时。

(3)脑室出血进入蛛网膜下腔或蛛网膜下腔出血合并脑室出血,尤其中脑导水管以下积血时。

2.禁忌证

(1)深昏迷、呼吸困难、高热的患者。

(2)有颅内血肿、占位病变、中线移位或脑疝表现者。

(3)首次腰椎穿刺压力低于正常、头痛剧烈者,提示枕大孔疝的可能,不宜采用。

(4)急性梗阻性脑积水。

(三)操作方法

一般在发病后 1~5 天内进行,有认为发病 1~3 天时机最佳。实施按照以下步骤。

(1)术前半小时先给甘露醇和(或)呋塞米降低颅内压。

(2)常规腰椎穿刺。

(3)腰椎穿刺成功后先测初压(最好接上三通管),而后缓慢放出脑脊液 5~10 mL,再向椎管内注射无菌生理盐水或人工脑脊液 5~10 mL,如此间隔 2~3 分钟重复 1 次,使置换总量达到 20~30 mL,根据需要可达 50~60 mL,最后 1 次放液后注入地塞米松或抗生素生理盐水。每隔 1~2 天置换 1 次,一般不超过 7 次。亦可进行不等量置换,即注入总量较放出总量少 5~10 mL。

(四)注意事项

1.基础治疗

要在一般治疗的基础上置换,如蛛网膜下腔出血时的镇静止痛、脱水降颅内压、抗纤溶药物及抗感染等。

2.灭菌消毒

除严格无菌观念外,熟练操作,变换穿刺部位以减少同一椎间隙的穿刺,可防止和减少感染,也有利于防止脑脊液漏的发生。

3.体位

注意轻度缓慢转变体位,身体尤其头颈不宜过度弯曲。

4.放液速度

用细穿刺针(7 号),放液速度宜慢,放液过多过快时,易致低颅压,影响颅内环境的稳定。

5.置换量

一般等量置换,一次置换量不宜超过 50～60 mL。椎管内注射也要缓慢。

6.术中监测

术中严密观察患者的意识、生命体征、瞳孔大小,一旦病情恶化,立即停止放液。

(五)并发症

按照严格的操作方法,掌握好适应证,通常是安全的。特殊情况下可能出现下列并发症。

(1)颅内感染,如脑膜炎等。

(2)偶有诱发脑血管痉挛、脑积水、远隔性小脑出血、暂时性截瘫,甚至脑疝死亡者。

三、脑脊液分流术

(一)作用原理

脑脊液分流术通过将脑脊液分流至其他体腔,以改善脑脊液循环,降低颅内压,缓解症状和体征。方法很多,常用的有脑室-腹腔分流术、脑室-心房分流术和脑室-腰蛛网膜下腔分流术。脑室-心房分流术需要将分流管永久置留在心脏,干扰心脏的生理环境和功能,可能导致心脏骤停和其他心血管并发症,只用于不适合做脑室-腹腔分流术的患者,而脑室-腰蛛网膜下腔分流术只适用于交通性脑积水,故目前首选脑室-腹腔分流术。脑室-脑静脉窦引流最接近生理需要,是值得研究应用的替代方法。

(二)操作方法

用一套消毒的带阀门的引流装置,一端经颅骨钻孔置入侧脑室,另一端经头颅及胸前皮下引入腹腔(或小网膜腔),或经头、颈部皮下,插入颈总静脉,直达右心房。最好在全麻下进行,由手术科室完成。近年应用神经内镜和腹腔镜能辅助准确置管,缩短手术时间,减少创伤和并发症。

1.脑室-腹腔分流术

(1)适应证:由以下情况引起的阻塞性脑积水,需要较为持久的引流时。①小脑梗死或小脑出血;②蛛网膜下腔出血;③一些不适合做脑室-心房分流术者;④脑室系统的脑脊液蛋白含量增高者,也可做脑室-腹腔分流,但如含量过高(5 g/L)则不宜,因有堵塞阀门装置的可能。

(2)禁忌证:①颅内感染未控制;②腹腔有炎症或腹水;③妊娠期妇女;④头颈、胸、腹部手术区内皮肤有感染。

(3)注意事项:一般事项与脑室外引流术类同,脑室内要选用抗虹吸分流管。需要严密注视分流管有无堵塞。有堵塞时,患者表现为颅内压持续升高的征象,如剧烈头痛、呕吐、意识改变、视盘水肿等。此外,沿皮下管道积液带是分流管堵塞的早期表现,此现象具有重要意义。发现引流不畅时应检查阻塞部位及原因,可在头部经皮以细针穿刺分流管或贮液囊,先在穿刺部位的远侧将管压闭,抽吸脑脊液,如能抽出即表示脑室端通畅,不然可用盐水冲洗之。然后在穿刺部位的近侧将管压闭并抽吸,如无脑脊液流出即表示下端有阻塞,可用盐水冲洗。处理后仍不能保持通畅且颅内压持续增高时,即须更换分流管或改用其他分流方法。

(4)并发症:①分流管堵塞,最多见。脑室端堵塞多由脑组织、血块及络丛所引起;腹腔端堵塞最常见,主要有大网膜包绕、管端周围炎症及异物(如棉纤维)及来自腹腔的内皮细胞。②少见的有分流管穿入肠腔、移位到胸腔、断裂、自脐部或阴道穿出体外、管端周围水囊肿、腹水及腹膜炎也偶有发生。③分流管皮下隧道感染及脑脊液漏。④偶可引起颅内积气、癫痫、急性脑肿胀、谵妄、慢性硬膜下血肿、肌震颤和肌张力增高。⑤与脑室外引流术相同的并发症。

2.脑室-心房分流术

(1)适应证:不适合做脑室-腹腔分流术者。其余同脑室-腹腔分流术。

(2)禁忌证:①颅内感染尚未控制。②脑脊液中蛋白量显著增高或有新鲜出血。③脑室空气造影后仍有空气残留。④脑室碘油造影后仍有造影剂残留。⑤有严重心脏病。

(3)注意事项:同脑室-腹腔分流术。

(4)并发症。①早期并发症:a.气栓塞,发生于将分流管向静脉及心房插入之际。b.脑室内出血。c.局部切口感染。d.皮肤压迫坏死。e.阀门失灵。f.硬膜下血肿。②晚期并发症:a.分流管堵塞常见于心脏端。主要由于管的末端周围被结缔纤维组织包绕所致,在一部分病例伴有静脉近心脏处及管端周围血栓形成。b.脑室端阻塞则因管端插入脑实质或由脉络丛引起。c.分流管脱离。d.腔静脉血栓形成,为常见而严重的并发症,常引起腔静脉阻塞及肺栓塞而导致死亡。e.感染为最危险且常引起死亡的并发症,常分两类,一类为伴有败血症的脑膜脑室型,感染原发于脑室;另一类为分流管阀门的细菌增殖并伴有慢性败血症。f.心脏压塞少见,由于心脏收缩产生管端对心脏的慢性压迫,造成心房壁溃疡与穿孔,脑脊液流入心包内所致。

(刘俐杰)

第三节　去骨瓣减压术

去骨瓣减压术是指通过皮骨瓣成形开颅术,取去骨瓣及切开硬脑膜的一种减压手术。这种手术在小脑幕上任何地方均可施行,其中也包括额部在内。例如,可将其施行于额颞部者名为"额颞部去骨瓣减压术",施行于双侧额颞部者名为"双侧额颞部去骨瓣减压术"。最大范围的去骨瓣减压术可以广泛到像施行大脑半球切除开颅去骨瓣减压术切口术那样,将额骨、颞骨和顶骨的颅盖部分均广泛切除。这种手术方法目前应用很普遍,一致认为它是小脑幕上各减压术中减压效果最明显的手术。重型颅脑损伤常合并脑挫裂伤、硬脑膜下血肿、脑内血肿,因颅内血肿挤压、创伤后或术后脑水肿加重,颅内压急剧增高而造成继发性脑损害。及时有效控制并降低颅内高压是阻止病情恶化和降低残、死率的关键。去骨瓣减压手术是国内外对重型颅脑损伤脑水肿患者常用的治疗措施,以往的中等骨瓣开颅减压术虽可清除血肿和脑挫伤灶,但有以下缺点:①额颞极暴露不充分,颅脑对冲伤常会导致额颞极挫伤、出血。由于暴露不充分,不能直视下止血,止血不彻底或止血过程中加重脑组织损害;额颞叶脑肿胀常使侧裂血管卡压于蝶骨嵴,使其所支配的脑叶缺血加重。②减压不充分。脑组织受伤后,在占位血肿和挫伤坏死的脑组织清除后的2～3周内,仍会出现继发性脑水肿加重,由于骨窗小,颅内可代偿空间有限,可出现中线结构复位不完全或复位缓慢,有些患者甚至在2～3周后因持续的颅内高压,脑血管失去正常的调节能力而引发恶性脑肿胀。③难以控制矢状窦、桥静脉、横窦及岩窦撕裂出血,因骨窗范围狭小,以上静脉窦出血时难于显露,止血困难。

一、大骨瓣开颅的理论基础

(一)脑血管疾病后的颅内压增高

众所周知,在脑血管疾病后的急性期,最主要的临床表现就是由于伤后脑组织继发的肿胀水肿和颅内出血所导致的颅内容物体积增加。由于颅腔的容积能力是固定不变的,在一定范围内,通过脑血容量和脑脊液的自身调节,可以代偿部分颅内容物体积的增加,从而保持颅内压的相对稳定。当颅内容物体积增加明显,超出脑组织自身的代偿能力时,就会导致颅内压增高,而严重的颅内高压是急性期患者死亡的主要原因。因此清除颅内血肿等占位病变和(或)去除骨片以增加颅腔的代偿空间就是该手术的目的。

(二)提供较广阔的视野

对于创伤性脑损伤或出血范围广泛的患者,大骨片开颅可以提供比较广阔的视野。

二、分类

根据去骨瓣减压术的目的,有学者将其分为Ⅰ期去骨瓣减压术和Ⅱ期去骨瓣减压术。

(一)Ⅰ期去骨瓣减压术

Ⅰ期去骨瓣减压术是指在切除颅内病灶的同时,为防止术后可能发生的颅内压增高而采取的预防性去骨瓣减压术,也称之为预防性减压手术。该手术的目的不是控制已经发生的顽固性颅内压增高,而是术者根据术前影像和(或)术中所见(如脑肿胀、脑实变或骨瓣复位困难),经验性地采取的预防性治疗。

(二)Ⅱ期去骨瓣减压术

Ⅱ期去骨瓣减压术是指对最大限度内科治疗无效的顽固性颅内压增高者所实施的去骨瓣减压术。手术目的在于控制已发生的顽固性颅内压增高,可为伤后非手术治疗中出现病情恶化、监测显示颅内压持续增高者;也可为已接受开颅手术后出现病情恶化,CT检查和颅内压监测提示非手术治疗不能控制的顽固性颅内压增高者。

对于重症脑血管疾病者,是早期积极采用Ⅰ期去骨瓣减压术,还是根据颅内压监测结果行Ⅱ期去骨瓣减压术治疗,目前还存在争议,需要更多的临床研究来评估。

三、适应证与禁忌证

(一)适应证

术前神志浅深昏迷,格拉斯哥昏迷评分法评分≤8分,并符合下列条件之一者。

(1)颅内血肿30~40 mL。

(2)中线结构偏移≥1 cm。

(3)一侧或双侧瞳孔散大,脑疝形成。

(4)保守治疗患者出现意识障碍加深,格拉斯哥昏迷评分法评分减少,病情趋于恶化。

(二)禁忌证

去骨瓣减压术作为重型颅脑创伤继发顽固性高颅内压者的二线治疗中可选择的方法之一,并非适合所有伤者。大多数学者认为下列情况应视为去骨瓣减压术的禁忌证。

(1)双侧瞳孔散大、对光反射消失、格拉斯哥昏迷评分法为3分、脑干损伤和中心型脑疝。

(2)对伤后有严重神经损伤和有迹象提示预后差者(如影像上有脑干损害或者严重弥漫性轴索损伤者)

四、手术方法

(一)手术时机

去骨瓣减压术介入的理想时机尚无定论,但多主张在不可逆性神经损害发生之前进行。有学者研究表明,应在脑水肿达到高峰的 48 小时内进行。同时有学者研究了 57 例的手术时间为伤后 12 小时~8 天。也有学者表明,伤后 4 小时内手术者死亡率为 30%,而 4 小时后手术者死亡率高达 90%。相关报道的 48 例采用去骨瓣减压术治疗的结果显示,伤后 16 小时内手术者的预后好于 16 小时后手术者(预后良好率分别为 58.4% 和 41.6%,$P<0.05$)。而有学者研究的一组患者中,从受伤到手术的平均时间间隔为 68 小时,对患者的生存率无影响。

(二)手术步骤

全身麻醉,平卧位,患侧朝上。采用额颞顶马蹄形切口,手术切口开始于颧弓、上耳屏前 1 cm,于耳郭上方向后延伸 5~7 cm,上方延伸至顶骨正中线,在接近顶结节处弧形折向前,然后沿正中线向前至前额部发际下,顶部骨瓣成形时须旁开正中线 2 cm,以避免误伤矢状窦。形成约 14 cm×10 cm 的骨窗,去除骨瓣,咬除颞骨和蝶骨嵴外 1/3,使减压骨窗位置向下达颅中窝底,向后靠近横窦,以减轻对脑中轴的压力和改善侧裂血管的回流,充分暴露额叶、颞叶、顶叶、枕叶、枕底、枕顶、颅前窝和颅中窝。

常规悬吊硬脑膜并放射状剪开,在非主侧半球可同时考虑行选择性病变脑组织切除做充分的内减压,对术前已有小脑幕裂孔疝术中脑搏动差者同时行小脑幕裂孔切开使脑疝复位,视脑膨出情况取颞肌筋膜或帽状腱膜做扩大硬膜腔减张缝合,达到更充分的侧向减压。硬膜外及硬膜下各放硅胶引流管 1 根,常规分层缝合头皮。存活的患者可半年后行颅骨修补。

五、并发症

去骨瓣减压术后常见下列并发症:硬脑膜下积液、脑积水、颅内出血、感染和脑梗死等,这些并发症发生影响术后的疗效,但是否与去骨瓣减压术直接相关及相关的防治,还值得研究总结。

六、注意事项

(1)手术时机的选择:去骨瓣减压手术时机应选择在未出现不可逆脑干损害之前进行。脑疝后脑干功能损害不可逆时限为 3 小时,我们观察到脑疝出现后 1 小时内手术效果最佳,超过 3 小时手术效果一般较差。术前应先在床边行颅骨钻孔,切开硬脑膜,放出部分瘀血,为下一步手术争取时间。

(2)切开硬脑膜前半小时使用甘露醇,可降低脑膜切开前后颅内外压力差,防止由于颅内外压力差过大所造成的桥静脉撕裂及脑组织损害。

(3)悬吊硬脑膜于骨窗缘,防止同侧迟发性硬脑膜外血肿,减少术中脑膨出的机会。

(4)咬除蝶骨嵴位置较低,使侧裂血管充分减压。

(5)减张修补硬脑膜,要有足够预留空间。有时清除血肿后,脑压不高,脑搏动良好,如修补硬脑膜过紧,没有足够预留空间,术后 1~7 天内,随着脑组织复位及脑水肿加剧,出现颅内压增高、脑组织膨出等。硬脑膜缝合过紧则起不到减压作用,出现中线结构复位缓慢及意识恢复缓慢,甚至出现恶性脑肿胀。

(6)骨瓣的去留。硬脑膜下血肿凡术前浅、深昏迷,格拉斯哥昏迷评分法≤8 分,术后即使脑压不高,仍需去除骨瓣,防止术后脑水肿、迟发血肿的出现。硬脑膜外血肿合并脑疝患者,术后可去除骨瓣,脑膜减张缝合。

(刘俐杰)

第十一章 并发症的治疗

第一节 卒中相关性肺炎

一、概述

卒中相关性肺炎是指原无肺部感染的脑卒中患者罹患感染性肺实质(含肺泡壁,即广义上的肺间质)炎症。脑卒中的发病率逐年上升,脑卒中后感染的发生率高达 20％以上,是脑卒中的主要死亡原因而卒中相关性肺炎占卒中后并发感染的首位。

卒中相关性肺炎属于院内感染,病原体存在一定差异,这与医院的致病菌、耐药菌及抗菌药物的使用有关。病原菌总体以革兰阴性杆菌为主,其中以大肠埃希菌、铜绿假单胞杆菌、肺炎克雷伯菌和鲍曼不动杆菌多见。阳性球菌约占 1/3,以肺炎链球菌和葡萄球菌为主。有研究显示,卒中相关性肺炎有 12％为混合感染,而真菌感染主要是白色念珠菌和光滑念珠菌。卒中相关性肺炎病原菌中有 42.5％为真菌感染,主要为白色念珠菌,多数为混合感染。多项药敏试验显示,卒中相关性肺炎的病原体耐药率高达 40％,且存在多重耐药和交叉耐药的情况。

二、发病机制

(一)误吸

脑卒中患者通常伴有不同程度的意识障碍和吞咽功能障碍,两者是导致误吸的重要因素。卒中患者吞咽障碍的发生率为 37％～78％,其进一步导致误吸,误吸物不仅是口咽部的分泌物,还有吸入鼻腔慢性炎性分泌物、口腔内残留的食物、胃肠道内容物和反流的消化液,其中含有大量病原微生物,病原体负荷达到一定程度就会引发肺炎。此外,部分患者还有隐性吸入的可能,这些患者虽然没有剧烈的咳嗽表现,依然存在误吸,需要临床医师高度重视。

(二)卒中后免疫功能障碍

脑卒中后引发机体出现的免疫功能障碍可能与交感神经系统、副交感神经系统和下丘脑-垂体-肾上腺轴的过度激活有关。有学者通过动物实验发现,脑缺血局部促炎细胞因子增加,通过激活交感神经系统,导致快速而持久的细胞免疫功能抑制,表现为单核细胞活性下降、淋巴细胞凋亡和 Th1/Th2 比例改变,从而使机体免疫功能下降,易于引发感染。此后,多项针对卒中患者的临床研究也观察到了类似的现象,且在病灶范围较大或位于岛叶皮层的脑卒中患者中,免疫功能抑制表现得更为突出。上述研究进一步证实了交感神经系统激活是卒中后机体出现免疫功能障碍的重要原因。卒中还可激活副交感神经系统,通过巨噬细胞烟碱受体抑制外周细胞因子释放,从而抑制机体免疫功能。此外,脑卒中可通过激活下丘脑-垂体-肾上腺轴,促使肾上腺皮质束状带分泌大量的糖皮质激素。糖皮质激素本身具有较强的抗炎症反应,并可通过引发 T 淋巴细胞凋亡而抑制机体免疫功能。

(三)其他因素

1.咳嗽反射、吞咽反射等减弱或消失

由于长期卧床姿势且神经系统不同程度受损使自主吞咽和咳嗽反射减弱。口咽分泌物、胃肠道反流物及不正确喂食均可发生误吸,同时还有胃排空延迟致胃食管反流,误吸增加。

2.颅内高压

颅内高压可以导致肺部神经性肺水肿,致肺泡液体增多,细菌容易繁殖,感染难以控制。

3.高龄

脑卒中老年患者占多数,其呼吸道黏膜上皮纤毛功能减弱,对异物清除能力降低,分泌物坠积形成肺炎。

4.基础疾病

患者多伴有其他疾病,如糖尿病、高血压、慢性阻塞性肺疾病和冠状动脉粥样硬化性心脏病等,患者身体状况虚弱,免疫力低下,增加了感染的风险。

5.医源性因素

气管切开、机械通气、气管插管、吸痰、雾化吸入等侵入性操作可能造成黏膜损伤,降低黏膜免疫力。

三、诊断

(一)诊断标准

卒中相关性肺炎的诊断标准见表 11-1。需要注意的是既往无心肺基础疾病患者,单次胸部影像检查具有上述表现中任意 1 项即可。

表 11-1 卒中相关性肺炎的诊断标准

	至少符合下列标准中任意 1 项
1	无其他明确原因出现发热(体温>38 ℃)
2	白细胞减少(<4×10^9/L)或白细胞增多(>10×10^9/L)
3	年龄≥70 岁老人,无其他明确原因出现意识状态改变
	并且至少符合下列标准中任意 2 项
1	新出现的脓痰,或 24 小时内出现痰液性状改变或呼吸道分泌物增加或需吸痰次数增加
2	新出现或加重的咳嗽或呼吸困难或呼吸急促(呼吸频率>25 次/分)
3	肺部听诊发现啰音、爆裂音、支气管呼吸音
4	气体交换障碍[如低氧血症(氧合指数≤300),需氧量增加]
	胸部影像学检查至少具有下列表现中任意 1 项:新出现或进展性的浸润影、实变影或磨玻璃影

(二)临床表现

脑卒中患者突然出现发热、咳嗽、咳痰或原有呼吸道疾病症状加重,伴或不伴胸痛。重症者可出现呼吸困难、缺氧、休克、少尿,甚至肾衰竭等。还可出现全身症状如头痛、乏力、腹胀、恶心、呕吐、食欲不振等。患者肺部出现实变时触诊语颤增强,叩诊呈浊音或实音,听诊可有管状呼吸音或湿啰音。

(三)辅助检查

1.血常规检查

外周血白细胞≥10×10^9/L 或≤4×10^9/L,伴或不伴核左移。

2.胸部 X 线及 CT 检查

胸部 X 线及 CT 影像学表现为边缘模糊的片状或斑片状浸润影。在慢性期,影像学检查可发现增殖性改变,或与浸润、渗出性病灶合并存在。病变可分布于肺叶或肺段,或仅累及肺间质,常见于中下肺野,右肺多见。

3.病原学检查

对怀疑卒中相关性肺炎患者需进一步行病原菌检查,如痰涂片或痰培养等。也可应用气管内吸引、肺泡灌洗、保护性毛刷采集下呼吸道标本,并进行细菌定量培养。

四、鉴别诊断

卒中相关肺炎需要与某些临床表现相近的呼吸系统疾病如肺结核、肺部肿瘤、非感染性肺间质病、肺水肿、肺不张、肺栓塞等。根据基础疾病及有无误吸的病史,卒中相关肺炎不难与其他疾病鉴别。

五、治疗

(一)非药物治疗

1.排痰与其他治疗

现多用药物雾化稀释痰液、翻身、拍背等排痰。脑卒中患者大多遗留进食困难、吞咽功能障碍等,不利于痰液的咳出,更易造成误吸,加重肺感染。有学者利用支气管镜吸痰辅助治疗卒中相关性肺炎,结果较吸痰管临床疗效好,可以减少抗生素使用时间及强度,无严重不良反应。卒中相关性肺炎患者往往伴有心血管疾病、脑血管病,由于住院时间长等原因造成机体免疫能力下降,有学者发现益生菌对脑卒中恢复期相关性肺炎患者有显著疗效,有利于促进人体微生态平衡的恢复,改善机体免疫能力,起到整体调控的作用。目前临床上还应采取营养支持、对症降温、止咳、平喘等辅助治疗,旨在综合改善患者症状,减轻患者负担。

2.避免误吸

保持床头抬高 30°～45°、加强手卫生和口腔护理是预防卒中相关性肺炎发生的简单有效方法。所有脑卒中患者入院初期避免经口进食,并接受吞咽功能筛查,可显著降低误吸的发生,从而减少卒中相关性肺炎发病率。对卒中急性期患者进行呼吸肌功能训练,可增强咳嗽功能,提高气道保护能力,有助于降低卒中相关性肺炎的发生。此外,早期被动活动康复、尽量避免有创操作对于卒中相关性肺炎预防也具有积极的意义。

(二)药物治疗

1.抗感染治疗

(1)初始经验性抗生素治疗:卒中相关性肺炎的诊断一旦确立,应尽早开始经验性抗生素治疗。初始经验性抗生素治疗抗生素方案的选择应该综合考虑宿主因素、卒中相关性肺炎发病时间、药物的抗菌谱、抗菌活性及当地病原流行病学特点等因素。鉴于卒中相关性肺炎多于患者入院后数天之内发病,国外有学者提出其初始经验性抗生素治疗可参照早发医院获得性肺炎治疗指南的相关内容。国内卒中相关性肺炎诊治专家共识推荐广谱青霉素-β内酰胺酶抑制剂的复合制剂作为初始经验性抗生素治疗的常用药物,重症患者则首选碳青霉烯类抗生素。在初始经验性抗生素治疗的基础上,应尽快通过临床标本培养和药敏鉴定,确定致病原,为靶向抗生素治疗提供依据。

(2)抗生素给药方式及疗程:初始经验性抗生素治疗推荐选用静脉制剂,且疗程一般不超过3~5天,期间应在疗效反应和病原学资料的基础上及时调整用药。一旦患者临床症状改善且胃肠道功能正常,可改为口服治疗,平均总疗程7~10天。如致病菌考虑为金黄色葡萄球菌、铜绿假单胞菌和不动杆菌,应适当延长疗程至10~21天。

2.针对误吸理论的药物

血管紧张素转化酶抑制剂可能通过增加血清P物质水平,提高机体咳嗽反射水平,减少误吸,从而降低卒中相关性肺炎的发生。抗血小板药物西洛他唑也可通过促进局部血液循环,增加P物质和多巴胺水平,起到类似的预防作用。由于血管紧张素转化酶抑制剂和西洛他唑均需要较长的时间才能发挥上述效应,因此两者对于卒中急性期的卒中相关性肺炎预防价值有限。此外值得一提的是,上述两种药物对于卒中相关性肺炎的预防效果在不同种群之间的差异巨大,表现为在日裔和亚洲人群中效果显著,而在白种人群中则基本无效。

3.针对脑卒中后免疫功能障碍的药物

此类药物主要通过作用于卒中后免疫功能障碍的病理生理机制的不同环节,改善机体免疫功能,是当前研究的热点。动物实验已证实β-受体阻滞剂普萘洛尔可通过阻断交感神经系统过度兴奋,减少淋巴细胞凋亡和Th1/Th2比例改变,从而改善机体免疫功能,降低卒中相关性肺炎的发生率和病死率。此外,糖皮质激素受体拮抗剂(如美服培酮)、半胱氨酸蛋白酶抑制剂Q-VD-OPH和高选择性免疫抑制剂FTY720等药物研究均显示出较好的应用前景。然而,上述药物多处于基础研究或动物实验阶段,其有效性和安全性尚有待于进一步的临床试验证实。

(曹玉娇)

第二节　压　疮

一、概述

压疮又称压力性溃疡、褥疮,是由于局部组织长期受压,发生持续缺血、缺氧、营养不良而致组织溃烂坏死。皮肤压疮在康复治疗、护理中是一个普遍性的问题。

脑卒中后由于长期卧床容易发生压疮。这种情况很难处理且费用昂贵,通常导致疼痛、皮肤受损,并延长住院时间。早期识别压疮高危患者并由护理人员参与合作来预防压疮至关重要。

二、发病机制

(一)压力因素

1.垂直压力

垂直压力引起压疮最主要的原因是局部组织遭受持续性垂直压力,特别在身体骨头粗隆凸出处。如果长期卧床或坐轮椅、夹板内衬垫放置不当、石膏内不平整或有渣屑、局部长时间承受超过正常毛细血管的压迫,均可造成压疮。一般而言皮肤层下的血管可承受的压力为 4.3 kPa(32 mmHg)左右,假若超过以上的压力,局部血管便可能扭曲、变形而影响到血流的通过,则有缺血的现象。

2.摩擦力

摩擦力作用于皮肤,易损害皮肤的角质层。当患者在床上活动或坐轮椅时,皮肤可受到床单和轮椅垫表面的逆行阻力摩擦,如皮肤被擦伤后受到汗、尿、大便等的浸渍时,易发生压疮。

3.剪切力

所谓剪切力是一个作用力施于物体上后导致产生一平行反方向的平面滑动,是由摩擦力与垂直压力相加而成。它与体位关系密切,例如,平卧抬高床头时身体下滑,皮肤与床铺出现平行的摩擦力,加上皮肤垂直方向的重力,从而导致剪切力的产生,引起局部皮肤血液循环障碍而发生压疮。

(二)营养状况

全身营养缺乏,肌肉萎缩,受压处缺乏保护,如长期发热及恶病质等。全身营养障碍,营养摄入不足,出现蛋白质合成减少、负氮平衡、皮下脂肪减少、肌肉萎缩,一旦受压,骨隆突处皮肤要承受外界压力和骨隆突处对皮肤的挤压力,受压处缺乏肌肉和脂肪组织的保护,引起血液循环障碍出现压疮。

(三)皮肤抵抗力降低

皮肤经常受潮湿、摩擦等物理性刺激(如石膏、绷带或夹板使用不当、大小便失禁、床单皱褶不平、床上有碎屑等),使皮肤抵抗力降低。

(四)其他因素

自主活动能力受损、合并糖尿病或外周血管疾病、尿便失禁、体重指标过高或过低、感觉障碍、并发其他恶性疾病等。

三、诊断

(一)诊断标准

1.压疮的分型

(1)溃疡型:较多见,压疮由皮肤表层逐渐向深层发展,形成深部组织坏死的溃疡。边缘皮下多形成潜腔,合并有感染。慢性溃疡型压疮周围皮下多形成很厚的瘢痕组织,愈合困难。

(2)滑囊炎型:主要发生在坐骨结节部位。滑囊受压后出现滑囊炎,囊内可抽出黄色或红色液体。表皮无明显破损,皮下组织坏死较广,可破溃形成窦道,合并有深部感染。还可称为闭合性压疮。

2.压疮的分度

(1)溃疡型分度。①Ⅰ度:仅限于表皮,皮肤完整,有红斑出现,压之不褪色;皮温增加或降低、感觉疼痛或痒、有硬结或皮肤变硬、颜色变黑等均提示压疮征象。②Ⅱ度:累及真皮,表现为皮肤磨损、水疱或表浅的火山口形。③Ⅲ度:累及皮下组织,直至深筋膜受损或坏死,未穿透深筋膜。④Ⅳ度:组织坏死,累及肌肉、骨、韧带、关节。

(2)滑囊炎型分度。①Ⅰ度:局部红肿充血,皮肤无溃疡形成,滑囊内可抽出黄色或红色液体。②Ⅱ度:局部皮肤破溃,外口小而内腔大,滑囊内渗出多,多合并感染。③Ⅲ度:皮肤破溃口加大,深层组织坏死,累及骨组织及附近深层组织,有窦道形成。

3.压疮的分级

压疮的分级采用下列美国压疮协会的压疮分级法。

(1)Ⅰ级:局部皮肤有红斑但皮肤完整。

(2)Ⅱ级:损害涉及皮肤表层或真皮层可见皮损或水泡。

(3)Ⅲ级:损害涉及皮肤全层及皮下脂肪交界处可见较深创面。

(4)Ⅳ级:损害涉及肌肉、骨骼或结缔组织(肌腱、关节、关节囊)。

4.压疮危险度评估

压疮危险度评估是预防压疮的关键性措施,是有效干预的一部分,常用的有 Braden 评分量表、Noron 评分量表、Waterlow 评分量表等。

(1)Braden 量表:包含 6 项风险因素,即感觉、湿度、活动、运动能力、营养、摩擦和剪力,每项有 4 个分值(1～4 分),总分 4～23 分。其结果分以下几度:轻度危险,15～18 分;中度危险,13～14 分;高度危险,10～12 分;极度危险＜9 分。评分越少,压疮发生的危险性越高。

(2)Noron 量表:为 4 分量表,包括身体状况、精神状态、活动情况、运动情况、尿便失禁等 5 项评估内容。每项为 1 分(严重)到 4 分(正常),总分为 5～20 分,总分≤14 分者提示压疮风险。

(3)Waterlow 量表:包含 9 方面评估内容,即性别与年龄、体形、体重与身高、皮肤类型、控便能力、运动能力、食欲心血管与全身情况、营养缺乏及药物治疗。其结果为累计＜10 分者为无危险,10～14 分为轻度危险,15～19 分为高度危险,20 分以上为极度危险。

(二)临床表现

1.易发部位

压疮多发生于无肌肉包裹或肌肉层较薄、缺乏脂肪组织保护又经常受压的骨隆突处。

(1)仰卧位:好发于枕骨粗隆、肩胛部、肘、脊椎体隆突处、骶尾部、足跟。

(2)侧卧位好发于耳、肩峰、肘部、肋骨、髋部,膝关节的内、外侧及内、外踝。

(3)俯卧位好发于耳、颊部、肩部、女性乳房、男性生殖器、髂嵴、膝部、脚趾。

2.临床分期

(1)可疑的深部组织损伤皮下软组织受到压力或剪切力的损害,局部皮肤完整但可出现颜色改变如紫色或褐红色,或导致充血的水疱。与周围组织比较,这些受损区域的软组织可能有疼痛、硬块、有黏糊状的渗出、潮湿、发热或冰冷。

(2)第一期:即压疮淤血红润期。"红、肿、热、痛或麻木,持续 30 分钟不褪"在骨隆突处的皮肤完整伴有压之不褪色的局限性红斑。深色皮肤可能无明显的苍白改变,但其颜色可能与周围组织不同。

(3)第二期:即压疮炎性浸润期。"紫红、硬结、疼痛、水疱",真皮部分缺失,表现为一个浅的开放性溃疡,伴有粉红色的伤口床(创面),无腐肉,也可能表现为一个完整的或破裂的血清性水疱。

(4)第三期:即压疮浅度溃疡期。表皮破损、溃疡形成。典型特征表现为全层皮肤组织缺失,可见皮下脂肪暴露,但骨头、肌腱、肌肉未外露,有腐肉存在,但组织缺失的深度不明确,可能包含有潜行和隧道。

(5)第四期:即压疮坏死溃疡期。侵入真皮下层、肌肉层、骨面、感染扩展。典型特征表现为全层组织缺失,伴有骨、肌腱或肌肉外露,伤口床的某些部位有腐肉或焦痂,常常有潜行或隧道。

(6)无法分期的压疮:典型特征表现为全层组织缺失,溃疡底部有腐肉覆盖(黄色、黄褐色、灰色、绿色或褐色),或者伤口床有焦痂附着(碳色、褐色或黑色)。

(三)辅助检查

(1)拍照片并记录文档作为基线对比是必要的。

(2)大多数开放性伤口存在细菌污染,不需要常规培养检测。然而,当出现发热、伤口周围蜂窝织炎或有恶臭味等感染表现,或伤口很深、可能是伴有骨髓炎的瘘管时,应该考虑做细菌培养。

(3)如果怀疑有骨髓炎,X线检查、骨扫描、血常规检查有助于诊断。红细胞沉降率和C反应蛋白有助于监测治疗反应。如果怀疑有动脉或静脉疾病,可行动脉或静脉多普勒检查。

四、鉴别诊断

(一)静脉性溃疡

静脉性溃疡通常是由静脉血栓、静脉曲张或静脉瓣功能不全引发的静脉压升高所致。常表现为下肢肿胀、由铁血黄素沉积造成的皮肤色素沉着。外部加压抗衡产生静脉高压和水肿形成的内部压力是防治静脉性溃疡的关键。可使用不同长度的弹力袜(网状绷带),每4至5个月更换型号以保持预期的压力。当患者站立时都要穿弹力袜。需要提醒的是,如果同时伴有动脉供血不足,弹力袜是相对禁忌的。

(二)动脉性溃疡

动脉性溃疡通常由外周血管疾病引起。外周血管疾病病程长,起病隐匿。随着缺血程度的加重,皮肤会出现发冷、体毛消失、苍白,甚至变成深紫色。病情严重时,可表现出跛行、疼痛和远端脉搏消失。在病情更加严重时,会发生足部或足趾的坏疽,典型的溃疡呈穿凿样,容易识别。修复动脉供血不足是保持组织活性的主要办法。溃疡愈合需要足够的动脉灌注,对于具有适应证的患者,转诊血管外科医师进行血管再造是非常重要的。鼓励患者穿合适的鞋,使足部得到充分支持,避免产生受压点。

此外压疮要应与下列伤口进行鉴别诊断:癌溃疡、脉管炎性溃疡、创伤性溃疡、神经病源性溃疡等。

五、治疗

(一)全身治疗

全身治疗主要是积极治疗原发病,增加营养和全身抗感染治疗等。良好的营养是疮面愈合的重要条件,故应增加患者蛋白质、维生素和微量元素的摄入;遵医嘱抗感染治疗以预防败血症。

(二)定时变换体位

应防止患者长时间同一部位持续受压。卧床患者应每 2 小时翻身 1 次,每次翻身时均需检查皮肤受压情况,还要根据患者的皮肤反应调整翻身时间。侧卧位可保持 30°角,而不是身体垂直于床面,从而减轻对大转子处皮肤的压力。半坐位时头抬高应小于 30°,以改善骶骨和坐骨结节处皮肤的血液循环。坐轮椅者需每隔 20~30 分钟伸直双上肢,撑起躯干使臀部离开坐垫,防止坐骨结节受压时间过长。每次支撑时间尽可能延长至 20~40 秒。四肢瘫患者可轮流向一侧侧身,单侧臀部皮肤可得到减压。

(三)使用减压装置

减压装置可用来帮助减轻或减小各种压力。各类减压装置可分为静压垫(海绵、泡沫塑料等)和动压垫(充气、充水等)。可用软枕或海绵等将骨突出部位垫高,如后枕部、肩胛骨、骶尾部、膝部、足跟和内外踝等。不建议使用气垫圈,因其会使圈内皮肤血液循环受阻,中心区呈淤血状态。使用材质良好的床垫,应具有一定的厚度和弹性,使承重面积尽量增大,并有良好的散热、吸汗、透气性能。坐垫厚约 10 cm 为宜,多充入凝胶、泡沫、空气或水。其中波浪形的泡沫垫比普通坐垫及多孔气垫效果好。

(四)营养支持

对大多数患者来说最好的营养状态是维持理想体重、适当的减肥和理想的前清蛋白水平。前清蛋白是体现营养状态的更为敏感的指标,半衰期是 2 天,清蛋白受水合作用影响,半衰期为 21 天,前清蛋白较清蛋白更能反映当前的营养状态。淋巴细胞总数可反映机体免疫系统情况,也可用来评价营养情况。营养支持主要包括适量的碳水化合物、蛋白质、脂肪、维生素、电解质和微量元素等。对于不能经口进食者,可给予肠内或肠外营养。过度肥胖者要减肥,控制体重,增加活动或运动。

(五)皮肤护理

保持皮肤干燥清洁,卧床患者每周擦浴或洗澡 1~2 次,会阴部每天清洗 1 次;大小便污染者随时清洁,特别注意皮肤皱褶处的清洁。康复训练中注意避免局部皮肤长时间受摩擦或牵拉,如仰卧起坐时,应注意骶尾部皮肤。床单应清洁平整,无皱褶,无渣屑,不拖曳扯拉患者,防止产生摩擦。如厕时外用开塞露避免划伤肛门。及时治疗各种皮肤疾病,如压疮好发部位的疖肿和湿疹等。每天检查皮肤,如局部皮肤发红、发紫或出现水疱、硬结等表现,应考虑可能发生压疮,需及时进行减压。

(六)皮肤局部换药

更换敷料使伤口创面保持湿润,有利于减小压疮创面。可根据创面情况选用不同的敷料。渗出多的创面可增加换药次数,每天可换 2 次。对渗出不多、有新鲜肉芽组织的创面可 2~3 天换 1 次敷料。伤口局部可用过氧化氢或生理盐水冲洗,随着创面变浅、变小,应减少过氧化氢、使用次数,否则不利于上皮组织的生长。愈合期过度更换敷料可能反而不利于伤口愈合。换药时为避免纱布与伤口粘连,损伤新生的肉芽组织,可使用透气的油纱。对于较深的伤口,要充分引流,但引流条压力不宜过大,以免影响肉芽组织生长,外口要压紧,防止形成无效腔。一般局部不使用或慎用抗生素,以免造成细菌耐药。

(七)感染的处理

开放的压疮(Ⅱ~Ⅳ度)易合并细菌感染。有效的伤口清洁和清创可减轻感染。当压疮伤口化脓或有恶臭的气味,应加强清洁或清创,并考虑伤口已经出现感染。虽然对压疮局部清洁或清创可防止伤口感染恶化,但如清洁伤口分泌物大量增加或经2~4周处理后无愈合征象,应考虑局部应用抗生素2周。如怀疑有潜在的感染(无蜂窝织炎征象),推荐做表面清创或局部使用抗菌药。如压疮对局部抗菌治疗无效,应考虑是否合并骨髓炎。当合并菌血症、脓血症或骨髓炎时应全身使用抗生素。处理同一患者的多个压疮时,严重感染的伤口应最后处理;使用无菌器械清创;尽可能使用清洁敷料。伤口局部细菌培养可采取3种方法:拭子培养、组织培养、抽吸分泌物培养。

(八)物理治疗

压疮发生的整个过程中局部可用物理治疗进行处理。紫外线照射有消炎、止痛、促进上皮生长和组织再生的作用,对Ⅰ、Ⅱ期压疮的治疗效果明显。红外线照射有促进血液循环、增强细胞功能、使疮面干燥、促进肉芽组织生长等功能,能用于创面较深的压疮,也可应用微波、激光等治疗。

(九)外科治疗

较表浅的Ⅰ度或Ⅱ度压疮通常采取保守治疗,Ⅲ度或Ⅳ度压疮保守治疗无效者可选择手术治疗。较大面积的压疮如保守治疗通常需数月才能愈合,手术可能会加速创面愈合。长期不愈的压疮可能发生淀粉样变或发生恶变,可考虑手术治疗。另外骨组织感染也是外科手术的指征之一。

(曹玉娇)

第三节　深静脉血栓

一、概述

深静脉血栓和与之相关的并发症肺动脉栓塞,是脑卒中后数周内非常严重的危险状况。深静脉血栓是血液在深静脉内不正常凝结引起的静脉回流障碍性疾病,常发生于下肢。血栓脱落可引起肺动脉栓塞,深静脉血栓与肺动脉栓塞统称为静脉血栓栓塞症,是同种疾病在不同阶段的表现形式。深静脉血栓的主要不良后果是肺动脉栓塞和血栓后综合征。深静脉血栓不但影响瘫痪肢体的功能康复,也增加了脑卒中患者的致残率和致死率。偏瘫后早期预防,及时诊断和治疗深静脉血栓对于改善脑卒中患者的生活质量有重要的意义。

二、发病机制

(一)血液淤滞

脑卒中后肢体肌肉瘫痪无力,需较长时间卧床。偏瘫和卧床使下肢的血液失去肌肉泵的挤压作用,造成血流缓慢,在下肢静脉内形成涡流,激活内源性凝血系统,并使血小板从血流中由轴流移向边流。有资料显示,卧床2周的患者其血栓的发病率明显高于卧床3天的患者。另外脑卒中患者由于疼痛的刺激,导致长时间不变换体位,形成下肢静脉血栓。

(二)血管内膜损伤

深静脉置管术和介入性操作易形成血管内膜损伤,损伤后纤维蛋白原与血液中的有形成分易于黏附、聚集而形成深静脉血栓。输入刺激性药物也易造成血管内膜的损伤,促使血小板黏附和聚集,并释放组织凝血活酶和其他组织因子,启动外源性凝血系统,导致血栓形成。

(三)血液高凝状态

脑卒中患者的治疗措施中,大量脱水剂和促高凝剂的使用,使血容量减少,血液黏度增高,易形成血栓,另外,患者进食受限、静脉补液不足等原因,可引起血容量不足,造成血液黏滞度增高,易形成双下肢静脉血栓。

(四)其他因素

其他因素包括高龄、高血压、高血脂、糖尿病、肥胖、长期吸烟史、既往有下肢静脉曲张或静脉血栓病史。

三、诊断

(一)诊断标准

1.临床分型

深静脉血栓根据病变部位分为下列 3 型。

(1)周围型:包括小腿肌肉静脉丛血栓形成及小腿深静脉血栓形成两型。起病隐匿,小腿疼痛,Homans 征阳性(阳性表现:患肢伸直,足被动背屈时,引起小腿后侧肌群疼痛)。

(2)中央型(髂-股静脉血栓形成):发病急骤,先有腹股沟区胀痛,随后下肢迅速出现广泛性粗肿、胀痛,股三角区压痛,Homans 征阴性。

(3)混合型(全下肢深静脉血栓形成):患肢皮肤呈暗红色,广泛粗肿、胀疼,股三角区压痛Homans 征阳性。

2.深静脉血栓可能性评估

结合患者症状体征和可能的危险因素,以及辅助检查结果,不难作出诊断。符合下肢深静脉血栓症状和体征的患者应通过 Wells 评分系统进行评估,见表 11-2。当评分＞2 时,发生深静脉血栓的可能性大;当评分＜2 时。发生深静脉血栓的可能性小。

表 11-2　预测深静脉血栓发生率的 Wells 评分

临床特征	评分
整个肢体肿胀	1
与无症状的下肢比,周径差＞3 mm(胫骨粗隆下 10 cm 测定)	1
凹陷性水肿(有症状的肢体)	1
浅静脉侧支循环扩张(非静脉曲张)	1
沿深静脉系统分布的局限性压痛	1
深静脉血栓形成病史	1
下肢瘫痪、麻痹或石膏固定	1
活动性恶性肿瘤	1
与深静脉血栓形成比更倾向于其他诊断	−2

(二)临床表现

(1)急性下肢深静脉血栓主要表现为患肢的突然肿胀、疼痛等,体检患肢呈凹陷性水肿、软组织张力增高、皮肤温度增高,在小腿后侧和(或)大腿内侧、股三角区及患侧髂窝有压痛。发病1

2 周后,患肢可出现浅静脉显露或扩张。血栓位于小腿肌肉静脉丛时,Homans 征和 Neuhof 征呈阳性(阳性表现:压迫小腿后侧肌群,引起局部疼痛)。

(2)严重的下肢深静脉血栓,患者可出现股青肿,是下肢深静脉血栓中最严重的情况,由于髂股静脉及其属支血栓阻塞,静脉回流严重受阻,组织张力极高,导致下肢动脉受压和痉挛,肢体缺血。临床表现为下肢极度肿胀、剧痛、皮肤发亮呈青紫色、皮温低伴有水疱,足背动脉搏动消失,全身反应强烈,体温升高。如不及时处理,可发生休克和静脉坏疽。

(3)静脉血栓一旦脱落,可随血流漂移、堵塞肺动脉主干或分支,根据肺循环障碍的不同程度引起相应肺动脉栓塞的临床表现,表现为突发的呼吸困难、胸痛伴焦虑,有顽固的低氧血症,重者可以突然死亡。

(4)慢性期可发展为血栓后综合征,一般是指急性下肢深静脉血栓 6 个月后,出现慢性下肢静脉功能不全的临床表现,包括患肢的沉重、胀痛、静脉曲张、皮肤瘙痒、色素沉着、湿疹等,严重者出现下肢的高度肿胀、脂性硬皮病、经久不愈的溃疡。在诊断为下肢深静脉血栓的最初 2 年内,即使经过规范的抗凝治疗,仍有 20%～55% 的患者发展为血栓后综合征,其中 5%～10% 的患者发展为严重的血栓后综合征,从而严重影响患者的生活质量。

(三)辅助检查

1.血浆 D-二聚体测定

D-二聚体是纤维蛋白复合物溶解时产生的降解产物。下肢深静脉血栓时,血液中 D-二聚体的浓度升高,但临床的其他一些情况如手术后、孕妇、危重及恶性肿瘤时,D-二聚体也会升高,因此,D-二聚体检查的敏感性较高、特异性差。可用于急性静脉血栓栓塞症的筛查、特殊情况下深静脉血栓的诊断、疗效评估和静脉血栓栓塞症复发的危险程度评估。

2.彩色多普勒超声检查

彩色多普勒超声检查敏感性、准确性均较高,临床应用广泛,是深静脉血栓诊断的首选方法,适用于筛查和监测。该检查对股腘静脉血栓诊断的准确率高(>90%),对周围型小腿静脉丛血栓和中央型髂静脉血栓诊断的准确率较低。在超声检查前,按照深静脉血栓诊断的临床特征评分,可将患有深静脉血栓的临床可能性分为高、中、低度。如连续 2 次超声检查均为阴性,对于低度可能的患者可以排除诊断,而对于高、中度可能的患者,建议做血管造影等影像学检查。

3.CT 静脉成像检查

CT 静脉成像检查主要用于下肢主干静脉或下腔静脉血栓的诊断,准确性高。联合应用 CT 静脉成像检查及 CT 肺动脉造影检查,可增加静脉血栓栓塞症的确诊率。

4.核磁静脉成像检查

核磁静脉成像能准确显示髂、股、腘静脉血栓,但不能很好地显示小腿静脉血栓。尤其适用于孕妇,且无需使用造影剂,但有固定金属植入物及心脏起搏器植入者,不可实施此项检查。

5.静脉造影检查

静脉造影检查准确率高,不仅可以有效判断有无血栓、血栓部位、范围、形成时间和侧支循环情况,而且常被用来评估其他方法的诊断价值,目前仍是诊断下肢深静脉血栓的金标准。缺点是有创、造影剂过敏、肾毒性以及造影剂本身对血管壁的损伤等。目前,临床上已逐步用超声检查来部分代替静脉造影。

四、鉴别诊断

(一)急性动脉栓塞

本病也常表现为单侧下肢的突发疼痛,与下肢静脉血栓有相似之处。但急性动脉栓塞时肢体无肿胀,主要表现为足及小腿皮温厥冷、剧痛、麻木、自主运动及皮肤感觉丧失,足背动脉、胫后动脉搏动消失,有时股腘动脉搏动也消失。根据以上特点,鉴别较易。

(二)急性下肢弥散性淋巴管炎

本病发病也较快,肢体肿胀,常伴有寒战、高热、皮肤发红、皮温升高、浅静脉不曲张。根据以上特点,可与下肢深静脉血栓相鉴别。

(三)下肢淋巴水肿

下肢淋巴水肿有原发性和继发性两种。原发性淋巴水肿往往在出生后即有下肢水肿;继发性淋巴水肿主要因手术、感染、放射、寄生虫等损伤淋巴管后使淋巴回流受阻所致,因此可有相关的病史。淋巴水肿早期表现为凹陷性水肿,足背部肿胀较明显,组织张力较静脉血栓引起的下肢肿胀小,皮温正常。中晚期淋巴水肿由于皮下组织纤维化,皮肤粗糙、变厚,组织变硬呈团块状,一般不会出现下肢静脉血栓后遗症的临床表现,如色素沉着、溃疡等。

(四)下肢肌肉间血肿

下肢外伤过后,局部如形成肌肉间血肿也表现为下肢肿胀、疼痛,体检 Homan 征及 Neuhof 征可均阳性,很容易被误诊为周围型静脉血栓。由于血肿的治疗与静脉血栓的治疗相反,因此尤需注意鉴别。血肿大多有外伤史,肿胀局限,极少累及整个下肢,伴有疼痛,后期踝部皮肤可见瘀斑或皮肤泛黄。彩色多普勒超声等检查有助于鉴别。

(五)原发性深静脉瓣膜功能不全

由于深静脉瓣膜不能紧密关闭引起静脉血液反流,不继发于任何疾病,不同于深静脉血栓形成后瓣膜功能不全及原发性下肢静脉曲张。有下列临床表现。①轻度:久站后下肢沉重不适,浅静脉扩张或曲张,踝部轻度水肿。②中度:浅静脉明显曲张,伴有轻度皮肤色素沉着及皮下组织纤维化,下肢沉重感明显,踝部中度肿胀。③重度:短时间活动后即出现小腿胀痛或沉重感,水肿明显并累及小腿前静脉明显曲张,伴有广泛色素沉着、湿疹或溃疡(已愈合或活动期)。可结合病史、彩色多普勒超声进行鉴别。

(六)全身性疾病

下肢水肿可能由于不同系统的疾病引起,包括充血性心力衰竭、慢性肾功能不全、液体过多、贫血、低蛋白血症、盆腔恶性肿瘤等。这些疾病引起的下肢水肿通常是双侧的、对称的,但无浅静脉怒张,也无皮肤颜色改变。

五、治疗

(一)深静脉血栓急性期治疗

1.抗凝治疗

抗凝是深静脉血栓的基本治疗,可抑制血栓蔓延、利于血栓自溶和管腔再通、降低肺动脉栓塞发生率和病死率。但是,单纯抗凝不能有效消除血栓、降低血栓后综合征发生率。抗凝药物有普通肝素、低分子肝素、维生素 K 拮抗剂和新型口服抗凝剂,新型口服抗凝剂包括直接凝血酶抑制剂、Xa 因子抑制剂,它们具有抗凝效果稳定、药效不受食物影响、药物之间相互作用很小、半衰期较短、用药剂量固定、服药期间无须定期监测凝血功能等特点。（临床常用的抗凝药物、用法用量及不良反应见第十章第三节）。

2.静脉溶栓治疗

由于出血性或超过溶栓时间窗的缺血性脑卒中急性期是溶栓治疗的禁忌证,因此,卒中后深静脉血栓溶栓治疗需谨慎应用。

3.手术取栓

手术取栓是清除血栓的有效治疗方法,可迅速解除静脉梗阻。常用 Fogarty 导管经股静脉取出髂静脉血栓,用挤压驱栓或顺行取栓清除股腘静脉血栓。临床建议出现股青肿时,应立即行手术取栓;对于病史 7 天以内的中央型或混合型深静脉血栓患者,全身情况良好,无重要脏器功能障碍,也可用手术取栓。

4.经皮机械血栓清除术

经皮机械性血栓清除术主要是采用旋转涡轮或流体动力的原理打碎或抽吸血栓,从而达到迅速清除或减少血栓负荷、解除静脉阻塞的作用。临床资料证实经皮机械性血栓清除术安全、有效。

5.合并髂静脉狭窄或闭塞的处理

髂静脉狭窄或闭塞在深静脉血栓的发病中起重要作用,在手术取栓后,对髂静脉狭窄可以采用球囊扩张、支架植入等方法予以解除,以利减少血栓复发、提高中远期通畅率、减少血栓后综合征的发生。对于非髂-下腔静脉交界处的狭窄或闭塞,支架的植入建议以病变部位为中心,近端不进入下腔静脉。对于髂-下腔静脉交界处的病变,控制支架进入下腔静脉的长度(1 cm 以内)。临床建议造影发现髂静脉狭窄＞50％,建议首选球囊扩张、支架植入术,必要时采用外科手术解除髂静脉阻塞。

6.下腔静脉滤器

下腔静脉滤器可以预防和减少肺动脉栓塞的发生,由于滤器长期植入可导致下腔静脉阻塞和较高的深静脉血栓复发率等并发症,为减少这些远期并发症,建议首选可回收或临时滤器,待发生肺动脉栓塞的风险解除后取出滤器。下腔静脉滤器植入建议:①对于抗凝治疗有禁忌或有并发症,或在充分抗凝治疗的情况下仍发生肺动脉栓塞者,建议植入下腔静脉滤器;②髂、股静脉或下腔静脉内有漂浮血栓;③急性深静脉血栓,拟行经皮机械性血栓清除术或手术取栓等血栓清除术者;④具有急性深静脉血栓、肺动脉栓塞高危因素的行腹部、盆腔或下肢手术及运动训练的患者。

7.压力治疗

血栓清除后,患肢可使用间歇加压充气治疗或弹力袜,以预防血栓复发。

(二)深静脉血栓慢性期治疗

深静脉血栓慢性期患者需长时期抗凝等治疗以防止血栓蔓延和(或)血栓复发。

1.抗凝治疗

(1)抗凝治疗的时间:根据深静脉血栓发生的原因、部位、有无肿瘤等情况,深静脉血栓的抗凝时间不同。①对于有诱因的腿部近端或腿部孤立性远端的深静脉血栓或肺动脉栓塞患者,推荐抗凝治疗 3 个月。②无诱因的腿部近端或腿部孤立性远端的深静脉血栓或肺动脉栓塞患者,推荐抗凝治疗至少 3 个月;3 个月后,应评估延长治疗的风险收益比,决定是否延长抗凝,D-二聚体值可作为重要参考。③无诱因的首次近端深静脉血栓或肺动脉栓塞患者,伴有低或中度出血风险,建议延长抗凝治疗;有高度出血风险者,推荐抗凝治疗 3 个月。④复发的静脉血栓栓塞症患者,如伴有低中度出血风险,推荐延长抗凝治疗;伴有高度出血风险,建议抗凝治疗 3 个月。⑤患有肿瘤的静脉血栓栓塞症患者,推荐延长抗凝治疗。

(2)抗凝治疗的强度及药物选择:维生素 K 拮抗剂(如华法林)、Xa 因子抑制剂、直接凝血酶抑制剂等对预防深静脉血栓复发有效。①华法林中等强度(国际标准化比值 2.0～3.0)的抗凝治疗是目前临床采用的标准。②不伴有肿瘤的下肢深静脉血栓或肺动脉栓塞患者,前 3 个月的抗凝治疗推荐新型口服抗凝药物(如利伐沙班等)或维生素 K 拮抗剂。③伴有肿瘤的下肢深静脉血栓或肺动脉栓塞,前 3 个月的抗凝治疗推荐低分子肝素;3 个月以后,需要延长抗凝治疗的下肢深静脉血栓或肺动脉栓塞,无须更换抗凝药物。④如患者情况发生改变或不能继续服用此类药物,可换用其他抗凝药物,如维生素 K 拮抗剂等。⑤不推荐用阿司匹林替代抗凝药物。⑥无诱因的近端深静脉血栓或肺动脉栓塞患者,决定停用或已停用抗凝治疗,且没有阿司匹林禁忌时,建议使用阿司匹林预防静脉血栓栓塞症复发。

2.其他治疗

(1)静脉活性药:七叶皂苷类、黄酮类等。七叶皂苷类具有抗炎、减少渗出、增加静脉血管张力、改善血液循环、保护血管壁等作用。黄酮类(如地奥司明)具有抗炎、促进静脉血液回流,减轻患肢肿胀和疼痛作用,从而改善症状。

(2)类肝素抗凝药物:如舒洛地特,有硫酸艾杜黏多糖和硫酸皮肤素 2 个主要成分,有较强的抗血栓作用,同时具有保护内皮、抗血小板和抗炎作用。

(3)物理治疗:间歇气压治疗可促进静脉回流,减轻淤血和水肿,是预防深静脉血栓形成和复发的重要措施。弹力袜治疗在降低下肢深静脉血栓形成后综合征发生率、静脉血栓复发率等方面的作用有待进一步验证。

(三)血栓后综合征的治疗

血栓后综合征是下肢深静脉血栓最常见和最重要的并发症。产生机制可能是下肢深静脉血栓形成后深静脉阻塞,造成肢体回流障碍,在机化修复过程中因静脉瓣膜破坏导致血液返流,引起小腿深静脉高压淤血,引发腓肠肌泵功能不全和交通支瓣膜破坏导致下肢水肿、淤血、组织缺氧、代谢产物堆积、组织营养不良,导致皮肤营养性改变。本病以下肢肿胀、足靴区皮肤色素沉着及下肢慢性溃疡为主要表现。

1.压力治疗

压力治疗是血栓后综合征的基础治疗,有助于减轻或改善血栓后综合征症状。包括分级加压弹力袜和间歇气压治疗。

2.运动训练

运动训练能够减轻血栓后综合征的症状,提高患者生活质量。

3.药物治疗

静脉活性药如黄酮或七叶皂苷类,可以在短期内改善血栓后综合征的症状,其长期有效性和安全性尚需进一步评估。

4.血管腔内治疗

现有的方法只能改善症状,无法恢复深静脉已被破坏的结构,而且缺乏大样本观察 10 年以上远期疗效结果,所以对于年龄较小、预期寿命较长、轻度和中度的患者,以保守治疗为主;重度或发生静脉性溃疡,造影或 CT 见下腔静脉通畅,患侧股腘静脉主干形态正常或再通良好、血流通畅,髂静脉、股总静脉狭窄或闭塞的患者可行腔内介入治疗;球囊扩张、支架植入术,技术成功率较高,近、中期疗效满意,术后溃疡自行愈合率较高、症状明显改善、生活质量明显提高。

(刘 明)

第四节 应激性溃疡

一、概述

应激性溃疡是指机体在各类严重创伤、危重疾病或严重心理疾病等应激状态下,发生的急性胃肠道黏膜糜烂、溃疡等病变,严重者可并发消化道出血、甚至穿孔,可使原有疾病的程度加重及恶化,增加病死率,现多以更为合理的应激性黏膜病命名。脑卒中急性期,应激性溃疡是一种严重并发症,是脑卒中早期死亡的主要原因之一,这在脑出血比脑梗死更常见。

脑卒中并发应激性溃疡常以胃黏膜的急性损伤形式出现,包括黏膜的糜烂、坏死、穿孔,继而引发上消化道出血,对患者的日常进食、营养补充和功能恢复形成了较大的阻碍。临床上,脑卒中患者出现应激性胃溃疡的概率可达到 30%,如不及时地进行止血处理,易出现头晕、心率增快、血压下降等症状,严重者出现失血性休克,加剧全身循环系统的衰竭,进而加重脑卒中的病情,甚至造成死亡。

二、发病机制

应激性溃疡是由于脑梗塞或脑出血后脑水肿及颅内压增高等形成的强烈应激因素,直接或间接影响下丘脑、脑干和边缘系统,通过神经、内分泌和消化系统的相互作用,使维持胃、十二指肠黏膜完整性的保护因子和攻击因子之间的平衡被破坏,最终导致广泛性的黏膜损伤,形成应激性溃疡。脑卒中时胃肠道产生大量的氧自由基,可破坏黏膜的完整性,失去对 H^+ 及胃蛋白酶的抵抗力,导致黏膜糜烂,形成应激性溃疡。实验表明,当胃内 H^+ 浓度在 $25\sim50$ mmol/L 时,极易产生溃疡。临床观察显示,胃内 pH 保持在 $3.5\sim4.0$ 可以防止应激性溃疡的发生。

(一)神经-内分泌失调

脑卒中应激状态下的神经-内分泌失调涉及神经中枢、神经肽、传导途径、递质释放和受体等一系列问题。某些神经肽类物质能影响胃黏膜的血管舒缩功能,参与应激性溃疡的形成。

1.肾上腺皮质激素分泌增加

中枢神经系统及神经肽主要是通过自主神经系统及下丘脑-垂体-肾上腺轴作用于胃肠。脑卒中时出现丘脑下部机能障碍,导致垂体释放促肾上腺皮质激素,使肾上腺皮质激素增高,促进胃酸及蛋白酶的分泌,过多的胃酸与胃蛋白酶可导致黏膜的自身消化和形成急性应激性溃疡。

2.迷走神经活动增强

脑卒中引起颅内高压直接影响丘脑下部结节区及下丘脑延髓束,丘脑下部受损直接使迷走神经活动过度增强,大量乙酰胆碱释放,兴奋 M 受体致使胃酸及胃蛋白酶进一步增高,H^+ 浓度增高且形成逆弥散,促使溃疡产生。

(二)胃黏膜防御机能降低

脑卒中时胃黏膜局部会发生微循环障碍,黏液-碳酸氢盐屏障及上皮保护性屏障功能降低,导致溃疡的发生。

(1)在脑卒中导致的应激状态下,胃黏膜血流发生改变,出现微循环障碍,导致胃局部黏膜缺血,致使黏膜上皮细胞功能障碍,不能分泌足够的 HCO_3^- 和黏液,保护功能下降,促进急性胃黏膜溃疡的形成。同时由于缺血,胃黏膜上皮细胞更新速度减慢,大大降低了其修复和保护作用。

(2)脑卒中应激状态下会导致前列环素水平降低,前列环素对胃黏膜有保护作用,其可促进胃黏液和碳酸氢盐的分泌,抑制胃酸分泌,促进上皮细胞更新,故易导致溃疡的发生。

(3)脑卒中时交感神经兴奋,血中儿茶酚胺浓度增加,导致胃血管收缩、黏膜缺血,胃黏膜屏障的破坏,失去了对胃酸及胃蛋白酶的抵抗能力,使溃疡更易发生。

(4)大量氧自由基的产生,如 O_2^-、OH^- 和 H_2O_2 等,具有非常强的氧化性,使膜脂质过氧化,导致脂质过氧化物含量增高,破坏细胞的完整性;它们亦可与血小板活化因子、白三烯和血栓素等相互作用,参与多种原因所致应激性溃疡的发病过程。

(三)十二指肠液的返流

十二指肠液的返流其中的胰液、胆汁损伤胃黏膜屏障,胆盐是除阿司匹林和乙醇外造成胃黏膜损害排行第三位的物质。

三、诊断

(一)诊断标准

患者应有应激病史,在应激后 2 周内出现呕血、黑便,不明原因的血红蛋白浓度降低 20 g/L 以上等上消化道出血或消化道穿孔表现者,应考虑有应激性溃疡;少数可有腹痛、发热,腹部触痛及肌紧张等急腹症表现。

(二)临床表现

1.症状

(1)呕血、便血:是本病最主要的症状,多是突然发生,出血量一般较大,可同时发生便血,严重者很快出现出血性休克,出血可呈持续性,也可间隔长时间再次发生。

(2)低血容量:如胸闷、烦躁不安、心悸、恐惧等,并可出现神志障碍,特别是老年人。

(3)腹痛:一般情况下无腹痛,但可有上腹部胀满或不适。一旦出现腹痛很可能发生胃穿孔,需要注意。

2.体征

(1)休克体征:因为大量出血,可出现出血性休克的体征,如面色苍白、出冷汗、远端末梢发绀、心率加快、血压降低等,

(2)腹部体征:可有上腹部胀满。在出血时,腹部出现肠鸣音亢进,是否在肠腔内存留较多血液的客观指标。如果发生胃穿孔,则出现典型的急性腹膜炎体征。如果发生出血性休克,则肠鸣音减弱或消失,而出现肠麻痹的体征。

(三)辅助检查

1.胃镜检查

胃镜检查是确诊本病最重要的检查方法。但是发生出血性休克时应慎重考虑,注意避免发生意外。

2.血常规检查

血常规检查可见血红蛋白、红细胞可减少,但是在早期不明显,随着时间的延长,血液被稀释后,就可显现出来。有时会查血型以备输血时使用。

3.其他检查

其他检查常规检查如血电解质、血糖、二氧化碳结合力等;根据基础疾病做相应检查等。

四、鉴别诊断

(一)消化性溃疡

应激性溃疡出血应与原有消化性溃疡在应激情况下诱发出血相鉴别。前者既往无溃疡病史且多无症状,与幽门螺杆菌感染或慢性活动性胃炎无关,不伴有明显的炎症变化,在内镜下可见表浅糜烂,溃疡边缘黏膜无明显变化(如黏膜纠集、融合、环堤形成等)。

(二)急性糜烂性胃炎

应激可致急性糜烂性胃炎,引起上腹痛和出血。与应激性溃疡的区别主要是病理学上,前者黏膜缺损未穿透黏膜肌,而后者的黏膜缺损穿透黏膜全层,一般认为急性糜烂性胃炎可发展为应激性溃疡。穿孔可以明确提示存在溃疡。

五、治疗

(一)原发病治疗

脑卒中作为应激性溃疡的原发病,其治疗效果对患者机体和精神临床状态的改善至关重要。通过调节颅内压、补充血容量抗休克、维持电解质和酸碱平衡、扭转患者能量代谢的异常,可以使机体整体生理状态出现好转,有利于从根本上恢复胃肠道黏膜正常的血液供应,保证黏膜的完整性,达到治疗应激性溃疡的目的。

面对脑卒中患者,临床上的治疗原则是及时的恢复血液供应,因此会尽快地给予溶栓、抗凝、降纤治疗,但这会对机体的凝血机制造成损害,进而影响应激性溃疡的止血效果。例如,阿司匹林等是临床上普遍使用的抗血小板药物,用于预防血栓形成,或改善脑卒中患者的凝血状态,尽早的使用能有效地降低死亡率。但是此类药物主要通过口服给药,直接刺激胃肠道,长期或大量的使用易造成黏膜损伤,形成溃疡,同时可能通过抗凝作用加剧已有的上消化道的出血症状。相关文献报道,小剂量阿司匹林预防性给药≥90天的患者,脑卒中应激性溃疡发病率显著高于给药时长<90天的患者。

虽然现在针对肠内营养的作用尚无定论,但有研究表明,对脑卒中患者进行早期的胃肠道营养补充,能够中和胃酸,促进腔内黏液的分泌,预防黏膜损伤的形成。同时在溃疡出现之后,适量的营养物质不仅可以升高内环境 pH,减轻刺激作用,还能够避免胃酸和黏膜的直接接触,同时刺激胃肠道蠕动,增加黏膜血流量,起到修复和保护黏膜的作用,但是疗效有限。有文献报道了早期肠道营养与质子泵抑制剂的联合给药方案,以降低脑卒中应激性溃疡的发生率,获得更优的治疗效果。

(二)溃疡治疗

1.抑制胃酸分泌,保护胃黏膜

H_2受体拮抗剂能够竞争性地阻断 H_2 受体,抑制组胺、五肽胃泌素、M 胆碱能受体激动剂所造成的胃酸分泌,降低 H^+ 浓度。改善黏膜的微循环状态,促进黏膜修复。常用药包括西咪替丁、雷尼替丁、法莫替丁等。质子泵抑制剂能通过与壁细胞膜上的 H^+-K^+-ATP 酶共价结合,不可逆地使其失活,从而抑制 H^+ 的泵出。由于其作用于胃酸分泌的最后一个环节,因此抑酸作用最强,同时止血效果也优于 H_2 受体拮抗剂,是目前临床上用于治疗胃酸分泌异常及相关疾病的一线用药。常见的本类药品包括奥美拉唑、兰索拉唑、雷贝拉唑等。

胃黏膜保护剂增强黏膜屏障功能,促进损伤组织的修复和溃疡愈合。由于这类药物对胃肠道内酸值水平的调节无显著作用,且易造成便秘、口有氨味等不良反应,遂临床上大多作为应激性胃溃疡的预防和治疗的辅助用药。常用药包括枸橼酸铋钾、硫糖铝、前列腺素及其衍生物等。

2.止血、补充血容量

凝血酶作为止血剂,直接作用于血液中的可溶性纤维蛋白原,促使其转化为不溶性的纤维蛋白,加速血液凝固。同时给予血管收缩剂,如去甲肾上腺素等,促进毛细血管收缩,降低其通透性,加速止血过程。中药毒副作用较小且价格较为低廉,可针对胃黏膜损伤较轻,或后期出血减少的患者进行治疗,如云南白药等。中药不仅可以起到止血的作用,而且有利于血液运行,改善局部组织缺血的状况,从整体对循环系统进行调节。而当患者出血情况严重,且单独给予止血药物效果不佳时,则需要通过内镜,确定出血的部位和范围,采用局部用药或电凝、激光等手段实现损伤部位的止血,或直接进行外科手术治疗,包括迷走神经切除术加胃部分切除术等,并对溃疡出血处进行缝合。

(三)联合治疗

鉴于单独给药常效果不理想,且存在一定不良反应,临床采用联合给药的方式以提高疗效和安全性。如质子泵抑制剂与中药联用。相关文献报道,奥美拉和中药(大黄、云南白药等)联合给药,相较于单独给予奥美拉,可显著改善脑卒中应激性溃疡患者呕血和黑便症状,发挥抑制胃酸分泌和活血化瘀的联合作用。

(四)预防治疗

应激性溃疡常在原发病急性期就出现胃黏膜的损伤,其治疗关键在于有效预防,即在患者入院初期积极消除应激源的同时即给予预防性治疗。目前主要采用的方式是降低胃酸水平或者加强胃黏膜保护作用,并配合早期肠内营养。质子泵抑制剂和 H_2 受体阻断剂是目前临床最常用的预防药物。胃黏膜保护剂类药物作为辅助用药。虽然目前采用多种给药方式预防应激性胃溃疡的产生,但是已有研究表明,预防性药物仅能降低胃肠道出血的发生率,但对最终疾病的死亡率无明显的改善作用。

然而,无差别的使用预防性药物会增加不良反应的发生率,其中最为常见的就是感染。相关文献报道,接受抑酸治疗的危重症患者,肺炎的发生率是未接受抑酸治疗患者的 4 倍。抑酸药物会导致胃肠道内 pH 升高,刺激细菌的生长,进而随着胃内容物反流入呼吸道,与此同时白细胞功能受到抑制,患者胃肠道和呼吸道感染的概率会由此增加。此外,还需注意药物之间的相互作用。例如,质子泵抑制剂会削弱抗血小板药物,如氯吡格雷的作用,增加了心脑血管事件发生的概率;硫糖铝等胃黏膜保护剂会延缓其他药物在胃肠道的吸收,减弱其利用度。此外,临床上还会出现电解质紊乱、血小板减少等其他不良反应。

(刘　明)

第五节　脑　　疝

一、概述

脑疝是脑血管疾病的一种严重并发症。有关统计资料表明,脑血管疾病的患者中有40%～45%并发脑疝,而在急性脑血管疾病的死亡病例中,有50%～60%死于脑疝。因此,在临床工作中,早期认识和掌握脑疝的临床表现是有效处理急性脑血管疾病患者的一个重要环节。脑疝处理正确与否是急性脑血管疾病抢救成功与失败的关键步骤。

所谓脑疝是指由于颅内压变化,破坏了颅内各个分腔之间或颅脑与脊髓之间的压力平衡,产生了压差,由于动力学关系,压力大的分腔内的脑组织就向压力较小的分腔挤压、移位。当脑组织的移位超过一定的解剖界线时,即产生了脑疝。急性脑血管疾病所形成的较大的血肿或梗死病灶除引起颅内增高外,也可引起分腔间的压差,所以易引起脑疝。脑血管疾病并发的脑疝分为3种。①大脑镰下疝。即由病侧的扣带回被大脑半球内血肿等挤压并推至大脑镰的对侧引起的脑疝。②小脑幕切迹疝。即由一侧大脑半球内血肿等以高压向下及向对侧压迫,使原来位于小脑天幕之上的颞叶沟回及中脑上端进入小脑天幕裂孔之下,并向对侧挤压所引起的脑疝。③枕骨大孔疝:即颅腔内(天幕上或天幕下)的高压把原在颅腔内的小脑扁桃体及延髓压至枕骨大孔以下引起的脑疝。

脑疝的形成不是瞬间即成,而是有一个过程的。这个过程常分为4个时期:①局灶高压发展期;②脑疝前期;③脑疝早期;④脑疝晚期。

二、发病机制

脑卒中尤其是缺血性脑卒中,临床发病后脑组织缺血、缺氧,首先导致细胞毒性脑水肿进一步出现血管性脑水肿。脑水肿在发病6小时就开始出现,3～4天达高峰,1～2周后逐渐消退。一侧大脑半球发生大面积脑梗死后,因严重的脑水肿,使脑组织向对侧挤压靠近中线的颞叶钩回或海马回经天幕裂孔疝出,形成天幕裂疝,首先压迫动眼神经而出现瞳孔变化,进一步压迫脑干,致呼吸、循环衰竭。成为缺血性脑卒中患者的主要死因。

三、诊断

(一)诊断标准

(1)临床表现存在引起颅内压增高的基础疾病,且明确存在颅内压增高。

(2)颅高压患者如出现瞳孔不等、一侧肢体偏瘫、颈项强直、枕下明显压痛和意识障碍加重等,则为小脑幕切迹疝或枕骨大孔疝的前驱症状,预示脑疝即将发生或存在早期脑疝。

(3)小脑幕切迹疝临床变化过程通常比较典型,由于早期即以存在瞳孔和意识的变化,临床一般不易忽视,枕骨大孔疝患者意识状态常保持清醒,瞳孔亦稍有变化,早期可仅表现为枕颈部的疼痛及强迫头位,临床应加以警惕。

(二)临床表现

1.脑疝前驱期

脑疝前驱期即初期,指脑疝即将形成前的阶段。主要表现为患者突然发生或逐渐发生意识障碍,剧烈头痛,烦躁不安,频繁呕吐及轻度呼吸深而快,脉搏增快,血压增高,体温上升等。以上症状是由于颅内压增高使脑缺氧程度突然加重所致。

2.脑疝代偿期

脑疝代偿期即中期,指脑疝已经形成,脑干受压迫,但机体尚能通过一系列调节作用代偿,勉强维持生命的阶段。此期症状为全脑损害引起,表现为昏迷加深,呼吸深而慢,脉缓,血压、体温升高等。另外由于脑干受压,局灶性体征可有一侧瞳孔散大、偏瘫或锥体束征等。

3.脑疝衰竭期

脑疝衰竭期即晚期,由于脑疝压迫,脑干功能衰竭,代偿功能耗尽的阶段。主要表现深度昏迷,呼吸不规律,血压急速波动并逐渐下降,瞳孔两侧散大而固定,体温下降,四肢肌张力消失。如未进行积极抢救,终因脑干功能衰竭死亡。

脑疝各期持续时间长短和临床表现的特点,取决于导致脑疝的原发病灶性质、部位和脑疝发生类型等因素。

(三)辅助检查

1.X 线检查

颅、胃平片(正侧位)。注意观察松果体钙化斑有无侧移位、压低或抬高征象。

2.头颅超声检查

头颅超声检查可了解是否有脑中线波移位或侧脑室扩大。以确定幕上占位性病变侧别。个别病例可见肿瘤或血肿之病理波。

3.脑血管造影术

颞叶钩回疝时除表现有幕上大脑半球占位性病变的特点之外,还可见大脑后动脉及脉络膜前动脉向内移位。小脑幕孔上升疝时相反。慢性小脑扁桃体疝时,气脑造影往往气体不能进入第四脑室内而积存在椎管中,有时可显示出扁桃体的阴影。

4.CT 扫描检查

小脑幕孔疝时可见基底池(鞍上池)、环池、四叠体池变形或消失。下疝时可见中线明显不对称和移位。

5.MRI 检查

MRI 检查可观察脑疝时脑池变形、消失情况,清晰度高的 MRI 可直接观察到脑内结构如钩回、海马回、间脑、脑干及小脑扁桃体。

四、鉴别诊断

不同类型脑疝的鉴别诊断。

(一)大脑镰下疝

一般此疝不引起特殊症状,有时大脑前动脉受大脑镰压迫,绞窄同侧大脑前动脉,压迫对侧大脑前动脉时出现以下表现。

(1)急性肢体麻痹:对侧完全麻痹,同侧不完全麻痹。

(2)急性脑脊液循环障碍。

（3）意识障碍。

(二)小脑幕切迹疝

（1）颅内压增高的症状：表现为剧烈头痛及频繁呕吐，并有烦躁不安。

（2）意识改变：表现为意识模糊、浅昏迷以至深昏迷，对外界的刺激反应迟钝或消失。

（3）瞳孔改变：双侧瞳孔不等大。初起时患侧瞳孔略缩小，对光反射稍迟钝，逐渐患侧瞳孔出现散大，略不规则，直接及间接对光反射消失，但对侧瞳孔仍可正常。这是由于患侧动眼神经受到压迫牵拉所致。另外，患侧还可有眼睑下垂、眼球外斜等。如脑疝继续发展，则出现双侧瞳孔散大，对光反射消失。

（4）运动障碍：多发生于瞳孔散大侧的对侧，表现为肢体的自主活动减少或消失。如果脑疝继续发展，症状可波及双侧，引起四肢肌力减退或间歇性出现头颈后仰、四肢挺直、躯背过伸、角弓反张等去大脑强直症状，是脑干严重受损的特征性表现。

（5）生命体征的紊乱：表现为血压、脉搏、呼吸、体温的改变。严重时血压忽高忽低，呼吸忽快忽慢，出现面色潮红、大汗淋漓，或者面色苍白等症状。体温可高达 41 ℃以上，也可低至 35 ℃以下而不升，甚至呼吸、心跳相继停止而死亡。

(三)枕骨大孔疝

枕骨大孔疝表现为颅内压增高、剧烈头痛、频繁呕吐、颈项强直或强迫头位等。生命体征紊乱出现较早，意识障碍、瞳孔改变出现较晚。因脑干缺氧，瞳孔可忽大忽小。由于位于延髓的呼吸中枢严重受损，呼吸功能衰竭的表现更为突出，患者早期即可突发呼吸骤停而死亡。

五、治疗

(一)急救措施

脑疝发生后患者病情突然恶化，医务人员必须正确、迅速、果断地奋力抢救。其急救措施，首先应当降低颅内压。

1.脱水降颅内压疗法

由于脑水肿是构成脑疝恶性病理循环的一个重要环节，因此控制脑水肿发生和发展是降低颅压的关键之一。颅内占位性病变所导致的脑疝，也需要首先应用脱水药物降低颅内压，为手术治疗争得一定时间，为开颅手术创造有利条件。因此在脑疝紧急情况下，应首先选用强力脱水剂由静脉快速推入或滴入。

（1）高渗透性脱水药物：是由于静脉快速大量注射高渗药物溶液，使血液内渗透压增高。由于血-脑屏障作用，该种大分子药物不易进入脑及脑脊液内，在一定时间内，血液与脑组织之间形成渗透压差，从而使脑组织及脑脊液的水分被吸收入血液内，这部分水分再经肾脏排出体外，因而使脑组织脱水。同时因血液渗透压增高及血管反射功能，抑制脉络丛的滤过和分泌功能，脑脊液量减少，使颅内压降低。此类药物包括高渗盐水溶液、甘露醇、高渗葡萄糖溶液等。

（2）利尿性脱水药物：是通过增加肾小球的过滤和抑制肾小管的再吸收，尿量排出增加，使全身组织脱水，从而降低颅压。此类药物如依他尼酸钠、呋塞米、乙酰唑胺，氢氯噻嗪等。

（3）不良反应：由于长时间应用强力脱水药物，可引起机体水和电解质的紊乱，如低钾和酸中毒等现象。颅脑损伤和颅内血肿患者，脱水降颅压疗法可以使这类患者病情延误或使颅内出血加剧。因此在颅脑损伤患者无紧急病情时，一般伤后 12 小时内不用脱水药物而严密观察。脱水疗法可能导致肾功能损害。心血管功能不全者，可能引起心力衰竭。

（4）注意事项：①高渗透性脱水药物的剂量和注入的速度直接影响脱水降颅压的效果，一般用量越大，颅内压下降越明显；持续时间越长，注入速度越快，降颅内压效果越好。②高渗透性脱水药物内加入氨茶碱 250 mg 或激素（氢化可的松 100～200 mg）可增强降颅内压效果。③在严重脑水肿和颅内压增高发生脑疝的紧急情况下，应当把 20％甘露醇作为首选药物，足量快速静脉推入或滴入，为进一步检查和治疗做好准备，但应注意纠正水电解质的紊乱。

2.颅脑室体外持续引流术

颅内占位性病变，尤其是颅后窝或中线部位肿瘤，室间孔或导水管梗阻时，即出现脑室扩大。在引起脑疝危象时，可以迅速行快速细孔钻颅，穿刺脑室放液以达到减压抢救目的。应用脱水药未达到治疗效果者行脑室穿刺放液，脑室体外引流常常可以起到作用。婴幼儿患者也可以行前囟穿刺脑室放液。对于幕上大脑半球占位性病变所致小脑幕孔疝时不适宜行脑室引流，这类引流可加重脑移位。

(二)去除病因的治疗

对已形成脑疝的病例，及时清除原发病灶是最根本的治疗方法。一般在脑疝代偿期或前驱期，清除原发病灶后，脑疝大多可以自行复位。但在脑疝衰竭期，清除原发病灶外，对某些病例还需要处理脑疝局部病变。

1.小脑幕孔疝

小脑幕孔疝需要切开小脑幕游离缘，使幕孔扩大，以解除"绞窄"，或直接将疝出脑组织还纳复位。有时在清除原发病灶颅压降低情况下，刺激患者的气管，引起咳嗽，以帮助脑疝还纳。

2.枕骨大孔疝

枕骨大孔疝在清除原发病灶外，还应将枕骨大孔后缘，寰椎后弓椎板切除，并剪开寰枕筋膜，以充分减压，解除绞窄并使疝下的脑组织易于复位或者直接将疝出的小脑扁桃体切除以解除压迫。

由巨大脑脓肿、慢性硬脑膜下血肿引起的脑疝，可以先行体外引流以降低颅内压，待患者情况稳定后再考虑开颅手术。

(三)减压手术

原发病灶清除后，为了进一步减低颅压，防止术后脑水肿，或者原发病灶无法清除，则常常需要进行减压手术。减压手术的目的是为了降低颅内压和减轻脑疝对脑干的压迫。临床常用下列几种减压手术。

（1）颞肌下减压术。

（2）枕肌下减压术。

（3）内减压术。

前二者减压时，切除之骨窗应够大，硬脑膜切开要充分，以达到减压之目的，后者应切除"哑区"之脑组织。对于颅内压很高的颅脑损伤合并血肿者，还可以考虑大骨片减压或双额叶切除减压等。

(四)椎管内加压注射脑疝还纳术

当颅后窝或中线部位占位性病变，突然发生脑疝以致呼吸停止的紧急情况下，一方面行人工呼吸及快速细孔钻颅，脑室体外引流并应用脱水降颅压疗法。另一方面注射呼吸兴奋药物，若此时患者呼吸仍不恢复，为使疝出之小脑扁桃体复位还纳至颅内，减少对延髓的压迫和牵拉，在颅压降低的前提下，做腰椎穿刺经椎管内快速注射生理盐水 50～100 mL，使椎管压力升高，将疝出之小脑扁桃体推回颅内。推入液体同时,可见到脑室体外引流管的液体快速流出,有时可收到一定效果。

(五)其他治疗

脑疝形成的患者,无论其原发疾病性质如何,均处于十分紧急危险状态。因此在以上治疗或手术前后均应注意其他各方面的治疗。其中包括支持疗法、氧气吸入、促进中枢神经系统代谢药物治疗、促进细胞代谢消除脑肿胀等。其他药物如激素治疗、促进中枢神经系统兴奋和清醒的药物,如甲氯芬酯、乙胺硫脲等亦可应用。

在抢救脑疝过程中,无论是否手术,或手术前后,应注意纠正水电解质紊乱,合理应用降颅内压、抗感染、解除脑缺氧(如吸氧及高压氧舱等)等各项措施,从而对脑疝患者进行积极正确有效的抢救。

(刘 明)

第六节 癫 痫

一、概述

癫痫是大脑神经细胞异常放电引起的短暂的发作性大脑功能失调,按病因可分为原发性和继发性两类。继发性癫痫又称症状性癫痫,指由其他疾病导致的癫痫,可见于任何年龄,大多起病于青壮年之后。脑卒中后癫痫属于继发性癫痫的一种。急性脑血管病是老年患者癫痫发作最为常见的原因之一,缺血性脑血管病继发癫痫的发生率4.4%～13.2%。癫痫的发生与脑梗死引起的皮质损害关系密切,以额、颞、顶叶损害发生率较高,尤其是累及多个脑叶损害更高。单纯基底节的病变继发癫痫的发生率很低,小脑、脑干病变偶尔发生癫痫。脑出血亦可导致癫痫发作。

脑卒中后癫痫依据首次发作时间,临床分为早发性和迟发性以下两类。国内一般以2周为界。①早发性癫痫:指脑卒中后2周内出现的癫痫发作,多见于出血性脑卒中,如脑出血、蛛网膜下腔出血等,绝大多数会随着原发病的稳定和好转而自行缓解。②迟发性癫痫:指脑卒中2周后出现的癫痫发作,多见于缺血性脑卒中,如脑梗死,绝大多数会反复发作,常需用抗癫痫药物治疗。

二、发病机制

(一)早发性癫痫的发病机制

(1)脑梗死早期,由于脑组织缺血、缺氧,导致钠泵衰竭,钠离子大量内流而使神经细胞膜的稳定性发生改变,出现过度除极化,引发痫性放电。

(2)脑水肿、急性颅内高压影响神经元正常生理活动,引起痫性放电。

(3)脑梗死后由于应激反应,体内有关激素水平发生改变,引起神经元异常放电。

(4)脑梗死后水、电解质及酸碱平衡失调,诱发神经元异常放电。

总之,脑卒中早期缺血、缺氧、脑水肿和代谢紊乱,神经元细胞膜稳定性改变等可能为癫痫发作的病理生理基础。

(二)晚发性癫痫的发病机制

晚发性癫痫发作与逐渐发生的神经细胞变性和胶质增生有关。目前认为主要有以下几方面因素。

(1)脑梗死灶中央神经元坏死。

(2)病灶周围神经元变性导致膜电位的改变和去极化。

(3)脑梗死后囊腔的机械牵拉刺激。

(4)脑梗死后胶质细胞增生、瘢痕形成使树突畸形,导致神经元排列紊乱。

(5)脑梗死后血流动力学改变。

(6)脑梗死后并发疾病。

总之,胶质细胞增生是迟发性癫痫灶的主要特征。由于癫痫灶内的反应性星形细胞不能及时清除 K^+ ,因而神经元易于发生除极化以致发作性放电。合成 γ 氨基丁酸功能的下降和碳酸酐酶量的不足,导致神经元的高兴奋性和细胞酸碱平衡紊乱,从而使神经元易于放电。脑梗死后癫痫发作约 88% 发生在 6~15 个月,两年后发生癫痫者仅为 2%。

三、诊断

(一)诊断标准

国际抗癫痫联盟 2017 年推出的癫痫诊断标准为一次非诱发性发作或者反射性发作,同时在未来十年里面再次发作风险与两次非诱发性发作后的再发风险相当时(至少 60%)即可判定为癫痫,其和之前的诊断标准不同在于即使只有一次迟发性癫痫也可以诊断为脑卒中后癫痫。再者还需要在患者脑卒中前无癫痫病史的基础上,脑卒中后排除脑部和其他代谢性病变在一定时间内出现的癫痫发作。

(二)临床表现

脑卒中后癫痫发作形式多为局灶性发作,如单纯部分性发作(运动性、感觉性、自主神经性)、复杂部分性发作(精神运动性发作)等,少数患者可发展为全身性发作。

1.全身性发作

最初的临床症状表明在发作开始时即有双侧大脑半球受累,往往伴有意识障碍。运动症状是双侧的,发作期最初脑电图为双侧大脑半球广泛性放电。

(1)强直-阵挛性发作:意识丧失、双侧强直后紧跟阵挛的序列活动,是全身强直-阵挛性发作的主要临床特征亦可由局灶性发作演变而来,也可起病即表现为全身强直-阵挛性发作。早期出现意识丧失、跌倒。随后的发作分为 3 期。①强直期表现为全身骨骼肌持续性收缩,眼肌收缩出现眼睑上牵、眼球上翻或凝视;咬肌收缩出现口强张,随后猛烈闭合,可咬伤舌尖;喉肌和呼吸肌强直收缩致患者尖叫一声;颈部和躯干肌肉强直性收缩使颈部和躯干先屈曲后反张;上肢由上举后旋转为内收前旋,下肢先屈曲而后猛烈伸直,持续 10~20 秒后进入阵挛期。②阵挛期患者从强直转为阵挛,每次阵挛后都有一短暂间歇,阵挛频率逐渐变慢,间歇期延长,在一次剧烈阵挛后停止,进入发作后期。以上两期均伴有呼吸停止、血压升高、瞳孔扩大、唾液和其他分泌物增多。③发作后期:此期尚有短暂阵挛,可引起牙关紧闭和大小便失禁。呼吸首先恢复,随后瞳孔、血压、心率渐至正常。肌张力松弛,意识逐渐恢复。从发作到意识恢复历时 5~15 分钟。醒后患者常感头痛、全身酸痛、嗜睡,部分患者有意识模糊,此时强行约束患者可能发生伤人和自伤。

(2)失神发作:分为典型失神和不典型失神。①典型失神:表现为动作中止,凝视,叫之不应,不伴有或伴有轻微的运动症状,发作开始和结束均突然。通常持续 5～20 秒,罕见超过 1 分钟者。发作时脑电图呈规律性双侧同步 3 Hz 棘慢波综合暴发。主要见于儿童失神癫痫和青少年失神癫痫。②不典型失神:表现为意识障碍的发生与结束均较缓慢,可伴有轻度运动症状,发作时脑电图表现为慢的棘慢波综合节律。主要见于 Lennox-Gastaut 综合征,也见于其他多种儿童癫痫综合征。

(3)强直发作:表现为发作性全身或者双侧肌肉强烈持续收缩,肌肉强直,躯体伸展背屈或者前屈。常持续数秒至数十秒,但是一般不超过 1 分钟。发作时脑电图显示双侧低波幅快活动或高波幅棘波节律暴发。强直发作主要见于 Lennox-Gastaut 综合征。

(4)阵挛发作:主动肌间歇性收缩肌阵挛,导致肢体有节律性的抽动。发作期脑电图为快波活动或者棘慢/多棘慢波综合节律。

(5)肌阵挛发作:表现为快速、短暂、触电样肌肉收缩,可遍及全身,也可限于某个肌群,常成簇发生。发作期典型的心电图表现为暴发性出现的全面性多棘慢波。肌阵挛包括生理性肌阵挛和病理性肌阵挛,但并不是所有的肌阵挛都是癫痫发作。只有同时伴心电图癫痫样放电的肌阵挛才为癫痫发作。肌阵挛发作既可见于一些预后较好的特发性癫痫患者(如婴儿良性肌阵挛性癫痫、青少年肌阵挛性癫痫),也可见于一些预后较差的、有弥漫性脑损害的癫痫综合征(如早期肌阵挛性脑病、婴儿严重肌阵挛性癫痫、Lennox-Gastaut 综合征等)。

(6)痉挛:表现为突然、短暂的躯干肌和双侧肢体强直性屈性或者伸展性收缩,多表现为发作性点头,偶有发作性后仰。其肌肉收缩的整个过程 1～3 秒,常成簇发作。常见于婴儿痉挛,其他婴儿综合征有时也可见到。

(7)失张力发作:由于双侧部分或者全身肌张力突然丧失,导致不能维持原有的姿势,出现跌倒、肢体下坠等,发作时间相对短,持续数秒至十余秒多见,发作持续时间短者多不伴有明显的意识障碍,心电图表现为全面性暴发出现的多棘慢波节律、低波幅电活动或者电抑制。失张力发作可见于 Lennox-Gastaut 综合征、Doose 综合征(肌阵挛-站立不能发作性癫痫)等癫痫性脑病。但也有某些患者仅有失张力发作,其病因不明。

2.局灶性发作

局灶性发作的临床表现和心电图改变提示发作起源并局限于一侧半球的网络内,这个网络可以呈局灶或更广泛性分布。发作时以有无意识改变分为简单部分性发作(无意识障碍)和复杂部分性发作(有意识障碍),二者都可以继发全面性发作。

(1)简单部分性发作:又称为单纯部分性发作,发作时无意识障碍。心电图可以在相应皮质代表区记录到局灶性异常放电,但头皮电极不一定能记录到。根据放电起源和累及的部位不同,可表现为运动性、感觉性、自主神经性和精神性等 4 类,后两者较少单独出现,常发展为复杂部分性发作。①运动性发作:一般累及身体的某一部分,相对局限或伴有不同程度扩展。其性质可为阳性症状,如强直性或阵挛性;也可为阴性症状,如最常见的语言中断。主要发作类型如下。a.仅为局灶性运动发作:指局限于身体某一部位的发作,其性质多为阵挛性,即常见的局灶性抽搐。身体任何部位都可出现局灶性抽搐,但较常见于面部或手,因其在皮质相应的投射区面积较大。肢体的局灶性抽搐常提示放电起源于对侧大脑半球相应的运动皮质区,但眼睑或其周围肌肉的阵挛性抽搐可由枕叶放电所致;口周或舌、喉的阵挛性抽搐可由外侧裂附近的放电所致。b.杰克逊发作:开始为身体某一部位抽搐,随后按一定顺序逐渐向周围部位扩展,其扩展的顺序与大脑皮质运动区所支配的部位有关。如异常放电在运动区皮质由上向下传播,临床上可见到抽搐先出现在拇指,然后传至同侧口角(手-口扩展)。在扩展的过程中,给予受累部位强烈的刺激可能使其终止,如拇指抽搐时用力背屈拇指可能终止发作。c.偏转性发作:表现为眼、头甚至躯干向一侧偏转,有时身体可旋转一圈或伴有一侧上肢屈曲和另一侧上肢伸直。发作起源一般为额叶、颞叶、枕叶或顶叶,额叶起源最常见。d.姿势性发作:表现为偏转性发作有时也可发展为某种特殊姿势,如击剑样姿势,表现为一侧上肢外展、半屈、握拳,另一侧上肢伸直,眼、头向一侧偏视,注视抬起的拳头,并可伴有肢体节律性的抽搐和重复语言。其发作多数起源于额叶内侧辅助运动区。e.发音性发作:可表现为重复语言、发出声音或言语中断。发作起源一般在额叶内侧辅助运动区。f.抑制性运动发作:动作停止,语言中断,意识不丧失,肌张力不丧失,面色无改变。发作起源多为优势半球的 Broca 区,偶尔为任何一侧的辅助运动区。g.失语性发作:表现为运动性失语,可为完全性失语,也可表现为说话不完整、重复语言或用词不当等部分性失语,发作时意识不丧失。有时须在心电图监测下才能被发现。发作起源均在优势半球语言中枢有关区域。局灶性发作后,可能有受累中枢部位支配的局灶性瘫痪,称为 Todd 瘫痪,可持续数分钟至数小时。②感觉性发作:其异常放电的部位为相应的感觉皮质,可为躯体感觉性发作,也可为特殊感觉性发作。主要分为以下 6 类。a.躯体感觉性发作:体表感觉异常,如麻木感、针刺感、电流感、电击感、烧灼感等。发作部位可局限于身体某一部位,也可以逐渐向周围部位扩展(杰克逊发作)。起源于对侧中央后回皮质。b.视觉性发作:可表现为暗点、黑矇、闪光、无结构性视幻觉。放电起源于枕叶皮质。c.听觉性发作:幻听多为一些噪声或单调的声音,如发动机的隆隆声、蝉鸣或喷气的咝咝声等。年龄小的患儿可表现为突然双手捂住耳朵哭叫。起源于颞上回。d.嗅觉性发作,常表现为难闻、不愉快的嗅幻觉,如烧橡胶的气味、粪便臭味等。起源于钩回的前上部。e.味觉性发作:以苦味或金属味较常见。单纯的味觉性发作很少见,起源于岛叶或其周边。f.眩晕性发作:常表现为坠入空间的感觉或在空间漂浮的感觉。起源于颞叶皮质。但因眩晕的原因很多,诊断是否为癫痫发作有时较困难。③自主神经性发作:症状复杂多样,常表现为口角流涎、上腹部不适感或压迫感、"气往上冲"的感觉、肠鸣、呕吐、尿失禁、面色或口唇苍白或潮红、出汗、竖毛("鸡皮疙瘩")等。临床上单纯表现为自主神经症状的癫痫发作极为少见,常常是继发或作为复杂部分性发作的一部分。其放电起源于岛叶、间脑及其周围(边缘系统等),放电很容易扩散而影响意识,继发复杂部分性发作。④精神性发作:主要表现为高级大脑功能障碍。极少单独出现,常常是继发或作为复杂部分性发作的一部分。a.情感性发作:可表现为极度愉快或不愉快的感觉,如愉快感、欣快感、恐惧感、愤怒感、忧郁伴自卑感等,恐惧感是最常见的症状,常突然发生,无任何原因,患者突然表情惊恐,甚至因恐惧而突然逃跑,小孩可表现为突然扑到大人怀中,紧紧抱住大人。发作时常伴有自主神经症状,如瞳孔散大、面色苍白或潮红、竖毛("鸡皮疙瘩")等,持续数分钟缓解。多起源于颞叶的前下部。此型发作须与精神科常见的情感障碍相鉴别,癫痫发作一般无相应的背景经历,且持续时间很短(数分钟),发作时常伴有自主神经症状以资鉴别。b.记忆障碍性发作:是一种记忆失真,主要表现为似曾相似感(对生疏的人或环境觉得曾经见过或经历过)、陌生感(对曾经经历过的事情感觉从未经历过,即"旧事如新感")、记忆性幻觉(对过去的事件出现非常精细的回忆和重现)等,起源于颞叶、海马、杏仁核附近。c.认知障碍性发作:常表现为梦样状态、时间失真感、非真实感等,有的患者描述"发作时我觉得我不是我自己"。d.发作性错觉:是指因知觉歪曲而使客观事物变形。如视物变大或变小,变远或变近,物体形状改变;声音变大或变小,变远或变近;身体某部变大或变小等。放电多起源于颞叶或颞顶、颞枕交界处。e.结构幻觉性发作:表现为一定程度整合的知觉经历。幻觉可以是躯体感觉性、视觉性、听觉性、嗅觉性或味觉性,和单纯感觉性发作相比,其发作内容更复杂,如风景、人物、音乐等。

(2)复杂部分性发作:发作时伴有不同程度的意识障碍(但不一定是意识丧失),同时有多种简单部分性发作的内容,往往有自主神经症状和精神症状发作。心电图可记录到单侧或双侧不同步的异常放电,通常位于颞区和额区。发作间歇期可见单侧或双侧颞区或额颞区癫痫样放电。复杂部分性发作大多起源于颞叶内侧或者边缘系统,但也可以起源于其他部位如额叶。根据放电起源不同、扩散途径和速度不同,复杂部分性发作表现为以下类型。①仅表现为意识障碍:突然动作停止,两眼发直,呼之不应,不跌倒,面色无改变,发作终止后可继续原来活动。其临床表现酷似失神发作,须注意鉴别,成人的失神发作几乎全是复杂部分性发作,但在小儿应与失神发作相鉴别,心电图检查可资鉴别。其放电常起源于颞叶,也可起源于额叶、枕叶等其他部位。②表现为意识障碍和自动症:是指在上述意识障碍的基础上合并自动症。自动症是指在癫痫发作过程中或发作后,在意识模糊的状态下,出现的一些不自主、无意识的动作,发作后常有遗忘。自动症可以是发作前动作的继续,也可以是新出现的动作。一般持续数分钟。须注意的是,自动症虽然在复杂部分性发作中最常见,但并不是其所特有的,在其他发作中(特别是失神发作)或发作后意识障碍(特别是强直-阵挛发作)也可出现。临床应予特别注意,尤其是复杂部分性发作和失神发作的区别。常见的自动症包括如下。a.口咽自动症最常见,表现为不自主地舔唇、咂嘴、咀嚼、吞咽或者进食样动作,有时伴有流涎、清喉等动作。复杂部分性发作的口咽自动症多见于颞叶癫痫。b.姿势自动症表现为躯体和四肢的大幅度扭动,常伴有恐惧面容和喊叫,容易出现于睡眠中。多见于额叶癫痫。c.手部自动症表现为简单重复的手部动作,如摸索、擦脸、拍手、绞手、解衣扣、翻衣袋、开关抽屉或水龙头等。d.行走自动症表现为无目的地走动、奔跑、坐车,不辨方向,有时还可避开障碍物。e.言语自动症表现为自言自语,多为重复简单词语或不完整句子,内容有时难以理解。如可能说"我在哪里""我害怕"等。病灶多位于非优势半球。自动症在复杂部分性发作中较常见,其定位尚不完全清楚,心电图在定位方面具有重要意义。③简单部分性发作演变为复杂部分性发作:发作开始时为上述简单部分性发作的任何形式,然后出现意识障碍或伴有各种自动症。

(3)继发全面性强直-阵挛发作:简单或复杂部分性发作均可继发全面性发作,最常见继发全面性强直-阵挛发作。发作时的心电图可见局灶性异常放电迅速泛化为两侧半球全面性放电。发作间期心电图为局灶性异常。局灶性发作继发全面性发作仍属于局灶性发作的范畴,其与全面性发作在病因、治疗方法及预后等方面明显不同,故两者的鉴别在临床上尤为重要。临床上应注意以下几个方面以帮助鉴别。①有无"先兆"。"先兆"一词是指患者主观感觉到的发作迹象,可以在明显的发作之前出现;如果仅有主观感觉,可以构成一次感觉性发作。"先兆"是发作起始信号,本身有较重要的定位诊断价值。有"先兆"者即为局灶性发作。②"抽搐"表现为复杂部分性发作也可有运动症状,表现为强直性、阵挛性或强直-阵挛性,类似全面性发作。但局灶性发作的运动症状一般较局限、不对称或不典型(如表现为颤抖样等),临床上应仔细询问抽搐的表现及伴随症状。③"失神",复杂部分性发作可仅表现为意识丧失,易误诊为失神发作。两者需注意鉴别,失神发作多见于儿童,发作持续数秒钟,突发突止,可被过度换气诱发,典型失神心电图表现为 3 Hz 棘慢波,预后较好;而复杂部分性发作可发生于任何年龄,发作持续数分钟,心电图表现为局灶性棘波,易发生耐药,预后相对不良。④自动症不仅见于复杂部分性发作,也可在失神发作或发作后意识障碍的情况下出现。因此,临床问诊时须注意问清自动症的表现及出现在发作中的哪个阶段。⑤心电图对于区分局灶性发作和全面性发作最为重要,各种诱发试验如过度换气、睡眠等可提高心电图诊断的准确率。

3.反射性发作

反射性发作指癫痫发作具有特殊的触发因素,每次发作均为某种特定感觉刺激所诱发,诱发因素包括视觉、思考、音乐、进食、操作等非病理性因素,可以是单纯的感觉刺激,也可以是复杂的智能活动刺激,而某些病理性情况如发热、酒精戒断所诱发的发作则不属于反射性发作。反射性发作符合癫痫发作的电生理和临床特征,临床上可有各种发作类型,既可以表现为局灶性发作,也可以表现为全面性发作。

(三)辅助检查

1.脑电图检查

脑电图检查有助于明确诊断及分型。由于癫痫类型及发作情况差异,并不能每次都记录到异常,多次采集和采用过度换气、闪光等诱导方法可提高脑电图的阳性率及区分不同类型。正常人也可有痫样放电,脑电图不能为唯一诊断依据。使用动态脑电图和视频脑电图可进一步提高检出率。后者还可以观察发作时的情况。

2.神经影像学检查

神经影像学检查包括 CT、MRI、单光子发射计算机断层成像术、正电子发射型计算机断层显像。这些检查的目的有下列几方面。

(1)查明病因。

(2)病变进程观察。

(3)手术治疗时精确定位。

临床中只有以下情况应做神经影像学检查:①提示为部分性发作;②在 1 岁以内或成人未能分型的发作或明显的全面性发作;③神经或神经心理证明有局限性损害;④一线抗癫痫药物无法控制发作;⑤抗癫痫药不能控制发作或发作类型有变化及可能有进行性病变者。

四、鉴别诊断

(一)晕厥

全面性发作通常与晕厥难以鉴别。痫性发作通常有先兆、发绀、意识不清、运动症状持续≥30 秒,发作后失定向可能,可有肌肉疼痛。晕厥多有明显的诱因,如久站、剧痛、见血、情绪激动和严寒等,胸腔内压力急剧增高,如咳嗽、哭泣、大笑、用力、憋气、排便和排尿等也可诱发。常有恶心、头晕、无力、震颤、腹部沉重感或眼前发黑等先兆。与痫性发作不同,晕厥后的强直-阵挛状态多发作于意识丧失 10 秒以后,且持续时间短,强度较弱。晕厥引起的意识丧失极少超过 5 秒。

(二)心因性发作

心因性发作类似行为发作,是心理郁闷的转换性反应,常见某些行为,如不断摇头、不对称大幅度的肢体晃动,不伴意识丧失的四肢抽动、扭动臀部等。通常比痫性发作时间长。病史不能明确诊断时,考虑进行脑电图检查。对怀疑起源于颞叶的复杂部分性发作,在标准头皮电极外应用特殊电极(如蝶骨电极)可辨明起源。血清催乳素水平测定有助于分清器质性和心因性发作。绝大多数全面强直-阵挛发作和复杂部分性发作均伴血清催乳素增高(发作结束后 30 分钟内)。另外,两者可能同时并存。

（三）发作性睡病

发作性睡病具备四联征，即突然发作的不可抑制的睡眠、睡眠瘫痪、入睡前幻觉及猝倒征。比较容易鉴别。

（四）TIA

TIA 多见于老年人，常有动脉硬化、冠状动脉粥样硬化性心脏病、高血压、糖尿病等病史，一过性神经功能缺损症状一般不超过 30 分钟，脑电图无明显痫性放电。而癫痫见于任何年龄人群，抗癫痫药物有效，脑电图大部分有异常。

（五）低血糖症

胰岛 B 细胞瘤或长期服降糖药的 2 型糖尿病患者血糖极低时可有抽搐等类似痫性发作症状，病史及辅助检查有助于诊断。

五、治疗

（一）积极治疗原发病

对于各种脑卒中的发生在积极地进行降压、降血糖、控制脑水肿、降颅内压等治疗的基础上，要加强防护，避免脑水肿、颅内高压等诱发因素，重视脑卒中的个体化治疗。

（二）脑卒中后癫痫治疗选择的时机

脑卒中后早发性癫痫发生率要明显较迟发性癫痫发生率高，早发性癫痫的发病机制不同于迟发性癫痫，早发性癫痫的发生不仅和急性期病理生理变化有关，而且和患者的大脑神经元异常放电也存在一定关系，迟发性癫痫的发生则主要和神经细胞变性及胶质细胞增生等有关。因此临床在对脑卒中后癫痫患者治疗时，需要根据其不同发病机制进行治疗，对于早发性癫痫，在治疗上可以以维持呼吸道畅通、纠正水电解质平衡及控制脑水肿等对症治疗为主。而对于迟发性癫痫，由于其癫痫发作因素无法在短时间消失，因此在临床治疗上可以以长期规律地服用抗癫痫药物作为主要治疗原则。

（三）药物治疗

1.确定是否用药

人一生中偶发癫痫的概率高达 5％，且 39％的癫痫患者有自发缓解倾向，一些针对病因的治疗可能完全终止发作，所以对是否用药还是有争议的。有两种建议可以参考，一种认为半年内发作两次以上者，一经诊断，就应用药；首次发作或间隔半年以上发作一次者，可在告之抗癫痫药可能的不良反应和不经治疗的可能后果的情况下，根据患者及家属的意愿，酌情选择用或不用抗癫痫药。还有一种建议依据首次发作后癫痫复发的危险因素来确定，首次痫性发作后 12 月内复发率为 31％～71％，普遍接受的痫性发作的复杂危险因素有下列几种。

(1)神经系统检查异常。

(2)发作后出现 Todd 麻痹。

(3)有明显的痫性发作家族史。

(4)首次癫痫发作表现为癫痫持续状态。

(5)脑电图异常：对于具有一种或以上危险因素的患者大多需要进行治疗。

2.正确的选择药物

对于需要采用抗癫痫药物治疗的脑卒中后癫痫发作患者，其药物的选择主要需要考虑抗癫痫药物潜在的不良反应及对患者脑卒中病情康复的影响。卡马西平及苯妥英钠等均为临床常见的肝酶诱导剂,具有良好抗惊厥作用,但是常容易和患者正在服用的药物发生相互作用,而拉莫三嗪及左乙拉西坦等则为临床相对新型的抗癫痫药物,具有不良反应少及安全性高等特点,以不良反应小为主要优势,因此在临床应用上也受到较多临床医师的选择。目前较多研究均表示脑卒中癫痫发作患者的抗癫痫药物的选择应当首先考虑其潜在不良反应,其次为长期应用的耐受性。同时也有学者认为脑卒中后癫痫治疗需要重点治疗原发病为主,这主要是由于相较于癫痫,脑卒中对患者神经系统造成的损伤要更为严重,对原发病进行积极治疗可能使癫痫不再发作,因此认为在没有危险因素的前提下,对于仅发作一次癫痫的脑卒中患者,可以不进行抗癫痫治疗。但是对于难治性癫痫发作者,则需要选择氯胺酮及咪达唑仑等二线药物进行持续输注。

3.严密观察不良反应

由于大多数抗癫痫药物有不同程度的不良反应,用药前应检查肝、肾功能和血尿常规,用药后还需每月监测血尿常规,每季度监测肝肾功能,至少持续半年。不良反应的特性包括特异性、剂量相关性、慢性及致畸性。以剂量相关性不良反应最常见,通常发生于用药初始或增量时,与血药浓度有关。多数常见的不良反应为短暂性的,缓慢减量即可明显减少。多数抗癫痫药物为碱性,饭后服药可减轻胃肠道反应。较大剂量于睡前服用可减少白天镇静作用。

(四)非药物治疗

重复经颅磁刺激是一种借助低频经颅磁刺激仪进行的一种神经调控治疗技术,其主要是通过电磁互换原理,应用脉冲磁场作用于大脑皮层从而达到调节脑功能状态目的的治疗方法,具有安全、无创以及无痛等优点。相关报道表明,对于脑卒中后癫痫患者,重复经颅磁刺激可以对其大脑皮质的异常兴奋状态进行有效抑制,通过控制痫性放电来达到控制癫痫发作的目的。

(刘　明)

第七节　抑　　郁

一、概述

抑郁障碍是指由于各种原因引起的以显著而持久的心境低落为主要临床特征的一类心境或情感障碍。脑卒中后抑郁障碍(post-stroke depression,PSD)是指脑卒中后新发的严重程度达中度以上的抑郁障碍,这种情绪障碍超出患者所能承受或自我调整能力,并对其生活和社会功能造成影响,但并不一定达到精神疾病(抑郁症)的诊断标准,一般非精神科医师可以诊断为抑郁状态。脑卒中后1个月至2年,脑卒中后抑郁高发,患病率为20%～72%。另外,14%～27%的脑卒中后患者可出现焦虑障碍。PSD对脑卒中患者的影响是多方面的,它直接增加患者的认知功能损害、妨碍日常活动和康复锻炼。PSD会促进高血压、糖尿病的发生和恶化,而且会因增加不良生活方式(吸烟、酗酒)、降低脑卒中后二级预防的依从性、通过导致高凝-促炎症状态等机制增加心脑血管事件的复发。PSD增加患者的病死率,其10年的病死率是无抑郁卒中患者的3～4倍,而且还会增加患者的自杀风险。

二、发病机制

PSD 的发病机制尚无统一标准,与患者一般情况(包括性格、经济状况、文化程度、社会分工等)、病变部位、病程、神经功能缺损程度等诸多因素明显相关。目前研究的学说与相关因素主要有以下几种。

(一)原发性内源性学说

此学说认为,PSD 是脑损伤直接作用的结果,病灶直接损伤相应部位的功能,引发抑郁相关症状,尤其是左侧额叶、颞叶、基底节、丘脑病变的患者 PSD 发生率较高。边缘系统影响动机和情绪,额叶皮质与海马属于边缘系统的一部分,海马与情感活动密切相关,该部位神经细胞凋亡可引发一系列抑郁症状。PSD 与脑损害后的神经递质改变有关。脑内参与情感调节的 5-羟色胺能神经元和去甲肾上腺素能神经元位于脑干,其轴突通过丘脑和基底节,环绕胼胝体、放射冠区到达额叶皮质。脑卒中后若病变累及并破坏以上部位,可影响区域内的 5-羟色胺能和去甲肾上腺素能的神经传导通路,导致单胺类神经递质减少而发生抑郁。

(二)反应性学说

此学说认为,PSD 是社会心理因素综合作用的结果。脑卒中后多数患者遗留不同程度的神经功能缺损,由此带来的自主生活能力下降、工作能力丧失、经济收入困难、家庭或社会地位改变、社会角色的变化等,导致生理与心理失衡。若患者发病之前有缺乏自信、敏感、过度关注身体健康、易伤感等神经质人格特质,也易出现抑郁。曾有精神障碍病史的脑卒中患者也增加发生PSD 的风险。研究表明,脑卒中后 3~6 个月、1 年和 12 年的社会支持程度与抑郁的严重程度呈明显负相关。

(三)遗传因素

临床观察发现,抑郁患者具有明显的家族遗传史。家系调查发现,抑郁症患者直系亲属的抑郁症发病率比一般人群高。研究显示,有抑郁个人和(或)家族病史可能是 PSD 的危险因素之一。一项中国 PSD 患者的基因研究发现,5-羟色胺受体 2C 基因变异可能是我国人群 PSD 的致病机制之一。

(四)其他因素

高龄和女性是脑卒中后抑郁的重要预测因素。当前多数研究从老年人独居、神经退行性病变引发的语言障碍、年龄相关并发症等角度解释年龄对 PSD 的影响。女性罹患 PSD 的概率为男性的 2 倍,男性 PSD 与社交功能和日常生活功能受损相关,而女性 PSD 与既往诊断为心理障碍和认知功能损害相关。

三、诊断

(一)诊断标准

《卒中后抑郁临床实践的中国专家共识》推荐的 PSD 诊断标准为同时满足以下条件的患者可诊断为 PSD。

(1)至少出现以下 3 项症状(同时必须符合第①项或第②项症状中的一项),且持续 1 周以上。①经常发生的情绪低落(自我表达或者被观察到);②对日常活动丧失兴趣,无愉快感;③精力明显减退,无原因的持续疲乏感;④精神运动性迟滞或激越;⑤自我评价过低,或自责,或有内疚感,可达妄想程度;⑥缺乏决断力,联想困难,或自觉思考能力显著下降;⑦反复出现想死的念头,或有自杀企图/行为;⑧失眠,或早醒,或睡眠过多;⑨食欲不振,或体重明显减轻。

(2)症状引起有临床意义的痛苦,或导致社交、职业或者其他重要功能方面的损害。

(3)既往有脑卒中病史,且多数发生在脑卒中后1年内。

(4)排除某种物质(如服药、吸毒、酗酒)或其他躯体疾病引起的精神障碍(如适应障碍伴抑郁心境,其应激源是一种严重的躯体疾病)。

(5)排除其他重大生活事件引起的精神障碍(如离丧)。

如果第(1)项中,患者出现了5个以上的症状,且持续时间超过2周,可考虑为重度PSD。

(二)临床表现

PSD的临床表现多种多样,一般分为核心症状和非核心症状。

1.核心症状

核心症状主要包括心境抑郁或情绪低落、兴趣缺乏及乐趣丧失,这是抑郁的关键症状,诊断抑郁状态时至少应出现其中一个。心境低落表现为显著而持久的情绪低落、悲观情绪,典型病例最常见症状为昼重夜轻;兴趣缺乏表现为患者对以前热衷的各种活动丧失兴趣;乐趣丧失表现为患者无法从生活或工作学习中体验到乐趣、成就感及愉悦感。患者表现为易疲劳或精力减退,每天大部分时间都感到生活枯燥、无意义,感到度日如年;经常想到活在世上没有什么意义,甚至生不如死;严重者有自杀的倾向。

2.非核心症状

(1)心理症状群:可分为心理学伴随症状和精神运动性症状。①心理学伴随症状:焦虑、自责自罪、精神病性症状(妄想或幻觉)、认知症状(注意力和记忆力下降)及自杀观念或行为、自知力等。②精神运动性症状:精神运动性迟滞或激越。精神运动性迟滞表现为思维缓慢,反应迟钝,行动迟缓,工作效率下降;激越与之相反,表现为大脑反复回忆既往经历,处于紧张状态,行为焦躁不安等。

(2)躯体症状群:主要包括睡眠障碍,如入睡难、易惊醒及早醒,食欲下降,体重减轻,性欲减退,周身不适,无精打采,胃肠功能紊乱,心慌气短,尿频、尿急等。

此外,PSD还具有如下临床特点:①患者一般不主动叙述或掩饰自己情绪的不良体验,而多以失眠、疼痛、流泪、消化道症状、遗忘等躯体症状为主诉;②部分患者表现为依从性差,导致脑卒中症状加重或经久不愈;③由于PSD患者常伴随一定的认知功能损害,所以可表现为执行功能减退、记忆力下降、注意力不集中等;④PSD患者的抑郁症状多为轻、中度抑郁,常伴发焦虑或者躯体化症状。

(三)辅助检查

1.PSD的筛查

PSD可以发生在脑卒中急性期及康复期的任何阶段,常见于脑卒中后1年内,所有脑卒中后患者均应该考虑发生PSD的可能性。在筛查过程中,还应对PSD的风险因素进行评估,包括卒中后生存状态、功能依赖、认知损害、既往抑郁史、日常生活自理能力等,若有2个及以上的风险因素则容易发生PSD。由于评估PSD的最佳时间尚未确定,故PSD筛查建议在脑卒中后的多个不同阶段进行。特别是在病情反复(如急性加重或经久不愈)或治疗地点变更(如从急性治疗地点到康复治疗地点或在回归社会前)的时候,重复筛查是十分必要的。由于目前我国脑卒中人群数量非常庞大,故对脑卒中患者推荐使用一些简便易行的问卷以筛查可能的抑郁患者,如采用"90秒四问题提问法"(表11-3)或者患者健康问卷9项量表(表11-4)。若"90秒四问题提问去"的回答均为阳性,或患者健康问卷9项量表的前2项(做什么事都没兴趣,没意思;感到心情低落,抑郁,没希望)回答为阳性,则需要使用抑郁症状评估量表进一步评估抑郁严重程度。在实际临床工作中,临床医护人员也根据患者的具体情况和医师的经验,针对性地采用"90秒四问题提问法"进行询问。

表 11-3　90 秒四问题提问法

问题	阳性
过去几周(或几个月)是否感到无精打采、伤感,或对生活的乐趣减少了?	是
除了不开心之外,是否比平时更悲观或想哭?	是
经常有早醒吗(事实上并不需要那么早醒来)?	是
近来是否经常想到活着没意思?	(每月超过1次以上为阳性)经常或"是"

注:若回答均为阳性,则需要进一步的量表评估。

表 11-4　患者健康问卷 9 项

	在过去的 2 周内,以下情况烦扰您有多频繁	完全没有	好几天	超过 1 周	几乎每天
1	做事时提不起劲或没有兴趣	0	1	2	3
2	感到心情低落,沮丧或绝望	0	1	2	3
3	入睡困难,睡不安稳或睡眠过多	0	1	2	3
4	感觉疲倦或没有活力	0	1	2	3
5	食欲不振或吃太多	0	1	2	3
6	觉得自己很糟,觉得自己很失败,让自己或家人失望	0	1	2	3
7	对事物专注有困难。例如,阅读报纸或看电视时	0	1	2	3
8	动作或说话速度缓慢到别人已经察觉?或正好相反,烦躁或坐立不安、动来动去的情况更胜于平常	0	1	2	3
9	有不如死掉或用某种方式伤害自己的念头	0	1	2	3

2.PSD 量表评估

对于经以上筛查后阳性的卒中患者,需进一步进行抑郁量表的评估,以判断抑郁症状的严重程度,指导临床诊断和治疗。抑郁症状评估量表较多,分他评和自评,选择较多,国内专家推荐可选择下面3个常用症状评估量表。

(1)患者健康问卷9项:是一种抑郁症状自评量表,用于抑郁症状的快速筛查和症状评估。量表共包含9项,对应美国精神病学会制定的《精神障碍诊断和统计手册》的第4版中抑郁症的9项诊断标准。每项可选4种程度,每种程度分别对应得分0～3分,每项可选4种程度,每种程度分别对应得分0～3分,总分0～27分。评分5～9分提示轻度抑郁,评分10～14分提示中度抑郁,评分15～19分提示中重度抑郁,评分20～27分提示重度抑郁。该量表的优点是简单易用,适用于各种临床环境,且具有较好的信度和效度。

(2)医院焦虑抑郁量表:主要应用于综合医院患者中焦虑和抑郁情绪的筛查。本量表共14项,其中7项评定抑郁(共21分),7项评定焦虑(共21分)。抑郁评分0～7分:无症状;抑郁评分8～10分:抑郁症状可疑;抑郁评分11～21分:肯定存在抑郁症状。

(3)汉密尔顿抑郁量表:是由 Hamilton 于 1960 年编制,是临床上评定抑郁状态时应用得最为普遍的量表。本量表有 17 项、21 项和 24 项 3 种版本。这项量表由经过培训的 2 名评定者对患者进行汉密尔顿抑郁量表联合检查,一般采用交谈与观察的方式,检查结束后,2 名评定者分别独立评分;在治疗前后进行评分,可以评价病情的严重程度及治疗效果。

四、鉴别诊断

(一)谵妄

谵妄可导致情感变化,易怒或从日常活动中退缩;鉴别诊断要点是谵妄可出现意识混沌,语无伦次和不自主动作。

(二)痴呆

痴呆通常也会引起情绪和动机的改变;鉴别诊断要点是痴呆可出现言语障碍,定向力障碍和记忆缺陷。

(三)持续的身体症状

持续的身体症状可导致强烈的痛苦以致被误诊为抑郁,当症状缓解后则抑郁情绪可减轻。

(四)药物不良应用

情绪低落是许多药物的不良应用之一,包括类固醇激素、阿片类药物、酒精物质滥用或药物撤退反应(如类固醇类和酒精)。因此需要进行详尽的酒精和用药史核查。

五、治疗

(一)PSD 治疗总则

PSD 既与脑卒中后脑损害及伴随的认知损害、功能残疾、生活质量下降等有关,又与既往情感障碍病史、人格特征、应对方式、社会支持等社会心理因素有关,因此应综合运用心理治疗、药物治疗和康复训练等多种治疗手段,以期达到最佳的治疗效果。PSD 患者如出现以下情况之一,建议请精神科医师会诊或转诊精神科治疗:①重度 PSD;②伴有自杀风险(自杀想法和(或)自杀行为);③治疗效果不明显如复发性抑郁、难治性抑郁或抑郁症状迁延难治等;④伴有精神病性症状。

(二)心理治疗

所有脑卒中患者都应获得个体化的心理支持、健康教育等。对于 PSD 症状较轻且不伴认知与交流障碍者,可考虑单一的心理治疗,而对于症状较重而严重影响卒中康复、日常生活及社会功能者及心理治疗疗效不佳者,可考虑行药物治疗和(或)联合心理治疗。认知行为治疗、动机性访谈和问题解决疗法可用于用药依从性差、药物应答不良或不宜使用药物治疗的 PSD 患者。心理治疗当属首选,此外,其他辅助治疗手段,如听音乐、放松训练、冥想、锻炼等也可尝试用于 PSD 患者。

(三)药物治疗

药物治疗以缓解症状、提高生活质量和预防复发为目标。在个体化基础上,综合考虑风险因素(如癫痫、跌倒和谵妄)和药物的不良反应来选择抗抑郁药物。在治疗过程中,应监控和评估药物治疗的依从性、疗效、不良反应、症状的变化等。治疗剂量应个体化,初始剂量为最小推荐初始剂量的 1/4～1/2,缓慢增减;药物治疗要足量、足疗程,抑郁症状缓解后应维持治疗 4～6 个月甚至 6 个月以上,以预防复发。药物正规治疗后 4～6 周抑郁症状无明显改善者,考虑请精神科医师会诊。

1.选择性5-羟色胺再吸收抑制剂

此类药物能选择性抑制突触前5-羟色胺能神经末梢对5-羟色胺的再摄取而产生疗效,为目前一线抗抑郁药,临床代表性的药物包括舍曲林、艾司西酞普兰、西酞普兰、氟西汀、氟伏沙明、帕罗西汀。基于经典抑郁最新的循证医学证据显示,舍曲林和艾司西酞普兰的疗效和安全性均优于其他选择性5-羟色胺再吸收抑制剂药物,且舍曲林在老年卒中患者中的配伍禁忌较少,故推荐为首选的选择性5-羟色胺再吸收抑制剂类抗抑郁药。

(1)用法用量:对于PSD,推荐舍曲林常规剂量为50～100 mg/d;艾司西酞普兰常规剂量为10 mg/d;西酞普兰常规剂量为10～20 mg;氟西汀常规剂量为20～40 mg/d;帕罗西汀常规剂量为20～40 mg/d;氟伏沙明常规剂量为100～200 mg/d。初始剂量建议为最小常规剂量的1/4～1/2,缓慢加量。

(2)禁忌证:所有的选择性5-羟色胺再吸收抑制剂过敏或正在服用单胺氧化酶抑制剂的患者。有癫痫的患者和活动性颅内出血的患者慎用。

(3)不良反应:恶心、呕吐、便秘或腹泻,但多数可耐受,且治疗数周后逐渐减轻或消失;少数患者会出现口干、食欲减退或食欲增加、失眠或嗜睡、出汗、头晕、性欲减退等。

2.5-羟色胺去甲肾上腺素再摄取抑制剂

此类药物具有5-羟色胺和去甲肾上腺素双重再摄取抑制作用,代表药物有文拉法辛和度洛西汀。

(1)用法用量:文拉法辛常规剂量为75～225 mg/d;度洛西汀常规剂量为60～120 mg/d。

(2)禁忌证:过敏或正在服用单胺氧化酶抑制剂的患者。有癫痫者慎用。

(3)不良反应:消化道症状、口干、性欲减退、便秘、恶心、失眠、头晕、焦虑、多汗等。

3.去甲肾上腺素及特异性5-羟色胺能抗抑郁剂

此类抗抑郁剂通过增强去甲肾上腺素,5-羟色胺递质并特异阻滞5-羟色胺2受体、5-羟色胺3受体,拮抗中枢去甲肾上腺素能神经元突触前膜 α_2 受体及相关异质受体来发挥作用,代表药物为米氮平。

(1)用法用量:常规剂量为15～45 mg/d。推荐初始剂量为7.5 mg/d,缓慢加量。

(2)禁忌证:①对米氮平或本品任何辅料成分有过敏反应者禁用。②禁止将拟用于治疗精神疾病的单胺氧化酶抑制剂与本品合并使用或者在停用本品14天内的使用,因发生5-羟色胺综合征的风险升高。在拟用于治疗精神疾病的单胺氧化酶抑制剂停药后14天内同样禁用本品。

(3)不良反应:口干、镇静、食欲减退或食欲增加。

4.三环类抗抑郁剂

三环类抗抑郁剂是紧接单胺氧化酶抑制剂之后的另一类抗抑郁药。20世纪50年代以后,三环类抗抑郁剂已成为抑郁患者的首选治疗手段取代单胺氧化酶抑制剂,三环类抗抑郁剂药物疗效与选择性5-羟色胺再吸收抑制剂相似,但其不良反应影响了三环类抗抑郁剂的临床应用。因其疗效好且价格低廉,同样也作为PSD的药物治疗选择之一。三环类抗抑郁剂以阿米替林、丙咪嗪、氯米帕明、多塞平为代表药物,剂量应个体化。

(1)用法用量:初始剂量为最小推荐剂量的1/4～1/2,缓慢加量,剂量较大时,需分次服用。

(2)禁忌证:严重心脏病、近期有心肌梗死发作史、癫痫、青光眼、尿潴留、甲状腺功能亢进、肝功能损害、谵妄、粒细胞减少、对三环类药物过敏者。

(3)不良反应:三环类抗抑郁剂较其他新型抗抑郁药更为明显,使用时需注意以下不良反应。

口干、视物模糊、便秘、直立性低血压、心动过速,以及嗜睡、体重增加、锥体外系症状、性功能减退、自主神经紊乱等。不良反应较重者,宜减量、停药或换用其他药物。

5.其他药物

(1)曲唑酮:具有 5-羟色胺 2A 受体拮抗、选择性 5-羟色胺和去甲肾上腺素再摄取抑制作用,此外还有相对较强的组胺 H_1、肾上腺素 α_2 受体拮抗作用。①用法用量:常规剂量 50～100 mg/d。②禁忌证:对盐酸曲唑酮过敏者禁用,肝功能严重受损、严重的心脏疾病或心律失常者禁用,意识障碍者禁用。③不良反应:曲唑酮的不良反应较环类抗抑郁剂少,常见有嗜睡、头昏、头痛、视物模糊、口干、便秘、直立性低血压等。

(2)黛力新:是氟哌噻吨美利曲辛复方制剂,常用于抑郁合并焦虑的治疗。①用法用量:常用剂量每天 1～2 片(每片含氟哌噻吨 0.5 mg 和美利曲辛 10 mg)。②禁忌证:禁用于循环衰竭、任何原因引起的中枢神经系统抑制(如急性酒精、巴比妥类或阿片类中毒)、昏迷状态、肾上腺嗜铬细胞瘤、血恶病质、未经治疗的闭角型青光眼。不推荐用于心肌梗死的恢复早期、各种程度的心脏传导阻滞、心律失常及冠状动脉缺血患者;禁止与单胺氧化酶抑制剂同时使用;同其他三环类抗抑郁剂一样,美利曲辛也不能用于正在服用单胺氧化酶抑制剂的患者。停止服用非选择性单胺氧化酶抑制剂和司来吉兰 14 天后,以及停用吗氯贝胺至少 1 天后才能开始使用本品治疗。同样,单胺氧化酶抑制剂的治疗也应在本品停药观察 14 天后开始。③不良反应:睡眠障碍、头晕、震颤和胃肠道不适。

(四)重复经颅磁刺激治疗

重复经颅磁刺激治疗是抗抑郁治疗的一种新手段,具有非侵入性、无痛性和安全性的特点。对抗抑郁剂治疗无效的患者可尝试该治疗方法。

(五)电休克治疗

随着无抽搐电休克治疗的出现与推广,这一疗法在临床上应用越来越广泛。具有严重自杀念头、对药物不能耐受和难治性 PSD 患者可选用电休克治疗,但电休克治疗常导致或加重认知功能障碍,故不作为脑卒中后抑郁的首选治疗。

(六)卒中后抑郁伴发其他精神疾病的治疗

伴有严重焦虑的 PSD 患者,通常可联用 5-羟色胺去甲肾上腺素再摄取抑制剂类抗抑郁药(如米氮平)或抗焦虑药物(如坦度螺酮);伴有睡眠障碍的 PSD 患者,可适当增加镇静安眠药(如苯二氮䓬类或佐匹克隆等非苯二氮䓬类镇静安眠药)治疗;伴有严重精神病性症状的患者,可联用非典型抗精神病药物(如奥氮平、阿立哌唑、喹硫平等);伴有躯体化症状的患者,可酌情考虑对症治疗。但临床医师应注意药物与药物间的相互作用。

(李净兵)

第八节　血管性痴呆

一、概述

血管性痴呆是指缺血性脑血管病、出血性脑血管病引起的损害所致的痴呆,是老年期痴呆的第二位原因,仅次于阿尔茨海默病,占老年期痴呆的 $20\%\sim30\%$。世界上绝大部分流行病学研究表明,阿尔茨海默病的患病率高于血管性痴呆,但日本的一些研究认为,日本人中血管性痴呆更常见。

血管性痴呆不是单一的疾病实体而是一大类疾病的总称,根据病灶特点和病理机制的不同,临床上将血管性痴呆分为以下几种类型:多发梗死性痴呆、关键部位梗死性痴呆、分水岭梗死性痴呆、出血性痴呆、皮质动脉硬化性脑病及伴有皮质下梗死和白质脑病的常染色体显性遗传性脑动脉病。

二、发病机制

(一)分子机制

1.胆碱能通路受损

胆碱能神经元对缺血不耐受。基底前脑胆碱能神经元接受穿通动脉供血,而后者易受高血压影响而发生动脉硬化。缺血性卒中容易损伤胆碱能纤维投射,导致脑内胆碱不足。

2.兴奋性氨基酸的神经毒性作用

细胞内过量谷氨酸受体激活,继发钙超载,导致大量氧自由基产生,造成线粒体与 DNA 损伤。

3.局部脑血流改变

慢性脑内低灌注引起海马 CAI 区锥体细胞凋亡及神经元丧失,导致记忆功能障碍。血管性痴呆与脑缺血关系密切,如缺血半暗带细胞内钙超载、兴奋性氨基酸、自由基及缺血后的基因表达、细胞凋亡、迟发性神经元坏死等。

(二)遗传机制

伴皮质下梗死和白质脑病的常染色体显性遗传性脑动脉病缺陷基因 *NOTCH*3 基因定位于 19q12。APoE 基因多态性与血管性痴呆关系密切。APoEε4 等位基因增加了血管性痴呆的患病危险。

(三)其他因素

缺血性脑卒中、出血性脑卒中和脑缺血缺氧等原因可导致血管性痴呆,而高龄、吸烟及有痴呆家族史、复发性脑卒中史和低血压史的患者易患血管性痴呆,缺血低灌注、栓塞、小血管病直接导致认知功能区域病变。梗死可以导致血管性痴呆的加速和加重,脑卒中可以使原来亚临床的血管性痴呆表现出来。

三、诊断

(一)诊断标准

血管性痴呆的诊断主要依靠临床表现、病史、神经系统检查及神经影像综合判断。有痴呆的临床表现、脑血管疾病的足够证据和两者的相互关联,是血管性痴呆诊断的基本条件。

1.按美国《精神障碍诊断与统计手册》第 4 版及 ICD-10 的标准

按美国《精神障碍诊断与统计手册》第 4 版及 ICD-10 的标准,对血管性痴呆的诊断,必须符合下列条件。

(1)符合痴呆。

(2)认知功能损害不均衡,即某些功能受累而另一些功能相对完好。如记忆功能障碍较明显,而其他功能障碍相对较轻。

（3）至少有下列之一的局灶性脑损害表现：①单侧肢体的痉挛性瘫痪。②单侧的腱反射增强。③病理征阳性。④假性延髓性麻痹。

（4）有脑卒中的证据（包括病史、体征及实验室检查），且脑卒中与痴呆有合理的关系。

2.我国的关于血管性痴呆诊断标准

中华医学会神经病学会在参照美国《精神障碍诊断与统计手册》第4版、美国国立神经系统疾病与卒中研究所和瑞士国际神经科学研究协会诊断标准及ICD-10的基础上经多次讨论制订了我国的关于血管性痴呆诊断标准征求意见稿。该标准主要包括以下方面：临床很可能血管性痴呆、可能为血管性痴呆、确诊血管性痴呆和排除性诊断。

（1）临床很可能血管性痴呆。痴呆符合美国《精神障碍诊断与统计手册》第4版的诊断标准，主要表现为认知功能明显下降，尤其是自身前后对比记忆力下降，以及2个以上认知功能障碍，如定向、注意、言语、视空间功能、执行功能、运动控制等，其严重程度已干扰日常生活，并经神经心理学测试证实。

脑血管疾病的诊断：临床检查有局灶性神经系统症状和体征，如偏瘫、中枢性面瘫、感觉障碍、偏盲、言语障碍等，符合CT、MRI上相应病灶，可有或无脑卒中史。

影像学表现为多个腔隙性脑梗死、大面积梗死、重要功能部位的梗死（如丘脑、基底前核），或广泛的脑室周围白质损害。痴呆与脑血管病密切相关，痴呆发生于脑卒中后3个月内，并持续6个月以上；认知功能障碍突然加重，或波动或呈阶梯样逐渐进展。

支持血管性痴呆的诊断：①认知功能损害不均匀性（斑块状损害）。②人格相对完整。③病情波动，多次脑卒中。④可呈现步态障碍、假性延髓性麻痹等体征。⑤存在脑血管病的危险因素。

（2）可能为血管性痴呆。符合上述痴呆的诊断；有脑血管病和局灶性神经系统体征；痴呆和脑血管病可能有关，但在时间或影像学方面证据不足。

（3）确诊血管性痴呆。临床诊断为很可能或可能的血管性痴呆，并由尸检或活体组织检查证实不含超过年龄相关的神经元纤维缠结和老年斑数，以及其他变性疾病组织学特征。

（4）排除性诊断（排除其他原因所致的痴呆）。意识障碍；其他神经系统疾病所致的痴呆；全身性疾病所致的痴呆；精神疾病（抑郁症等）。

需要注意的是当血管性痴呆合并其他原因所致的痴呆时，建议用并列诊断，而不用"混合性痴呆"的诊断。

（二）临床表现

血管性痴呆的临床表现与脑卒中发生的部位、大小及次数有关。

1.认知功能损害

突然起病，病情呈阶梯性进展。早期表现为斑片状认知功能损害，最后出现全面性认知功能障碍。病变部位不同，引起的认知功能障碍领域不同，可表现为皮质、皮质下或两者兼而有之，或仅表现为某一重要部位的功能缺失。左侧大脑半球（优势半球）病变可能出现失语、失用、失读、失写及失算等症状；右侧大脑半球皮质病变可能有视空间障碍。皮质下神经核团及其传导束病变可能出现强哭、强笑等症。有时还可出现幻觉、自言自语、木僵、缄默、淡漠等精神行为学异常。通常首先累及言语回忆和与视空间技能损害有关的执行功能，记忆障碍较轻。因此，血管性痴呆筛查量表不应以记忆障碍作为筛查和评估的主要标准，应改为存在两种以上认知领域损害，可以包括或不包括记忆损害。

2.精神行为学异常

病程不同阶段都可出现精神行为学异常,如表情呆滞、强哭、强笑、抑郁、焦虑、情绪不稳和人格改变等。典型的抑郁发作更为常见。

3.局灶性神经功能缺损症状和体征

多数患者有脑卒中史或 TIA 史,有局灶性神经功能缺损的症状、体征及相应的神经影像学异常。优势半球病变可出现失语、失用、失读、失算等症;大脑右半球皮质病变可出现视空间技能障碍;皮质下神经核团及传导束病变可出现运动、感觉及锥体外系症状,也可出现强哭、强笑等假性延髓性麻痹症状。影像学检查可见多发腔隙性软化灶或大面积脑软化灶,可伴有脑萎缩、脑室扩大及白质脱髓鞘改变。

(三)辅助检查

1.神经心理检查

临床常用简易精神状态量表、长谷川痴呆量表、Blessed 痴呆量表、日常生活功能量表、临床痴呆评定量表等确定痴呆及其程度;哈金斯基缺血指数量表≥7 分支持血管性痴呆诊断。

2.神经影像学检查

不同类型血管性痴呆有不同的影像学特点。多梗死性痴呆患者脑部磁共振 T_2 加权像示多个皮质—皮质下梗死;关键部位梗死性痴呆患者脑部磁共振 T_2 加权像示独立梗死灶;皮质下血管性痴呆患者脑部反转恢复脉冲序列磁共振示腔梗和缺血性白质病变。

四、鉴别诊断

(一)阿尔茨海默病

阿尔茨海默病起病隐匿、进展缓慢,记忆等认知功能障碍突出,可有人格改变,神经影像学表现为显著的脑皮层萎缩,哈金斯基缺血指数量表≤4 分(改良哈金斯基缺血指数量表≤2 分),支持阿尔茨海默病诊断。

(二)帕金森病

该病是发生于中年以上的中枢神经系统变性疾病。主要病变在黑质和纹状体。以静止性震颤、肌强直和运动减少为主要特征。起病多缓慢,逐渐加重,可伴有痴呆表现。但无脑卒中的历史和证据。

(三)进行性舞蹈病

进行性舞蹈病最常发生于中年人,常有家族史,是基底节和大脑皮质变性的一种显性遗传性疾病。以慢性进行性的舞蹈样动作和痴呆为主要表现。痴呆以早期累及额叶功能而记忆相对完好为特征,晚期才有明显的记忆功能障碍。

(四)艾滋病痴呆综合征

艾滋病痴呆综合征是由人类免疫缺陷病毒感染所致,为获得性免疫缺陷综合征常见的神经系统损害,约半数的患者可出现痴呆。通常起病隐匿,呈进行性痴呆发展,常有运动障碍、共济失调和震颤等症状。晚期患者除有严重的痴呆症状外,常见缄默、截瘫和括约肌功能障碍。脑脊液检查呈炎性改变,并有特异性的 IgG,人类免疫缺陷病毒培养阳性。

(五)正常颅压性脑积水

当血管性痴呆患者出现脑萎缩或脑室扩大时,需要与本病鉴别。后者主要表现为进行性认知功能损害、共济失调步态和尿失禁三大主征。隐匿起病,无明确的脑卒中史,影像学无脑梗死的证据。

(六)某些精神症状

脑卒中累及额颞叶可能出现某些精神症状,如淡漠、欣快、易激惹,甚至出现幻觉。优势半球顶叶损害可出现 Gerstmann 综合征(失写、失算、左右分辨障碍及手指失认)及体象障碍等,容易误诊为痴呆。但上述症状与脑血管病同时发生,随病情加重而加重,随病情好转而好转,甚至消失。症状单一,持续时间短暂,不能认为是痴呆。

(七)麻痹性痴呆

麻痹性痴呆属于三期脑实质性梅毒。主要表现为进行性认知功能损害,常合并有某些神经系统体征,如瞳孔异常、腱反射减弱及共济失调步态等,有特异性血清学及脑脊液免疫学阳性结果。

五、治疗

(一)防治脑血管疾病

脑血管疾病是血管性痴呆的病因,因此,预防和治疗脑血管病是防止血管性痴呆的关键。首先应做好脑血管疾病的一级预防,预防脑血管疾病的发生。一旦发生了脑血管疾病,就应考虑可能发生血管性痴呆,并采取预防措施。有效的预防措施包括积极治疗脑血管病;防治高血压、高脂血症、糖尿病、心脏病、TIA、吸烟、饮酒及血液学异常等危险因素;以及采用某些药物治疗(如长期抗凝治疗、抗血小板治疗)和外科治疗预防脑血管疾病的再发。

(二)改善智能

1.脑代谢激活剂

脑代谢激活剂具有激活脑细胞能量代谢的作用,如活化脑组织的氧及葡萄糖代谢,增加脑干网状结构或丘脑下垂体功能,促进参与脑内神经传导的代谢功能,对损伤组织的修复、激活,对周边脑组织的保护及功能障碍改善均有作用。从而改善智能,间接控制痴呆的发展。临床常用下列几种脑代谢激活剂。

(1)双氢麦角碱:是麦角碱 3 种成分(麦角科尔宁、麦角崎亭、麦角隐亭,比例 1∶1∶1)的二氢衍生物的混合物。能改善神经细胞的能量代谢,增加胶质细胞氧及营养物质的摄取,扩大毛细血管口径,降低血管阻力,增加脑血流量,并能抑制血管运动中枢,减慢心率,降低血压。用法和剂量为口服,1 次 1~2 mg,每天 2~3 次,饭前服。一般在 2~3 周显效,一疗程约为 3 个月。亦可 0.9 mg 加入 500 mL 葡萄糖液或生理盐水中静脉滴注。0.3 mg 加入 5% 葡萄糖液 20 mL 中缓慢静脉推注。肌内注射每天 1~2 次,每次 0.3 mg。不良反应包括恶心、皮疹、鼻塞、眩晕和视物模糊,偶见心动过缓。

(2)吡拉西坦:为中枢兴奋剂。具有激活、保护并修复大脑神经细胞的作用,可促进大脑对磷脂和氨基酸的利用,增加大脑蛋白质的合成,促进两侧大脑半球经胼胝体的信息传递、提高学习和记忆能力,改善脑缺氧。用法和剂量为口服 1 次 0.4~0.8 g,每天 2~3 次。不良反应包括偶有口干、食欲减退、失眠、荨麻疹等。

(3)胞磷胆碱:为核苷衍生物,是卵磷脂合成的主要辅酶。能改善意识状态,降低大脑血管阻力,增加大脑血流量,改善大脑血液循环,提高脑细胞线粒体氧促磷酸化能力和摄氧量。还具有催醒作用。用法和剂量为静脉滴注,500~750 mg 加入 5% 葡萄糖 500 mL 溶液中,每天 1 次;肌内注射 250 mg 每天 1 次,10 天为一疗程。不良反应包括偶有恶心、呕吐,食欲缺乏及胃烧灼感等。

(4)脑活素:为脑组织的蛋白水解产物,主要成分为未结合氨基酸和低分子量多肽。它能促进神经元的蛋白合成,加强呼吸链作用,还能刺激激素的产生。能改善脑细胞缺氧症状和记忆障碍,使紊乱的葡萄糖运转正常化,还可活跃及调节神经递质,肽类激素及酶的活性。用法和剂量为静脉滴注,10～20 mL 脑活素溶于 250 mL 生理盐水中,每天 1 次,10～20 天为一疗程。肌内注射 5 mL 每天 1 次,20～30 天为一疗程。间隔 2～3 周可行新疗程。不良反应包括静脉滴注过快可有轻度发热,偶有寒战、发热等变态反应。肾功能严重障碍者禁用。

(5)阿米三嗪-萝巴斯:为二甲磺酸烯丙哌三嗪和阿吗碱的复方制剂,能有效地提高动脉内氧含量。用法和剂量为每天 80 mg,分别于早晨和晚各服 40 mg,禁与单胺氧化酶抑制剂合用。不良反应可少数出现恶心。

2.脑血管扩张剂

脑血管扩张剂能使脑血管扩张,改善局部脑血循环,因此也兼有激活脑代谢的作用。

(1)钙通道阻滞剂:尼莫地平能有效调节细胞内钙的水平,使之维持正常生理功能。对脑血管的作用尤为突出,可与中枢神经的特异受体结合。在适宜剂量下选择性扩张脑血管,几乎不影响外周血管。增加剂量可降低高血压。用法和剂量为口服每次 30～40 mg,每天 3 次。脑水肿及颅内高压者慎用,应尽量避免与其他钙通道阻滞剂和 β 受体阻滞剂合用。

(2)银杏叶制剂:银杏叶提取物中含有黄酮类(约 20 种)、萜类、酚类及氨基酸等多种有效成分,具有扩张脑血管、增加脑血流量、降低血脂、激活血小板活化因子、抑制自由基、抗脂质过氧化作用及改善记忆等功能。故银杏叶制剂已广泛应用于治疗血管性痴呆。常用药物有银杏叶片和银杏叶胶囊等(用量均为 1～2 片,每天 3 次)。

3.高压氧治疗

常压下脑组织中的动脉氧分压为 4.5 kPa(33.8 mmHg),但在 3 ATA 纯氧下,则可达 60.1 kPa(450.8 mmHg),比常压下大 13 倍,高压氧治疗的原理就是利用高压下氧在血浆中溶解度的显著增加,以及在组织中的弥散率和弥散距离增加,改善缺血、缺氧所引起的脑损害,保护受损的脑组织。对部分血管性痴呆智能的改善具有一定的疗效。

(三)康复治疗

除药物治疗外,给予患者心理、脑力和体力的康复治疗,让患者建立起合理的生活态度,树立起生活的信心和愉快的情绪,有合理的运动,对于维持尚存的脑功能,防止痴呆的进一步发展具有重要作用。

(四)对症及并发症治疗

(1)对抑郁症状者,可用哌甲酯,口服每次 10 mg,每天 3 次。也可用多虑平,口服每次25～50 mg,每天 1～3 次。

(2)有幻觉患者可用氯丙嗪,口服每天 25～50 mg,每天 1～3 次。

(3)对兴奋不安及谵妄者可用小剂量安定类药物,如氯硝西泮口服每次 0.5 mg,每天 3 次。

此外,硫酸铝对大小便失禁患者可试用,每天 7～10 g,引起轻度便秘后再定时灌肠排便。金刚烷胺可增加患者食欲、兴趣和情感反应等。

(李净兵)

第九节 肩-手综合征

一、概述

肩-手综合征又称反射性交感神经营养不良或复杂局部疼痛综合征Ⅰ型,是指由脑卒中等疾病引起的患者肩关节疼痛、手指疼痛水肿及关节活动受限的一种综合征。肩-手综合征是脑卒中后常见并发症之一,发生率为 12.5%～74.1%,好发于脑卒中后 1～3 个月,严重影响到瘫痪上肢功能的恢复,若不及时治疗,可引起肌肉萎缩、关节挛缩变形、手功能完全丧失,最终导致永久性致残。

二、发病机制

肩-手综合征的发病机制尚不清楚,其可见于脑血管病、急性心肌梗死、肢体外伤(甚至轻微的外伤),也可无明显原因。可能与以下原因有关。

(一)交感神经功能紊乱

交感神经支配血管运动系统和皮肤腺体,当受到脑部发生病变、局部疼痛、皮肤病变等内外因素的刺激或影响时会出现血管运动系统和皮肤腺体功能紊乱。脑血管病急性发作致运动前区的皮质和皮质下结构或传导束受损,血管运动神经麻痹,引发患肢的交感神经兴奋性增高及血管痉挛反应,末梢血流增加,产生局部组织营养障碍,加之神经轴索变性等因素,从而出现肩手和手腕水肿、疼痛,而疼痛刺激又进一步经末梢感觉神经传至脊髓,引发脊髓中间神经的异常兴奋,形成血管运动性异常的恶性循环。

(二)腕关节持续屈曲受压

患者卧床或坐在轮椅上时,手长时间放在体侧且腕关节处于被动屈曲位而未曾被注意,拮抗肌的张力低下使上肢的重量压在腕关节上,加重了腕关节的被动屈曲。同时,患者偏瘫侧肩胛骨后缩、下垂及患侧上肢内收、内旋的肌张力又进一步加重了腕部的压力。尤其是当患者坐在轮椅上身体倾向患侧时,这种作用更加明显。临床观察表明,腕关节持续屈曲受压阻碍患手的静脉回流是偏瘫后引起肩手综合征最常见的原因。

(三)过度牵拉手关节

对手关节的过度牵拉可能引发炎症反应,引起水肿和疼痛。手关节的活动范围因人而异,过度地活动患者的患手,可能造成关节及其周围组织的损伤,如超出生理范围的腕背伸或作业活动时忽略腕关节的被动背屈等。

(四)输液时液体渗入手部组织内

患侧手的多次输液可能使液体渗漏,从而发生水肿。

(五)手的意外小损伤

手的意外小损伤如患侧摔倒时导致患手的损伤或因患手的感觉障碍致烫伤、刺伤等,这些都将导致手水肿。

（六）其他因素

肩-手综合征还可能与局部炎症损伤、关节挛缩等有关。此外,心理因素、瘫痪程度、年龄也可能与本综合征的发生有关。

三、诊断

（一）诊断标准

（1）患者有神经系统疾病。

（2）单侧肩手痛,皮肤潮红、皮温上升。

（3）手肿胀。

（4）手指屈曲受限。

（5）局部无外伤、感染的证据,也无周围血管病的证据。

（6）X线及其他相关检查排除肩周炎、关节肌肉病、类风湿关节炎、肩关节活动受限等疾病。

（二）临床表现

本综合征常突然发生,临床表现包括节段性疼痛、水肿、血管运动障碍、关节活动度受限及活动后症状及体征加重。临床经过常分为3期。

1.第Ⅰ期

第Ⅰ期即早期,临床有以下表现。

（1）患手肿胀:患者的手突然出现肿胀。水肿以手的背部最显著,皮肤皱褶消失,特别是指节及近端和远端的指间关节,止于腕关节。手的颜色呈粉红色或淡紫色,尤其是患臂悬垂于体侧时更明显。患手皮温较健侧高,有时潮湿。患手指甲颜色较健侧白或更不透明。

（2）关节活动明显受限:①因腕部疼痛而不能被动旋后,背伸受限。当试图增加被动活动范围时,可感到手背面疼痛。在治疗中,当患侧上肢伸展、手平放在治疗床上持重时,也可诱发疼痛。②掌指关节屈曲明显受限,看不到掌指关节处的骨突起,多有明显压痛。③手指外展严重受限,以致健手手指不能插入患手手指之间,以致患者双手交叉相握困难。④近端指间关节僵硬膨胀,无法屈曲和伸展,若被动屈伸则可诱发疼痛。⑤远端指间关节伸展,不能或几乎不能屈曲。这些关节已经固定于轻度屈曲位,任何被动屈伸均会引起疼痛。

（3）疼痛:被动运动易引起剧烈的疼痛为本综合征的一大特点。

（4）X线检查:本症X线检查多见手、肩的骨质改变（局部脱钙）。

此期可持续数周至6个月而治愈或转入第Ⅱ期。

2.第Ⅱ期

第Ⅱ期即后期,此期疼痛加重,不能忍受任何对手和手指的压力;手指的关节活动受限越来越明显。皮肤温度降低,手部小肌肉明显萎缩,手掌筋膜肥厚。在腕骨背侧之间及与掌骨连接区出现坚硬的明显隆凸。X线检查可以发现典型的骨质疏松改变。

此期持续3~6个月,若不进行适当治疗则转入第Ⅲ期。

3.第Ⅲ期

第Ⅲ期即后遗症期,此期手指完全挛缩形成一种典型的畸形,水肿和疼痛完全消失,但患手关节的活动性则永久性地丧失;腕关节掌屈并向尺侧偏屈,背屈受限;腕骨背侧隆突较硬且更明显;前臂旋后严重受限;手掌扁平,大小鱼际肌明显萎缩;掌指关节不能屈曲,可轻微外展;拇指和示指之间的指蹼缩短并失去弹性;近端和远端指间关节固定于轻度屈曲位,不能进一步屈曲。

X 线片可见患肢广泛骨质疏松。

(三)辅助检查

1.手部 X 线检查

手部 X 线检查可见手腕部的出现骨斑片状脱钙和软组织水肿及骨膜下洞孔和隧道形成。

2.核素三时相骨扫描

该检查优于手部 X 线检查,扫描显示受累部位的核素明显高于正常组织部位的核素。

3.诊断性交感神经阻滞法

该检查可用来判断阻滞效果,对该病的诊断具有一定的帮助。该病患者可能会出现阻滞侧指温≥35 ℃,颈交感神经麻痹综合征出现,暂时性疼痛减轻。

4.酚妥拉明试验

将酚妥拉明静脉滴注入人体,测量血压的变化及自发性疼痛减轻的情况。

四、鉴别诊断

肩-手综合征要与肩关节周围炎的相鉴别。

(1)肩关节周围炎不会引起手部的明显肿胀。

(2)后者仅仅是肩部的活动受限和疼痛,它不会引起腕部活动障碍和疼痛。

(3)肩关节周围炎不会引起明显的手部小肌肉萎缩。当然肩-手综合征早期不会有萎缩,但手部肿胀和手掌皮肤色泽改变都很明显。

五、治疗

(一)康复治疗

在肩-手综合征I期(早期)治疗可取得较好的效果,故应早诊断早治疗。在肩-手综合征早期,一旦出现水肿、疼痛或运动范围受限,就开始治疗,可获得最好的结果。然而,即使在数月之后,如果患侧手仍红肿或存在急性的疼痛和水肿,治疗也可能是有效的。一旦发生了挛缩固定,各种方法几乎都没有什么效果。很明确的是治疗的主要目标是尽快地减轻水肿,然后是疼痛和僵硬。

1.正确体位摆放

正确体位摆放能有效防止患者肩关节损伤,同时可利用夹板、石膏、弹力绷带等辅助器具将腕关节固定于适度背伸位,从而改善静脉回流及防止腕关节损伤。

2.冷热交替治疗

冷热交替治疗有止痛、解痉及消肿的效果。对脑卒中偏瘫患侧手肿胀的患者,分别用 9.4～11.1 ℃的冷水和 42 ℃左右的热水,每天交替浸泡患侧手,一般情况,冷水 1 分钟,热水半分钟,共计 30 分钟,经两周治疗,水肿逐渐减轻。

3.向心性缠绕压迫

将患者的手指用一根粗 1～2 mm 的长线,从远端向近端缠绕,先缠绕拇指,再缠绕其余 4 指,最后缠绕手掌和手背,一直缠到腕关节以上,反复进行可改善血液循环,明显减轻水肿,促进功能恢复。

4.主动活动

在可能的情况下,治疗中完成的活动应是主动的而不是被动的,因为肌肉的收缩可提供最好的减轻水肿的泵活动。在肩胛骨活动之后,可在上肢上举的情况下进行活动。刺激患侧上肢功能恢复的任何活动均可利用,尤其是那些需要抓握的活动,如握住一条毛巾并在治疗师帮助下摆动;抓握并放松一根木棒,从预防肩手综合征的角度考虑,在疼痛和水肿被完全去除之前,不应练习使伸展的患侧上肢的持重活动。因为这些活动可能是本综合征的促发因素,并常可导致疼痛而使本综合征长期存在。

5.被动运动

患侧上肢的被动运动可防治肩痛,维持各个关节的活动度,纠正前臂旋前并促使旋后功能的恢复,但这些活动应非常轻柔,以不产生疼痛为度。所有活动均可在患者仰卧、患侧上肢上举的状态下进行,以利于增加静脉回流的情况下进行。

6.交感神经阻滞

星状交感神经节阻滞对早期肩-手综合征多非常有效,但对后期患者效果欠佳,若三四次阻滞无效,则无须再用。有效者疼痛及手肿胀可减轻或消失。

7.药物治疗

类固醇制剂对肩痛有较好的效果,可减轻局部的炎症反应,通常采用口服或肩关节腔及腱鞘注射。有报道认为,抗高血压药物盐酸苯氧苄胺、胍乙啶及羟基清除剂二甲基亚砜等有效。消炎镇痛药物多无效。

8.物理治疗

短波、超短波治疗有消炎、消肿、止痛的作用。

9.手术治疗

手术治疗常采用掌指关节掌侧的腱鞘切开或切除术,可使患侧手指疼痛消失,肩关节疼痛也可减轻或消失。

10.其他治疗

高压氧治疗既可加速病损区脑组织功能恢复,又可加速酸性代谢产物及致痛物质的排除,从而减少酸性物质对神经末梢的刺激,减轻疼痛;体外冲击波通过改善患处的化学环境,使组织产生并释放出抑制疼痛的化学物质,促进血管扩张,从而增加血液循环和促进组织再生以减轻患处疼痛。

(二)预防性治疗

肩-手综合征绝大部分是可以预防的。预防的关键在于避免所有引起水肿的因素。帮助患者控制腕的运动,避免腕过度屈曲,一旦患者出现不适或疼痛,应立即调整患手的位置;卧位时将患肢抬高,坐位时将患侧上肢放于前面小桌上,并使之固定,避免腕部弯曲;坐轮椅时,注意正确的轮椅坐姿,防止手悬吊到轮椅外;禁止在偏瘫手上进行静脉输液;避免使用热水袋等。加强对患手的保护,避免手的小损伤,加强对患者及其家属的健康教育。

(张中斌)

第十节 脑-心综合征

一、概述

脑-心综合征是指各种颅内疾病,包括急性脑血管病、急性颅脑损伤、脑肿瘤、颅内炎症及其他引起颅内压增高的疾病引起的继发性心脏损伤。因颅内病变累及下视丘、脑干和自主神经系统所引起的类似急性心肌梗死、心肌缺血、心律失常或心力衰竭的症状,称为脑-心综合征。患者在发生急性脑血管病时,尤其是脑出血或大面积梗死时,造成心脏损伤的概率很高,主要临床表现为心肌酶谱的升高及心电图的异常。

二、发病机制

(一)神经因素

脑-心综合征的患者主要表现为急性脑血管病后交感神经与副交感神经应激性的功能失调,交感神经亢进,肾上腺素等儿茶酚胺分泌增多,内源性类固醇障碍,使心肌损害或冠状动脉痉挛与收缩,造成心肌缺血。副交感神经功能受损,可出现心动过缓、异位心律、心房颤动和心肌受损。

(二)体液因素

急性脑血管病后丘脑-垂体-肾上腺轴机制障碍,各种体液分泌改变,儿茶酚胺、去甲肾上腺素、醛固酮分泌增加,引起心肌营养不良性坏死,造成心肌损害。

(三)脑实质特定部位损害

中枢的一定部位如额叶眶面、岛叶、杏仁体及下丘脑可对自主神经产生影响从而控制心脏。神经系统损害的部位和脑-心综合征的具体表现相关,如脑干上部受损可致窦性心动过速,脑干下部损害可致窦性心动过缓,大脑右半球卒中者室上性心动过速较左半球常见,左侧大脑半球病变则更多产生心电图复极改变,大脑半球病变比脑干损害心律失常发生率高。

(四)脑组织缺血、缺氧及颅内压增高

脑组织缺血、缺氧及颅内压增高可以直接累及丘脑及下丘脑或间接刺激下丘脑和脑干以下自主神经,导致垂体、肾上腺机能亢进,自主神经功能紊乱,儿茶酚胺分泌增加,应激性和内因性类固醇障碍等,引起内脏器官功能改变,表现为继发性高血压、电解质紊乱、高血糖,影响心脏传导系统和心肌复极化。

(五)血浆神经肽 Y 升高

随着神经肽研究工作的进展,传统的心脑血管系统的神经调节主要涉及以去甲肾上腺素为递质的交感神经和以乙酰胆碱为递质的副交感神经的观点已经更新,还涉及第三类自主神经,即以神经肽为递质的非肾上腺素非胆碱能神经-肽能神经。神经肽 Y 可能作为神经递质或调质在中枢内与儿茶酚胺、乙酰胆碱、组织胺、糖皮质激素和加压素等相互作用,使心血管系统调节中枢神经元的活动发生紊乱,最终通过改变交感神经和迷走神经的兴奋性,实现其对心脏活动的调节,血浆神经肽 Y 异常升高是脑卒中后心脏应变效应机制之一。

三、诊断

(一)诊断标准

诊断脑-心综合征,必须首先确定脑血管病发生前,心瓣膜和心肌原来无器质性病变,而后根据心电图检查进行诊断。当出血性脑血管病血肿破入脑室,压迫脑干时,心电图都有明显改变,主要表现为 QT 间期延长,ST 段下降,T 波明显改变,U 波增大。病情严重时,可发生室性心律不齐和心肌梗死样图形。缺血性脑血管病主要表现为房室传导阻滞、期前收缩、ST 段下移、Q-T 延长等。

（二）临床表现

脑-心综合征主要表现一方面为本身颅脑急性损伤的症状,如神经精神功能障碍、脑水肿、颅内压升高、血压升高或下降,严重时脑疝形成等改变;另一方面表现由颅脑损伤带来的心脏损伤,表现为心电图、心肌酶谱、肌钙蛋白、血清内皮素改变。

1.心电图异常

（1）脑性假性心肌梗死:是指急性颅内病变当时或数日内出现类似心肌梗死的心电图改变,如 ST 段抬高、甚至出现异常 Q 波。随着原发病的好转,心电图也好转。心电图改变多见于1～3 天开始恢复,1～2 周恢复正常。经动态观察,可排除真性急性心肌梗死。

（2）心律失常:脑源性心律失常呈多样性。窦性心动过缓、心动过速、房性心律失常(房性期前收缩、心房颤动、室上性心动过速);室性心律失常(室性期前收缩,室性心动过速、心室纤颤);传导阻滞、P-R 间期缩短、交界性心律或房室传导阻滞。

（3）心肌损害改变:ST 段抬高或压低;T 波增大、尖耸或倒置;显著性 U 波、QT 间期延长。脑-心综合征患者心电图异常,可以出现以上各种单一的改变,也可出现多种异常混合图形。一般在发病后 12～20 天出现,占 80%～90%。随着原发病的好转,心电图异常随之改善。

2.心肌酶谱改变

脑-心综合征患者心肌酶谱中谷草转氨酶、磷酸酶、同工酶、乳酸脱氢酶均见升高,其中同工酶升高被认为特异性反映心肌受损情况。一般心肌酶谱升高在病后 72 小时之内最为明显。随着病情好转酶谱下降。此项也可以作为脑-心综合征病情程度判断与预后的评估。

3.心肌肌钙蛋白 T 与心肌肌钙蛋白 I 的改变

心肌肌钙蛋白 I 是心脏肌钙蛋白成分之一,其以两种形式存在于心肌细胞内,小部分(5%)游离于胞浆为可溶性,大部分(95%)以结构蛋白形式固定于肌原纤维上,为不可溶性。其具有心肌损伤特异性表达意义,在急性心肌梗死时升高,是诊断心肌梗死重要指标之一。其与心肌肌钙蛋白 T 相比较更有意义,单纯的心肌肌钙蛋白 T 升高可考虑为脑-心综合征所致。脑-心综合征时部分患者心肌肌钙蛋白 I 升高时,可考虑存在心肌梗死的可能,这二项指标也作为判断脑-心综合征心肌损伤的程度与有否心肌梗死的存在。

4.血浆内皮素

血浆内皮素是内皮细胞释放的多肽,为体内最强的缩血管物质,广泛存在于血管平滑肌、心、脑、神经等组织中。当这些组织受到损伤时血浆内皮素释放到血液中引起组织的重复损伤。有报道表示,急性脑血管意外的患者血浆内皮素水平异常升高。血浆内皮素可能在脑-心综合征的发生机制中起着重要的作用。

5.血流动力学的改变

脑-心综合征的患者往往出现或伴有血流动力学(外周循环阻力、血容量、血氧饱和度等)改变。连续性血流动力学的监测对观察判断病情与预后有着重要的意义。

（三）辅助检查

心电图的改变对脑-心综合征的诊断、治疗与预后有着重要的意义。这里主要讲述脑-心综合征的心电图检查。

脑-心综合征的心电图改变可早在发病后几小时,也可迟到发病后 3～4 周,偶尔达 6 周。多数人认为这些改变持续数天,多在 2 周内消失,但也有人认为其持续时间可达 3～6 周或更久。Q-T 间期延长和 U 波可能永久存在。心电图改变的类型主要有心律失常、心肌缺血、假性心梗及急性心梗。心电图改变多与意识障碍程度呈正相关，越接近脑干中心部位，心电图变化越明显。出血性脑血管病心电图改变高于缺血性脑血管病，多数人认为蛛网膜下腔出血异常率最高，其次是脑出血，均高于脑梗死。心电图的改变与病情危重程度呈正相关。

四、鉴别诊断

(1)心电图改变需与原有存在的心脏疾病心电图异常作鉴别，这要了解原先有否心脏病史、原先是否存在心电图异常、本次心电图异常是否与以前类似。如有新的心电图改变，应考虑与本次颅脑病变有关；如与原先的类似，即可认为不属脑-心综合征。

(2)急性颅脑病变与真性心肌梗死同时存在急性颅脑病变患者，个别患者同时存在真性心肌梗死，切不可忽略。这种人除本身存在的颅脑病变症状、体征外，还出现心电图心肌梗死图形，心肌酶谱、肌钙蛋白升高(特别是肌钙蛋白Ⅰ成倍升高)；颅脑损伤症状好转，心脏的症状、体征、心电图异常(包括急性心肌梗死图形等)、心肌酶谱仍升高。由此可判断同时存在着急性心肌梗死。

五、治疗

根据病变部位不同，对脑卒中患者及时行心电监护是非常必要的，需要行常规心电图检查，必要时行动态心电图监测及心肌酶谱检测。及时行颅脑外科手术或开窗减压，并加强脱水处理，短期内应用大剂量激素；及时做气管插管或气管切开以保持呼吸道通畅，尽快控制颅内高压；降低血中儿茶酚胺、血管紧张肽Ⅱ的水平，阻断其对心脏的损害作用。心电图和心肌酶谱变化与病情及预后存在平行关系，如有心电图异常或心肌酶谱增高，尤其当两者都明显异常时，高度提示颅内损伤严重，并结合体征进行综合判断。动态观察心电图和心肌酶谱的变化，对判断颅脑病变严重程度及估计预后有一定的参考价值，对治疗处理有着重要的临床意义。临床上患者病因不同，其首选治疗方案不同。

(一)病因治疗

首先应积极治疗原发病，心脏活动的异常和心电图改变可随着原发病的好转而逐渐恢复正常。脑出血者可予CT立体定位，依出血量、部位、年龄、意识及全身状况酌情选用手术治疗。

(1)经皮颅骨血肿抽吸术，操作简便，可在床旁进行。

(2)开颅清除血肿，随颅内压降低，脑水肿减轻。手术技术条件高，故适应证选择较严格。

脑梗死者可酌情行溶血栓治疗，以发病后6小时内给药疗效为佳。用药期间严密注意出血倾向，近期有出血史者禁用。可选择以下溶血栓药物：组织型纤溶酶原激活剂及尿激酶。符合抗凝者，也可选用抗凝治疗，低分子肝素腹部皮下注射，用药期间观察凝血酶原时间，注意出血倾向。出血性疾病，活动性溃疡，严重肝、肾疾病及高龄者禁用。

(二)保护心脏功能

轻症患者常随急性脑血管病变好转而迅即改善；重症心血管损害，则需给予血流动力学及持续心电图监测，在保证充分供氧，注意输液速率及给予辅酶Q10和(或)1,6-二磷酸果糖等心肌代谢药物的同时，按患者所发生心力衰竭和(或)心律失常等心血管疾病的临床表现，给予相应有效的处理。

有心肌损害或心功能不全者，应尽量少用脱水剂，如甘露醇等，以减轻心脏的负担，避免发生心力衰竭，可适当选用利尿剂。心肌有缺血性损害时，其治疗与脑梗死相似，可给予扩容剂、抗血小板聚集剂、溶栓剂等。

甘露醇会造成冠状动脉痉挛，影响冠状动脉血流。一般对于心肌病和心肌梗死合并脑梗死(分水岭梗死、大面积脑梗死)，主张用呋塞米，不用甘露醇，以减轻心脏负担，避免发生心力衰竭；

心脏有缺血性损害时,其治疗与脑梗死相似,应给予扩容剂、抗血小板聚集剂、溶栓剂等;用强心药治疗脑梗死,其目的是增加心脏搏出量,从而增加脑血流量,使其半暗带得到恢复,因此,应用强心药不要保守,要提前,出现心脏损伤、肺水肿、肾脏改变时,就要用药。

(三)药物治疗

临床观察发现,大多数治疗心律失常的药物对脑-心综合征的心律失常无效。近年来,有报道称用钾盐和β受体阻滞剂获得良好疗效。根据临床情况可选用以下几种药物。

1.普萘洛尔

普萘洛尔 10～40 mg,每天 4 次,口服,在 1～4 小时内可获得最大疗效,可持续 5～6 小时。若病情要求迅速终止发作,可静脉给药,一般用 1～3 mg 稀释于 5％～25％葡萄糖溶液 20 mL 中,以每分钟 1 mg 的速率静脉推注,发作终止后停止注射,总量不超过 0.1 mg/kg。静脉注射过程中,必须同时听心率或行心电监护。严重心力衰竭、心动过缓、I 度或重度房室传导阻滞、支气管哮喘、慢性阻塞性肺气肿患者禁用。

2.普拉洛尔

普拉洛尔 2.5～5.0 mg 溶于 25％葡萄糖溶液 20 mL 中,在 2～3 分钟内静脉注入,必要时可每隔 5～10 分钟重复 1 次,直至心动过速终止或总量已达 25 mg。一般有效量在 10 mg 左右。本药也可口服,每天剂量 30～300 mg,分次服用。

普拉洛尔与普萘洛尔相比有以下优点:无奎尼丁样不良反应,对心肌收缩力无显著抑制作用,不会引起支气管痉挛。

综上所述,目前多认为脑-心综合征的发病可能与脑损伤导致心脏神经功能紊乱、体液调节功能障碍、血管病变、血流动力学变化等因素有关。临床建议,在急性脑血管病的治疗中,应做到早发现、早治疗,且在治疗过程中,需注意监测与保障好患者的心、脑、肾功能,及时纠正患者水、电解质失衡,最大程度改善患者预后,将疾病危害降至最低。脑卒中后脑-心综合征不仅会加重患者的病情,危及患者生命健康,而且会增加患者的临床治疗难度。颅脑疾病和心脏疾病有着紧密的联系,两者在发病机制上可互为因果;也可共同发生在动脉粥样硬化基础上,互相影响病情和预后。早期检出和治疗心脑血管疾病,无疑会改善这两种严重危害人们健康疾病的预后。在脑卒中尤其是脑干、脑室、蛛网膜下腔病变者,急性期应重视心脏方面的查体,如动态监测心电图、心肌酶谱。对发生脑-心综合征的患者给予心电监护,积极采取保护心脏的措施,改善冠脉供血、供氧,纠正心律失常,改善心肌能量代谢,避免过度输液,降低颅内压时使用对心脏影响较小的脱水剂,并维持水、电解质及酸碱平衡,防止心功能的进一步恶化,改善患者预后,减轻患者及社会的经济与精神负担。

(李净兵)

第十一节　多器官功能障碍综合征

一、概述

多器官功能障碍综合征(multiple organ dysfunction syndrome,MODS)是由严重感染、严重

炎症紊乱、创伤、烧伤及各种休克引起的,以严重生理紊乱为特征的临床症候群,其临床特征是两个或两个以上器官序贯或同时发生功能障碍或功能衰竭。确切地说,MODS是在严重感染、创伤、烧伤、休克及重症胰腺炎等疾病过程中,发病24小时以上,出现2个或2个以上的器官或系统序贯性的功能障碍或功能衰竭。若在发病24小时内死亡者,则属于复苏失败,需排除。

二、发病机制

急性脑血管病并MODS是一种严重的临床综合征,其发病机制主要为脑卒中后出现脑水肿、颅内压增高、中线移位引起下丘脑及垂体受压,脑干受损,缺血损伤而至神经内分泌功能紊乱,神经、体液调节障碍所引起的;而脑卒中后患者体内血管紧张素Ⅱ含量升高,加重脑水肿。脑缺血损害是MODS发生的重要原因。老年人由于各器官的储备力下降、免疫功能低下、感染控制不佳,又有慢性基础病,在出现脑卒中时由于脑组织缺血、缺氧、水肿,损害线粒体结构和功能,ATP生成减少而容易发生MODS。

严重的感染是MODS重要的诱因之一,同时又有加重脏器功能衰竭和发展,而脑卒中患者尤以有意识障碍者因卧床、呼吸道分泌物排泄不畅、免疫力低下,而极易发生呼吸系统感染;而因意识障碍、排尿功能障碍留置导尿管者容易发生尿路感染;脱水剂甘露醇可致肾内持续高渗状态,导致肾血管及肾近曲小管细胞的通透性改变,肾组织水肿、变性致甘露醇肾病;应用脱水剂、补液不当及患者摄入不足致水电解质紊乱和酸碱失衡;盐皮质激素应用诱发应激性溃疡都是MODS的主要诱发因素。

三、诊断

(一)诊断标准

完整的MODS诊断标准:诱发因素/病因+全身炎症反应综合征+多器官功能障碍,即存在:①严重创伤、感染、休克、延迟复苏及大量坏死组织存留或凝血功能障碍等MODS的诱因/病因。②存在全身炎症反应综合征脓毒症或免疫功能缺陷。③存在2个或2个以上器官/系统功能障碍。MODS具体的诊断标准,见表11-5。

表11-5 MODS诊断标准

系统或器官	诊断标准
循环系统	收缩压低于12.0 kPa(90 mmHg),并持续1小时以上,或需要药物支持才能使循环稳定
呼吸系统	急性起病,$PaO_2/FiO_2 \leq 26.6$ kPa(200 mmHg)(无论是否应用肺动脉栓塞EP),X线正位片见双侧肺浸润,肺动脉楔压≤2.4 kPa(18 mmHg)或无左房压力升高的证据
肾脏	血肌酐>0.1 mmol/L伴有少尿或多尿,或需要血液净化治疗
肝脏	血胆红素>0.1 mmol/L,并伴有转氨酶升高,大于正常值2倍以上,或已出现肝昏迷
胃肠	上消化道出血,24小时出血量超过400 mL,或胃肠蠕动消失不能耐受食物,或出现消化道坏死或穿孔
血液	血小板<50×10⁹/L或降低25%,或出现弥散性血管内凝血
代谢	不能为机体提供所需的能量,糖耐量降低,需要用胰岛素;或出现骨骼肌萎缩、无力等表现
中枢神经系统	格拉斯哥昏迷评分<7分

(二)临床表现

1.循环系统损害

多数炎症介质或细胞因子对循环系统均有损害作用,表现为血流动力学指标异常,一般在MODS早期为"高排低阻",即高心排血量、低射血分数、低血管阻力。这种高动力学血液循环特点使血流分布异常,常导致组织细胞氧供降低,细胞缺氧状态。MODS晚期则表现为"低排高阻",循环处于完全衰竭状态,细胞严重缺氧,甚至发生变性,坏死。

2.代谢率增加

在MODS病因作用下,机体为让细胞安全渡过应激状态、保护细胞代谢功能,需要向细胞补充营养底物,这时便会出现分解代谢增强,机体内蛋白质、糖原和脂肪分解产生氨基酸、葡萄糖和脂肪酸。但此时,由于炎症反应而产生的大量氢化可的松、儿茶酚胺、胰高血糖激素等分解激素,可抑制细胞获取、转化、代谢体内分解的营养底物,于是出现矛盾现象。分解代谢增强时,血中被分解的营养底物浓度升高,但细胞利用这些营养底物的机制受到抑制,临床上出现营养不良症状,最典型的表现为胰岛素抵抗现象。

3.细胞缺氧

由于血液循环异常、血流再分布、心功能损害、细胞摄氧和氧利用障碍、营养代谢异常等因素造成细胞的氧供和氧耗的不匹配现象,出现氧供低于氧耗且氧耗病理性依赖氧供的线性关系。临床表现为顽固性代谢性酸中毒,特别是乳酸酸中毒。

MODS的临床表现复杂,个体差异大,主要取决于器官受累的范围及损伤是一次打击还是多次打击。一般MODS病程为14~21天。不同的原发病有不同临床表现及远位脏器功能衰竭的表现,可以有或没有休克过程。临床常表现炎症反应,但不一定查得到细菌,脏器衰竭来势凶猛,变化快,不同于慢性病的脏器衰竭发生有一定可预测性。原发病不同,但有相似的多脏器表现和结局,病死率高。可有休克、心率快、呼吸困难、低氧、肺水肿、肺部感染、血清酶高、烦躁、嗜睡、昏迷、胃肠道出血、水肿、血糖不稳、发热、高凝或出血倾向等,且对治疗反应差,患者可能死于MODS的任一阶段。

(三)辅助检查

缺乏诊断MODS的特异性检查手段,但某些指标异常可提示MODS的发生。多种原因可导致MODS患者合并酸碱平衡失调。虽然,急性肾功能不全或高乳酸血症常伴有阴离子间隙增宽,但包括三羧酸循环的中间代谢产物在内的其他非确定阴离子水平的升高也是MODS患者阴离子间隙增宽的主要原因。

四、鉴别诊断

MODS的鉴别诊断要点:①患者发病前大多脏器功能良好;②具有严重创伤、感染及休克等原发诱因;③具有全身炎症反应综合征的表现;④从最初打击到出现远位器官功能障碍常有几天或数周的间隔,衰竭的器官往往不是原发因素直接损伤的器官;⑤病程除非发展到终末期,器官功能障碍和病理改变是可以逆转的,而且一旦治愈,临床上不会复发或转入慢性病程。内科临床常见的一些慢性疾病终末期出现的多器官功能衰竭、老年性多器官衰竭及在病因学上互不相关的多个器官功能衰竭,都不属于多器官功能障碍综合征的范畴。

五、治疗

(一)积极治疗原发病

对于各种脑卒中的发生在积极地进行降压、降血糖、控制脑水肿、降颅内压等治疗的基础上，要加强防护，避免感染等诱发因素，重视脑卒中的个体化治疗。

(二)加强对重要器官的监测与保护

一旦发现某脏器功能异常，尽快作出正确判断和处理，使功能不全的器官发生逆转，及时切断机体内的病理性连锁反应，阻止器官功能衰竭的发生。

1.胃肠道功能障碍的监测与保护

胃肠道功能障碍发生早而且受累最多，保护胃肠道功能对预防发生 MODS 具有重要意义。肠道是全身最大的细菌储存库，往往是感染发生的始动器官。肠黏膜屏障的破坏是 MODS 的重要诱因。因此，对有意识障碍、吞咽困难的患者，及时行鼻饲进行胃肠道营养从而维护肠黏膜正常结构和屏障功能，减少应激性溃疡的发生。对出现胃肠道功能障碍者，使用质子泵抑制剂如奥美拉唑，同时用谷氨酰胺保护肠黏膜、防治肠道菌群失调及细菌移位。

2.呼吸系统功能障碍的监测与保护

预防呼吸系统功能不全，首先要保持气道通畅，充分供氧，及时有效地气管插管或气管切开，行呼吸机辅助呼吸，其次要加强预防和治疗肺部感染，加强翻身拍背、吸痰和气管的护理，及时送检痰培养，根据病原学和药敏试验，选用有效的抗菌药物。

3.心、肾功能障碍的监测与保护

为保护患者心、肾功能，严格掌握脱水量和补液量的平衡，监测心率、中心静脉压、尿量等指标。避免使用肝肾毒性药物，一旦出现急性肾功能障碍，积极行血液透析治疗。

(三)抗炎和免疫治疗

由于全身炎性反应综合征是 MODS 的必经之路，早期发现和有效干预全身炎性反应综合征，通过调控炎性反应阻断其发展，可能是防治 MODS 的关键。

(1)及时选用合适的抗生素控制感染。

(2)糖皮质激素能否用于治疗严重感染及脓毒血症存在很大的争议，目前还没有达成一致意见。最早的研究显示，短期、大剂量的甲泼尼龙或地塞米松可显著降低脓毒性休克患者的病死率，但随后的随机双盲研究并没有证实这一点，甚至发现会增加病死率；此后，临床上应用大剂量的糖皮质激素来治疗严重感染和脓毒症的方法显著减少。近年来的研究证实，应用小剂量的氢化可的松 12 周可以降低脓毒症的死亡率，使激素治疗感染的研究重新受到重视。目前一般认为大剂量、短程的激素疗法无效，而疗程在 1~2 周的小剂量激素疗法初步显示出治疗作用。

(四)血液净化

血液净化治疗即清除炎性反应介质及细胞因子和循环中的内毒素，减轻炎性反应阻断全身炎症反应综合征继续发展及 MODS 的进一步恶化。血液净化是近年来在治疗全身炎症反应综合征和(或)MODS 领域中逐渐发展起来的具有理论和实践双重价值的新技术。由于不同血液净化方式均有独特的溶质清除特点，而病情不同的患者治疗目的和要求也不同，故将能有效清除中大分子炎性介质和内毒素的吸附疗法与能有效清除小分子物质、调节内环境的经典连续性血液净化技术联合应用，将可能成为重症全身感染、全身炎症反应综合征及 MODS 治疗的必然趋势。

(五)改善微循环及组织氧摄取

研究表明 MODS 患者自始至终都存在氧摄取及利用障碍,其障碍严重程度与患者预后相关。提高组织氧摄取,改善氧利用则改善患者的预后。山莨菪碱(654-2)应用于休克患者的治疗已有较长的时间,大量的动物及临床研究表明,应用得当可以明显提高休克的救治成功率,其改善微循环、降低肿瘤细胞因子-α 等多种炎性介质的作用对 MODS 患者有利。

(六)营养支持治疗

应激状态下,神经内分泌系统发生一系列反应,导致高合成代谢和高分解代谢、高血糖及胰岛素阻抗,其能量消耗可达基础能量消耗的 1.1～2.0 倍。近代的"代谢支持"概念,避免了"静脉高营养"误区,使应激状态下患者的营养治疗更为合理、准确。人们认识到,重症患者的营养治疗并不仅是营养素的补充,而是保护器官的结构与功能。推进各种代谢通路、维护组织与细胞代谢的根本措施,也是防止 MODS 发生与进展的重要手段。

(1)根据应激的严重程度提供相对足够的热量。如果热量不足会加重机体"自身相食"热量过多也会加重机体代谢紊乱。

(2)总热量在 7 536.2～10 467.1 kJ 选择。

(3)降低葡萄糖的输入和负荷,以免产生或加重高血糖,葡萄糖≤500～600 g/d。

(4)在非蛋白热量中,提高脂/糖比值,使脂肪供能达总非蛋白热量的 50%～70%。

(5)提高蛋白质的摄入[2.0～3.0 g/(kg·d)]或氨基酸的输入量。热量与氮量的比以(100～150):1 为佳。

(6)病情允许时,尽量采用肠内营养途径。

(七)免疫调理

正确判断 MODS 患者全身炎症反应综合征/代偿性抗炎反应综合征失衡方向,是进行临床干预恢复全身炎症反应综合征与代偿性抗炎反应综合征平衡的前提。虽然目前尚无快速、准确的指标应用于临床,以前的免疫调控治疗也没有获得成功,但有关中性粒细胞、树突状细胞和T 淋巴细胞在炎症反应中的作用研究,炎症介质基因表达多态性的研究,为进一步的基因调控治疗和个体化的免疫调控治疗奠定了基础。免疫调控治疗出现了新曙光。

(李净兵)

预防与康复篇

第十二章

维护身心健康

第一节　戒　烟

我国非传染性疾病负担巨大,而烟草使用正是导致几大重要的非传染性疾病的主要危险因素之一。控烟行动对减少我国公共卫生负担、提升人民群众健康水平至关重要。

2018年华中科技大学同济医学院附属同济医院对我国2003年、2008年及2013年三次全国大型卫生服务调查的数据进行了分析,我国标准化吸烟率一直维持在较高水平。2003年、2008年及2013年我国当前吸烟率分别为26.0%、24.9%和25.2%;男性吸烟率分别为48.4%、47.0%和47.2%;女性吸烟率分别为3.1%、2.3%和2.7%。该研究也发现:我国15～24岁的青少年吸烟率从2003年的8.3%上升至2013年的12.5%。青少年吸烟的危险因素包括家中长辈吸烟(风险率=1.9,95%可信区间为1.8～1.9),教育水平低(风险率=1.3,95%可信区间为1.2～1.4)等。吸烟开始越早,各种慢性疾病的患病风险越大。且多数吸烟者开始吸烟的年龄低于18岁,一旦成瘾很难戒掉。预防青少年吸烟是控烟成败的关键。

戒烟可降低脑卒中发病率,改善脑卒中预后及复发。2018年一项国外的研究表明,在脑卒中或TIA发生后6个月内戒烟可在4.8年内显著降低脑卒中复发、心肌梗死或死亡的发生率。

一、吸烟形成的因素

(一)社会因素

造成人们吸烟的社会因素较多,最重要的有以下3个。

1.家庭因素

家庭是人们最基本的社会环境,家庭成员尤其是家庭主要成员是否吸烟对家庭其他成员影响很大,众多的统计调查数据充分证实了这一点,特别是儿童和青少年,从小就有模仿家长行为的习惯,家长如果整天吞云吐雾,孩子也想尝试"瘾君子"的滋味。另外,家长吸烟,家中如随便放着大量烟,也给孩子偷偷吸烟提供了方便的条件。

2.学校因素

学校是一个重要的社会单位,学校环境对学生吸烟行为的影响主要表现在同伴的影响。目前我国大学生、中学生中吸烟率较高的一个重要原因就在于同伴的影响。调查结果表明,许多青少年所吸的"第一支烟"往往来自同学。

3.社会大环境

社会大环境主要是指社会公众对吸烟行为的接受、默许程度。国家对烟草业的政策导向及有关立法情况。有一个不可忽视的问题是各种形式的烟草广告对人们的吸烟有难以估量的影响。

特别应该指出的是,公众的传统观念对烟民的增加起着重要作用。在我国许多公民中,认为香烟是社会的润滑剂,是社交成功的重要手段。事实上也是通过香烟来往,使社会交往更容易成功。许多人信奉"烟酒不分家"的信条,你敬我一支烟,过几分钟,我一定想法回敬,岂不知在这种你来我往中,烟瘾越来越大,烟量越吸越多。另外在现实生活中,许多影视剧中,一定的社会形象、风度、仪态等往往通过吸烟行为来表示,有意无意地就为青少年树立了一种吸烟使人气派、潇洒、显得成熟的形象,起到严重的误导作用。

(二)生理因素

科学实验已经证实,香烟中的尼古丁是强化吸烟的重要因素。它能通过肺黏膜进入血液,经过 5~6 秒到达大脑,引起大脑有关递质的释放,使神经系统出现兴奋,肾上腺素分泌增加,心率加快,使吸烟者感到舒服。可见香烟是一种化学感官兴奋剂。

由于烟草中的尼古丁能使人产生一种欣快感而成瘾。吸烟者一旦成瘾,血液中的尼古丁浓度就需要保持一定的平衡状态。当血中尼古丁浓度下降时,主观上就产生一种吸烟的欲望。随着吸入烟量的增加,血中尼古丁浓度增加,烟瘾就更大。

(三)心理因素

对青少年来说,普遍存在有一种求异心理,越是禁止的事情越想做。因此,一些中学生就尝试着吸烟,并通过吸烟行为来表现自己的成熟。

对于成年人来讲,由于工作和生活节奏的不断加快,工作压力、精神紧张现象等也越来越多。因此,成年人试图通过吸烟来消除烦恼。这只是一种误解,吸烟并非能够消除疲劳和烦恼,而是吸烟的动作转移了注意力。使用其他的方法,如体育运动、文娱活动等,同样可起到这一效果。

除以上两种普遍心理外,还有 8 种不健康的心理对人们的吸烟有重要影响。

1.交际需要心理

有不少的吸烟者甚至有相当比例的不吸烟者认为,吸烟可以促进人际交往,它是联络人们感情的纽带。

2."成人"心理

这是青少年吸烟的重要原因,有相当数量的青少年吸烟者把吸烟看作是成人或男子汉的重要标志。

3.从众心理

青少年从众意识较强,男同学中很多人吸烟,不吸烟者就纷纷模仿,随大流。因此,青少年是受周围环境影响较重的一个特殊群体。

4.炫耀心理

许多人把吸烟视为有风度、有气质的表现,并在香烟的档次上互相攀比,以实现自我满足。

5.消遣娱乐心理

这是多数吸烟者的动因,他们把吸烟作为一种寻求感官刺激的重要手段。

6.侥幸心理

由于烟草对人体健康的危害具有隐置性和长期性等特点,因而多数吸烟者对吸烟的危害半信半疑,或认为只对一部分人有危害。你若讲吸烟危害,他就会举出许多吸烟者长寿的例子。

7.平等心理

这是近几年在女性烟民中出现的心理现象,她们错误地把吸烟作为争取与男性平等的一种手段。

8.与文化素养有关的扭曲心理

一些错误的观念,如"饭后一支烟,赛过活神仙""男人不吸烟,白在世上颠"等,都与科学文化素养有着密切关系。

吸烟有百害无一利,远离烟草烟毒,不沾染上吸烟的恶习,实为上策。吸烟者一旦认识到其危害应立即戒烟。

二、吸烟与心脑血管疾病的关系

(一)吸烟与血液循环

烟被点燃吸入后,对心脏产生几种暂时效应。烟中的尼古丁使血压升高,心率加快。心脏的输血量增加,心脏血管的血液增加,同时也使四肢的血管痉挛变窄。烟中的一氧化碳进入血液后,减少心脏及机体其他部位需用的氧含量。吸烟也可引起血液中血小板的黏附、聚集,并减少血小板的寿命,减少血液凝固时间,增加血液黏稠度,所有这些反应均造成循环系统的损害。

(二)吸烟与动脉粥样硬化

动脉粥样硬化的发生是由于脂质在动脉内壁的沉积,使之血管腔狭窄,弹性减弱。这种情况出现后,心脏必须更有力才能把血液搏入狭窄的血管内。动脉硬化是心脏疾病及脑卒中的主要原因。吸烟者患冠状动脉及其他动脉硬化多于非吸烟者,发生后情况也更严重。

(三)吸烟与高血压

有学者曾对大量吸烟是否会使血压持续升高的关系进行研究。研究的对象是一组血压正常的中、青年人,每15分钟给他们吸1支烟,共吸4支。结果发现吸第一支烟后,血压很快就升高;在吸第2支烟以前,血压的恢复很慢;接着吸了以后几支烟,发现血压明显升高。此项研究进一步证明了吸烟与高血压的密切关系。吸烟者烟吸得越多,血压会处于持续升高状态。

高血压病对人体造成的危害极为明显。它可引起心、脑、肾等重要内脏的损害,还会并发冠状动脉粥样硬化性心脏病、脑动脉硬化、肾动脉硬化,是发生心肌梗死、脑卒中和慢性肾功能衰竭的危险因素。所以吸烟是高血压病患者的一大危险因素。

吸烟使血压增高的原因,是因为香烟里含有的尼古丁会使血管收缩,管腔变细,血流量减少。血管收缩周围小动脉的阻力必然增加,这就可以导致高血压患者的血压进一步升高。原先血压正常的人,因吸烟血压可逐渐升高。

不仅吸烟的人其血管会有这种变化,就是处于香烟烟雾中的不吸烟的高血压患者也不能幸免其害。这是由于香烟除短时间被人抽吸外,大部分时间都是空着燃烧,从而使大量的有害物质进入空间,烟雾中的各种有害物质在空气中的浓度仍然很高,处于这种环境中的人是在被动吸烟,被动吸烟同样可使人的血压升高。

大多数心脑血管病的专家认为,在人群中开展高血压病的普遍防治,尽早戒烟,并远远地躲开烟雾,对维持血压稳定,防止脑卒中的发生,非常之必要。

(四)吸烟与脑卒中

吸烟是缺血性脑卒中的独立性危险因素。有研究证实,吸烟者患脑卒中的相对危险度为

1.5，重度吸烟者的脑卒中危险性较轻度吸烟者高出 2 倍。吸烟是颈动脉粥样斑块形成的主要因素之一，也是严重的颅外颈动脉硬化的预测因素。研究认为，吸烟可使血的黏稠度增加，凝固性纤维原含量增多，血小板聚集性加快并升高血压。吸烟还能使血细胞比容增大，红细胞变形能力降低和聚集性增强，故血液黏滞性增高。

长期、慢性吸烟者可导致一氧化碳中毒，由于一氧化碳对血红蛋白的亲和力比氧要高出 200 倍以上，从而改变了氧的解离曲线。因此，机体必需生成更多的红细胞才能保证机体对氧摄取的需求。长期吸烟者的血液中红细胞明显增多，血细胞比容增大，吸烟时进入体内的化学物质如尼古丁，可促使神经末梢及肾上腺释放肾上腺素及去甲肾上腺素，引起血管收缩，致使血液阻力增大或造成血管壁的损伤；肾上腺素及去甲肾上腺素的释放，亦能促使血小板聚集，并易于黏附在有损伤的动脉壁上，日久便可形成颈动脉粥样斑块而造成动脉狭窄，这就是吸烟导致脑卒中发生的主要机制。

三、戒烟的措施

人类的行为大多数始于认知，由动机促进其开始。因此，戒烟者及其家庭成员需认识到吸烟的危害与戒烟的好处，具有戒烟意愿后，可自主或在戒烟门诊的评估下，确定是否存在烟草依赖综合征，预测吸烟者戒烟过程是否易复吸，是否需要借用戒烟药物辅助治疗及心理支持治疗。

专家共识建议采用 5A 法启动戒烟程序：问细节（Ask）、给建议（Advice）、做评估（Asss）、予帮助（Assist）和常随访（Arrange）5 个步骤。提供干预与行为支持的人，可以是患者自身（戒烟意愿强、自律能力强）、患者家属和（或）医务人员。

戒烟成功的人一般分两种，第一种是被医师敲响了死亡警钟的人；第二种是有戒烟决心和医师，家人支持、监督、鼓励的人。烟草依赖程度的大小直接决定了戒烟的难易度。烟草依赖程度可根据国际通用的尼古丁依赖程度评估量表（表 12-1）得分来确定。患者可自行打分，对每一项进行评估，各个表格的分值相加，得到一个总积分。总分在 3 分之内为轻度依赖；4～6 分为中度依赖；评分≥7 分则提示高度依赖。

表 12-1　尼古丁依赖程度评估量表

评估内容	0 分	1 分	2 分	3 分
早晨醒来后多长时间吸第 1 支烟	＞60 分钟	31～60 分钟	6～30 分钟	5 分钟以内
你是否在禁烟场所感到很难控制吸烟的需要？	否	是		
你最不想放弃的是哪一支烟？	其他时间	早晨第一支烟		
你每天吸多少烟？	10 支	11～20 支	21～30 支	＞31 支
你是否在早晨醒来后的第 1 小时内吸烟最多？	否	是		
如果你患病卧床是否还会吸烟？	否	是		

需要强调的是，其中"晨起后 5 分钟内吸第一支烟"单独提示戒烟者具有烟草依赖倾向。当评分≥4 分，预示患者大概率会在戒烟过程中出现戒断症状（出现身体和心理上的不适感觉）。所以，当评分≥4 分，提示戒烟者在实际操作过程中需要戒烟药物辅助治疗及持续心理支持治疗同时进行。

(一)科学戒烟的总体原则

在全面评估和身体检查的基础上，科学戒烟力求控制整个戒烟过程中会出现的戒断反应，减少和避免强烈戒断反应的发生。戒断症状往往在停止吸烟后 1 天内出现,两周左右可达顶峰,此后逐步减弱。常见表现为烦躁易怒、虚汗、心悸、焦虑、失眠等。合理使用药物,能明显缓解戒断症状。临床上鼓励所有尝试戒烟的烟草依赖患者使用戒烟药物。但也有某些人群不适合药物,例如,存在药物禁忌证、妊娠、轻度吸烟者(每天吸烟量少于 10 支)、青少年等。

(二)药物干预

戒烟药物包括三大种类:伐尼克兰、尼古丁替代治疗制剂、安非他酮。伐尼克兰在合并心血管疾病吸烟者中的疗效和安全性已经得到证实。以上药物均需要在医师指导下服用。药物不仅可以缓解吸烟者的戒断症状,又能减少吸烟带来的快感,降低对烟草的期待,减少复吸的可能性。

(三)心理干预和行为支持

配偶等家属的积极理解、参与、配合、陪伴对于戒烟者来说相当重要。戒烟同时需要周围环境及戒烟门诊医师指导等多重支持。

(四)随访和复吸的处理

出院后 2 个月内是患者复吸的高发时间,渴求欲望在戒烟 1~2 周开始出现,大多数患者在 2 个月内开始了复吸。

据统计,我国急性冠状动脉粥样硬化性心脏病发作的患者,6 个月持续戒烟率为 64.6%,复吸率高达 38.1%。因为高复吸率,随访是相当必要的。需要向患者及家属强调,复吸患者并不是再也戒不掉了,复吸后的再戒行为,依然可以有很高的戒烟成功率。建议随访安排如下。

1.随访持续时间

随访持续时间至少 6 个月。

2.随访的频率

患者应在戒烟的第 1 周、第 2 周、第 1 个月、第 3 个月和第 6 个月进行随访,总共随访次数不少于 6 次。

3.随访形式

随访以面诊形式最为提倡。

四、吸烟者不愿戒烟的措施

从事相关疾病领域的医务人员都会有共同的体验,劝阻患者戒烟非常困难,对于不愿意戒烟者,可采用以下 5R 干预措施。

(一)关联

关联(Relevance):告知吸烟者戒烟与个人健康、生活质量、家庭幸福息息相关。

(二)风险

风险(Risks):告知吸烟存在的短期和长期危害。

(三)益处

益处(Rewards):让吸烟者认识到戒烟的益处,包括对心脑血管疾病,肺部疾病(肺气肿、气管炎)的益处,对于家族癌症病史的戒烟者,要强调预防肿瘤的好处。

(四)障碍

障碍(Roadblocks):在戒烟过程中遇到障碍时予以鼓励和陪伴。

(五)重复

重复(Repetition)当戒烟者畏惧戒烟时,重复以上"4R"。

对于那些暂时不想戒烟或不能成功戒烟者,保持相对健康的吸烟方式、改变有害的吸烟方式也有助于吸烟者减轻香烟对其健康的危害。例如,避免清晨吸烟、避免空腹吸烟、避免频繁吸烟、避免同时吸入二手烟;身体不适、过劳或情绪不佳时不要吸烟、避免吸入高焦油量和高尼古丁含量的香烟等。吸烟与其危害之间存在明显的剂量相关性,对于不能戒烟的患者,控烟治疗同样是有效的。

(李　赞)

第二节　限　酒

我国具有历史悠久的酒文化,居民饮酒率较高。酒精摄入可对血管造成不同程度的损伤,引起血管不全麻痹、张力降低、通透性增加、凝血障碍等,与心脑血管疾病、慢性肝脏疾病等多种疾病的发生有关,是影响我国居民健康的重要危险因素。《2018 年酒精与健康全球状况报告》显示,2016 年全球有大约 300 万人因饮用酒精而死亡,占全球死亡总数的 5.3%,其中大部分为男性。2010 年归因于饮酒的伤残调整寿命年为 1 378(1 089～1 688)万人年。2012 年中国疾病控制中心慢性非传染性疾病预防控制中心进行的中国 18～59 岁就业流动人口饮酒现状分析研究显示,调查前 12 个月饮酒率为 51.7%(男性 71.9%,女性 24.7%),男性饮酒者每周饮酒率为 53.9%,日均酒精摄入量为 18.7 g;女性饮酒者周饮酒率分别为 16.7%,日均酒精摄入量为 4.1 g。我国青少年的饮酒现状也值得注意。研究显示,大量饮酒可使脑卒中风险增加 20%,并使脑卒中相关死亡率上升 16%,脑卒中与饮酒剂量呈正相关。

一、饮酒形成的因素

(一)悠久的酒文化

酒的历史在中国可以上溯到人类社会发展史的上古时期。《史记·殷本纪》中便有纣王“以酒为池,悬肉为林,为长夜之饮”的记载,《诗经》中“十月获稻,为此春酒”和“为此酒春,以介眉寿”的诗句,都以人类不同的社会活动表明中国酒的兴起已有 5 000 年的历史。

千百年来,酒便以“润物细无声”的方式浸润着华夏儿女的文化取向,即所谓的“无酒不成礼,无酒不成席”“酒品如人品”“酒逢知己千杯少”“唯酒可忘忧”等。酒在中国早就成了一种文化象征,具有团聚、解忧、共情等寓意。

(二)人际交往

在社会交往之中,人与人之间的沟通和交流需要借助一定的媒介,有着共同的爱好和需求才能形成稳定的人际关系。酒正好符合这种需求,可以通过饮酒的方式来抒发情感,表达自身的思想,加深人与人之间的了解,增进人与人之间的关系。大学生群体尤其是在交往的过程之中,很容易受到这种思想的侵蚀,开始模仿成年人的社交方式,开始以酒作为相互交往的主要媒介,以喝酒的方式证明人与人之间关系的亲切。

(三)个体认知

从古至今,酒还一直是人们用来缓解心理压力和精神紧张的饮料。人们在工作、家庭或其他社会生活中遇到挫折、压力和不快时,就容易大量饮酒,以麻醉强烈的精神感受,暂时逃避不愉快的现实困境。殊不知在对待压力时,有很多种方法进行缓解。但一些人会对饮酒持有一种积极的态度,可能认为饮酒是一种享受生活的方式,可以进行适当的放松心情,它是有助于身心健康的。

二、饮酒与心脑血管疾病的关系

(一)饮酒与冠状动脉粥样硬化性心脏病

饮酒可诱发冠状动脉痉挛或心肌梗死,以往曾认为酒精有扩张血管的作用,故可作为心绞痛的治疗剂。但近些年发现酒精对心肌的作用是使其收缩力降低而引起耗氧量减少。饮酒可使心绞痛患者发生运动耐性低下,心电图 ST 段下移等现象。

有学者研究发现饮酒与心绞痛的关系,认为饮酒与心绞痛发作的间隔时间虽有很大差异,但发作的时间却相当恒定。这可能是酒精在肝内代谢形成乙醛,乙醛可释放儿茶酚胺刺激冠状动脉上的 α-肾上腺素能受体,从而引起冠状动脉痉挛所致。

研究证实,长期过量的饮酒,会导致大、中、小血管壁的脂肪物质堆积,影响其血管的弹性,导致血管壁不光滑,血管腔狭窄,从而发生动脉硬化。如冠状动脉硬化较为严重,就发展为冠状动脉粥样硬化性心脏病。

(二)饮酒与高血压,

许多研究发现,饮酒与高血压存在着 U 型关系。即随着饮酒量的增多,血压也增高,而减少饮酒量血压则随之降低。但先见血压降低,持续稳定,最后又持续升高。关于饮酒导致血压升高的机制,有人提出与戒酒综合征有关。

(1)酒精的吸收和排泄都较快,每次酒后的间隔时间都相当于一次撤酒。该期间可出现血浆和尿中儿茶酚胺含量增高,因而引起血压升高。长此往复,间歇性地出现撤酒综合征,升高的血压得以稳定,即成为高血压病。

(2)戒酒时肾上腺皮质激素水平增高,也可使血压升高。近些年的研究表明,长期饮酒可使体内微量元素和矿物质的浓度发生变化,从而导致血压升高。①急性酒精中毒可引起低镁血症,镁对血管平滑肌的收缩有明显作用;镁又可以抑制钙从心肌浆网释放,通过对 Ca^{2+}-ATP 酶活动的刺激将钙驱入肌浆网及在肌原蛋白和肌凝蛋白的结合点上与钙竞争等机制,抑制钙对血管平滑肌的收缩偶联作用,因而降低血压。所以缺镁可以引起细胞内钙浓度上升和血管收缩,导致血压升高。②镁是细胞 Na^+-K^+-ATP 酶活性所必需的微量元素,钾在调节血压中起着重要作用,血中钾浓度高可以降低血压,当低镁血症时,血钾浓度降低,从而血压升高。③饮酒者可摄入大量的钠和脂肪,加之酒精可以使循环血管收缩,外周血管阻力增加,均会对血压升高产生重大影响。

(三)饮酒对脂质代谢的影响

长期饮酒时,甘油三酯沉积于肝脏中,故导致酒精性脂肪肝和高脂血症的形成。国内有些研究显示少量饮酒能引起高密度脂蛋白水平增高,而重度饮酒则引起高密度脂蛋白、胆固醇水平降低;甘油三酯、低密度脂蛋白胆固醇水平增高。而国外大部分研究发现饮酒与高密度脂蛋白呈显著正相关。长期饮酒的个体摄入的酒精使外周脂肪组织动员增加,肝内合成甘油三酯增多,脂肪酸氧化减少,从而导致高脂血症。而高脂血症正是脑卒中发病的主要危险因素之一。

(四)饮酒与脑卒中

有关饮酒引起缺血性脑卒中的机制目前尚不清楚。饮酒后数小时脑卒中风险增加可能与饮酒引起的心率增快、血液中纤溶系统(溶解血栓的作用)受抑制等相关。长期少量饮酒者,可能通过对血脂、内皮功能、脂肪因子、胰岛素敏感性、凝血与纤溶等调节的改善起保护作用。但大量饮酒会诱发高血压、糖尿病,引起高凝状态、减少脑血流量及增加心房颤动风险。且酒精可直接作用于脑血管的平滑肌引起痉挛,促使动脉粥样硬化过早发生,增加患心脑血管疾病、缺血性脑卒中、脑出血的风险。

三、戒酒的措施

大量饮酒是众多发病风险增加的危险因素,几乎呈线性的剂量-反应关系。适度饮酒则会根据每个人的体质不同而起到不同的保护作用。以下戒酒措施只针对饮酒行为形成成瘾行为及饮酒对饮酒者的身心健康具有危害的情况。

(一)药物干预

临床上选择性5-羟色胺再摄取抑制剂治疗酒精依赖症研究成果较多,并被广泛应用。此类药物有氟西汀、帕罗西汀、氟伏沙明、舍曲林、纳曲酮、阿坎酸等;还有苯二氮䓬类药物,包括卡巴西平、奥卡西平等;劳拉西泮治疗戒酒综合征疗效甚佳。不过大剂量苯二氮䓬类药物治疗酒精依赖综合征疗效欠佳,需联合其他治疗,包括苯巴比妥、丙泊酚或右美托咪啶。抗痉挛药物如卡马西平、丙戊酸钠及加巴喷丁等可用于治疗轻、中度戒酒综合征,而β受体阻滞剂或神经松弛剂只是辅助用药。目前,多数医院放弃递减戒酒法,采用地西泮替代治疗酒精依赖综合征。不同药物治疗不同类型的酒依赖患者疗效各异,是否与酒依赖的亚型、性别、年龄、发病年龄、病程、日饮酒量、症状严重程度,以及共病(抑郁症、双相障碍、焦虑障碍)等诸因素有关,这些问题还尚待研究。

(二)心理干预

心理治疗能为酒精依赖综合征患者树立信心,增强戒酒动机。大多数成瘾疾病都很难避免复发,而多数酒精依赖综合征患者会一直处于酗酒-戒酒-再喝酒-酗酒的循环中,适时的心理干预能够打断这样的恶性循环,为患者及其家庭带来希望。同时对酒依赖患者采取综合性心理干预有利于缓解症状,增强患者对治疗的依从性,减少药物不良反应,提高临床治疗的疗效。

(三)简短干预

简短干预是指各级医疗服务人员在日常诊疗过程中,利用短暂的接诊时间,对就诊者进行酒精使用障碍的筛查,并根据筛查结果个体化地实施饮酒健康教育、简单建议、简短咨询、转诊等不同强度的干预措施,以减少危险和有害饮酒。简短干预涉及快速评估、患者参与和改变策略的立即实施,是较为系统的干预方案,能够降低患者过量饮酒所致的风险。根据饮酒情况问诊结果和世界卫生组织制定的《酒精使用障碍筛查量表》得分(表12-2)来选择不同强度的简短干预方案,包括饮酒健康教育、简单建议、简短咨询及转诊等。《酒精使用障碍筛查量表》是一种自评量表,饮酒者可以通过对自己近一年内的饮酒情况逐项打分,得分区间为0～40分。根据《酒精使用障碍筛查量表》得分高低将饮酒者划分为4个饮酒风险水平区,得分低于8为低风险饮酒(世界卫生组织建议将65岁以上的饮酒者的酒精使用障碍筛查量分界值定为7分);得分8～15分之间为高风险饮酒;得分16～19分之间为有害饮酒;得分20～40分之间为酒依赖。本表是筛查危险饮酒和酒精依赖的"金标准"。

表 12-2　酒精使用障碍筛查量表

问题	0分	1分	2分	3分	4分
平素饮酒的频率	从不	≤1次/月	2~4次/月	2~3次/周	≥4次/周
在饮酒那天总计饮酒量(饮酒单位)	1~2	3~4	5~6	7~9	≥10
1次饮酒≥5个单位的次数	从不	<1次/月	1次/月	1次/周	每天或几乎每天
过去1年里发生一开始饮酒就停不下来的次数	从不	<1次/月	1次/月	1次/周	每天或几乎每天
过去1年里发生饮酒误事的次数	从不	<1次/月	1次/月	1次/周	每天或几乎每天
过去1年里发生宿醉后第2天醒来需要喝杯酒才能正常生活的次数	从不	<1次/月	1次/月	1次/周	每天或几乎每天
过去1年里饮酒后感到内疚或后悔的次数	从不	<1次/月	1次/月	1次/周	每天或几乎每天
过去1年里出现醉酒醒来后出现前日记忆缺失的次数	从不	<1次/月	1次/月	1次/周	每天或几乎每天
是否因喝酒导致自身或他人受伤	没有		1年前曾有过		1年内曾有过
是否有亲人、朋友或医务工作者担心你饮酒的事情而建议戒酒	没有		1年前曾有过		1年内曾有过

注:饮酒单位,含有 10 g 酒精的酒制品为 1 个单位。

(四)动机强化治疗

对于酒精依赖患者来说,戒断的决心是戒酒成功的第一步。对很多不愿意改变饮酒状态或处于犹豫不决的患者,动机强化治疗能够帮助酒精依赖患者建立并增强治疗动机,做出以改变自己酒精滥用行为为目标的治疗决定。动机强化治疗可以单独作为一种治疗方法或者与其他心理行为治疗联合使用。动机促动性交谈是动机强化治疗的主要方法,促动性交谈有以下 5 项基本原则:表达共情、呈现差距、避免争论、化解阻抗及支持自信。

(五)认知疗法

认知疗法亦称内观法、内隐致敏法,属于心理干预范畴,其目的在于提高患者的自制能力,通过患者对自己、对他人、对事物的看法及态度的改变,来改善自身所出现的心理问题。认知行为干预主要包括行为的自我管理或自我控制、应对技能训练、线索暴露、行为列联管理及配偶行为治疗等,可有效提高酒精依赖患者的自我效能感及幸福感,减轻患者的酒精依赖程度,降低复饮率。再者,酒依赖患者易出现自私、说谎、缺乏自信心和自尊心、不求上进、对家庭和社会缺乏责任感等人格改变。为此,研究者运用认知疗法合并地西泮治疗酒依赖患者,在建立良好护患关系的基础上,充分尊重患者人格,帮助患者转变观念和认识,正视一切客观存在的问题。

(六)家庭心理治疗

多项研究表示,对酒精依赖患者进行系统的心理治疗和家庭干预可降低患者的复饮率。家庭心理治疗把嗜酒者放入家庭情境中去理解,尝试从家庭成员的互动模式、冲突、等级、界限来诠释家庭中某位成员的嗜酒行为,同时为家庭赋能,聚焦于嗜酒者的个人资源及家庭资源,促进酒精依赖综合征患者的良性转变,提高酒精依赖者对治疗的依从性,去除患者的否认,打破对治疗的阻抗,促进家庭成员间的感情交流,改善远期预后。家庭心理治疗需要受过专门训练的专业人员来实施,常用到以下技术:倾听、共情、重构、非病态化、扰动技术、提问技巧、改变层级、促发行动、绘制家谱图、正常化等。

(七)团体心理治疗

团体心理治疗是指医师在现场指导、以聚会的形式进行的治疗方式,治疗中鼓励经验分享与问答互动。团体人际心理治疗在欧美发达国家已被认为是治疗酒精依赖的有效方法之一。团体心理治疗可以减轻戒酒者的孤独感,营造像家庭一样的和谐氛围,减轻其焦虑和抑郁情绪,为团体成员提供观察他人戒酒过程的机会,激发改变的勇气和信心。

有学者研究表明单一性别的认知行为治疗团体相对于混合性别团体在戒酒行为、情绪、应对技巧、自信、人际交往能力和自我照顾等方面有更积极的改善。研究显示酒精所致精神与行为障碍患者在药物治疗的同时辅以团体心理治疗比单纯应用药物治疗能更好地缓解患者的焦虑及抑郁等负性情绪,改善不良应对方式,降低复饮率。

(八)催眠疗法

催眠疗法是患者进入康复期所采取的一种干预方法,即在心理咨询师的指导下,在舒适清静的环境中播放轻音乐;咨询师用语言引导,使患者进入似睡非睡状态;然后给患者创设一种情景,运用条件反射理论让患者想象闻到酒味或饮酒的场景,或回想自己头晕脑胀、恶心呕吐的情景,使患者潜意识地建立两种情景的联系,形成条件反射,从而缓解对酒精的依赖。每次治疗后,要求患者重复多次地将自己的感受用文字记录下来。催眠疗法的原理是在常规戒酒治疗合并营养支持治疗的基础上,通过改变患者行为模式来纠正不良习惯,以达到影响患者性格的目的。

(李　赞)

第三节　适量运动

生命在于运动,健康在于锻炼。适量的运动可以增强体质,对预防脑血管疾病有着重要的作用。从科学的角度来看,体力劳动并不属于体育运动的范畴,因为它毕竟不像体育运动那样能使机体各个系统得到全面的、充分的、合理的锻炼。特别是随着科学技术的发展,生产、生活日益现代化,许多繁重的体力劳动逐渐为机器、仪表、电脑等机械化、自动化设备所代替,人们劳动的强度也逐渐降低。由于体力活动的减少,体内物质代谢的迟缓,必然导致体力下降,肥胖症、心脏病等所谓"运动缺乏症"便会接踵而至,严重威胁人类健康。因此,预防脑血管疾病的发生,有必要开展适量的运动锻炼,以弥补运动的不足。

经常参加体育锻炼可提高心脏的储备功能,使血管保持弹性,血压维持在较低水平,减慢因年龄增长而出现的血管硬化。体育锻炼可防止身体肥胖,使体形匀称协调。有研究表明,经常进行有规律的运动可以增加能量消耗,提高静息时的代谢率,加速利用储存的脂肪,从而减少营养过剩引起的血脂升高,降低动脉硬化、高血压、冠状动脉粥样硬化性心脏病等心脑血管疾病的发生率。经常锻炼可以提高人对紧张刺激的耐受性,包括减少神经肌肉紧张、抑郁和焦虑,增强自我信念,有利于睡眠,增加感觉舒适。

一、一般运动的原则

(一)选择适宜项目

根据自己的兴趣爱好、年龄、性别、健康状况及场地条件等,选择适宜的运动项目。选择后不应经常变动,而应保持相对稳定。并经常进行,使建立起来的条件反射逐步巩固,形成良好的运动习惯,即动力定型,这样才能不断提高锻炼效果。

(二)循序渐进

采取循序渐进的锻炼方法,技术上由易到难,运动强度由小到大,逐步提高,逐步适应,不可操之过急。运动是一个循序渐进的过程,特别是对于身体虚弱者和长期静坐少动人群,个体需要较长时间才能逐渐产生生理适应性。因此,以缓慢进度逐渐增加运动量,最大程度降低心脏事件的发生率、运动性疲劳和运动损伤。

(三)量力而行

运动最主要的就是掌握好运动强度和时间,使之符合本人的体能状况,切忌过量。过量运动会加重心脏的负担,使大脑供血不足,出现恶心、呕吐、眩晕等症状。当然,运动量不足也达不到锻炼效果。因此体育锻炼十分强调适度。那么,如何判断运动量(运动强度×运动时间)是否合适呢? 有两种简便方法。

1.自我感觉

凭自我感觉锻炼后有微汗,轻松舒畅,食欲和睡眠比以前好,工作、学习时体力比以前充沛,说明运动量适当。如果锻炼后头昏眼花、胸闷胸痛、心悸气短、食欲减退,睡眠不好或经过一夜休息,仍感四肢无力,精神不振,不想再活动,说明运动量过大。如果无发热感,饮食睡眠没有改善,说明运动量不够。

2.测量心率

运动心率(运动到高峰时的心率)保持在最大心率的 50%～80%,说明运动量适当;运动心率在其最大心率的 50% 以下,则没有明显的效果,说明运动量不足;若运动心率达其最大心率的80% 以上,则容易发生不良反应,说明运动量过大。

(四)持之以恒

(1)要遵循不间断原则,切忌三天打鱼,两天晒网。由于一次适度锻炼的效应只能持续三天,所以最好做到天天锻炼;至少每周不少于 3 次。

(2)每次锻炼应达到最适运动量。锻炼时间应掌握在较小运动强度至少 30 分钟;较大运动强度至少 15 分钟。少于 10 分钟的锻炼,不易达到保持和发展良好体质的目的。

(五)情绪要放松、注意力要集中

在思想情绪上要保持轻松愉快,从容不迫,要摆脱工作、学习和生活上的一切"障碍",把注意力集中在锻炼上,并对其效果满怀信心。良好的心理状态有助于促进人体生理过程的平衡,这是体育锻炼应具备的先决条件。

二、中老年运动的注意事项

(一)不宜做憋气运动

由于中老年人肺脏的纤维结缔组织增多,肺泡的弹性减弱,同时呼吸肌的力量减退。如果经常做憋气运动,中断了氧气的吸入,会使肺泡内氧气压力突然降低,供应全身的氧气减少,对身体

健康很不利。同时还容易使呼吸肌受到损坏,肺泡破裂而引起出血。

(二)不宜做速度太快的运动

因为中老年人心肌收缩力减弱,血管壁弹性降低,血流阻力增大,做速度太快的活动,势必增加心脏负担,长此以往必然会损害心脏。同时由于中老年人肺活量减少,做快速运动时容易引起严重缺氧而导致头昏、晕厥等现象。

(三)不宜举重或负重运动

因为中老年人的运动器官,如肌肉、骨骼的功能已开始减退,肌肉萎缩,骨质疏松,韧带缺乏弹性,关节不灵活。如举重或进行负重运动容易使肌肉、韧带、关节损伤,用力不当还容易导致骨折。

(四)不宜做过于突然的运动

中老年人尤其不要做突然蹲下、站起、低头、旋转等动作,因为这些动作容易使脑动脉压升高或降低,而产生头晕、眼花等症状。如果患有高血压或动脉粥样硬化的中老年人,突然做这些运动容易诱发脑卒中的危险。

(五)不宜参加竞赛活动

中老年人,不宜参加竞技性强的体育比赛,尤其是患有高血压和心脏病的中老年人应绝对禁止各种竞赛。否则容易引起中枢神经过度兴奋,使心跳加快、血压升高而发生意外。

三、运动与脑卒中

通过有氧运动可以降低血压,高血压患者规律地进行有氧运动可以降低心脑血管事件的发生风险;可以降低甘油三酯水平、增加高密度脂蛋白胆固醇水平;有助于减轻体重、控制糖尿病和缓解压力,可以改善血管的整体健康状况;某些有氧运动,如步行可以帮助下肢动脉建立新的侧支循环,减少发生脑卒中的隐患。

运动量建议18~64岁,每周至少完成150分钟中等强度有氧运动,每次应该至少持续10分钟。此外,每周还应有2次肌肉力量运动。65岁及以上,每周完成至少150分钟中等强度有氧运动。活动能力较差的老年人每周至少应有3天增强平衡能力和预防跌倒的活动,如跳舞。同时可以通过交谈测试与靶心率计算来判断运动强度是否适中。运动时间段建议上午8:00~11:00进行锻炼,需要提醒的是,冬季清晨气温低,会刺激交感神经兴奋,使血管收缩加强,容易造成血压波动,引起心脑血管急症。患有冠状动脉粥样硬化性心脏病、高血压的人更要小心,不要一大早运动,将运动时间安排在早上8点之后,或下午4点至6点。

(一)脑卒中的预防

(1)保持有规律的运动:有规律地进行运动可以促进身体健康,增强心血管系统功能,降低脑卒中风险。建议每周进行相同时间的中等强度有氧运动,至少150分钟,形成良好的运动习惯。运动需循序渐进,逐渐适应或逐步加强的过程。

(2)有氧运动可以增强心肺健康、降低血压和血糖水平,同时减轻体重、改善血脂代谢。常见的有氧运动包括慢跑、快走、游泳、骑车和有氧健身操等。而高强度间歇训练是一种高强度的间歇性运动,可以在较短的时间内快速提高心肺健康和代谢率。

(3)充分热身和放松:在进行运动前,一定要进行充分的热身运动,如散步、慢跑、拉伸等,以减少运动过程中对身体的伤害。在运动结束后,也需要进行适当的放松活动,如轻松散步、拉伸等。

(4)避免剧烈的运动和过度劳累:普通人运动尤其要注意这点,运动并不是为了成绩,而是为了健康。对于目前的跑步、登山、走戈壁、走沙漠、骑车等爱好者,在运动中更要注意安全,尤其要注意心率监测,防止运动损伤。

(5)对于年龄较大、体能较差或健康状况不佳的人来说,行走和其他低强度的运动是很好的选择。对于脑卒中高危人群,选择适当的运动强度和时间非常重要,以免增加心脑血管系统的负担。建议选择中等强度的运动,如快走、跑步、游泳、骑车等,每周运动 3~5 次,每次 30~60 分钟,不宜过度运动或运动时间过长。

(二)脑卒中后的运动恢复

神经系统的功能恢复的最快时间在脑卒中刚开始的数周之内,之后会慢慢地恢复,据统计前 2 周占了几乎脑卒中后 3 个月以内一半的恢复情况,在 6 个月内依然可以恢复的持续稳定,而 6~12 个月的恢复开始变慢,在之后恢复的会更少,因此在脑卒中的前 3 个月内是锻炼恢复的黄金时期,通常经过康复训练后 3 个月内,可以独立的行走的患者 54%~80%,可以不同程度上拥有的自我生活能力的患者 45%~75%。其次是康复运动的方式、运动时间及频率。

(1)步行训练,早期可在游泳池中和减重器下强化步行训练,利用下肢支具辅助步行训练,促进恢复步行,增加步行的速度和功能使用。

(2)偏瘫上肢训练,需要医疗器械的辅助训练,训练上臂的稳定/协调及灵活性,上肢功能时日常活动的必要条件,因此要着重练习。

(3)协调性练习,可利用各种器械和日常生活器具及体育活动进行协调性和全身肌肉耐力的训练,比如,划船器、椭圆机、固定自行车及跑台的练习。

(4)防治膝关节过伸,可通过伸髋练习,跪位行走,腘绳肌力量训练及在步态矫正训练中来改善膝关节过伸的问题。

最好的康复训练需要患者集中/大量及强化使用患病侧肢的方式,训练量每天至少在 6 个小时,或者是占清醒时间的 90%,连续 10~15 天强化训练,这样最终才能达到更好的效果。运动功能性的训练比较重要,因为在实际生活中这是必备的功能,因此功能性的训练需要在实际的生活中来训练患肢,每周 3 天的练习,其中有半小时的强制性诱导运动,其余的时间自行运动,按照这种方式训练 10 周,在训练的过程中,尽可能不使用受损较轻的肢体,尽量由受损较重的肢体单独完成训练要求,如此训练可明显改善患者日常自理和生活的质量。遵循循序渐进、量力而行、正确的锻炼方法、锻炼习惯、适当放松热身等原则。

(秦营营)

第四节　保持心理健康

目前的研究认为,心理因素会增加脑卒中的风险。2016 年发表的一项来自中国慢性病前瞻性研究纳入 487 377 名基线期无脑卒中、心脏病及肿瘤的人群,平均随访 7.2 年,采用第 4 版美国《精神疾病诊断与统计手册》标准来判定重度抑郁发作,结果显示,在校正了性别、年龄、婚姻状况等相关危险因素之后,重度抑郁发作增加 15% 的脑卒中风险(风险比＝1.15,95% 可信区间为 0.99~1.33)。同时该研究也分析了抑郁症状的累积效应,结果显示,脑卒中发生的风险与抑郁症状的个数存在显著的剂量-反应相关性,与症状个数"0~2"的群体相比,症状个数"6"和"7"的群体脑卒中风险分别增加33%(调整后风险比=1.33,95%可信区间为1.01~1.74)和47%(调整后风险比=1.47,95%可信区间为1.04~2.08)。

心理因素是一个比较笼统的概念。广义地说,凡是影响人的精神活动的心理过程都可称之为心理因素。心理因素对机体的影响主要是以情绪反应为中介而实现的。情绪反应主要表现为愤怒、激动、憎恨、恐惧、悲伤、失望、惊慌,甚至焦虑、抑郁等。实验证明,焦虑和愤怒的情绪反应可以使交感神经兴奋,同时释放大量儿茶酚胺,表现为心动过速、呼吸频快、血压升高、脑血管和冠状动脉痉挛,最后导致高血压病或冠状动脉粥样硬化性心脏病等。国内外大量资料表明,情绪反应或情绪障碍是心脑血管疾病的重要致病因素。

一、心理因素与脑卒中的关系

(一)A 型行为

在生活及工作中经常听到一些身边的人抱怨某人脾气不好,在医院也听到人们说因脾气不好而发了脑卒中病,也有些患者因脾气急躁诱发疾病而后悔莫及,说明性格与发病有一定关系。

有人把性格分为三型:急躁型、忍耐型、中间型。研究结果表明,脑卒中患者中急躁型的人比一般人的发病机会高 5 倍。另有报道,脾气急躁者发生脑血管病的机会比一般人多 3.5 倍,这都说明急躁性格者易发生脑卒中。

人们一般认为个性过强,容易激动,遇事急躁,难以自制,过分自负,情绪紧张,固执易怒或者爱生闷气,思虑过多,个性怪僻,不听劝告的个性者属于急躁型性格。还有人把急躁易怒称之为 A 型行为,这种行为的人不但急躁、易怒,而且雄心勃勃、竞争强烈、有紧迫感。研究表明,A 型行为血中儿茶酚胺水平升高会引起脂类代谢紊乱,尤其是血中胆固醇、低密度脂蛋白升高,这些物质的升高又导致冠状动脉硬化及血管内膜损害,加速了粥样斑块的形成,最后导致冠状动脉硬化狭窄。

A 型行为的人心理应激、交感唤醒水平高,应激后心理生理状态恢复缓慢。急性应激可引起已有病理改变的冠状动脉痉挛、内膜斑块脱落、血栓形成,导致心绞痛、心肌梗死、心律失常。至于急躁型性格的人容易发生脑卒中是因为人在发脾气时,能产生一些特殊的物质,如肾上腺素、儿茶酚胺、血管紧张素等,此时血压升高、血管痉挛、血液凝固性增大,这就加速了动脉硬化和血栓形成的机会,使脑卒中的发生有了基础条件。日常生活中常看到有的人在激动时,面孔发红、发白,有些人在盛怒之下当场脑卒中,这就很能说明,情绪影响血压的升降和血管舒缩。剧烈的血压波动和血管舒缩又为脑卒中的发生提供了重要的因素,盛怒之下酿成后患而遗憾终生。

(二)应激心理

生活事件是个体在生活中面临的各种问题,并通过心理应激明显影响躯体健康。有研究显示,负性生活事件为脑卒中独立的危险因素。有学者指出,生活事件仅仅是引起疾病的危险因素,而生活事件引起的应激反应则是主要原因。个体在面临负性生活事件易产生持久而明显的消极情绪,使体内儿茶酚胺的分泌增多,血管收缩,血小板聚集作用增强,血液黏稠度增加,促使脑血管梗塞;同时交感神经系统的兴奋性增加,在原有疾病的基础上,使脑卒中发生的危险性增加。有研究显示,主观支持和对支持的利用度与脑卒中呈负相关。社会支持作为生活事件与应激反应之间的心理中介因素,可有效调节应激反应的强弱,避免疾病的发生。

(三)脑卒中后的"心理性双向效应"

在脑卒中患者康复中还存在"心理性双向效应"的情绪反应问题,即心理因素具有致病性和防治性的作用。首先,脑卒中患者发病前心理因素和情绪波动能促发疾病;其次,心理因素对病后心理过程有重要影响,如对自身残障引起忧郁性情绪反应,即"心理残疾"问题;最后,发病后患者的心理变化,如焦虑、忧郁、担心、激惹、失望等强烈的病理心理反应,会明显影响脑卒中的康复过程。许多脑卒中后遗症的症状不完全是躯体性的,还有精神性的。因此,心理因素对脑卒中的预后起重要作用。

二、如何保持心理健康

(一)了解健康心理的品质

(1)对现实具有敏锐的、实事求是的洞察力,并能融洽相处。

(2)有正确对待自己、别人和客观世界的能力。

(3)行为坦率、胸怀坦荡、光明磊落;在一般情况下遵从习俗,但决不因习俗惯例而放弃原则。

(4)以实际问题为中心,而不是以自我为中心。

(5)有独立的主见,不受文化和环境的束缚。

(6)超然独立的特性,能承受欢乐和忧伤的考验,保持心境的平静,即使身处逆境也能保持人的尊严。

(7)更多的难以名状的快感体验和对美好事物忘我的热情欣赏,甚至对最平常的事物也能朝夕相处,经常保持兴趣。

(8)热爱生活,热爱他人,对社会有责任感,积极投身于社会的进步事业。

(9)容易和别人接近、融洽,以助人为天职,对人仁慈,有耐性,特别是对儿童。

(10)民主的性格,尊重和维护别人的权利,尊重别人的个性和不同意见,虚心学习别人的长处。

(11)富有创造性,常在某一方面显示出具有某些独到之处的创造力。

(12)有强烈的道德感,关心别人的权利,对人诚实、公正、仁爱;具有富于哲理和善意的幽默感。

(二)普遍人群保持心理健康的方法

1.分散注意力

做一些自己喜欢的事情,是解决心理健康问题的最佳方法,这有助于让大脑保持繁忙,将压力转移到其他地方,给人一种轻松的感觉。

2.保证充足的睡眠

许多人或多或少都有睡眠上的问题,有些甚至产生严重的失眠症。睡眠时间的减少会导致情绪低落、注意力不集中和其他健康问题,所以每天至少要保证7个小时的睡眠,以维持良好的心理状态。

3.疏导抑郁的情绪

不管是选择自我安慰还是转移回避,只能暂时缓解心理上的矛盾,是治标不治本,不妨通过适度宣泄及疏导的方式来治本。当心情压抑时可以找亲朋好友来疏导,把心里所有的不愉快全部倾诉出来,也可以寻求心理医师的帮助来维护心理上的平衡。

4.选择健康的食物

饮食质量对心理健康影响很大,建议食用富含营养并有助于维持大脑健康的食物。日常食谱要多补充高蛋白及 B 族维生素,包括鸡蛋、瘦肉、鱼肉、豆类、燕麦、芝麻等。另外,应避免摄取加工食品和快餐,并在日常饮食中尽量多吃深绿色及颜色丰富的蔬菜。

5.树立自信心

尊重自己,树立自信心非常重要。自信心强的人拥有更好的社会关系和更令人满意的生活,而自信心不强的人更容易遭受负面情绪和其他心理问题的困扰,例如,焦虑和沮丧。

6.心存感激

有心理健康问题的人经常看到自己生活中的消极方面,这使自己处于更加沮丧的状态。要摆脱负面情绪,建议对生活中的所有美好事物心存感激,特别是对别人的帮助更要感激,还要尽可能地去帮助别人,服务社会。这将让自己以更积极的心态面对生活,有助于心理健康。

7.坚持锻炼

运动是释放压力的最好方法,体育锻炼的参与者能体验到运动带来的愉快感觉。心理学家认为,每天适度的锻炼可使人保持身体健康,促使人体分泌一种称为多巴胺的快乐激素,让人振奋精神,从而有利于心理健康。

8.经常去户外

每周都要给自己安排一定的户外时间。户外有新鲜的空气,阳光也可以提供对身体很重要的维生素 D,这些对心理健康都是非常有益的。人类也是自然的一部分,当人融入大自然时可以缓解压力,促进身体健康和心理健康。

每个人保持心理健康的方法都不一样,只要是对自己有用的都是好方法,从现在开始寻找适合自己的情绪调节方式,做心理健康的主宰者。

(三)老年人群保持心理健康的方法

1.正确认识衰老

老年人在步入老年后往往会对衰老产生刻板的认识,如"老了,记忆力就下降了,体力、精力都跟不上了,理解问题的能力差了"等,这些负性思维会影响老年人的行为方式及其对生活的态度,但是也有很多老年人的外在表现比他们的实际年龄要年轻。

这需要老年人保持一种良好的心态,如"花开花落皆自然""一喜一忧皆心态""泰然处之天下事""名利诱惑皆云烟""夕阳还是无限好,哪管是否近黄昏"等。改变对衰老的认知,保持一种积极、乐观、幽默的心态,可以延缓个体衰老的过程。

2.设法延缓衰老

老年人对自己身体机能逐步衰老这一现实要有一个清醒的认识,虽然身体的自然衰老过程是不可抗拒的,但是我们可以避免因疾病、生活习惯等而引起甚至加重的衰老。这需要老年人做到以下几方面。

(1)做一些固定的事情:老年人可以选择一项适合自己的运动方式,并且要坚持下去,例如,打太极拳、游泳、慢走等。适度的运动不仅可以增强肌肉的强度,减少心血管系统疾病的发生率,而且可以使老年人在运动中找到归属感,与一些队友建立新的关系,感受到快乐,驱散由孤独带来的不适,是老年人延年益寿的重要途径之一。

(2)养成良好的生活习惯:有研究报道,吸烟、大量饮酒及无规律生活者,患冠状动脉粥样硬化性心脏病、糖尿病、高血压的概率高于不吸烟、保持体重及生活规律者。身体疾病不仅会给个体带来疼痛、睡眠障碍等身体不适感,而且还会引起焦虑、抑郁等情绪反应,还会给家庭带来负效应,比如,老年人生活不便会给其配偶、子女带来麻烦,时间长了,可能会引起家人的冷淡,甚至厌烦,而这又会加重老年人的孤独、沮丧及无能感,导致一个恶性循环。

(3)培养良好的兴趣爱好:老年人可以参加老年大学,在琴、棋、书、画、吹、拉、弹、唱及舞蹈等方面选择一项来学习,作为爱好,这样不仅可以陶冶情操,而且还能从中获得归属感和成就感,驱散孤独、无能、焦虑等不良情绪。

3.重新认识自我

很多老年人,尤其是离退休的老干部,在步入老年生活时期的最初一段时间,不能顺利适应角色的转变,给自己造成较多的负性情绪困扰,表现得闷闷不乐、好抱怨、与人争执、好为人师、喜欢指点江山,甚至出现敌意、抑郁、焦虑、恐惧等情绪,加重了孤独、失望、受挫等主观不良情感体验。为了避免这些负面情绪,老年人要清楚地认识到自己已回归到最基本的社会单元-家庭中,应该将精力、注意力放在对自己有益的事情及兴趣爱好上,可以用自己丰富的知识和社会经验辅助教育下一代,或做一些对社会有益的公益事业。这样就可以避免过度关注那些身体衰老变化,并且很好地建立归属感,满足自己的受尊重及自我实现的心理需要,减少或消除焦虑、抑郁等负面情绪。

(四)脑卒中患者保持心理健康的方法

1.知识教育

患者入院后,向患者及其家属介绍脑卒中的发病原因、发病特点、处理措施及预后等,使患者初步认识脑卒中并逐渐接受,帮助患者适应目前的身体功能状态,理性、正确地对待疾病,积极配合治疗及康复。应用多样化的图片和视频方式进行健康教育,语言要通俗易懂、深入浅出,使患者容易理解,同时要及时解答患者的疑惑,安抚患者情绪。

2.个体化的心理康复指导

医师要及时了解患者的需求,及时识别有严重负面情绪的患者,重点关注,及时掌握患者的心理状况,调整干预措施。对情绪低落的患者加以有效引导,为患者的不良情绪提供必要的宣泄渠道,组织恢复较好的同类患者现身说教,树立患者信心,促使患者积极参与康复训练;对生活无法自理的患者进行鼓励,指导患者进行一些比较细小的日常生活活动,以讨论的方式激励患者对美好生活的向往,同时与其家属沟通如何为患者提供更好的帮助。

3.帮助患者培养兴趣、爱好

医师帮助患者培养自己的文化修养和兴趣、爱好,从中陶冶情操。从而做力所能及的工作,树立康复的自信心,以健康平和的心态面对现实,与他人建立良好的社会关系。

(秦营营)

第十三章　合理膳食

第一节　基础知识

一、人体需要的基本营养素

人类为了维持正常的生理功能并满足各项体力活动和生长发育的需要,必须每天从食物中摄取各种营养素和能量。人体所需营养素的种类繁多,可概括为六大类:蛋白质、脂类、碳水化合物、矿物质、维生素和水。蛋白质、脂类、碳水化合物在体内经过氧化分解释放能量,满足机体能量的需要,所以又称为三大产能营养素。营养素的主要生理功能是提供能量、促进生长、构成和修复机体组织、维持生理调节功能等。

(一)蛋白质

蛋白质是生命的物质基础。从机体的构成到一切生命活动几乎都离不开蛋白质,没有蛋白质就没有生命。人体内的蛋白质始终处于不断分解和合成的动态平衡之中,从而达到组织蛋白更新和修复。一般来说,成人体内每天约有3%的蛋白质被更新。

1.生理功能

(1)人体组织、器官的主要构成成分:人体的一切组织和器官都含有蛋白质。在细胞中,除水分外,蛋白质约占细胞内物质的80%。同时,人体各种组织细胞内的蛋白质也在不断地更新着。只有摄入足够的蛋白质方能维持机体组织的修复与更新。

(2)调节生理功能:蛋白质是体内许多重要生理活性物质的基本成分,如作为酶或激素参与机体代谢或整体功能活动的调节;作为载体(血红蛋白、脂蛋白等)参与体内物质的运输;作为抗体或细胞因子参与免疫的调节;清蛋白参与调节体液渗透压、起到维持体液和酸碱平衡的作用等。

(3)供给能量:蛋白质在体内降解为氨基酸后,经脱氨基作用生成的 α-酮酸,可以直接或间接进入三羧酸循环进行氧化分解并释放能量,是人体能量的来源之一。1 g蛋白质在体内代谢可产生约16.7 kJ的能量。

2.分类

(1)完全蛋白质:含必需氨基酸种类齐全,氨基酸模式与人体蛋白质氨基酸模式接近。不仅可维持人体健康,也可促进儿童生长发育。包括奶类、蛋类、肉类、鱼类、大豆蛋白等,常被称为优质蛋白质。其中鸡蛋蛋白质与人体蛋白质氨基酸模式最接近,在实验中常以它作为参考蛋白。

(2)半完全蛋白质:有些食物蛋白质中虽然含有种类齐全的必需氨基酸,但是氨基酸模式与人体蛋白质氨基酸模式差异较大,其中一种或几种必需氨基酸相对含量较低,导致其他的必需氨基酸在体内不能充分利用而浪费,造成蛋白质营养价值降低。这类蛋白质虽可维持生命,但不能促进儿童生长发育,被称为半完全蛋白质,如小麦中的麦胶蛋白。

(3)不完全蛋白质:所含必需氨基酸种类不齐全,既不能维持生命,又不能促进生长发育的食物蛋白质。如玉米胶蛋白、豌豆中的豆球蛋白、动物结缔组织和肉皮中的胶质蛋白等。

3.氨基酸

氨基酸是组成蛋白质的基本单位。构成人体和食物蛋白质的氨基酸有 20 余种,各氨基酸按一定的排列顺序由肽键连接。由于其排列顺序、链的长短、空间结构的不同,构成了无数种功能各异的蛋白质。氨基酸主要分为以下几类。

(1)必需氨基酸:指人体不能合成或合成速度不能满足机体需要,必须从食物中直接获得的氨基酸,主要有以下几种:异亮氨酸、亮氨酸、赖氨酸、蛋氨酸、苯丙氨酸、苏氨酸、色氨酸、缬氨酸和组氨酸。

(2)条件必需氨基酸:包括半胱氨酸和酪氨酸,在体内可分别由蛋氨酸和苯丙氨酸转变而来。如果膳食中能直接提供半胱氨酸和酪氨酸,则人体对蛋氨酸和苯丙氨酸的需求量分别减少 30% 和 50%。所以半胱氨酸和酪氨酸被称为条件必需氨基酸。

(3)非必需氨基酸:指人体自身可以合成,不一定需要从食物中直接供给的氨基酸。如果膳食中缺乏这些氨基酸,也不会影响健康和儿童生长发育。

4.消化、吸收和代谢

(1)消化、吸收:膳食中蛋白质消化从胃开始,胃酸先使蛋白质变性,破坏其空间结构以利于酶发挥作用,同时胃酸可激活胃蛋白酶分解蛋白质。但蛋白质主要消化吸收的场所在小肠。由胰腺分泌的胰蛋白酶和糜蛋白酶(使蛋白质在小肠中被分解为氨基酸和部分的二肽及三肽,再被小肠黏膜细胞吸收。在小肠黏膜刷状缘中肽酶的作用下,进入黏膜细胞中的二肽、三肽进一步分解为氨基酸单体。

(2)代谢:吸收的氨基酸先储存于人体的各个组织、器官和体液中,这些游离氨基酸统称为氨基酸池。进入细胞的氨基酸主要被用来重新合成人体蛋白质,以达到机体蛋白质的不断更新和修复;少数用于合成体内含氮化合物。未经利用的氨基酸则经代谢转变成为尿素、氨、尿酸和肌酐等,由尿或其他途径排出体外或转化成糖原和脂肪。同样由尿排出的氮也包括来自食物中的氮和内源性氮两种,尿氮占总排出氮的 80% 以上。

营养学上将摄入蛋白质的量和排出蛋白质的量之间的关系称为氮平衡。机体在不同的生理、病理状况下可以出现以下 3 种不同的氮平衡。①零氮平衡:摄入氮和排出氮相等。健康的成年人应维持在零氮平衡并富裕 5%。②正氮平衡:摄入氮多于排出氮。当儿童处于生长发育期、妇女怀孕、疾病恢复,以及运动、劳动等增加肌肉时,应保证适当的正氮平衡,满足人体对蛋白质的需求。③负氮平衡:摄入氮少于排出氮。人在饥饿、疾病及老年时,一般处于负氮平衡。

(二)脂类

脂类是一大类具有重要生物学作用的有机化合物,在人类膳食中占有重要地位。

1.分类与功能

脂类包括脂肪和类脂。脂肪就是通常所说的脂肪即甘油三酯。类脂主要包括磷脂和固醇类。

(1)甘油三酯:由一分子的甘油和三分子的脂肪酸构成,占体内总脂量的95%左右,是体内能量的重要储存库。具有以下功能。①贮存和提供能量:脂肪是食物中产能最高的营养素。体内氧化1 g脂肪可产生能量约37.6 kJ。②维持正常体温:脂肪不易传热,故皮下脂肪可起到隔热保温的作用。③保护作用:脂肪组织在体内起着支持、衬垫、润滑和缓冲的作用,可保护脏器、组织和关节等免受损害。④帮助机体更有效地利用糖类和节约蛋白质:脂肪在体内代谢的产物可促进糖类代谢,使其更有效地释放能量。充足的脂肪还可以保护体内蛋白质及食物蛋白质不被用作能源,使其有效地发挥其他重要生理功能。⑤人体重要的组成部分:脂肪酸是细胞正常结构和功能所必不可缺少的重要物质。⑥提供脂溶性维生素并促进其吸收。⑦改善食物的感官性状,促进食欲,增加饱腹感。⑧是必需脂肪酸的重要来源。

(2)磷脂:是除了甘油三酯外体内最多的脂类。主要形式有卵磷脂、甘油磷脂、神经鞘磷脂。磷脂对脂肪的吸收、转运和储存起到了主要作用。磷脂缺乏会造成细胞膜结构受损,出现毛细血管脆性增加和通透性增加,产生皮疹等。由于磷脂具有乳化等特性,在防止胆固醇于血管内沉积、降低血液黏度、促进血液循环等方面的作用正在受到越来越多的关注。

(3)固醇类:胆固醇作为固醇类重要的一部分,是细胞膜的成分,也是人体内许多重要活性物质的合成材料,如胆汁、性激素(如睾酮)、肾上腺素(如皮质醇)等,还可以转变成维生素D_3。

2.消化与吸收

(1)脂肪:口腔中唾液腺分泌的脂肪酶可以水解部分食物脂肪,但这种消化能力很弱。胃液中缺乏脂肪酶,故脂肪在胃内几乎不被消化。人体内脂肪的主要消化场所是小肠上段。食糜进入小肠后,胆囊中的胆汁可将其乳化,有利于胰腺和小肠分泌的脂肪酶与脂肪充分接触,并将甘油三酯水解成游离脂肪酸和甘油单酯。

脂类消化产物主要在十二指肠下段及空肠上段吸收。中/短链甘油三酯经胆汁酸盐乳化后即可被吸收,然后被脂肪酶水解为脂肪酸及甘油,通过门静脉进入血液循环。甘油单酯和长链脂肪酸被吸收后先在小肠细胞中重新合成甘油三酯,并和磷脂、胆固醇以及蛋白质形成乳糜微粒,由淋巴系统进入血液循环。

(2)类脂:磷脂的消化吸收与甘油三酯相似,胆固醇则可直接被吸收。如果食物中的胆固醇和其他类脂呈结合状态,则先被水解成游离的胆固醇再被吸收。

(三)碳水化合物

碳水化合物又称糖类,是由碳、氢、氧3种元素组成的有机化合物。它不仅是人类最主要、最经济、最安全的能量来源,也是维持人类生命与健康最基本、最重要的物质。

1.分类

(1)单糖:是最简单的糖,不能再被直接水解为更小分子的糖。①葡萄糖:为六碳醛糖,是构成食物中各种糖类的基本单位,也是人类空腹时唯一游离存在的单糖,被称为机体的"首要燃料"。②果糖:为六碳酮糖,主要存在于水果及蜂蜜中。果糖吸收后经肝脏转变成葡萄糖被人体利用,部分可转变为糖原、脂肪或乳酸。果糖吸收比葡萄糖慢,但利用比葡萄糖快,对血糖影响小。③半乳糖:很少以单糖形式存在于食物中,是乳糖的组成成分,人体内先转变成葡萄糖后被利用。④其他单糖。

(2)双糖:由两个相同或不同的单糖分子缩合而成。①蔗糖:俗称白糖、红糖和砂糖,是最有商业意义的双糖。由一分子葡萄糖和一分子果糖以α-糖苷键连接而成。②麦芽糖:由两分子葡

萄糖以 α-糖苷键连接而成,是淀粉的分解产物,存在于麦芽中。③乳糖:由一分子葡萄糖与一分子半乳糖以 β-糖苷键连接而成,存在于各种哺乳动物的乳汁中。④海藻糖:由两分子葡萄糖组成。具有耐高温、耐寒、耐高渗和防脱水等作用。

(3)寡糖:又称低聚糖,是由 3 个以上 10 个以下单糖分子通过糖苷键构成的聚合物。①大豆低聚糖:是存在于大豆中的可溶性糖的总称,包括棉子糖、水苏糖和蔗糖。棉子糖由葡萄糖、果糖和半乳糖构成;水苏糖是由构成棉子糖的 3 种糖再加上一个半乳糖组成,因其在肠道中不被消化吸收并在结肠中被细菌发酵产气,故易引起腹胀。大豆低聚糖是肠道双歧杆菌的增值因子并可作为功能型食品的基料替代部分蔗糖。②低聚果糖:又叫寡果糖,是在蔗糖分子的果糖残基上结合 1～3 个果糖而成。主要存在于水果和蔬菜中,甜度为蔗糖的 30%～60%。在肠道难以消化吸收,但可被肠道双歧杆菌利用,是双歧杆菌的增值因子。

(4)多糖:是由 10 个以上单糖分子通过 1,4-糖苷键或 1,6-糖苷键相连而成的大分子聚合物。其中一部分可被人体消化吸收,如糖原、淀粉;另一部分不能被人体消化吸收,如膳食纤维。①淀粉:是人类的主要食物,存在于谷类、根茎类等植物中。因其聚合方式不同分为直链淀粉和支链淀粉。前者易发生老化作用,后者易发生糊化作用。②糖原:存在于动物体内的肝脏和肌肉中,故称动物淀粉,结构与支链淀粉相似。③膳食纤维:是不能被人体消化酶消化的非淀粉多糖类,包括纤维素、木质素、抗性低聚糖、果胶、抗性淀粉等。根据其水溶性的不同,分为不溶性纤维和可溶性纤维两大类。

2.功能

(1)提供能量:碳水化合物是人类最经济、最主要的能量来源,通常 50% 以上膳食能量由碳水化合物提供。

(2)构成机体组织及重要生命活性物质:碳水化合物是构成机体组织的重要原材料,并参与细胞的组成和多种活动。机体的一些重要生物活性物质,如各种酶、抗体和激素等都有碳水化合物的参与。

(3)节约蛋白质:碳水化合物供应不足时,机体为了满足自身对葡萄糖的需求,则通过糖原异生作用将蛋白质转化为葡萄糖供给能量。当摄入足够量的碳水化合物时则不需动用体内蛋白质,能预防体内或膳食蛋白质消耗,起到节约蛋白质的作用。

(4)抗生酮作用:脂肪在体内分解代谢,需要葡萄糖的协同作用。当膳食中碳水化合物不足时,体内脂肪或食物脂肪被动员,并加速分解为脂肪酸供应能量。在这个过程中,由于草酰乙酸不足,蛋白质不能彻底氧化而产生过多的酮体,酮体不能及时被氧化而在体内蓄积,以致产生酮血症和酮尿症。膳食中充足的碳水化合物可以防止上述现象发生。

(5)解毒:碳水化合物经糖醛解产生的葡萄糖醛酸是一种重要的结合解毒剂,在肝脏内能与许多有害物质结合,以消除或减轻这些物质的毒性或生物活性,从而起到解毒作用。

(6)能增强肠道功能并改善糖耐量与脂代谢:①促进排便。②增加饱腹感。③降低血糖和血胆固醇。④改变肠道有益菌群。

3.消化与吸收

碳水化合物的消化从口腔开始。淀粉首先经唾液淀粉酶进行初步消化,但由于食物在口腔停留时间短,故消化数量有限。胃液不含任何能水解碳水化合物的酶,故碳水化合物在胃内几乎不被消化。到达小肠后在胰淀粉酶的作用下被进一步消化,小肠是碳水化合物消化的主要场所。

单糖可经小肠绒毛上皮细胞直接吸收;双糖经双糖酶水解为单糖后再被吸收;部分寡糖和多

糖水解为葡萄糖后在小肠吸收。在小肠内不能被消化的碳水化合物到达结肠后经细菌发酵后再被吸收。

(四)矿物质

人体是由多种元素组成的。除了碳、氢、氧、氮构成蛋白质、脂类、碳水化合物、维生素等有机化合物及水外,其余元素统称为矿物质,亦称无机盐或灰分。按照这些化学元素在机体内含量的多少,将其分为常量元素和微量元素。其中含量大于体重 0.01% 的矿物质称为常量元素,体内含量小于体重 0.01% 的矿物质称为微量元素。

1.钙

钙是人体含量最多的矿物质。成年人体内钙含量约 1 200 g,占体重的 1.5%～2%,其中99.3% 集中在骨骼和牙齿中。其余不到 1% 的钙存在于软组织(0.6%)、血浆(0.03%)和细胞外液(0.06%)中,称为混溶钙池,这部分钙与骨钙在内分泌系统的调控下处于不断更新状态。成人在钙平衡时,每天骨吸收和储存入骨骼的钙约为 400 mg。

(1)生理功能。①构成骨骼和牙齿的重要原材料:骨骼和牙齿是人体含钙最多的组织,人体99.3% 的钙沉积在这些钙化的硬组织中,使骨骼具有特定的硬度、强度和机械性能。②维持神经和肌肉活动:神经递质的释放、神经冲动的传导、心脏的正常搏动都需要钙的参与。钙离子能降低神经肌肉的兴奋性,当血清钙下降时,神经肌肉兴奋性升高,可引起抽搐。③促进细胞信息传递:钙离子作为细胞内最重要的"第二信使"之一,在细胞受到刺激后,胞质内的 Ca^{2+} 浓度升高,引起细胞内的系列反应。④参与凝血:凝血因子Ⅳ就是钙离子,钙可参与血液凝固多个过程,有助于止血和伤口愈合。⑤调节机体酶的活性:钙离子对许多参与细胞代谢的酶具有重要的调节作用。⑥维持细胞膜的完整性与稳定性,调节激素的分泌与神经递质的释放。

(2)缺乏与过量。①钙缺乏主要表现:a.血钙过低,导致神经兴奋性增高,肌肉痉挛;b.骨营养不良,在儿童发生佝偻病,导致生长发育迟缓、骨骼变形,严重者可出现"O"形腿或"X"形腿、肋骨串珠样变、鸡胸等症状;成人发生骨软化、骨质疏松。②钙过量主要表现:a.高钙血症、高钙尿症;b.增加肾结石的患病危险;c.奶碱综合征,表现为高钙血症、代谢性碱中毒和肾功能损害;d.软组织和血管钙化,增加心脑血管病的患病风险;e.与其他矿物质之间产生竞争性抑制作用,可能影响铁、镁、锌的生物利用率。

2.磷

磷为人体含量较多的元素之一,成人体内含磷 600～700 g,约占体重的 1%。体内磷的85%～90% 以羟磷灰石形式存在于骨骼和牙齿。其余散在分布于全身各组织及体液中,其中一半存在于肌肉中。

(1)生理功能。①构成骨骼和牙齿:磷对于骨骼和牙齿的钙化及其生长发育都是必需的,在骨形成的过程中 2 g 钙需要 1 g 磷,磷酸盐与胶原纤维的共价联结在骨矿化中起决定作用。②组成生命的重要物质:磷作为核酸、磷脂、磷蛋白、辅酶的组成成分,参与其代谢过程。③参与物质活化:糖类和脂肪的吸收和代谢,都需先经过磷酸化才能继续进行反应。B族维生素只有经过磷酸化,才具有活性而发挥辅酶的作用。④参与能量代谢:磷在能量的产生、传递和储存过程中起着重要的作用。⑤参与酸碱平衡的调节:磷酸盐组成的缓冲体系,参与维持体液的酸碱平衡。

(2)缺乏与过量。①磷缺乏主要表现:动、植物性食物中均含有丰富的磷,当膳食中的能量与蛋白质供给充足时,不会出现磷缺乏的情况。临床上可见长期使用大量抗酸药、禁食、早产儿和肠外营养治疗不当的患者磷缺乏。低磷血症主要表现为厌食、贫血、周身乏力、骨痛、佝偻病、精神错乱等。②磷过量主要表现：过量的磷酸盐可引起低钙血症、高磷血症。临床会有以下表现：a.肾性骨病，发生纤维性骨炎、骨质疏松等；b.转移性钙化导致心血管疾病的发生率和死亡率增加；c.影响钙的吸收，导致佝偻病和骨软化症。

3.钾

钾是人体重要的阳离子之一。成人体内含钾约为 50 mmol/L，儿童约为 40 mmol/L。体内钾主要存在于细胞内，约占总量的 98％，其他存在于细胞外液中。

(1)生理功能。①维持和调节细胞内正常渗透压，维持机体酸碱平衡：钾是细胞内的主要阳离子，通过细胞膜与细胞外的 H^+-Na^+ 交换，维持细胞内渗透压并起到调节酸碱平衡的作用。②维持神经肌肉的应激性和正常功能：细胞内的钾离子和细胞外的钠离子联合作用，可激活 Na^+-K^+-ATP 酶而产生能量，维持细胞内外钾钠离子浓度差，产生膜电位。③维持碳水化合物和蛋白质的正常代谢：葡萄糖和氨基酸经由细胞膜进入细胞合成糖原和蛋白质时，必须有适量的钾离子参与。三磷酸腺苷的生成也需要一定量的钾离子。④维持心肌的正常功能：心肌细胞内外钾离子浓度对心肌自律性、兴奋性和传导性有着密切关系。钾缺乏与钾过量均可引起心律失常。

(2)缺乏与过量。①钾缺乏主要表现：正常进食的人一般不会发生钾缺乏。临床上缺钾的常见原因是膳食钾摄入不足、丢失过多(如频繁呕吐、腹泻、使用有排钾作用的药物等)、静脉补液中少钾或无钾。血钾浓度＜3.5 mmol/L 时即为低钾血症，可引起一系列功能性或病理性改变。轻度缺钾症状不明显，当缺钾达 10％以上时可表现为肌肉无力、厌食、恶心、呕吐、腹胀、血压下降、心动过缓。严重者可发生横纹肌裂解，甚至急性肾衰竭。②钾过量主要表现：血钾浓度＞5.5 mmol/L，被称为高钾血症。主要表现为极度疲乏软弱，四肢无力，以下肢为重。最初表现为行走困难，严重者可出现吞咽困难、呼吸困难、心搏骤停等。临床常见原因是大量或快速输入含钾药物或口服钾制剂、严重肾衰竭等。此外，酸中毒、缺氧、大量溶血、严重创伤、中毒反应等也可使细胞内钾外移，出现高钾血症。

4.钠

钠是人体中重要的无机元素之一。体重 60 kg 的成年人体内含钠为 77～100 g，约占体重的 0.15％，其中 70％存在于骨骼和细胞外液。正常人血清中的钠浓度为 135～145 mmol/L。

(1)生理功能。①调节体内水分：钠是细胞外液中的主要阳离子，与相对应的阴离子构成细胞外液的晶体渗透压，调节与维持体内水的恒定。钠量升高时，水量也增加；反之，钠量降低时，水量减少。②维持酸碱平衡：钠在肾小管重吸收时与 H^+ 交换，清除体内酸性代谢产物，保持体液的酸碱平衡。③维持渗透压平衡：钠离子在 Na^+-K^+-ATP 酶驱动下主动从细胞内排出，以维持细胞内外渗透压平衡。④维持血压正常：钠通过调节细胞外液容量，维持正常血压。人群调查与干预研究证实，膳食钠的摄入过多和(或)钠钾比例增高与高血压发生有关。⑤增强神经肌肉兴奋性：钠与钾、钙、镁等离子的适宜浓度和比例平衡对于维持神经肌肉的应激性是必需的。

(2)缺乏与过量。①钠缺乏主要表现：人体一般不易发生钠缺乏。钠缺乏常见于如下情况：a.钠摄入量过低时，如禁食、少食、膳食中钠限制过严、补充液体时未补钠等；b.钠丢失过多，如大量出汗、反复呕吐、严重腹泻、使用排钠利尿剂等；c.某些疾病，如慢性肾脏疾病、肾上腺皮质功能不全、糖尿病酸中毒、抗利尿激素分泌异常等引起肾脏不能有效保留钠时，均可造成肾性失钠，引起钠缺乏。钠缺乏早期症状不明显，血钠持续过低，渗透压下降，细胞肿胀，可出现恶心、呕吐、视物模糊、心率加速、脉搏细弱、血压下降、肌肉痉挛、疼痛反射消失，以至于淡漠、木僵、昏迷、外周循环衰竭、休克、急性肾衰竭,甚至死亡。②钠过量主要表现:一次性大量摄入食盐可引起高钠血症,出现口渴、面部潮红、软弱无力、烦躁不安、精神恍惚、昏迷,甚至死亡。长期高盐饮食,可增加高血压、心血管病和肿瘤发生的危险。

5.铁

铁是人体含量最多的必需微量元素。人体内铁的含量随年龄、性别、营养与健康状况等不同而存在较大的个体差异。正常成年男性体内含铁量为3~5 g,女性稍低。铁在体内有两种存在形式,即功能性铁和储存铁。功能性铁包括占总铁量65%的血红蛋白铁、占3%的肌红蛋白、占1%的含铁酶类,这些铁参与氧的转运和利用,发挥铁的功能作用;储存铁是以铁蛋白和含铁血黄素形式存在于肝、脾与骨髓中,占体内总铁量的25%~30%。

(1)生理功能。①构成血红蛋白与肌红蛋白:铁与红细胞的形成与成熟有关。铁通过受体进入幼红细胞,与原卟啉结合生成血红素,后者再与珠蛋白结合生成血红蛋白。铁作为血红蛋白和肌红蛋白的成分,参与体内氧与二氧化碳的转运、交换和储存。②参与酶的构成:铁参与了细胞色素、细胞色素氧化酶、过氧化氢酶和过氧化物酶等酶的构成,在组织呼吸和能量代谢方面具有非常重要的作用。③其他:铁促进β-胡萝卜素转化成维生素 A、参与嘌呤和胶原的合成、参与抗体的产生、参与脂类的转运及药物在肝脏的解毒过程等。铁还与机体维持正常的免疫功能有关。研究发现缺铁可引起淋巴细胞减少和自然杀伤细胞活性降低。而当发生感染时,过量铁往往促进细菌的生长,对抵御感染不利。

(2)缺乏与过量。①铁缺乏主要表现:缺铁性贫血是世界范围内最常见的营养性疾病之一,多见于婴幼儿、孕妇及乳母。机体从铁缺乏发展到贫血历经 3 个阶段,即铁减少期、红细胞生成缺铁期和缺铁性贫血期。患者常有头晕、气短、心悸、乏力、注意力不集中、脸色苍白、工作效率降低、学习能力下降等表现。儿童常表现为烦、躁、怒、抗感染能力下降。②铁过量主要表现:铁过量常见于大量服用铁制剂或大量输血造成。由于机体无主动排铁功能,导致铁在体内长期蓄积。储存铁过多会损伤各种器官,是促发动脉粥样硬化、肝纤维化/肝硬化、糖尿病及多器官肿瘤的危险因素。

6.锌

锌在人体分布广泛但不均匀。成年男子体内含锌量约为 2.5 g,成年女子含锌量 1.5 g,其中60%存在于肌肉,30%存在于骨骼,血液中含锌量不到锌总量的 5%。锌在体内主要以酶的形式参与机体广泛的物质代谢反应。

(1)生理功能。①酶的组成成分或激活剂:锌是人体许多重要酶的组成成分,其中主要含锌酶有超氧化物歧化酶、苹果酸脱氢酶、碱性磷酸酶、乳酸脱氢酶等。这些酶在组织呼吸、能量代谢及抗氧化过程中发挥重要作用。②促进生长发育:锌参与蛋白质合成、细胞生长和分裂等过程。锌的缺乏可引起 RNA、DNA 及蛋白质的合成障碍,细胞分裂减少,导致生长停止。锌对胎儿生长发育、性器官和性功能发育均具有重要调控作用。③促进食欲:锌参与构成味觉素,影响味觉与食欲。④维护生物膜的结构和功能:锌可维持细胞膜的稳定,影响膜的屏障功能,转运功能及膜受体结合。⑤参与免疫功能:锌维持与保护免疫反应细胞的复制。严重缺锌时,胸腺萎缩,T 细胞和自然杀伤细胞数量减少,功能降低,补充锌可使缺陷的免疫功能恢复。

(2)缺乏与过量。①锌缺乏主要表现:食欲减退、异食癖、生长发育停滞、皮肤创伤愈合不良等症状。儿童长期缺锌可导致侏儒症。成人长期缺锌可导致性功能减退、精子数减少、胎儿畸形、皮肤粗糙、免疫力低下等症状。②锌过量主要表现:锌的正常量和有害量之间范围相对较宽,且人体有锌平衡机制,一般不易发生锌过量。锌的过量摄入可出现恶心、呕吐、腹泻、发热和嗜睡等症状。

7.碘

碘在人体内为 20~50 mg,甲状腺中碘含量最高,为 8~15 mg,其余在肌肉、皮肤、骨骼等组织中。血液中的碘主要为蛋白结合碘为 30~60 μg/L。

(1)生理功能。碘在体内主要参加甲状腺激素的合成,其生理功能也是通过甲状腺激素的生理作用而显现出来。①促进生物氧化,参加磷酸化过程,调节能量转换。②促进蛋白质合成和神经系统发育,对胚胎发育期和出生后早期生长发育,特别是智力发育尤为重要。③促进糖和脂肪的代谢,包括促进三羧酸循环和生物氧化,促进肝糖原分解和组织对糖的利用,促进脂肪分解及调节血清中胆固醇和磷脂的浓度。④激活体内许多重要的酶,包括细胞色素酶系、琥珀酸氧化酶系等一百多种酶,促进机体代谢。⑤调解组织中的水盐代谢,缺乏甲状腺素可引起组织水盐潴留并发黏液性水肿。⑥促进维生素的吸收和利用,包括促进维生素 B_3 的吸收利用及 β-胡萝卜素向维生素 A 的转化。

(2)缺乏与过量。①碘缺乏主要表现:机体缺碘而导致的一系列功能障碍或疾病统称碘缺乏病,临床主要有以下表现。a.孕妇缺碘,可使胎儿缺碘,严重者可引起新生儿呆小病,患儿表现为智力低下、聋哑、斜视、水肿及身材矮小等;b.儿童青少年时期缺碘,甲状腺素合成、分泌不足,可出现甲状腺肿、青春期甲状腺功能低下、亚临床克汀病、单纯性耳聋及体格和智力发育障碍等;c.成年人膳食中缺碘,可引起甲状腺肿、甲状腺功能低下、吞咽和呼吸困难等。②碘过量主要表现:长期摄入含碘量高的膳食,在治疗甲状腺肿等疾病中使用过量的碘剂,可导致高碘性甲状腺肿、碘致性甲状腺功能亢进、碘致性甲状腺功能减退、桥本甲状腺炎、甲状腺癌、碘过敏和碘中毒等。

(五)维生素

维生素是维持机体生命活动所必需的一类低分子有机化合物。维生素的种类很多,化学结构各不相同,在机体物质和能量代谢过程中发挥重要作用。

1.维生素 A

维生素 A 又称为视黄醇,是指具有视黄醇生物活性的一大类物质。

(1)生理功能。①维持正常视觉:维生素 A 能促进视网膜上杆状细胞内视紫红质的合成与再生,维持正常的暗适应能力,从而维持正常视觉。②维持皮肤黏膜结构的完整性:维生素 A 能调节上皮细胞中糖蛋白的合成,对上皮细胞的细胞膜起到稳定作用,促进上皮细胞正常生长和分化,从而维持上皮细胞结构的完整性和功能的正常。③促进生长发育:维生素 A 参与 RNA、DNA 的合成,对细胞分化、组织更新有重要影响。④抗癌作用:实验发现维生素 A 和 β-胡萝卜素具有抗癌、防癌的作用,其机制可能与其调节细胞分化、增殖和凋亡及其抗氧化功能有关。⑤维持正常免疫功能:维生素 A 可能通过增强巨噬细胞和自然杀伤细胞的活力及改变淋巴细胞的生长或分化而提高免疫功能。

(2)缺乏与过量。①维生素 A 缺乏主要表现:a.早期症状是暗适应能力降低,严重者可导致夜盲症。b.干眼症:表现为眼睛干燥、怕光、流泪,视物模糊,在角膜的外侧可出现特征性毕脱氏斑。c.角膜软化、溃疡、穿孔,甚至失明。此外维生素 A 缺乏还可以引起其他组织上皮增生和角化,出现皮肤干燥、毛囊丘疹,黏膜尤其是呼吸道黏膜容易发生感染等。②维生素 A 过量主要表现:a.过量摄入维生素 A 可引起肝脏损伤、骨矿物质流失、致畸毒性并增加心血管疾病的患病风险,表现为恶心、呕吐、眩晕、视力模糊、厌食、乏力、嗜睡等症状;b.大量摄入富含类胡萝卜素的食物,如番茄、胡萝卜、南瓜等可引起皮肤黄染,血浆类胡萝卜素含量升高,停止大量食用富含胡萝卜素的食物 2～6 周后症状消失。

2.维生素 D

维生素 D 是指含环戊氢烯菲环结构并具有钙化醇生物活性的一大类脂溶性物质。

(1)生理功能。维生素 D 在体内经肝脏和肾脏羟化后形成其活性形式 $1,25\text{-}(OH)_2D_3$,并被运输至小肠、肾、骨等靶器官以发挥其生理功能。①促进小肠对钙吸收。②促进肾小管对钙、磷的重吸收。③参与血钙平衡的调节。④促进骨、软骨及牙齿的矿化作用。

(2)缺乏与过量。①维生素 D 缺乏主要表现:维生素 D 缺乏可引起肠道钙和磷吸收减少,肾小管对钙和磷的重吸收减少,造成骨骼和牙齿的矿化异常、骨骼畸形等病症。a.佝偻病:在婴幼儿期,容易引起骨骼变软和弯曲变形,导致"X"形腿或"O"形腿;b.骨质软化症:孕妇、乳母和老人主要表现为骨质软化、容易变形,如孕妇骨盆变形可致难产;c.手足抽搐症:血清钙水平降低时可引起肌肉痉挛、小腿抽筋、惊厥等;d.骨质疏松症:老年人由于体内维生素 D 水平低,常引起骨质疏松及骨折,是威胁老年人健康的主要疾病之一。②维生素 D 过量主要表现:维生素 D 具有潜在的毒性,特别是对年幼儿童,过量摄入维生素 D 可以引起高钙血症和高钙尿症。主要有以下中毒症状:食欲减退、体重减轻、恶心、呕吐、腹泻、头痛、多尿、烦渴、发热等;动脉、心肌、肺、肾、气管等软组织转移性钙化和肾结石;严重的维生素 D 中毒可导致死亡。而预防维生素 D 中毒最有效的方法是避免滥用。

3.维生素 E

维生素 E 又称生育酚,是指含苯并二氢吡喃结构、具有 α-生育酚和三烯生育酚生物活性的一类物质。

(1)生理功能。①抗氧化作用:维生素 E 是很强的抗氧化剂,在体内可保护细胞免受自由基损害。维生素 E 抗氧化的机制是防止脂性过氧化物的生成,为联合抗氧化作用中的第一道防线。这一功能与其保持红细胞的完整性、抗动脉粥样硬化、抗肿瘤、改善免疫功能及延缓衰老等过程有关。②与动物的生殖功能和精子的生成有关:维生素 E 是维持动物生殖功能的必需物质。维生素 E 缺乏时,实验动物可出现睾丸萎缩、上皮细胞变性、孕育异常。但在人类尚未发现因维生素 E 缺乏而出现的不孕症。③预防动脉粥样硬化:维生素 E 能抑制血小板在血管表面的黏附和聚集。具有保护血管内皮、预防动脉粥样硬化的作用。④预防衰老:补充维生素 E 可减少脂褐质形成,改善皮肤弹性,使性腺萎缩减轻,维持正常的免疫功能。

(2)缺乏与过量。①维生素 E 缺乏主要表现:维生素 E 缺乏在人类很少见。但可出现在低体重的早产儿、脂肪吸收障碍的患者。缺乏维生素 E 时,可出现视网膜退行性改变、溶血性贫血、肌无力、神经退行性病变、小脑共济失调等。②维生素 E 过量主要表现:维生素 E 的毒性相对较小。但补充维生素 E 制剂应以每天不超过 400 mg 为宜。

4.维生素 B_1

维生素 B_1 又称硫胺素、抗神经炎因子、抗脚气病因子,是人类发现最早的维生素之一。可溶于水,在酸性环境中稳定,在碱性环境下加热时可迅速分解破坏。某些食物,如鱼类等含硫胺素酶,生吃时可在此酶的作用下使硫胺素失活。

(1)生理功能。①构成辅酶:以焦磷酸硫胺素形式参与机体的能量代谢。②维持神经、肌肉特别是心肌的正常功能。③促进胃肠道蠕动和增进食欲:维生素 B_1 能抑制胆碱酯酶的活性,减少乙酰胆碱的水解,有利于维持胃肠道正常功能,使食欲增加。

（2）缺乏与过量。①维生素 B_1 缺乏主要表现：维生素 B_1 摄入不足可出现下肢软弱无力、恶心、食欲差、淡漠、沮丧等症状。长期缺乏可导致脚气病。②维生素 B_1 过量主要表现：因过量摄入维生素 B_1 很容易经肾脏排出，故维生素 B_1 中毒很少见。

5.维生素 B_2

维生素 B_2 又称核黄素。在酸性溶液中对热稳定，在碱性环境中易于分解破坏。

（1）生理功能。①参与体内生物氧化与能量生成：核黄素以黄素单核苷酸、黄素腺嘌呤二核苷酸辅酶的形式作为多种黄素酶的辅基，参与体内的氧化还原反应与能量生成过程。②抗氧化作用：作为谷胱甘肽还原酶的辅酶，参与机体的抗氧化防御体系。③参与色氨酸转变为烟酸，维生素 B_6 转变为磷酸吡哆醛的过程。④与细胞色素 P-450 结合，参与药物代谢。⑤维持肠黏膜结构与功能的正常，影响铁的吸收与转运。

（2）缺乏与过量。①维生素 B_2 缺乏主要表现：口角炎、唇炎、舌炎、睑缘炎、结膜炎、脂溢性皮炎、阴囊皮炎等。同时累及口腔和生殖系统者称为"口腔生殖系统综合征"。此外，维生素 B_2 缺乏还可继发缺铁性贫血、免疫功能低下，妊娠期缺乏可导致胎儿畸形。②维生素 B_2 过量主要表现：维生素 B_2 溶解度小，肠道吸收有限，体内又不能大量贮存，故目前尚未见任何毒副作用。

6.烟酸

烟酸包括烟酸和烟酰胺。溶于水和酒精，对酸、碱、光、热稳定，是理化性质最稳定的维生素，一般烹调损失较小。

（1）生理功能。①构成多种脱氢酶的辅酶：烟酸与腺嘌呤、核糖和磷酸结合构成的辅酶Ⅰ、辅酶Ⅱ是体内多种脱氢酶的辅酶，在碳水化合物、脂肪和蛋白质的能量释放上起重要作用，是氧化还原反应的递氢者。②烟酸是葡萄糖耐量因子的重要组成成分，具有增强胰岛素效能的作用。③预防心血管疾病：烟酸具有降低血胆固醇、甘油三酯、β-脂蛋白浓度及扩张血管的作用。

（2）缺乏与过量。①烟酸缺乏主要表现：当烟酸缺乏时，体内辅酶Ⅰ与辅酶Ⅱ合成困难，所引起的以皮肤损害为主的疾病叫烟酰缺乏症。其典型症状为皮炎、腹泻、痴呆，即所谓"三 D"症状。②烟酸过量主要表现：烟酸引起的毒性作用主要见于服用烟酸补充剂、烟酸强化食品及临床用烟酸治疗血脂异常的情况。

7.叶酸

叶酸为淡黄色结晶，微溶于水，其钠盐易溶于水，酸性环境中不稳定，在中性和碱性溶液中稳定，对光、热敏感。在食物贮存和烹调过程中，叶酸损失率高达 $50\% \sim 90\%$。

（1）生理功能。叶酸在体内的活性形式为四氢叶酸，在体内许多重要的生物合成中作为一碳单位的载体发挥重要功能。①参与核酸和蛋白质合成：叶酸在嘌呤核苷酸、胸腺嘧啶和磷酸肌酸的合成、氨基酸之间的相互转化、血红蛋白的合成等发挥重要作用。②参与同型半胱氨酸代谢：叶酸、维生素 B_6 和维生素 B_{12} 一起参与体内同型半胱氨酸的代谢。

（2）缺乏与过量。①叶酸缺乏主要有以下表现。a.巨幼红细胞贫血：患者表现为头晕、乏力、精神萎靡、面色苍白，并有食欲减退、腹泻等消化系统症状；b.胎儿神经管畸形：神经管闭合是在胚胎发育的第 $3 \sim 4$ 周，孕妇怀孕早期缺乏叶酸会影响神经系统的发育，导致胎儿发生神经管畸形，主要表现为脊柱裂和无脑畸形等中枢神经系统发育异常。另外，孕妇缺乏叶酸还可使先兆子痫、胎盘早剥、胎盘发育不良所致自发性流产的发生率增高；c.高同型半胱氨酸血症：体内叶酸缺乏时，同型半胱氨酸不能正常向蛋氨酸转化，以致血液中同型半胱氨酸堆积，出现高同型半胱氨酸血症。高同型半胱氨酸血症是动脉粥样硬化、心血管疾病的独立危险因素。②食用天然食物不会引起叶酸过量。但大量服用叶酸制剂有可能产生以下不良反应:干扰抗惊厥药物的作用而引起患者惊厥发作;影响锌的吸收等;大量服用叶酸还可能掩盖维生素 B_{12} 缺乏的症状,从而导致严重的、不可逆的神经损害。

8.维生素 C

维生素 C 又称抗坏血酸,具有较高还原性。其水溶液不稳定,在有氧或碱性环境中极易氧化。

(1)生理功能。①抗氧化作用。②参与羟化反应。③增强免疫功能。

(2)缺乏与过量。①维生素 C 缺乏主要表现:典型缺乏症为坏血病,是一种以胶原结构受损害、合并毛细血管广泛出血为特征的严重疾病。早期症状有倦怠、疲乏、牙龈肿胀、呼吸急促、皮肤可见出血点等。严重者可出现以下反应:a.牙龈出血,鼻衄出血,牙龈、皮下瘀斑,血尿,便血等;b.齿龈红肿、溃烂、牙齿松动;c.骨基质形成不良导致骨质疏松,出现骨痛、骨骼变形。②维生素 C 过量主要表现:虽然维生素 C 毒性很小,但维生素 C 摄取过多仍可使正常人受到损害,出现恶心、腹泻、腹胀、铁吸收过度、红细胞破坏及尿道结石等不良反应。

(六)水

水是人类赖以生存所必需的物质之一,也是人体内含量最多的成分。人体内水含量因年龄、性别、体型、职业不同而不同。一般来说,随着年龄的增加,水含量下降。男性多于女性,成年男性体内水量约为体重的 59%,女性为 50%。水广泛分布于细胞内、外液和各种支持组织中,但不同细胞和组织的含水量有较大差异。肌肉组织含水量达 $75\%\sim80\%$,而脂肪组织含水量仅为 $10\%\sim30\%$。

1.生理功能

(1)构成细胞和体液的重要组成成分:成人体内含水量占体重的 60% 左右,广泛分布于细胞内外。血液中含量最多,脂肪组织中最少。

(2)参与人体新陈代谢:水的溶解能力很强,可使水溶性物质以溶解状态和离子状态存在。同时具有很强的流动性,在消化、吸收、循环、排泄的过程中,协助营养物质的运送和废物的排泄。

(3)调节体温:由于水的比热高,在代谢过程中产生的热能大多可以被水吸收,有利于维持体温的恒定。水的蒸发热大,通过出汗可以散发体内贮存的热量。水的导热性强,可使体内各组织器官间的温度趋于一致。

(4)润滑作用:在关节、腹腔、胸腔和肠胃道内都存在一定量的水分,水对这些器官和组织能起到缓冲、润滑或保护作用。

2.吸收与排泄

(1)水的吸收:主要在小肠。小肠对水的吸收主要取决于肠腔内外渗透压的差异,即小肠在吸收所消化的固体食物后导致肠壁的渗透压增高,从而促进小肠对水的吸收。体内缺水可导致组织细胞水分含量低,渗透压增加,也可使水的吸收增加。此外,水亦可伴随钠离子和其他物质的主动转运过程被人体吸收。

(2)水的排泄:①经肾脏以尿液的形式排出,约占总排出量的 50%;②经皮肤以汗液的形式排出,约占 30%;③经呼吸道排出,约占 15%;④经肠道以粪便的形式排出,约占 5%。

3.人体的需水量

人体对水的需求受年龄、体力活动、环境温度、膳食、疾病和损伤等多方面影响。一般情况下人体最低需水量是 1 500 mL/d。中国居民膳食指南建议在温和气候条件下生活的轻体力活动的成年人每天最少饮水 1 500～1 700 mL。水摄入不足或因腹泻、呕吐、排汗过多或发热等造成机体水丢失增加,均可导致机体发生水缺乏,重者可出现脱水。

二、平衡膳食

(一)中国居民膳食指南

随着时间的推移,经济飞速发展,人们的饮食结构也随之发生较大改变。为了更好地指导我国居民日常科学饮食,中国营养学会于 2020 年 4 月推出《中国居民膳食指南(2020 版)》,旨在指导居民平衡膳食,合理营养。新指南郑重遴选以下 8 条基本准则,作为 2 岁以上健康人群合理膳食的必须遵循原则。

1.准则一:食物多样,合理搭配

(1)坚持谷类为主的平衡膳食模式。

(2)每天的膳食应包括谷薯类、蔬菜水果、畜禽鱼蛋奶和豆类食物。

(3)平均每天摄入 12 种以上食物,每周 25 种以上,合理搭配。

(4)每天摄入谷类食物 200～300 g,其中包含全谷物和杂豆类 50～150 g;薯类 50～100 g。

2.准则二:吃动平衡,健康体重

(1)各年龄段人群都应天天进行身体活动,保持健康体重。

(2)食不过量,保持能量平衡。

(3)坚持日常身体活动,每周至少进行 5 天中等强度身体活动,累计 150 分钟以上;主动身体活动最好每天 6 000 步。

(4)鼓励适当进行高强度有氧运动,加强抗阻运动,每周 2～3 天。

(5)减少久坐时间,每小时起来动一动。

3.准则三:多吃蔬果、奶类、全谷、大豆

(1)蔬菜水果、全谷物和奶制品是平衡膳食的重要组成部分。

(2)餐餐有蔬菜,保证每天摄入不少于 300 g 的新鲜蔬菜,深色蔬菜应占 1/2。

(3)天天吃水果,保证每天摄入 200～350 g 的新鲜水果,果汁不能代替鲜果。

(4)吃各种各样的奶制品,摄入量相当于每天 300 mL 以上液态奶。

(5)经常吃全谷物、大豆制品,适量吃坚果。

4.准则四:适量吃鱼、禽、蛋、瘦肉

(1)鱼、禽、蛋类和瘦肉摄入要适量,平均每天 120～200 g。

(2)每周最好吃鱼 2 次或 300～500 g,蛋类 300～350 g,畜禽肉 300～500 g。

(3)少吃深加工肉制品。

(4)鸡蛋营养丰富,吃鸡蛋不弃蛋黄。

(5)优先选择鱼,少吃肥肉、烟熏和腌制肉制品。

5.准则五:少盐少油,控糖限酒

(1)培养清淡饮食习惯,少吃高盐和油炸食品。成年人每天摄入食盐不超过 5 g,烹调油 25～30 g。

(2)控制添加糖的摄入量,每天不超过 50 g,最好控制在 25 g 以下。

(3)反式脂肪酸每天摄入量不超过 2 g。

(4)不喝或少喝含糖饮料。

（5）儿童青少年、孕妇、乳母及慢性病患者不应饮酒。成年人如饮酒，一天饮用的酒精量不超过 15 g。

6.准则六：规律进餐，足量饮水

（1）合理安排一日三餐，定时定量，不漏餐，每天吃早餐。

（2）规律进餐、饮食适度，不暴饮暴食、不偏食挑食、不过度节食。

（3）足量饮水，少量多次。在温和气候条件下，低身体活动水平成年男性每天喝水 1 700 mL，成年女性每天喝水 1 500 mL。

（4）推荐喝白水或茶水，少喝或不喝含糖饮料，不用饮料代替白水。

7.准则七：会烹会选，会看标签

（1）在生命的各个阶段都应做好健康膳食规划。

（2）认识食物，选择新鲜的、营养素密度高的食物。

（3）学会阅读食品标签，合理选择预包装食品。

（4）学习烹饪、传承传统饮食，享受食物天然美味。

（5）在外就餐，不忘适量与平衡。

8.准则八：公筷分餐，杜绝浪费

（1）选择新鲜卫生的食物，不食用野生动物。

（2）食物制备生熟分开，熟食二次加热要热透。

（3）讲究卫生，从分餐公筷做起。

（4）珍惜食物，按需备餐，提倡分餐不浪费。

（5）做可持续食物系统发展的践行者。

（二）中国居民平衡膳食宝塔

《中国居民膳食指南》解决了中国人应该吃什么，怎么吃的问题，但美中不足的是它只给了膳食原则，而无具体的量化指标，为此中国营养学会又推出了《中国居民平衡膳食宝塔》，见图 13-1。它把平衡膳食的原则转化成各类食物的重量，并以直观的宝塔形式表现出来，便于人们理解和日常生活中实行。

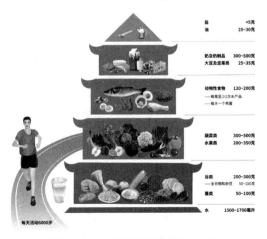

图 13-1　中国居民平衡膳食宝塔

中国居民平衡膳食宝塔共分 5 层,各层面积大小不同,体现了五大类食物和食物量的多少。五大类食物包括谷薯类、蔬菜水果、畜禽鱼蛋奶类、大豆和坚果类及烹调用油盐。食物量是根据不同能量需要量水平设计,标明了在 6 694.4~10 041.6 kJ 能量需要量水平时,一段时间内成年人每人每天各类食物摄入量的建议值范围。

第一层谷薯类食物:在 6 694.4~10 041.6 kJ 能量需要量水平下,推荐成年人每人每天摄入谷类 200~300 g,其中包含全谷物和杂豆类 50~150 g;另外,薯类 50~100 g,从能量角度,相当于 15~35 g 大米。

第二层蔬菜水果:在 6 694.4~10 041.6 kJ 能量需要量水平下,推荐成年人每天蔬菜摄入量至少达到 300 g,水果 200~350 g。

第三层鱼、禽、肉、蛋等动物性食物:在 6 694.4~10 041.6 kJ 能量需要量水平下,推荐成年人每天鱼、禽、肉、蛋摄入量共计 120~200 g。

第四层奶类、大豆和坚果:在 6 694.4~10 041.6 kJ 能量需要量水平下,推荐成年人每天应摄入至少相当于鲜奶 300 g 的奶类及奶制品。

第五层烹调油和盐:油盐作为烹饪调料必不可少,但建议尽量少用。推荐成年人平均每天烹调油不超过 25~30 g,食盐摄入量不超过 5 g。

身体活动和水的图示仍包含在可视化图形中,强调增加身体活动和足量饮水的重要性。水是膳食的重要组成部分,是一切生命活动必需的物质,其需要量主要受年龄、身体活动、环境温度等因素的影响。低身体活动水平的成年人每天至少饮水 1 500~1 700 mL(7~8 杯)。推荐成年人每天进行至少相当于快步走 6 000 步以上的身体活动,每周最好进行 150 分钟中等强度的运动。

(曹玉娇)

第二节 儿童与青少年的膳食

一、儿童与青少年的生理特点

(一)儿童的生理特点

儿童包括学龄前儿童和学龄儿童,学龄前儿童是 3~6 岁的儿童,与婴幼儿相比,学龄前儿童的生长速度减慢,各器官持续发育并逐渐成熟,学龄前儿童营养的关键是供给其生长发育所需的足够营养和建立良好的饮食习惯及健康的膳食模式;学龄儿童一般指小学阶段 6~12 岁的儿童,此期儿童的生长发育逐渐平稳,但后期正是处于生长发育的高峰期,且学习紧张,体力活动增加,故应格外注意学龄儿童的营养。

1.学龄前儿童

(1)生长发育:与婴儿期相比,学龄前儿童体格发育速度相对减慢,但仍保持稳步增长,每年身高增长 5~7 cm,体重约增长 2 kg。活动能力进一步增强,活动范围进一步扩大。

(2)消化功能发育:学龄前儿童的牙齿已出齐,但咀嚼能力仅达到成年人的 40%,对固体食物的咀嚼和消化能力仍有限。

（3）神经系统发育：学龄前儿童脑细胞体积增大和神经纤维的髓鞘化仍在进行，神经冲动的传导速度加快。学龄前儿童的注意力分散，不能专心进餐，但模仿能力强，家庭成员应有良好的膳食习惯，为其树立良好榜样。

2.学龄儿童

学龄儿童活泼好动，肌肉系统发育特别快，对能量、蛋白质的需要量很大。在生长发育过程中，各系统发育是不平衡的，需要统一协调。各系统的生长发育是互相影响、互相适应的。任何一种因素作用于机体，都可影响到多个系统。如适当进行体育锻炼，不但能促进肌肉和骨骼系统的发育，也可促进呼吸、心血管和神经的发育。

（二）青少年的生理特点

青少年期为12～18岁，包括青春发育期和少年期，是长身体、长知识的黄金时期，充足的营养是保证青少年正常生长发育和成熟的物质基础。

1.体格发育的第二次加速期

通常女性比男性早2年进入青春期，女性一般在10～12岁，男性在12～15岁。青春期持续时间男性比女性长，男性在22岁左右，女性在17岁左右。增长幅度男性也比女性大，男性身高每年可增长7～9 cm，最多可达10～12 cm，整个青春期身高平均增加28 cm；女性每年增长5～7 cm，最多可达9～10 cm，整个青春期约增长25 cm。成年男性身高比女性平均高10 cm左右。成年人身高的15％～20％在青春期获得。

2.体内成分的变化

青春期前男性与女性的脂肪和肌肉占体重的比例接近，分别为15％和19％。青春期后，大、小肌群及各组织器官不断增大，体态也随之发生变化，女性脂肪所占比例增加到22％，男性则无明显变化。

3.性发育逐渐成熟

青春期由于性激素和肾上腺素分泌的不断增加，性功能逐渐成熟，第二性征逐渐明显。

4.心理发育成熟

青少年时期脑的功能达到成人水平，其抽象思维能力增强，思维活跃，心理发育逐渐成熟。

二、儿童与青少年的营养需要

（一）儿童的营养需要

1.学龄前儿童

学龄前儿童生长发育较快，代谢较旺盛，所需的能量和各种营养素的量相对比成年人高。尤其是能量、蛋白质、脂类、钙、锌和铁等营养素。但消化吸收功能尚不完善，限制了营养素的吸收和利用。中国居民膳食营养素参考摄入量推荐每天能量的摄入量：学龄前儿童为5.4～7.1 kJ，男童高于女童。每天蛋白质摄入量，学龄前儿童为45～55 g，其中至少一半为优质蛋白质；脂肪提供的能量占总能量的比例为30％～35％。学龄前儿童能量的主要来源是糖类，其供能比为50％～60％，以淀粉类食物为主，应避免摄入过多甜食。

为满足学龄前儿童的牙齿和骨骼生长。考虑到钙的吸收率为35％左右等情况，中国营养学会建议学龄前儿童每天钙的摄入量为800 mg；每天铁的摄入量为12 mg；每天锌的摄入量为12 mg；每天碘的摄入量为90 μg；每天维生素 A 的摄入量为400～600 μg；维生素 D 的摄入量为10 μg；维生素 B_1、维生素 B_2 和烟酸的摄入量分别为0.6～0.7 mg、0.6～0.7 mg 和6～7 mg。

2.学龄儿童

学龄儿童生长发育快、基础代谢率高、体力和脑力活动量大,使其对能量和营养素的需求较多,并且随年龄增长而增加,后期随生长加速增加显著。中国营养学会建议学龄儿童每天推荐摄入量为能量 0.006~0.010 kJ;蛋白质 55~75 g;钙、铁、锌、维生素 A 分别为 800~1 000 mg、12~18 mg、12~18 mg、500~700 μg。

(二)青少年的营养需要

青少年内分泌活跃,代谢旺盛,活动量大,对各种营养素的需要量也达到峰值,随着机体逐渐发育成熟,需要量也随之降低。此时期营养不良将直接影响其正常生长发育,甚至使青春期推迟1~2 年。

青少年对能量、蛋白质的需要量与生长速度一致。青少年对能量的需要高于成年人,且男性高于女性,每天需要 0.010~0.012 kJ,女性需要 0.009~0.010 kJ。其中蛋白质提供的能量占总能量的 12%~14%,优质蛋白质应占 40%~50%;糖类和脂肪提供的能量分别占总能量的55%~65%和 25%~30%。

青春期骨骼等组织的快速生长发育,对钙、铁和锌等矿物质的需要量显著增加。其中青少年阶段钙的营养状况决定成年后的峰值骨量,每天钙摄入量高的青少年其骨密度高于钙摄入量低者,且年老后患骨质疏松或骨折的危险性较低。中国营养学会建议每天钙的摄入量为 1 000 mg;铁的摄入量男性为 16~20 mg,女性为 18~20 mg;锌的摄入量为 15~18 mg。

三、儿童与青少年常见的营养问题

(一)儿童常见的营养问题

1.学龄前儿童常见的营养问题

目前学龄前儿童严重的蛋白质-能量营养不良、各种维生素和矿物质的缺乏症已少见。但因铁缺乏所致的缺铁性贫血和维生素 D 缺乏所致的佝偻病仍是国家卫生健康委员会规定重点防治的儿科疾病,锌缺乏症也较多见。另外,城市儿童单纯性肥胖症的发生率呈上升趋势,已成为城市儿童的主要健康问题。

2.学龄儿童常见的营养问题

学龄儿童的大部分时间在学校度过,学习任务较重,体力活动增加。如饮食不科学则影响营养状况。我国学龄儿童普遍存在铁、锌、维生素 A 和 B 族维生素等微量营养素缺乏的问题。另外,随着家庭收入的增加,学龄儿童超重和肥胖率也增高,而超重和肥胖导致的高血压、糖尿病、血脂异常及代谢综合征等成年期慢性非传染性疾病低龄化,将成为影响国民素质和社会经济发展的严重公共卫生问题。

(二)青少年常见的营养问题

因青春期生长发育较快,体内合成代谢旺盛,所需的能量和各种营养素的量相对比成年人高,尤其是能量、蛋白质、脂类、钙、锌和铁等营养素。而我国的膳食结构和生活水平容易导致某些营养素缺乏。如钙、铁、锌、维生素 A 和维生素 B_2。另外部分青少年因过度追求"苗条",盲目节食,使蛋白质-能量摄入不足导致营养不良,出现消瘦,甚至发展成神经性厌食,同时青少年超重和肥胖的发生率不断上升。青春期的女生,由于月经来潮,铁丢失较多,更容易发生贫血。

四、儿童与青少年的膳食策略

(一)儿童的膳食策略

1.学龄前儿童

(1)多样食物,合理搭配:学龄前儿童的食物种类与成年人相似,在食物搭配时要注意种类齐全、粗细搭配、营养全面。

(2)专门烹调,易于消化:学龄前儿童咀嚼和消化能力仍低于成年人,他们不能进食一般的家庭膳食和成人膳食,此外,家庭膳食中的过多调味品,也不宜儿童食用。因此食物要专门制作,并且还要注意食物品种应丰富、形状新颖、色美味香,以增加食欲。

(3)制定合理膳食制度:学龄前儿童胃的容量小,肝脏中糖原储存量少,又活泼好动,容易饿,应适当增加进餐次数以适应学龄前儿童的消化能力。因此,以一日"三餐两点"制为宜。每一餐的营养素和能量适宜分配,早、中、晚正餐之间加适量点心。在保证营养需要的情况下,又不增加胃肠道过多的负担。

(4)重视户外活动:户外活动有利于维生素 D 的合成,对于增强体质,预防和控制肥胖有重要作用。

2.学龄儿童

(1)摄取营养健康的早餐:早餐摄入不足会影响儿童健康,继而影响儿童的学习质量和智力发育。健康的早餐应包括肉、蛋、奶、谷物、蔬果,保证上午的能量需要。若课间感觉饥饿,可增加课间餐。学龄儿童各类食物每天参考摄入量:谷类 250～400 g,蔬菜类 300～500 g,水果类 200～400 g,鱼虾类、禽畜肉类、蛋类 125～225 g,牛奶 350 mL。

(2)合理选择零食:学龄儿童宜少吃或不吃罐头类食品、烧烤类食品、油炸食品、腌制类食品、膨化类食品、冷饮类食品等。以上食品或饮料吃得过多,易导致正餐食量下降,出现营养不良、龋齿或肥胖现象。

(3)培养良好的饮食习惯,不偏食节食,不暴饮暴食,保持适宜体重增长。

(4)重视户外活动,避免肥胖:少数儿童饮食量与运动量不符,无法消耗多余的能量,出现肥胖现象,在调整饮食的同时更应重视户外活动。

(二)青少年的膳食策略

1.平衡膳食

青少年各类食物每天参考摄入量:谷类 400～500 g,蔬菜类 500 g,水果类 200～400 g,鱼虾类、禽畜肉类、蛋类 125～225 g,牛奶 500 mL。选用富含优质蛋白质的鱼虾、瘦肉、鸡蛋、奶及奶制品,富含 DHA 的深海鱼类,以提高大脑功能和学习效率。在食用谷物时,宜将各种粮食混合使用,如在大米、小麦中加入少量玉米、豆类、薯类等。以提高蛋白质的营养价值。

2.重视早餐

青少年应注重早餐的营养质量,并适当增加课间餐。不吃或吃不好早餐,容易导致血糖水平降低,会产生饥饿感,反应迟钝,影响学习效率。

3.多吃新鲜的蔬菜和水果

因为新鲜的蔬菜和水果富含维生素 C 和膳食纤维,维生素 C 可促进铁在体内的吸收,也可增加脑组织对氧的利用,膳食纤维可促进消化,帮助肠道蠕动。

4.规律饮食,勿暴饮暴食

青少年应多吃蔬菜、水果,少吃盐、动物脂肪和糖类食品。长期过量饮食、活动量不足,可致脂肪在体内储存,促进肥胖的发生。

5.避免盲目减肥

肥胖者宜选用正确的减肥方法,合理控制饮食,少吃肥肉、糖果、油炸食品等高能量食物,同时应增加体育锻炼,使能量的摄入和消耗平衡,以保持适宜的体重。青少年尤其是女孩,往往为了减肥盲目节食,引起体内新陈代谢紊乱,抵抗力下降,严重者可出现低血钾、低血糖,易患传染病,甚至由于厌食导致死亡。

6.正确认识、食用保健食品

学生智力的发育是多种因素共同作用的结果,不要过分相信保健食品促进智力发育的宣传,保证营养搭配足以满足青少年身体发育和智力发育的需要。

五、对儿童与青少年营养问题的认识

中国健康与营养调查研究发现,1991—2011 年 7~17 岁儿童青少年超重和肥胖率持续增加。《中国居民营养与慢性病状况报告(2015 版)》显示 2012 年中国 6~17 岁儿童青少年肥胖率为 6.4%。中国学生体质与健康调研资料分析发现 1985—2014 年中国 7~18 岁学生肥胖检出率以 0.10%~0.58% 的年增长速度持续升高,其中 2010—2014 年达到最大值,2014 年 7~18 岁学生肥胖检出率总体为 7.3%,且分布具有地区间差异。

(一)儿童与青少年肥胖的危害

在全生命周期视角下,儿童青少年过早肥胖对个人和社会都会产生重大疾病和经济负担。虽短期增加的经济成本可能相对较小,但肥胖及其相关的非传染性慢性病的早期发病会造成对其个人一生的教育和劳动力的损害,并给卫生保健系统、用人单位和整个社会造成重大的长期负担。与儿童青少年时期不肥胖的孩子相比,其在儿童时期患哮喘和认知障碍的风险,在以后的生活中患肥胖症的比例约 50%,以及发生糖尿病、心脏病、某些癌症、呼吸系统疾病、精神健康问题、心脑血管疾病和生殖障碍等的风险均会更大。儿童青少年肥胖率的迅速上升及随之而来的疾病和残疾负担的日益加重将产生严重的社会和经济后果,导致卫生服务成本的上升并限制经济增长。

中国健康与营养调查数据研究发现,42% 的 7~17 岁儿童青少年至少有一种心血管代谢危险因素,包括糖尿病前期/糖尿病、高血压、高总胆固醇血症、高甘油三酯血症、高低密度脂蛋白血症、低高密度脂蛋白血症及高 C 反应蛋白水平。肥胖已被称作众多慢性疾病的"共同土壤"。

(二)儿童与青少年饮食模式对成年期慢性病的影响

儿童和青少年中普遍存在与饮食相关的心脑血管病的危险因素。例如,高胆固醇血症、高血压及体重超重。与同龄人相比,这类高危人群到成年期,患心脑血管疾病的危险性往往更高。不良饮食行为和不恰当体育活动至少导致每年 30 万人死亡,这仅次于烟草对猝死的作用。儿童时期饮食行为的健康促进干预措施,不仅能预防疾病和减少死亡,而且能降低直接医疗费用,提高生活质量。

良好的饮食行为能够促进儿童、青少年的健康、生长发育和智力发育。并可预防多种成年期疾病。因此,营养知识的教育应该集中在如何预防儿童、青少年成人后发生慢性病。一些与饮食相关的慢性病的生理过程开始于儿童期。例如,尸检研究显示动脉粥样硬化的早期指征出现于青春期,并与青少年血清胆固醇水平相关。这就说明与慢性病有关的不良饮食行为在生命早期就已建立。青少年不健康的饮食习惯往往影响成年后的饮食行为。不良饮食行为和生理危险因素在青少年时期一旦形成,日后将很难改变。所以儿童、青少年养成健康的饮食行为是非常有益的,预防疾病需要从儿时做起。

(王慧玲)

第三节　中老年人的膳食

一、中老年人的生理特点

(一)中年人的生理特点

根据世界卫生组织的年龄划分标准,45～59岁为中年期。中年期既是生理功能全盛时期,也是开始进入衰老的过渡阶段。此期如果不注意饮食与营养的科学性,不仅会导致疾病,影响中年人能力的发挥,而且会加速衰老的到来。

1.神经传导速度减慢,机械记忆力下降

虽说中年人的神经、精神活动比较稳定,对各种刺激的反应不像青少年那样剧烈,但由于通过大脑的血流量减少,用来合成脑蛋白质的核糖核酸在神经组织中的含量基本处于停滞状态,使神经传导速度减慢,机械记忆力下降,对各种反应不及青年人快,也不如青年人敏捷。

2.基础代谢率随年龄的增高而下降

30岁以后基础代谢率平均每年下降0.5%;肌肉等实体组织随年龄增高而减少;脂肪组织随年龄增高而增多。

3.消化系统功能逐渐减弱

中年人的胃肠黏膜逐渐变薄,肌纤维弹性逐渐减弱,胃酸及消化酶分泌逐渐减少,大肠感觉逐渐迟钝,肠蠕动逐渐减弱等,故中年人易发生便秘、结肠癌、慢性胃炎、溃疡病等消化系统疾病。

4.循环系统功能逐渐减弱

中年后心脏自律性逐渐降低,心排血量逐渐减少,心血管壁弹性逐渐降低,易患心血管疾病。

5.人体功能逐渐衰退

如视力、听力、感觉、嗅觉等开始降低,情绪不稳;妇女开始进入绝经期,容易出现内分泌紊乱、骨质疏松症等问题。

6.免疫功能逐渐降低

体内清除自由基的能力逐渐减弱,故出现衰老现象及多种疾病的发生。

(二)老年人的生理特点

根据世界卫生组织的年龄划分标准,60岁以上的人为老年人。由于老年人生理功能和代谢发生明显变化,机体出现明显衰老退化现象,对慢性非传染性疾病敏感性增加,故老年人的营养与合理膳食应引起高度重视。

1.机体成分的改变

(1)细胞数量下降,表现为肌肉组织重量减少,肌肉的紧张度下降、变松弛。但体内的脂肪组织随年龄的增长而增加,且脂肪在体内分布也在改变,从肢体渐转向腹部及内脏器官周围,呈现向心性分布的趋势。

(2)骨的矿物质含量下降,尤其是钙的含量。出现骨密度减低,尤其是绝经期妇女骨密度减低明显,表现为骨痛、身高缩短、驼背、骨质疏松及骨折等。

(3)细胞功能下降,体内水分减少,主要是细胞内液减少,出现脏器萎缩。

2.代谢功能降低

(1)基础代谢率低。老年人基础代谢率比中年人降低 $10\%\sim15\%$,加之老年人体力活动量减少,而致能量消耗减少。故老年人应控制能量平衡,保持理想体重。

(2)合成代谢降低,分解代谢增高。合成与分解代谢失衡后引起细胞功能下降,加之胰岛素分泌功能减弱,组织对胰岛素敏感度下降而导致葡萄糖耐量下降。

(3)体液、电解质水平较低,且调节代偿能力差。

3.器官功能下降

(1)消化功能下降:①牙齿松动、无牙、牙床损伤或屏障侵蚀,而影响食物的咀嚼消化。②舌表面味蕾减少,舌乳头与神经末梢减少,嗅觉与味觉减退,导致食欲缺乏。③胃肠黏膜变薄,胃酸及消化酶分泌减少,而降低营养素的生物利用率。④胃肠蠕动减慢,胃排空时间延长,导致食物在肠道的时间延长,增加了肠道对水分的重吸收,易引起便秘。⑤胆汁分泌减少,对脂肪的消化能力降低。⑥肝体积缩小,血流减少,蛋白质合成能力下降,导致食欲缺乏,消化吸收功能进一步降低。

(2)心脏功能下降:心律减慢、心排血量减少、血管逐渐硬化。

(3)脑、肝、肾功能下降:脑细胞及肾细胞数量较年轻时大为减少,肾单位再生能力下降,肾小球滤过率降低。糖耐量下降。

(4)免疫功能下降:由于老年人的胸腺萎缩,T 淋巴细胞数目显著减少,而致免疫功能下降,易患各种疾病。

4.体内氧化损伤加剧

随着年龄的增加,人体组织的氧化还原反应加剧,产生的自由基除损害细胞膜产生脂质过氧化外,还可使某些酶的活性降低或丧失,而导致一系列疾病。如出现老年斑、促进衰老过程及促使糖尿病、肿瘤、心脑血管疾病、白内障等疾病的发生。

二、中老年人的营养需要

(一)中年人的营养需要

1.能量

能量摄取与消耗要大致相等,以维持理想体重为原则。能量的摄入应随年龄的增长而减少,$45\sim50$ 岁减少 5%,$50\sim59$ 岁减少 10%,否则易形成肥胖。

2.蛋白质

中年人对蛋白质的需要量降低,但蛋白质的利用率也在下降,分解速度也在加快。故每天应增加蛋白质的摄入,以维持体内氮的平衡。蛋白质摄入量约为 $1.0 \text{ g}/(\text{kg} \cdot \text{d})$,供能量比以 12% 为宜,且优质蛋白质约占 $1/3$ 为佳。

3.脂肪

脂肪摄入过量易诱发肥胖、高血压、结肠癌、乳腺癌等。脂肪供能量比以维持在 $25\%\sim30\%$

为宜,胆固醇的摄入量以不超过 300 mg/d 为宜。

4.碳水化合物

碳水化合物的主要功能是提供能量,摄入过多易以脂肪的形式在体内储存,而导致肥胖、血脂增高等非传染性慢性疾病。碳水化合物供能量比以维持在 55%~65% 为宜,并以多糖为主,少食糖。

5.膳食纤维

膳食纤维具有降脂降糖、控制体重和促进肠道蠕动等作用,故对中年人尤为重要,应适量增加。

6.无机盐

无机盐主要是增加钙、铁、锌的摄入,限制钠盐,以预防骨质疏松、贫血和高血压的发生。中国营养学会推荐无机盐的摄入量:钙为 800 mg/d,铁为 15 mg/d(女性为 20 mg,50 岁以后不再分男女),锌为 11.5 mg/d。

7.维生素

充足的维生素可以延缓衰老和预防疾病,尤其是抗氧化维生素。中国营养学会推荐维生素的摄入量:维生素 A 为 800 $\mu g/d$,维生素 E 为 14 mg/d,维生素 C 为 100 mg/d,维生素 B_1 为 1.3 mg/d,维生素 B_2 为 1.4 mg/d。

8.水

应注意水的补充,特别是女性,多饮水有利于消除体内代谢产物、美容及预防疾病。

(二)老年人的营养需要

1.能量

老年人基础代谢降低,体力活动减少和体内脂肪组织的增加,使老年人对能量的需要相对减少,摄入的能量以维持理想体重为宜。定期了解体重的变化,作为衡量合理摄入能量的依据之一。建议以 20~30 岁平均体重 65 kg 年轻人能量供给为基础,60~69 岁减 20%,70 岁以上减 30%。

2.蛋白质

老年人蛋白质代谢以分解代谢为主,合成代谢逐渐减慢,其合成率只相当于青年期的 70% 左右,故老年人的蛋白质摄入应与青年人相当。由于老年人肾脏排泄功能减退,蛋白质的供应不宜过多,否则会增加肾脏负担。每天摄入按 1.0~1.2 g/kg 为宜,总量不宜少于 60 g。同时优质蛋白质占蛋白质总量的 1/3 以上,以奶类、豆类、鱼类和瘦肉蛋白质为主。

3.脂肪

老年人体内脂肪含量增多,主要表现在胆固醇、甘油三酯和游离脂肪酸的增加。如脂肪和胆固醇摄入过多,易导致动脉硬化和某些肿瘤等疾病。故脂肪和胆固醇不宜进食多,脂肪摄入量应低于总能量的 30%,胆固醇摄入量应低于 300 mg/d,脂肪要以植物脂肪为主。

4.碳水化合物

由于老年人糖代谢能力下降,碳水化合物的供应不宜过高,并应以多糖为主。多糖类中的膳食纤维有利于改善血糖、血脂代谢及预防老年性便秘等。故应适当摄入一些含膳食纤维多的蔬菜、粗粮、豆类、水果和藻类等。

5.矿物质与微量元素

矿物质与微量元素对骨质疏松症、心脑血管疾病和血红蛋白降低有着严重的影响。老年性骨质疏松症患者应选择含钙丰富的食物,并增加户外活动,以促进钙的吸收。同时,应注意铁摄入量的增加,钠摄入量的减少和其他微量元素(如硒、锌、铬、镁等)的补充。

6.维生素

人体老化的种种表现与维生素缺乏有关,故需要增加维生素的摄入量。维生素 A、维生素 E、维生素 C、维生素 B_1、维生素 B_2 和类胡萝卜素等对于保护心脑血管系统、延缓衰老具有特殊的意义;B 族维生素有助于维持能量代谢和消化道、神经、大脑等组织器官的正常功能;维生素 D 有利于钙的吸收利用,防止老年骨质疏松症的发生。

三、中老年人常见的营养问题

(一)中年人常见的营养问题

中年人常见的营养问题是以下营养过剩性疾病。

(1)与脂肪过多有关的心脑血管疾病。

(2)食盐过多所致的高血压。

(3)热量过多所致的肥胖。

(4)与高脂膳食有关的肿瘤。

(5)饮酒过多所致的疾病,如酒精中毒、脂肪肝、肝硬化等。

(6)与饮食因素有关的其他疾病,如糖尿病等。

(二)老年人常见的营养问题

1.骨质疏松症

雌激素缺乏是老年女性绝经后骨质疏松的主要病因。老年妇女绝经后雌激素水平下降,比男性更容易患心脑血管疾病和骨质疏松症,绝经后 10 年内骨流失速度最快。营养因素对骨质疏松症也有一定的影响,低钙摄入、维生素 D 摄入不足、营养不足或蛋白质摄入过多、高磷及高钠饮食、大量饮酒、过量咖啡因摄入等均为骨质疏松症的危险因素。

2.高血压、高血脂与冠状动脉粥样硬化性心脏病

老年人易发生高血压、高血脂与冠状动脉粥样硬化性心脏病。妇女绝经后高血压发生率高于男性;冠状动脉粥样硬化性心脏病是 50 岁以上妇女首要死因,女性心脏性猝死率为男性的 1/3,而心肌梗死病死率高于男性。与冠状动脉粥样硬化性心脏病有关的营养因素包括能量、饱和脂肪摄入过高所导致的肥胖,以及维生素、膳食纤维摄入不足。

四、中老年人的膳食策略

(一)中年人的膳食策略

中年人膳食应根据机体的生理改变,在遵循摄食以低脂肪、低胆固醇、充足的优质蛋白质、丰富的维生素和无机盐、适量的碳水化合物和膳食纤维及饮水足量为原则的前提下,科学地调配饮食结构,合理安排一日三餐,保持营养平衡。

(1)以粗粮为主,粗细搭配,避免食物加工过细。多选择根茎类食物,限制精制糖的摄入。对于肥胖和糖尿病等人群,选择食物时要关注食物的血糖生成指数。

(2)食不过饱,吃动平衡,每天中等强度运动不少于 30 分钟,维持理想体重,避免肥胖。

(3)注意多吃鱼(尤其是深海鱼),每周至少要吃 1 次鱼类和其他水产品(如虾、蟹)为宜。

(4)每天饮牛奶或豆浆一杯,以补充钙质。豆类含有植物雌激素,对更年期妇女有非常好的

保健作用。

（5）多吃新鲜蔬菜和水果，主动足量饮水，适度饮用茶水，避免含糖饮料。

（6）适当补充些菌类、海藻类、坚果、萝卜等食物。

（7）戒烟限酒，控盐限油，每天食盐摄入量不超过 5 g。

（8）饮食要规律，定时定量，不能暴饮暴食；合理安排三餐，其能量比分别为早餐 30％、中餐 40％、晚餐 30％（肥胖者晚餐 20％）。且注意饮食卫生。

（9）正确认识、选择和食用保健食品。

（二）老年人的膳食策略

在一般人膳食指南的基础上对老年人膳食进行补充说明和指导。

（1）食物充足，搭配合理。老年人每天摄取食物要在 12 种及以上，不宜食用过于精细食物。建议早餐 1～2 种主食、1 个鸡蛋、1 杯牛奶和适量蔬菜或水果。中餐和晚餐 2 种以上主食、1～2 个荤菜、1～2 种蔬菜、1 个豆制品。饭菜色香味美，温度适宜。

（2）食物烹调方法合理，制作适当。烹调方法宜选用炖、煮、蒸、焖、烧，少煎炸和熏烤等。食物制作要松软、易于消化，且色、香、味、型、美、鲜俱全。

（3）膳食制度要合理。少量多餐、定时定量、饥饱适度，避免暴饮暴食。建议老年人采用三餐两点制或三餐三点制，每次正餐占全日总能量的 20％～25％，每次加餐占总能量的 5％～10％。

（4）细嚼慢咽，主动饮水。老年人要主动少量多次饮水，每次 50～100 mL，每天 1 500～1 700 mL，不少于 1 200 mL。首选温热白开水，也可适量饮用淡茶水。

（5）合理食用营养强化食品，积极预防贫血和骨质疏松。食用含铁、钙丰富的食物及强化制剂。饭前和饭后 1 小时内不宜饮用浓茶和咖啡。

（6）积极参加户外活动，保持适宜体重。老年人每天户外锻炼 1～2 次，每次 1 小时左右，强度以轻微出汗为宜，也可每天行走 6 000 步。老年人 BMI 最好不要低于 20.0 kg/m²，最高不要超过 26.9 kg/m²。老年人若未主动采取减重措施，体重在 30 天内下降 5％或 6 个月下降 10％以上，要引起注意，积极进行健康检查。

（7）积极减缓老年肌肉衰减综合征。老年人可通过常吃富含优质蛋白质的动物性食物和富含 n-3 多不饱和脂肪酸的海产品延缓肌肉衰减。若条件允许，可进行适度抗阻运动如拉弹力绳、举沙袋等，每周≥3 次，每次 20～30 分钟。

（8）积极交往，愉悦生活。

五、膳食与衰老

随着我国国民经济的不断发展，居民生活水平得到显著改善，人们从过去的"吃得饱"过渡到"吃得好"，加之运动量不足，不可避免地导致了营养过剩，加速老年病的出现，目前的高脂肪、高热量、高蛋白的饮食，也是近年来慢性病高发的重要促进因素，这也部分印证了"病是吃出来的"说法。基于上述背景，通过养成科学的饮食习惯，可以明显地延缓衰老、预防慢性病的发生，使中老年人生存质量得到改善，以减轻我国老龄化压力和促进"健康中国建设"。

（一）衰老的机制

有关衰老机制的学说众多，目前尚无定论。比较受重视且研究和应用最多的是自由基学说。

自由基是由人体氧化反应产生的，外层轨道带有 1 个或 1 个以上未配对电子的原子、原子团或分子的统称。它具有活性高、不稳定的特点，可与体内大分子有机化合物作用，生成过氧化物损害细胞,从而影响细胞功能。

细胞膜特别是细胞亚器膜富含不饱和脂肪酸,故对自由基敏感。自由基作用于不饱和脂肪酸形成脂质过氧化物,使细胞膜通透性增加,导致细胞功能逐渐丧失。同时,脂质过氧化物分解产物为丙二醛,它能使核酸和蛋白质发生交联,交联后蛋白质因变性失去原有活性,因其不能被水解酶水解而蓄积于细胞中,形成褐色色素沉着即脂褐素。随着衰老进展,脂褐素在脑组织、内脏及皮肤细胞中大量蓄积。蓄积于脑组织可造成神经系统功能障碍,蓄积于皮肤则形成皮肤褐色斑,俗称老年斑。

(二)膳食影响衰老的机制

有学者研究发现,每天蛋白质摄入占比越高,肌肉力量综合得分越高,老年人每天摄入不超过 30 g 的蛋白质更有利于促进健康,增强体质,延缓衰老。澳大利亚学者通过改变宏量营养素(脂肪、蛋白质、碳水化合物)之间的比例、宏量和微量营养素与总摄入量之间平衡的几何框架饮食,提出低蛋白质、高碳水化合物的饮食结构可以一定程度上抑制肝脏哺乳动物西罗莫司靶蛋白,改善机体免疫功能及体内微循环,影响大脑老化进程,推迟痴呆发生,延长寿命。

有学者在基础医学研究中,从微观领域提出了影响衰老的多种生物学标志物。就肉及肉制品的抗衰老机制而言,肉类富含高质量蛋白质、脂肪、必需氨基酸、B 族维生素、矿物质及激素等,它通过氢原子转移、金属离子螯合和电子伴随质子转移等实现抗氧化和抗衰老作用;人们喜爱的健康食品如绿茶和十字花科蔬菜如芥蓝菜、花椰菜,分别含有生物活性成分茶多酚和萝卜硫素。萝卜硫素不仅具有组织蛋白去乙酰酶抑制活性、DNA 甲基转移酶,尤其是 DNA 甲基转移酶 1 和 DNA 甲基转移酶 3A,还能够导致细胞基因表达量的增加、端粒酶活性复合体的激活延长端粒和激活抑癌基因、Nrf2(抗氧化)信号通路途径等。而茶多酚除了具有和萝卜硫素类似的表观遗传修饰功能,还具有调节 miRNA 的功能,进而对细胞进行有益的调节。这些食物有助于延缓衰老,预防和抑制细胞肿瘤,增强细胞抗氧化的能力。

(三)膳食结构与抗衰老的关系

1.抗衰老相关的食物种类及其平衡

我国很早就制定了指导国民平衡膳食、促进健康的膳食指南。有学者通过 4 173 名绝经后女性的横断面研究及 402 名来自意大利的队列研究发现,表观遗传学年龄与鱼类、家禽摄入量、水果蔬菜消费水平相关,长期的高植物饮食方式及瘦肉摄入能降低疾病风险,有效延缓衰老。

2.抗衰老要求各营养素的平衡关系

各营养素的数量与质量及其比例是否合适,对于维持人体正常生理功能、预防疾病极为重要。我国推荐三大宏量营养素间的比例为蛋白质 10%～12%,脂肪 20%～30%,碳水化合物 55%～65%;其次矿物质、维生素等微量营养素也是维持机体正常生命活动所必需的物质。有学者通过研究标准饮食和过量脂肪酸饮食组的心肌梗死术后小鼠的衰老状态,发现过量脂肪酸摄入会放大心肌梗死后的趋化因子信号,并使心脏和肾脏系统衰老过程加速。同时,有研究表明高糖饮食通过下调单磷酸腺苷活化蛋白激酶,DAF-16/FOXO 及乙二醛的活性缩短蠕虫的寿命,加速衰老进程,但不饱和脂肪酸的摄入和合成可以一定程度上保护蠕虫免受高糖饮食的影响。

有学者研究发现高脂饮食能使小鼠血清谷丙转氨酶水平升高,肝脏巨噬细胞显著浸润,炎性细胞因子表达增加,肝脏纤维化及肾脏炎症加重。

3.因人制宜地摄入热量

已有大量研究证明,在提供足够量的营养供给下热量限制具有明显的抗衰老作用。有学者研究发现,热量限制干预后 BMI 明显降低,血浆胰岛素水平下降,说明短期的热量限制对改善如肥胖这样的亚健康状态也是有效的。另有研究表明,热量限制对维持神经血管的完整性,保护老年人认知和心理健康,降低年龄相关性神经退行性疾病的风险极为重要。有学者通过动物实验发现热量限制可显著增强小鼠的脑血流量和血-脑屏障功能,降低西罗莫司表达的靶点,升高内皮一氧化氮合成酶信号传导,增加酮体利用。这些充分证明了不同年龄人群热量的摄入不一,尤其是老年人要严格控制热量。就一般人群而言,各餐分配比例约为 3∶4∶3,每天吃早餐并注重蛋白质的摄入;午餐吃足,保证足够碳水化合物及脂肪,晚餐适量,尽量减少在外就餐次数。

4.足量饮水与保持良好的生活习惯

水是人的生命之源,对抗衰老来说它具有举足轻重的作用,据有关报道表明,体内保持足够的水量,可以加速细胞代谢及有害物的排出,同时能保持皮肤的光泽和弹性,正常成人每天至少饮水 1 200 mL。另外,抗衰老还需要良好的生活习惯,如戒烟、少量饮酒对抗衰老的作用是被充分肯定的,香烟燃烧时释放的焦油、一氧化碳、尼古丁等多种有害物质导致细胞损伤、产生更多自由基,而且对其清除能力下降。吸烟还会增加肺、心脑血管疾病及多种癌症的发病风险;过量饮酒导致肝脏中毒和损伤,使其解毒功能下降,而使体内大量的有害物滞留,无法及时排除而损伤机体组织,如血管、神经等,这些组织的长期受累将加速衰老和某些慢性病的风险。但也有研究表明,适量饮用红葡萄酒有助于保护血管,葡萄酒中的单宁 T 与花青素 A 等多酚类物质可调节与氧化有关的蛋白质功能,从而降低患心脑血管疾病、心脏病、糖尿病及老年痴呆的风险。

(王慧玲)

第四节 脑血管病患者的膳食

据调查显示,现阶段我国居民的膳食结构多偏重于肉类及油脂、盐和糖的摄入,相反地果蔬类、豆类及奶类摄入量偏少,甚至不足。我国居民总的能量摄入量呈下降趋势,碳水化合物功能比减少,但脂肪功能比却处于上升阶段,这样不平衡的膳食结构会导致一部分营养过剩,另一部分营养匮乏,加速脑血管疾病的发生。然而,不合理膳食作为脑血管疾病的危险因素是可以控制的,相关研究报道,合理控制膳食摄入可减少 50% 脑血管疾病的发生。

一、脑血管疾病患者的营养问题

(一)膳食搭配不合理

人们的饮食中动物性食物占了很大的比重,没有注重荤素搭配,缺少了膳食纤维的摄入,这样不合理的搭配饮食,导致体内形成高胆固醇和甘油三酯,长时间下去造成高胆固醇血症和动脉粥样硬化,这样会增加脑血管疾病的患病风险。

(二)饮食口味偏重,缺少水的摄入

中国营养学会建议,每人每天的钠盐摄入量<5 g,如果食盐的摄入量超过了 8 g,就会导致高血压的形成。摄入的食盐过多,没有补充足量的水,体内的毒素没有完全排泄,同时又不利于细胞的新陈代谢,代谢废物会淤积在体内,血液黏稠度增加,随着年龄的增加,便会诱发脑血管疾病。

(三)食物过于精细

人们过于追求精细的食物,反而不利于我们的身体健康,一些精米精面在生产过程中过于研磨,会破坏掉食物中一些营养素成分,导致人体不能吸收足量的营养素,食物的精细加工也会抑制人体吸收一些膳食纤维及微量元素,而这些营养素都是可以很好地预防脑血管疾病的发生,但是由于机体内摄入量的不足,则会增加患病的危险。

二、脑血管疾病患者的膳食原则

(一)合理控制体重

适量减少热量的摄入,供给足够的水果、蔬菜和蛋白质,有助于预防疾病的发生发展。相反,过量地摄取食物,造成体内热量过剩,脂肪蓄积可导致肥胖,而肥胖又是脑血管疾病的高危因素。据调查,冠状动脉粥样硬化性心脏病的患病率,胖人比瘦人高出 2 倍。适当节制饮食对健康颇为重要,饮食过饱会使血液大量集中于胃肠部,导致供给心脏和大脑的血液减少,心肌缺血、缺氧,故脑血管疾病患者往往于饱餐后发病。此外,胃的饱胀,势必造成横膈上托,压迫心脏,心脏射血减少,很容易引起心、脑等重要器官的缺血、缺氧,以致诱发或加重心脑血管疾病。

对于患者来说,食入量以维持正常体重为宜。如有超重,应减少热能摄入以降低体重。判断体重是否正常的简便方法是以身高厘米数减去 105 作为体重上限,即:体重＝身高(厘米)－105,超过者为超重。如果原来已经超重,通过限制饮食使体重下降以后,血压、血脂及脑血管病症状皆能随之减轻。

要控制体重,首先要管住嘴,控制每天饮食总量及总热量。其次,在饮食结构上要做到合理搭配。正常成人中度体力活动时每天所需热量为 11 552 kJ 左右,而每克蛋白质、脂肪和糖类在人体内分别产生 16.74 kJ、37.66 kJ、16.74 kJ 的热能,可见脂肪的产热量是等量蛋白质或糖类的 2 倍多。一般认为,3 种产热营养素向人体提供的热能比例应是糖类占 60％～70％,脂肪占 20％～25％,蛋白质占 10％～15％。因此,要吃低热量与高营养素的多样化食物,如多吃水果、蔬菜,少吃动物脂肪,少吃糖及高糖制品,适量的瘦肉、鱼类、豆制品,适量的淀粉和纤维。再者,从饮食上控制体重要持之以恒,同时要注意体重减轻的幅度短期内不宜过大。有些老年人减重过于着急,容易引起身体的不适。因此,切勿减重过快。

(二)适宜的摄入蛋白类和脂肪类食物

蛋白质可以很好地转移肝内脂肪,因此,应适当增加摄入比例。例如,鸡蛋、牛奶、豆制品,尤其是豆类,豆类中富含一种天然的营养活性剂——磷脂。它是营养我们大脑的重要物质,磷脂中还富含磷脂酰肌醇、甾醇等营养素,这些都可以加强我们的神经机能和活力,降低胆固醇,改善脂质代谢,可以起到预防和治疗脑动脉、冠状动脉硬化作用。同时动物内脏中含有丰富的胆固醇,在食用时选取适当摄入量即可,适当增加鱼油的摄入量。据调查显示,鱼油可以起到调节血脂的作用,可以有效预防动脉粥样硬化。

(三)减少食盐的摄入量

目前我国居民的饮食中食盐的摄入量都偏多,高钠盐的增多会加重血管负担,血管平滑肌细胞肿胀,引起管腔狭窄,使得血压升高,进而引发脑血管疾病。因此,减少烹调盐的摄入量,从而达到预防脑血管疾病的目的。

(四)增加蔬菜、水果的摄入量,平衡膳食结构

绿叶蔬菜中富含丰富的膳食纤维及微量元素,尤其是其中含有的钾、钙、镁可以有效地防止

血压上升,减轻血管负担。水果中含有丰富的抗氧化维生素 C 和胡萝卜素等营养素,这些营养素恰好是降低血清胆固醇所需要的。所以膳食食谱建议人体一天当中新鲜蔬菜的摄入量应在400～500 g,水果摄入量 100～200 g,以此来保证机体每天营养素正常摄入量。

(五)适量饮茶

茶叶对预防脑血管疾病的发生起到积极作用。茶叶能降低血清胆固醇的浓度,调整胆固醇与磷脂的比值,减轻动脉粥样硬化的程度,增强毛细血管壁的弹性,并且有抗凝血和促进纤维蛋白溶解的作用,对心脑血管患者可产生良好的影响。因此,茶叶已成为防治冠状动脉粥样硬化性心脏病等一系列心脑血管疾病的首选饮料。

茶叶中会有多种化学成分。如茶多酚、咖啡碱、芳香油、色素、无机盐、糖类、蛋白质、类脂、维生素等。茶叶中的茶多酚,具有增强心肌和加强血管壁弹性的作用;维生素 PP 有利于提高微血管的弹性等。调查发现,连续喝茶的人,冠状动脉粥样硬化性心脏病发病率为 1.4%,而不饮茶的人则为 3.1%。除此之外,茶叶还有提神益思、解除疲劳、解除油腻、减肥消胖、解除酒毒、杀菌消炎、止渴生津、防暑降温、减少辐射、预防癌症等作用。

研究人员发现,茶叶中含有大量有益于人体健康的类黄酮和多元酚,具有抗人体内低密度脂蛋白氧化的功效,多喝茶可以预防心脏病。低密度脂蛋白氧化是导致循环系统疾病的重要原因,氧化脂蛋白沉积在血管上,会使血管变窄甚至堵塞,如果阻止这一氧化过程,就可以预防动脉粥样硬化和心肌梗死。

泡茶的水温和时间对抗氧化作用也有影响。用开水冲泡和浸泡时间长会增加茶中的多元酚含量,浸泡 10 分钟后达到最大量,但这样会使茶叶变苦,影响茶的滋味,最好是在开水稍冷却后冲泡 3 分钟,这样含有 3/4 的有效成分,且不会影响茶的滋味。有效成分还取决于水质,硬水含有较多的无机盐,会与多元酚产生化学反应,影响茶的作用。

虽然茶叶有明显的医疗保健作用,但对患心脑血管疾病的患者来说,也不能饮用无度。首先,泡茶不宜浓醉。茶叶中含有的咖啡碱,有兴奋神经的作用。泡茶过浓,咖啡碱含量增加,除了引起失眠外,还会造成心动过速、心律不齐等症状。因此,患者不应喝浓茶,以防止增加心脏负担。其次,睡觉前不宜喝茶。因睡觉前喝茶会使心脏跳动加快,精神过度兴奋,从而影响休息。最后,饭后不宜马上饮茶。饭后马上饮茶,茶叶中的鞣酸与食物中的蛋白质结合成鞣酸蛋白,形成凝集沉淀,影响胃肠对蛋白质、铁和维生素 B_1 成分的吸收,引起消化不良和某种营养缺乏症。

(六)保持良好的生活习惯

饮酒要适量,限制饮烈性酒,不酗酒;抽烟要戒掉,不吸烟,也远离被动吸烟;情绪要乐观,保持健康乐观稳定的心态;治疗要规范,一旦患病,就要合理用药,规律治疗。

三、对脑血管疾病患者有益的食物

(一)谷物类

1.大豆

谷物类中大豆是脑血管病患者最理想的食品。它的蛋白质含量高,且质量很高。具体表现在以下几方面:①球蛋白、清蛋白、谷蛋白占 80%～95%;②富含人体内不能合成的 8 种氨基酸;③含脂肪量较低,一般仅占 18% 左右,它不含胆固醇,只含少量的豆固醇,可以起到抑制机体吸收胆固醇的作用;④豆油属于亚油酸,食用后可以合成前列腺素,能增强血管的机能。大豆中还含有一种叫皂苷的物质,它的特殊功能是降低血液中胆固醇的含量。由于大豆的营养价值高,高血压、动脉硬化、冠状动脉粥样硬化性心脏病患者经常食用大豆及其制品,对控制病程,配合治疗有较大作用。

2.燕麦

燕麦是富含可溶性纤维的首选食物,其可溶性纤维含量是小麦的 10～15 倍。研究证实,燕麦中对降低胆固醇起作用的是可溶性纤维 β-葡聚糖。研究发现,给予高胆固醇的患者每天补充 3 gβ-葡聚糖(相当于 60 g～70 g 燕麦),结果显示他们的总胆固醇含量至少降低 5％～6％,使其患脑血管疾病的危险度降低了 10％～20％。美国营养与饮食学会建议每人每天摄取膳食纤维 20 g～30 g,但目前美国人均日摄入膳食纤维仅为 6～12 g,约有 50％以上的人血胆固醇偏高。美国专家指出,如果这些人每天吃一碗燕麦粥,可将胆固醇有效地控制在正常范围。燕麦食品在我国的饮食中含量较少,但正逐渐被人们食用。

3.玉米

玉米含有丰富的钙、镁、磷等矿物质及卵磷脂、亚油酸、维生素 E,它们协同作用降低血清胆固醇的效果很好。中美洲印第安人中几乎没有人患高血压、高血脂、冠状动脉粥样硬化性心脏病,主要得益于他们以玉米为主食。此外,植物油比动物油好得多,而在植物油中最好选用玉米油。因为玉米油中含不饱和脂肪酸多于饱和脂肪酸,可以减少脂肪在血管壁的沉积,故有利于脑血管病的防治。

(二)油脂类

1.花生

花生味香可口,营养丰富。根据测定每一百克花生米中含蛋白质 29 g,脂肪 50 g,碳水化合物 22 g,热量 2 284.46 kJ,钙 124 mg,钾 67 mg,维生素 E 16 mg,还含有铁、锌、镁、铜等 26 种矿物质和微量元素。花生中脂肪的主要成分是不饱和脂肪酸,其中多数为亚油酸,有效降低胆固醇含量,防止胆固醇在动脉血管壁沉积。

2.芝麻

芝麻中含有的芝麻素对降低体内的恶性胆固醇-低密度脂蛋白胆固醇有显著作用,因而认为它能有效地防治动脉硬化。研究发现芝麻素对胆固醇高的患者效果完全可以与降血脂药物相比,而且完全没有不良反应,同时还发现芝麻素能使改善动脉硬化的良性胆固醇-高密度脂蛋白胆固醇增加 4％。研究结果显示芝麻中富含芝麻素,作为食品常吃,完全具有芝麻素一样的降胆固醇作用。

(三)动物性食物类

1.肉类

动物性蛋白在人类营养上有很重要的作用,动物性食物蛋白质中的某些氨基酸会阻止脂肪在组织中沉积,防止血管硬化的发生。同时低蛋白膳食会使动物的胆固醇升高,所以供应适量的动物蛋白质非常必要。一般来说,脑血管病患者应提倡多吃瘦肉少吃肥肉;多吃禽肉(如鸡、鸭、兔等)少吃畜肉,因为禽肉中含不饱和脂肪酸较多。

2.鱼类

鱼类含有人体必需的多种不饱和脂肪酸,其中二十碳五烯酸和二十二碳六烯酸降血脂的功效是植物油的 2～5 倍,对中老年人的心脑血管有良好的保健作用。研究发现,生活在北冰洋格陵兰岛的爱斯基摩人的心脑血管发病率几乎为零,日本和荷兰渔民中也很少有心脑血管疾病患者,均与多食鱼类有关。在鱼类中,海鱼要比淡水鱼好,尤其是深海鱼类更好。

3.鸡蛋

鸡蛋的蛋黄中卵磷脂是一种很强的乳化剂,可以使胆固醇和脂肪乳化为极细小的颗粒,从毛细血管中排出,为机体组织所利用,从而降低了血浆中血脂的浓度。鸡蛋还可以增加血中高密度脂蛋白,对心脑血管有保护作用。研究表明,蛋黄中的卵磷脂确实有从体内排出血清胆固醇的作用,是高血压和动脉粥样硬化的"克星"。

(四)蔬菜类

1.大蒜

大蒜有奇特的药用功能,除了杀菌消炎外,英国科学家发现新鲜大蒜能明显降低血液中有害胆固醇的含量,新鲜大蒜或大蒜提取物可降低15%的胆固醇。另外它含有一种能溶解体内瘀血的物质,该物质可以治疗冠状动脉栓塞等疾病。大蒜的有效成分-蒜素有抗菌、抗肿瘤特性,有预防动脉粥样硬化、降低血糖和血脂等作用。研究发现,将几滴蒜素滴入牛奶中,能使其胆固醇含量大为降低。

2.海带

海带含有大量的不饱和脂肪酸,能清除附着在人体血管上的过多的胆固醇。海带中的食物纤维褐藻酸,能促进胆固醇的排泄,控制胆固醇的吸收。海带中钙的含量极为丰富,可降低人体对胆固醇的吸收,降低血压。这三种物质协同作用,使海带降血脂效果极好,有很高的药用价值。

3.洋葱

洋葱降血脂的效能与其所含的 N-丙基二硫化物及少量含硫氨基酸有关,这些物质属于苷元。洋葱除降低血脂外也可以预防动脉粥样硬化,对血管具有保护作用。

4.生姜

生姜含有一种类似水杨酸的有机化合物,该物质的稀释液是血液的稀释剂和防凝剂,对降血脂、降血压、防止血栓形成有很好的作用。动物试验表明,生姜可以使肝脏胆固醇含量明显下降,达到降脂作用。

5.蘑菇

蘑菇不但具有明显的降血清胆固醇的效果,而且还可以降低肝脏脂肪和胆固醇。其作用机制可能是由于改变了血浆和组织之间胆固醇平衡有关。蘑菇中含有的核酸类物质,对人体胆固醇也有溶解作用。

6.芹菜

多项研究均表明,芹菜具有治疗高血压、冠状动脉粥样硬化性心脏病、脑血管疾病的作用。作为心脑血管病的膳食,最好将根、茎、叶一起洗净全用。常用有降压、安神、镇静作用。

7.冬瓜

现代医学研究认为,冬瓜内含有的丙醇二酸,是一种能抑制糖类转化为脂肪的化合物,可防止体内脂肪堆积,具有减肥、降脂之功效。冬瓜水分较多,产热量低,是高血压、冠状动脉粥样硬化性心脏病和动脉硬化的辅助食疗蔬菜。

8.芦笋

芦笋含有 9 种甾体皂苷和天门冬素,有明显的降压、加强心肌收缩、扩张血管和利尿作用,还具有抗癌作用。

(五)水果类

1.苹果

苹果含有丰富的果胶,能降低血中胆固醇浓度,还具有防止脂肪聚集的作用。苹果中的果胶还能与其他降胆固醇物质,如维生素C、果糖、镁等结合生成新的化合物,从而增强降血脂的效能。有研究表明,每天吃1～2个苹果,其血液中的胆固醇含量可降低10%以上。

2.弥猴桃

(1)猕猴桃中含有丰富的维生素C和纤维素,可以促进胆固醇的代谢,从而降低血液中的胆固醇水平。

(2)猕猴桃中含有丰富的钾元素,可以促进钠的排出,从而降低血压。

(3)猕猴桃中含有丰富的维生素C和抗氧化剂,可以保护血管内皮细胞免受氧化损伤,从而预防血栓形成。

(4)猕猴桃中含有丰富的维生素B_6和镁,可以促进心脑血管系统的正常功能,改善心脑血管功能。

(5)猕猴桃中含有丰富的维生素C和多种矿物质,可以增强人体免疫力,有助于预防感染和疾病。

3.柑橘

柑橘富含钾元素,有助于调节血压、维持正常心律。柑橘所含维生素C、类胡萝卜素和黄酮类化合物均有抗脂质氧化的作用,能降血脂、降低沉积在动脉血管中的胆固醇,阻止动脉粥样硬化的发生和发展,加强毛细血管的韧性,降低血压、扩张心脏的冠状动脉,是预防心脑血管疾病的佳品。

世界卫生组织在《膳食、营养与慢性疾病的预防》报告中指出,经常饮用橘子汁可以增加体内的高密度脂蛋白胆固醇,减少低密度脂蛋白胆固醇。而高密度脂蛋白胆固醇水平高、低密度脂蛋白胆固醇水平低的人,患心脑血管疾病的危险性较小。

4.西瓜

现代医学研究发现,西瓜果肉中所含的糖类、盐类和蛋白质有降低血压作用,它所含的蛋白酶能把不溶性的蛋白质变为可溶性蛋白质,可帮助营养素的消化吸收。它含有的大量水分,进入人体后可稀释器官的黏液,有利于机体新陈代谢。

5.酸枣

酸枣营养丰富,每100 g风干果肉中含水分14 g、蛋白质4.5 g、脂肪1 g、糖类74.8 g、粗纤维0.2 g、钙270 mg、磷590 mg、铁13 mg,还含有丰富的胡萝卜素、维生素C和维生素B_1等。此外还含有环核苷酸类物质、甾醇、三萜类化合物、白桦脂醇、酸枣苷等成分,对高血压、动脉硬化等亦有一定疗效。

6.山楂

现代医学研究发现,山楂对心脑血管病有明显疗效。它所含的解脂酶能促进脂肪类食物的消化,有助于胆固醇的转化,能软化血管,降低血压;它所含的苷元,能增强心肌,调节心肌功能;山楂含有三萜类烯酸和黄酮类被称为降低血压和胆固醇的"小能手",可以有效地增强冠状动脉、脑血管的血液循环作用。

7.梨

梨富含维生素C和其他抗氧化物质,可以帮助清除自由基,减少氧化应激,保护细胞免受损害,并有助于提高免疫力。同时,梨含有的纤维和抗氧化物质有助于降低胆固醇水平,改善心脑血管疾病。它们可以减少动脉堵塞的风险,降低心脑血管疾病的发病率。

(王慧玲)

第十四章 相关疾病的防治

第一节 高 血 压

一、概述

(一)定义

高血压是指以人体体循环动脉血压升高,超过了正常血压范围为主要临床表现的一种临床综合征。它既可以是心血管系统的一种慢性多发病,也可以是某些疾病的常见症状。高血压不仅是一个独立的疾病,也是脑卒中、冠状动脉粥样硬化性心脏病、肾功能衰竭和眼底病变的重要危险因素。

血压是指血液在血管中流动时对血管壁产生的一种侧压力。也就是说,血流动力与动脉血管阻力之间产生的压力,被称作血压。人体的血管分为动脉、静脉和毛细血管。血液在动、静脉或毛细血管内流动,均会对血管壁产生不同的侧压力。而现代医学所定义的"血压",一般是在动脉血管上测量出来的,所以又叫作"动脉压"。血压的产生来自血液循环,是血液循环系统最重要的功能指标之一。

(二)分类与分级

1.分类

在高血压病的分类方面,有许多种划分法。如根据病因可将高血压分为原发性和继发性高血压;以年龄分可分为青少年高血压、老年高血压等;以发病的急缓程度可分为急进型和缓进型高血压。临床常根据病因对其进行分类。

(1)原发性高血压:即高血压病,是指以血压升高为主要临床表现的一种疾病,占高血压患者的$80\%\sim90\%$。患者多在$40\sim50$岁发病,早期患者可无症状,可能在体检时发现。少数有头痛、头晕眼花、心悸及肢体麻木等症状。晚期高血压可在上述症状加重的基础上引起心、脑、肾等器官的病变及相应症状,以致发生动脉硬化、脑血管意外、肾脏病,并易伴发冠状动脉粥样硬化性心脏病。临床上只有排除继发性高血压后,才可诊断为高血压病。本节主要以原发性高血压为主进行阐述。

(2)继发性高血压:是指在某些疾病中并发血压升高,仅仅是这些疾病的症状之一,故又叫症状性高血压,占所有高血压患者的$10\%\sim20\%$。对于青年人或体质虚弱的高血压者,或高血压伴有明显的泌尿系统症状,或在妊娠后期、产后更年期的高血压;或伴有全身性疾病的高血压,均应考虑继发性高血压。如果引起高血压症状的原发病症能够治好,那么高血压就可以消失。临床上必须排除各种原因引起的继发性高血压,才能确诊为原发性高血压。引起继发性高血压的原因很多,主要为肾脏疾病、内分泌疾病、心血管疾病、颅脑疾病等。大脑皮质功能失调还可以引起交感神经兴奋增强,使肾上腺髓质分泌的肾上腺素和去甲肾上腺素增多。前者提高了心脏的排血量;后者则使全身细小动脉痉挛,又能影响垂体前叶,促使肾上腺皮质激素的分泌,提高血管对肾素-血管紧张素等各升压物质的敏感性而升高血压。此外,钠离子进入小动脉,引起管腔缩小,阻力增大,也会影响血压。

2.分级

按 2018 年中国高血压防治指南:在未使用降压药物的情况下,非同日 3 次测量诊室血压,收缩压≥18.6 kPa(140 mmHg)和(或)舒张压≥12.0 kPa(90 mmHg)。如果收缩压≥18.6 kPa(140 mmHg),而舒张压<12.0 kPa(90 mmHg)为单纯性收缩期高血压,如果收缩压≤18.6 kPa(140 mmHg),而舒张压>12.0 kPa(90 mmHg),为单纯性舒张期高血压。若患者既往有高血压史,目前正在使用降压药物。血压虽然<18.6/12.0 kPa(140/90 mmHg),仍应诊断为高血压。根据血压升高水平可将高血压分为 1 级、2 级和 3 级。

(1)1 级高血压:即为轻度高血压,是指收缩压 18.6～21.2 kPa(140～159 mmHg)和(或)舒张压 12.0～13.2 kPa(90～99 mmHg)。

(2)2 级高血压:即为中度高血压,是指收缩压 21.3～23.8 kPa(160～179 mmHg)和(或)舒张压 13.3～14.5 kPa(100～109 mmHg)。

(3)3 级高血压:即为重度高血压,是指收缩压>24.0 kPa(180 mmHg)和(或)舒张压>14.6 kPa(110 mmHg)。

其中,当收缩压和舒张压分属于不同级别时,以较高的分级为准。高血压级别越高,对身体损害越重。无论哪种级别的高血压,除限制钠盐摄入、合理膳食、控制体重、戒烟限酒等生活方式干预外,需在医师指导下口服降压药物。2 级以上的高血压,多数需要联合口服 2 种以上降压药物。

(三)高血压与脑卒中的关系

高血压引起脑卒中是由于加速了脑动脉硬化而引起的。长期的高血压可导致小动脉管壁发生病变,管腔变硬,内膜增厚,当脑血管管腔狭窄或闭塞时,可使脑组织缺血、缺氧而发生脑血栓形成。高血压还可引起细小动脉壁变性和坏死,进而形成微小动脉瘤,当血压骤升时,可使这种已经变硬、脆弱的血管破裂出血,发生脑出血。因此,有效地控制血压是降低脑卒中的发病率和病死率的关键。

二、发病机制

(一)遗传因素

原发性高血压的发生有明显的家族性。通过大量实验研究及临床观察证实原发性高血压与遗传密切相关,父母一方患原发性高血压其子女就有较大概率发生高血压。尤其是一卵双生子,这种家族性表现得更为明显。目前认为,高血压病本身不是显性遗传的,遗传的是高血压的易患性,即通过遗传使血管平滑肌对加压物质的反应性增高,或机体易于发生钠、水潴留。研究表明,在双亲有高血压病史而血压正常的子女中,约一半有细胞膜离子转运异常,主要表现在膜对钠离子、钙离子的转运异常。在一般情况下,血压可能不高,一旦机体和(或)环境发生某些改变如精神紧张、肥胖和摄盐过多,则易产生高血压。

(二)肾素-血管紧张素系统

肾小球小动脉的球旁细胞分泌肾素,形成血管紧张素Ⅱ。血管紧张素Ⅱ通过效应受体使小动脉平滑肌收缩,外周阻力增加刺激肾上腺皮质球状带分泌醛固酮,使水钠潴留,继而引起血容量增加;通过交感神经末梢突触前膜的正反馈使去甲肾上腺素分泌增加。以上作用均使血压增高,是参与高血压发病并使之持续的重要机制。然而,在高血压患者中,血浆肾素水平测定显示增高的仅为少数,组织中肾素-血管紧张素系统自成系统,在高血压形成中可能具有更大作用。

(三)钠与高血压

钠引起高血压的机制尚不清楚,钠潴留使细胞外液增加,心排血量增加。血管平滑肌细胞内钠水平增高导致细胞内钙离子浓度增高,并使血管收缩反应增强,外周血管阻力增高,促进高血压的形成。改变钠盐摄入并不影响所有患者的血压水平。高钠盐摄入导致血压升高常与遗传因素有关,即仅对那些体内有遗传性钠运转缺陷的患者才有作用。某些影响钠排出的因素如肾脏利钠作用被干扰、心房钠尿肽等也能参与高血压形成。

(四)精神神经说

动物试验证明,条件反射法能形成狗的精神神经源性高血压。在长期精神紧张、压力、焦虑及长期环境噪音、视觉刺激下也引起高血压,这与大脑皮层的兴奋、抑制平衡失调,以致交感神经活动增加,儿茶酚胺类介质的释放使小动脉收缩,并继发引起血管平滑肌增生性肥大有关。交感神经的兴奋,促使肾素释放增多,是高血压发病机制的重要环节。

(五)血管内皮功能异常

血管内皮通过代谢、生成、激活和释放各种血管活性物质在血液循环、心血管功能的调节中起着极为重要的作用。内皮细胞生成血管舒张及收缩物质。高血压时,血管平滑肌细胞对舒张因子的反应减弱,对收缩因子反应增强。

(六)胰岛素抵抗

据观察大多数高血压患者空腹胰岛素水平增高,糖耐量不同程度减低,提示有胰岛素抵抗现象。胰岛素抵抗在高血压发病机制中的具体意义尚不清楚,胰岛素导致血压升高可能与以下作用有关:①使肾小管对钠的重吸收增加;②增强交感神经的活动;③使细胞内钠、钙浓度增加;④刺激血管壁增生肥厚。

三、诊断

(一)诊断要点

1.诊断标准

诊断标准见 2018 年中国高血压防治指南中高血压水平分级。

2.危险性的分层

高血压及血压水平是影响心血管事件发生和预后的独立危险因素,但是并非唯一决定因素。大部分高血压患者还有血压升高以外的心血管危险因素。因此,高血压患者的诊断和治疗不能只根据血压水平,必须对患者进行心血管风险的评估并分层,即高血压患者心血管风险分层标准,见表 14-1。

表 14-1　高血压患者心血管风险分层标准

其他危险因素和病史	血压(mmHg)		
	1 级高血压 收缩压 140～159 或 舒张压 90～99	2 级高血压 收缩压 160～179 或舒张压 100～109	3 级高血压 收缩压≥180 或 舒张压≥110
无	低危	中危	高危
1～2 个其他危险因素	中危	中危	很高危
≥3 个其他危险因素,或靶器官损害	高危	高危	很高危
临床并发症或合并糖尿病	很高危	很高危	很高危

(二)临床表现

1.症状

(1)头晕:为高血压最多见的症状。有些是一过性的,常在突然下蹲或起立时出现,有些是持续性的。头晕是患者的主要痛苦所在,其头部有持续性的沉闷不适感,严重时会妨碍思考、影响工作,对周围事物失去兴趣,当出现高血压危象或椎-基底动脉供血不足时,可出现与内耳眩晕症相类似的症状。

(2)头痛:亦是高血压常见症状,多为持续性钝痛或搏动性胀痛,甚至有炸裂样剧痛。常在早晨睡醒时发生,起床活动及饭后逐渐减轻。疼痛部位多在额部两旁的太阳穴和后脑勺(枕部)。

(3)烦躁、心悸、失眠:高血压患者性情多较急躁,遇事敏感,易激动。心悸、失眠较常见,失眠多为入睡困难、早醒、睡眠不实、噩梦纷纭或易惊醒。这与大脑皮质功能紊乱及自主神经功能失调有关。

(4)注意力不集中,记忆力减退:早期多不明显,但随着病情发展而逐渐加重。表现为注意力容易分散,近期记忆力减退,常很难记住近期的事情,而对过去的事,如童年时代的事情却记忆犹新。因颇令人苦恼,故常成为促使其就诊的原因之一。

(5)肢体麻木:常见手指、足趾麻木,皮肤如蚁行感或项背肌肉紧张、酸痛。部分患者感手指不灵活。一般经过适当治疗后可以好转,但若肢体麻木较顽固,持续时间长,而且固定出现于某一肢体,并伴有肢体乏力、抽筋、跳痛时,应及时到医院就诊,预防脑卒中的发生。

(6)出血:较少见。由于高血压可致动脉硬化,使血管弹性减退,脆性增加,故容易破裂出血。其中以鼻出血多见,其次是结膜出血、眼底出血、脑出血等。

2.体征

高血压主要靠测量血压时发现,本身无特殊体征,仔细的体格检查有助于发现继发性高血压线索和靶器官损害情况。常用到以下体格检查。

(1)正确测量血压和心率,必要时测定卧立位血压和四肢血压。

(2)听诊时可有主动脉瓣区第二心音亢进、收缩期杂音或收缩期早期喀喇音。

(3)听诊颈动脉、胸主动脉、腹部动脉和股动脉有无杂音。

(4)触诊甲状腺。

(5)测量 BMI、腰围及臀围。

(6)观察有无库欣面容、神经纤维瘤性皮肤斑、甲状腺功能亢进性突眼症或下肢水肿。

(7)检查腹部有无肾脏增大(多囊肾)或肿块。

(8)检查四肢动脉搏动和神经系统体征。

四、鉴别诊断

(一)肾实质病变性高血压

肾实质病变性高血压包括急性肾小球肾炎、慢性肾小球肾炎、肾盂肾炎、狼疮性肾炎、肾结核、多囊肾、糖尿病性肾病、肾肿瘤等。其中以急、慢性肾小球肾炎为常见。

原发性高血压与急性肾小球肾炎的鉴别要点:后者有典型的发热、肉眼血尿、少尿、水肿等临床表现,尿镜检可见大量蛋白、红细胞和管型。这些是原发性高血压所不具备的。

慢性肾小球肾炎与原发性高血压伴肾损害的鉴别要点:后者的肾损害发生于高血压病后,尿异常较轻,肾小管功能损害较肾小球功能损害为早、为重,并还常伴有心脏并发症。慢性肾小球肾炎有血尿、蛋白尿,并常反复发作,还多有不同程度的贫血,肾小球功能损害明显。

(二)肾血管性高血压

肾血管性高血压包括肾动脉畸形、肾血管发育不良、肾动脉粥样硬化、肾动脉纤维病和大动脉炎累及肾动脉等。肾动脉发育不良和肾动脉粥样硬化均可造成肾动脉狭窄,属于肾动脉畸形。后者与原发性高血压的鉴别要点:肾血管性高血压无原发性高血压病家族史,一般降压药物治疗效果不佳,约 80% 的患者在上腹部或肾区可听到血管杂音。肾动脉血管造影可显示狭窄部位和程度。肾动脉造影和分侧肾静脉肾素比值测定可确诊该病。

(三)嗜铬细胞瘤

嗜铬细胞瘤因肾上腺髓质或交感神经节大量分泌去甲肾上腺素和肾上腺素,引起阵发性或持续性血压增高,临床多见于年轻人。常因精神刺激、剧烈运动、体位改变、挤压肿瘤引起。表现为剧烈头痛、心悸、出汗、面色苍白等症。血压可骤然升高达 26.7～33.3 kPa/13.3～20.0 kPa(200～250/100～150 mmHg),发作间歇期血压明显下降,甚至正常,测量血液中肾上腺素或去甲肾上腺素、尿中 3-甲基-4-羟基苦杏仁酸明显增高。靠超声波双肾及肾上腺检查和 CT、磁共振成像检查均可定位诊断。

(四)原发性醛固酮增多症

原发性醛固酮增多症是因肾上腺皮质增生或肿瘤致分泌过多醛固酮入血,引起水钠潴留、血容量增多,钠离子引起血管反应性增强,使血压升高。临床中多见于青少年、中年女性。症状有饮水多、尿多、乏力或阵发性肌无力及肌麻痹的典型表现,极少出现水肿。血生化检查见血清钾低、钠高、尿醛固酮增多、尿钾增高、血浆肾素活性降低等特征。超声波、同位素和 CT 检查均可定位诊断。

(五)库欣综合征

库欣综合征由于肾上腺皮质肿瘤或因下丘脑-垂体分泌过多促肾上腺皮质激素,使肾上腺皮质增生并分泌过多糖皮质激素,致水钠潴留引起高血压病。临床以女性多见,表现为躯干肥胖、满月脸、水牛肩、腹垂悬,而四肢肌肉消瘦,多血质面容,腹部及大腿内侧有紫纹出现,有不同程度的性征改变。实验室检查见 24 小时尿 17-羟皮质类固醇增高,X 线蝶鞍检查、脑 CT 和肾上腺 CT 扫描皆有确诊价值。

(六)甲状腺功能亢进症

甲状腺功能亢进症的临床症状和血清甲状腺素 T_3、T_4 增高都可与原发性高血压相区别。

五、治疗

(一)治疗目的及原则

1.降压治疗的目的

降压治疗是降低发生心脑肾及血管并发症和死亡的总危险。降压治疗的获益主要来自血压降低本身。在改善生活方式的基础上,应根据高血压患者的总体风险水平决定给予降压药物,同时干预可纠正的危险因素、靶器官损害和并存的临床疾病。在条件允许的情况下,应采取强化降压的治疗策略,以取得最大的心脑血管获益。

2.降压目标

一般高血压患者应降至18.6/12.0 kPa(140/90 mmHg)以下,能耐受者和部分高危及以上的患者可进一步降至17.3/10.6 kPa(130/80 mmHg)以下。鉴于高血压是一种心脑血管综合征,即往往合并有其他心脑血管危险因素、靶器官损害和临床疾病,应根据高血压患者的血压水平和总体风险水平,决定给予改善生活方式和降压药物的时机与强度,同时干预检出的其他危险因素、靶器官损害和并存的临床疾病。

3.降压达标的方式

将血压降低到目标水平可以显著降低心脑血管并发症的风险。除高血压急症和亚急症外,对大多数高血压患者而言,应根据病情,在4周内或12周内将血压逐渐降至目标水平。年轻、病程较短的高血压患者,降压速度可稍快,老年人、病程较长、有并发症且耐受性差的患者,降压速度则可稍慢。

4.降压药物治疗的时机

降压药物治疗的时机取决于心血管风险评估水平,在改善生活方式的基础上,血压仍超过18.6/12.0 kPa(140/90 mmHg)和(或)目标水平的患者应给予药物治疗。高危和很高危的患者,应及时启动降压药物治疗,并对并存的危险因素和合并的临床疾病进行综合治疗,中危患者可观察数周,评估靶器官损害情况,改善生活方式,如血压仍不达标,则应开始药物治疗,对于低危患者则进行1～3个月的观察,密切随诊,尽可能进行诊室外血压监测,评估靶器官损害情况,改善生活方式,如血压仍不达标可开始降压药物治疗。

(二)非药物治疗

非药物治疗的措施主要是对患者进行生活方式干预。生活方式干预在任何时候对任何高血压患者(包括正常高值者和需要药物治疗的高血压患者)都是合理的。生活方式干预应该连续贯穿高血压治疗全过程,必要时联合药物治疗。生活方式干预主要有以下几方面。

(1)减少钠盐摄入,每人每天食盐摄入量逐步降至5 g以下,增加钾摄入。

(2)合理膳食,平衡膳食,控制体重,使BMI<24,腰围:男性<90 cm,女性<85 cm。

(3)不吸烟,彻底戒烟,避免被动吸烟。

(4)不饮或限制饮酒。

(5)增加运动,中等强度,每周4～7次,每次持续30～60分钟。

(6)减轻精神压力,保持心理平衡。

(三)药物治疗

1.降压药应用的原则

(1)起始剂量:一般患者采用常规剂量,老年人及高龄老年人初始治疗时通常应采用较小的有效治疗剂量。根据需要,可考虑逐渐增加至足剂量。

(2)长效降压药物:优先使用长效降压药物,以有效控制 24 小时血压,更有效预防心脑血管并发症的发生为目标。如使用中、短效制剂,则需每天 2～3 次给药,以达到平稳控制血压的目的。

(3)联合治疗:对血压≥21.3/13.3 kPa(160/100 mmHg)、高于目标血压 2.7/1.3 kPa(20/10 mmHg)的高危患者,或单药治疗未达标的高血压患者应进行联合降压治疗,包括自由联合或单片复方制剂。对血压≥18.6/12.0 kPa(140/90 mmHg)的患者,也可起始小剂量联合治疗。

(4)个体化治疗:根据患者并发症的不同和药物疗效及耐受性,以及患者个人意愿或长期承受能力,选择适合患者个体的降压药物。

2.降压药的选择

常用降压药物有以下几类:钙通道阻滞剂、血管紧张素转化酶抑制剂、血管紧张素受体拮抗剂、利尿剂和 β 受体阻滞剂,以及由上述药物组成的固定配比复方制剂。这些种类降压药物均可作为初始和维持用药的选择,应根据患者的危险因素、亚临床靶器官损害及合并临床疾病情况,合理使用药物。此外,α 受体阻滞剂或其他种类降压药有时亦可应用于某些高血压人群。

3.降压药的联合应用

(1)联合用药的适应证:血压≥21.3/13.3 kPa(160/100 mmHg)或高于目标血压 2.7/1.3 kPa(20/10 mmHg)的高危人群,往往初始治疗即需要应用 2 种降压药物。如血压超过 18.6/12.0 kPa(140/90 mmHg),也可考虑初始小剂量联合降压药物治疗。如仍不能达到目标血压,可在原有药的基础上加量,或可能需要 3 种甚至 4 种以上降压药物。研究表明,初始联合治疗对我国心脑血管中高危的中老年高血压患者有良好的降压作用,明显提高血压控制率。

(2)联合用药的方法:两药联合时,降压作用机制应具有互补性,同时具有相加的降压作用,并可互相抵消或减轻不良反应。例如,在应用血管紧张素转化酶抑制剂或血管紧张素受体拮抗剂基础上加用小剂量噻嗪类利尿剂,降压效果可以达到甚至超过将原有的血管紧张素转化酶抑制剂或血管紧张素受体拮抗剂剂量倍增的降压幅度。同样加用二氢吡啶类钙通道阻滞剂也有相似效果。

(3)联合用药方案:临床常推荐应用以下优化联合治疗方案:二氢吡啶类钙通道阻滞剂＋血管紧张素受体拮抗剂;二氢吡啶类钙通道阻滞剂＋血管紧张素转化酶抑制剂;血管紧张素受体拮抗剂＋噻嗪类利尿剂;血管紧张素转化酶抑制剂＋噻嗪类利尿剂;二氢吡啶类钙通道阻滞剂＋噻嗪类利尿剂;二氢吡啶类钙通道阻滞剂＋β 受体阻滞剂。

(4)多种药物的合用:三药联合方案是指在上述各种 2 种药物联合方式中加上另外 1 种降压药物便构成三药联合方案,其中二氢吡啶类钙通道阻滞剂＋血管紧张素转化酶抑制剂/血管紧张素受体拮抗剂＋噻嗪类利尿剂组成的联合方案最为常用。四药联合方案主要适用于难治性高血压患者,可以在上述三药联合基础上加用第 4 种药物如 β 受体阻滞剂、醛固酮受体拮抗剂、氢氯噻嗪、可乐定或 α 受体阻滞剂等。

(5)单片复方制剂:是常用的一组高血压联合治疗药物。通常由不同作用机制的 2 种或 2 种以上的降压药组成。与随机组方的降压联合治疗相比,其优点是使用方便,可改善治疗的依从性及疗效,是联合治疗的新趋势。应用时注意其相应组成成分的禁忌证或可能的不良反应。新型的单片复方制剂,一般由不同作用机制的 2 种药物组成,使用方便,可改善依从性。目前我国上市的新型的单片复方制剂主要有以下几类:血管紧张素转化酶抑制剂＋噻嗪类利尿剂,血管紧张素受体拮抗剂＋噻嗪类利尿剂，二氢吡啶类钙通道阻滞剂＋血管紧张素受体拮抗剂，二氢吡啶类钙通道阻滞剂＋血管紧张素转化酶抑制剂，二氢吡啶类钙通道阻滞剂＋β受体阻滞剂，噻嗪类利尿剂＋保钾利尿剂等。

（王莉迪）

第二节　糖　尿　病

一、概述

(一)定义

糖尿病是一组常见的以葡萄糖和脂肪代谢紊乱、血浆葡萄糖水平增高为特征的内分泌代谢疾病。其显著的病理生理学特征为胰岛素调控葡萄糖代谢能力的下降（胰岛素抵抗），伴随胰岛 B 细胞功能缺陷所导致的胰岛素分泌减少（或相对减少），可引起糖、脂肪、蛋白质、水及电解质等的代谢紊乱。

血中的葡萄糖称为血糖。葡萄糖是人体的重要组成成分，也是能量的重要来源。正常人体每天需要很多的糖来提供能量，为各种组织、脏器的正常运作提供动力。所以血糖必须保持一定的水平才能维持体内各器官和组织的需要。正常人血糖的产生和利用处于动态平衡的状态，维持在一个相对稳定的水平，这是由于血糖的来源和去路大致相同的结果。血糖主要有以下来源：①食物消化、吸收；②肝内储存的糖原分解；③脂肪和蛋白质的转化。血糖主要有以下去路：①氧化转变为能量；②转化为糖原储存于肝脏、肾脏和肌肉中；③转变为脂肪和蛋白质等其他营养成分加以储存。胰岛是体内调节血糖浓度的主要器官，肝脏储存肝糖原。此外，血糖浓度还受神经、内分泌激素的调节。

(二)分型与分期

1.分型

根据中华医学会糖尿病学分会指南和美国糖尿病协会指南，糖尿病主要分为 1 型糖尿病、2 型糖尿病、妊娠期糖尿病，以及特殊类型糖尿病 4 种类型。

(1)1 型糖尿病：即免疫介导性 1 型糖尿病，为自身免疫机制引起的胰岛 β 细胞破坏，导致胰岛素绝对缺乏，具有酮症酸中毒倾向，其主要原因与遗传因素、环境因素和自身免疫机制有关。具有以下特点：①胰岛 β 细胞的自身免疫性损伤是重要的发病机制，大多数患者体内存在自身抗体为特征。②血清胰岛素或 C 肽水平低。③胰岛 β 细胞的破坏引起胰岛素绝对不足，且具有酮症酸中毒倾向，治疗依赖胰岛素。④遗传因素起重要作用，特别与人类白细胞抗原某些基因型有很强关联。⑤任何年龄均可发病，但常见于儿童和青少年，起病较急。

(2)2 型糖尿病：由多个基因及环境因素综合引起的复杂病。有更强的遗传易感性，并有显著的异质性。环境因素主要有人口老龄化、生活方式改变、营养过剩、体力活动减少、应激、化学物质等。具有以下特点：①常见于肥胖的中老年成人，偶见于幼儿。②起病较慢，在疾病早期阶段可无明显症状，常以并发症出现为首诊。③血清胰岛素水平可正常或稍高，在糖刺激后呈延迟释放。④自身抗体呈阴性。⑤早期单用口服降糖药一般可以控制血糖。⑥自发性酮症酸中毒较少。⑦有遗传倾向,但与人类白细胞抗原基因型无关。

(3)妊娠期糖尿病:是指妊娠期首次发生或发现的糖尿病,大部分妊娠期糖尿病女性在分娩后血糖将回复到正常水平,但在若干年后有发生 2 型糖尿病的高度危险性。妊娠前已确诊糖尿病者不属于妊娠期糖尿病,后者称为"糖尿病合并妊娠"。

(4)特殊类型糖尿病。①胰岛 β 细胞遗传性缺陷性糖尿病:是指成年发病性糖尿病、线粒体基因突变糖尿病。②胰岛素作用遗传性缺陷性糖尿病:见于 A 型胰岛素抵抗、脂肪萎缩型糖尿病等。③胰腺外分泌性疾病所致糖尿病:见于胰腺炎、创伤或胰岛切除、肿瘤、纤维钙化性胰腺病等。④内分泌疾病所致糖尿病:见于肢端肥大症、库欣综合征、嗜铬细胞瘤等。⑤药物或化学物品诱导所致糖尿病:见于吡甲硝苯脲、糖皮质激素、苯妥英钠、烟酸等。⑥感染所致糖尿病:见于风疹、巨细胞病毒等。⑦不常见的免疫介导性糖尿病:见于胰岛素自身免疫综合征、抗胰岛素受体抗体等。⑧其他遗传综合征伴糖尿病:见于唐氏综合征、强直性肌营养不良症等。

2.分期

糖尿病是一个自然病程发展或达到的阶段。主要分 3 个病期,而在高血糖这一阶段,又分为糖稳定损害和糖尿病 2 个病期。

(1)正常血糖期:在正常血糖期,患者可通过治疗或自身分泌的胰岛素起到调节作用,使血糖能调控在一个正常水平范围。此期称为正常血糖期,这个病期也许会有一个较长的阶段或病变过程。

(2)糖稳定损害期:此阶段可见患者有空腹血糖损害和(或)糖耐量损害。随着病程的发展或进行,患者将逐步进入糖尿病期。

(3)糖尿病期:在糖尿病期,患者可表现出对胰岛素需求的 3 个不同的病变过程。①患者不需要胰岛素治疗的过程,通过其他治疗措施可以满足代谢需求。②为了糖代谢及控制高血糖,而需要胰岛素治疗。③为了生存需要依赖胰岛素治疗的过程。在 1 型糖尿病患者中可见到此过程。治疗的早期阶段,可有一个时期不需要胰岛素(蜜月期),而晚期必须依靠胰岛素维持生命。一般情况下,2 型糖尿病患者仅为代谢控制而用胰岛素,有的根本就不需用胰岛素。

(三)糖尿病与脑卒中的关系

糖尿病患者胰岛 B 细胞分泌的胰岛素出现了绝对或相对不足,会引起糖、脂肪和蛋白质代谢紊乱,其中以糖代谢紊乱为主。胰岛素不足可以使体内的葡萄糖转化为脂肪而使葡萄糖的贮存量减少,大量脂肪被分解成甘油三酯和游离脂肪酸,尤以胆固醇增加更为显著,以致造成高脂血症,加速糖尿病患者动脉硬化。一般来说,糖尿病患者常伴有微血管病变和大动脉硬化两种病变。除了动脉硬化是脑卒中的病理基础之外,其血液流变学的异常亦是不容忽视的因素。因为糖尿病患者的血液常呈高凝状态,血小板凝聚功能亢进,血液有不同程度的凝固现象。同时糖尿病患者的激素调节能力异常,生长激素增多使血小板凝聚黏附性增高,胰高血糖素增多使纤维蛋白原增加,血黏稠度增高,局部血流相对缓慢。这些因素均容易导致血栓的形成。以上都是诱发脑卒中的重要因素。

二、发病机制

(一)1 型糖尿病的发病机制

1.遗传因素

目前研究显示,遗传因素是 1 型糖尿病的发病基础,主要表现在 1 型糖尿病与某些特殊人类白细胞抗原(白细胞相关抗原)类型有关。人类白细胞抗原基因是主效应基因,其余为次效应基因,其中人类白细胞抗原-DR3、人类白细胞抗原-DR4 与易感性有关,人类白细胞抗原-DQ 既与易感性有关,又与保护性有关(人类白细胞抗原-DQ B 链 57 位是天门冬氨酸,是 1 型糖尿病的抵抗基因;若是缬氨酸、丙氨酸或丝氨酸等为易感基因;人类白细胞抗原-DQ A 链 52 位是精氨酸,为 1 型糖尿病的易感基因)。1 型糖尿病有家族遗传性,如果父母患有糖尿病,子女患糖尿病的概率明显升高。

2.环境因素

环境因素中病毒感染最重要,其次还有化学因素和饮食因素的影响。目前已经发现的有腮腺炎病毒、柯萨奇病毒、风疹病毒、巨细胞病毒等与 1 型糖尿病的发病有关。病毒感染可以直接破坏胰岛 β 细胞或激发自身免疫效应而影响 β 细胞功能。化学因素如四氧嘧啶、链脲佐菌素、喷他脒等对胰岛 β 细胞有毒性作用的化学物质或药物可以破坏 β 细胞,诱发 β 细胞的自身免疫反应,导致糖尿病发生。饮食因素中报道较多的是牛奶与 1 型糖尿病的关系,认为牛奶蛋白与胰岛 β 细胞表面的某些抗原相似,能发生交叉免疫反应,破坏免疫耐受性,激发自身免疫反应,使胰岛 β 细胞受损,引发糖尿病。

3.自身免疫

1 型糖尿病是一种自身免疫性疾病的假设提出要追溯到 1965 年,曾有学者在新发生的青少年糖尿病患者胰腺组织中观察到炎性细胞浸润,并认为其可能是一种免疫紊乱,从而引致 1 型糖尿病的发生。目前认为,1 型糖尿病是一种自身免疫性疾病的相关证据如下。

(1)1 型糖尿病患者血清中存在胰岛细胞抗体、胰岛素自身抗体、谷氨酸脱羧酶抗体及其他自身抗体。

(2)1 型糖尿病患者及其亲属常伴有其他自身免疫性疾病,如甲状腺功能亢进症、慢性淋巴细胞性甲状腺炎、原发性肾上腺皮质功能减退症、恶性贫血、重症肌无力、类风湿关节炎等。

(3)1 型糖尿病患者胰腺组织病理切片中可见大量淋巴细胞浸润,是其存在细胞免疫的直接证据。

(二)2 型糖尿病的发病机制

1.遗传因素与环境因素

遗传因素与环境因素是 2 型糖尿病重要的发病因素。2 型糖尿病有明显的家族聚集现象。2 型糖尿病的单卵双胞长期随访是遗传研究最有说服力的资料,双胞发病一致率可达 90%;但是单卵双胞研究不能阐明 2 型糖尿病的致病基因及其遗传方式。环境因素主要包括现代生活方式改变、人口老龄化、营养过剩、运动不足、化学毒物等。其中,摄食过高热量,体力活动减少,体重增加以至肥胖,是发生 2 型糖尿病的主要危险因素。

2.胰岛素抵抗及受体功能缺陷

胰岛素抵抗指胰岛素分泌量在正常水平时,刺激靶细胞摄取和利用葡萄糖的生理效应显著减弱;或靶细胞摄取和利用葡萄糖的生理效应正常进行,需要超常量的胰岛素。在肥胖的 2 型糖尿病中可发现脂肪细胞上胰岛素受体的数量及亲和力降低。β 亚单位酪氨酸激酶的缺陷及葡萄糖转运蛋白-4 基因突变是造成胰岛素抵抗的主要原因。胰岛素抵抗在 2 型糖尿病的发病机制中占显要地位。

3.β 细胞功能受损

β 细胞功能受损在 2 型糖尿病自然病程中一直都存在,在发病早期,甚至在空腹血糖异常前就已存在,是造成患者从糖尿病前期转变为糖尿病的主要原因,在 2 型糖尿病的发病中起了关键的致病作用。

4.淀粉样变

2 型糖尿病胰腺病理检验时,可发现胰岛的内分泌细胞与微血管之间有淀粉样变。这种淀粉样沉积侵入到胰岛 β 细胞的浆膜以内,从而影响 β 细胞合成与分泌胰岛素。

三、诊断

(一)诊断标准

我国目前采用国际上通用世界卫生组织糖尿病专家委员会提出的诊断标准和分类标准,具体内容如下(见表 14-2、14-3)。

表 14-2　糖尿病诊断标准

诊断标准	静脉血浆葡萄糖水平(mmol/L)
糖尿病症状加随机血糖	≥11.1
或空腹血糖	≥7.0
或口服葡萄糖耐量试验 2 小时血糖	≥11.1

注:若无典型"三多一少"的症状,需再测一次予证实,诊断才能成立。随机血糖不能用来诊断空腹血糖受损或糖耐量减低。

表 14-3　糖代谢状态分类

糖代谢分类	静脉血浆葡萄糖(mmol/L)	
	空腹血糖	糖负荷 2 小时血糖
正常血糖	<6.1	<7.8
空腹血糖受损	6.1~7.0	<7.8
糖耐量减低	<7.0	7.8~11.1
糖尿病	≥7.0	≥11.1

糖尿病诊断是基于空腹血糖、随机血糖(任意时间点)或口服葡萄糖耐量试验中 2 小时血糖值。空腹指至少 8 小时内无任何热量摄入;任意时间指一天内任何时间,无论上一次进餐时间及食物摄入量是多少。糖尿病症状指多尿、烦渴多饮和难以解释的体重减轻。空腹血糖 3.9~6.0 mmol/L 为正常;6.1~6.9 mmol/L 为空腹血糖受损;空腹血糖≥7.0 mmol/L 应考虑糖尿病。口服葡萄糖耐量试验中 2 小时血糖值<7.7 mmol/L 为正常糖耐量;7.8~11.0 mmol/L 为糖耐量减低;≥11.1 mmol/L 应考虑糖尿病。

(二)临床表现

1.1 型糖尿病

1 型糖尿病典型为多尿、多饮、多食和体重减轻的症状,简称"三多一少"症状。部分患者消瘦伴疲乏、精神萎靡。如果有多尿、多饮,又出现恶心、呕吐、厌食或腹痛、腹泻等症状则可能并发糖尿病酮症酸中毒。酮症酸中毒时可有呼吸困难,表现为呼吸深长、呼气中有酮味、伴脱水及水电解质紊乱,有高钾血症或低钾血症时可有心律不齐。晚期患者可出现白内障、视网膜病变,甚至双目失明。还可以有蛋白尿、高血压等糖尿病肾病的表现,甚至导致肾衰竭。

2.2 型糖尿病

2 型糖尿病是一种慢性进行性疾病,病程漫长。早期轻症 2 型糖尿病患者常无明显自觉症状,到症状出现或临床确诊时已是发病较长时间,甚至可达数年至几十年不等。也有一部分患者始终无症状,而在常规体格检查或因糖尿病慢性并发症就诊时被发现。根据 2 型糖尿病的自然病程,可将其分为以下几个阶段。

(1)高血糖前期:2 型糖尿病高血糖前期的患者多为中年以上,可有糖尿病家族史,多数体态肥胖,特别是中心性肥胖,自我感觉无异,往往因体格检查或因其他疾病就诊发现餐后尿糖阳性,饭后 2 小时血糖高峰可超过正常,但空腹尿糖阴性,空腹血糖正常或稍高,糖耐量曲线往往呈现糖耐量减低。

(2)高血糖期:此期患者在早期时,大多数患者并无症状。随后糖尿病的"三多一少"症状轻重不等,且常伴有某些并发症。中年病者可先有尿路感染、外阴瘙痒、肺结核、皮肤疖痈或某些外科情况,如胆囊炎、胰腺炎等症状出现,也可因劳累、饮食不当(如禁食、过食、饮酒等)和应激导致酮症酸中毒为首发症状。总之此期症状可分为两部分:无并发症者可有单纯典型糖尿病症状,有并发症者则两者兼有或以并发症的症状为主。一般有下列典型症状。①口渴、多饮、多尿:2 型糖尿病患者口渴、多饮、多尿症状多较轻,其中以喝水增多作为主诉较为多见,但增多程度不大,有相当部分患者此类症状不明显。②多食:为补充损失的体内糖分以维持机体活动,常出现易饥多食。③体重改变和疲乏:由于胰岛素分泌的绝对减少或组织对胰岛素的敏感性降低,机体对葡萄糖的利用下降,脂肪和蛋白质分解代偿性增加,以弥补能量的不足,使体内脂肪等组织日见消耗,蛋白质合成不足,出现负氮平衡,机体逐渐消瘦。④皮肤瘙痒:多见于女性阴部,由于尿糖刺激局部所致。有时并发白念珠菌等真菌性阴道炎,瘙痒更严重,常伴以白带分泌增加。失水后皮肤干燥亦可发生全身瘙痒,但较少见。⑤低血糖:2 型糖尿病患者可在早期的较长一段时期内以反复低血糖为主要表现,是由于胰岛素分泌时相的异常,分泌高峰延迟,在餐后 4~5 小时可因为不适当的胰岛素分泌过多而出现低血糖症状。⑥其他症状:有四肢酸痛、麻木、腰痛、性欲减退、阳痿不育、月经失调、便秘、视力障碍等。⑦不典型症状:经常感到疲乏、劳累,视力下降、视物不清,皮肤瘙痒,手、足经常感到麻木或者刺痛,伤口愈合非常缓慢,反复发生感染。

(3)慢性并发症期:2 型糖尿病患者慢性并发症的发生与遗传、高血糖、高血压、高血脂、高胰岛素血症等因素有关,多在 5~10 年后发生,但因为 2 型糖尿病的发病时间难以确定,有相当部分患者在诊断时就有糖尿病肾脏病变、神经病变、视网膜病变的相关表现。

(三)辅助检查

1.尿糖测定

尿糖阳性是诊断糖尿病的重要线索,而非诊断依据。尿糖阳性只是提示血糖超过了肾糖阈,肾糖阈降低时,血糖虽正常,尿糖可呈阳性。并发肾脏病变时,肾糖阈升高,虽血糖升高,但尿糖阴性。

2.血清葡萄糖测定

血清血糖升高是诊断糖尿病的主要依据,是判断糖尿病病情和控制情况的主要指标。常用葡萄糖氧化酶法测定。诊断糖尿病时必须用静脉血浆测定血糖。当血糖高于正常范围却又未达到诊断糖尿病的标准时,应进一步做口服葡萄糖耐量试验。

3.口服葡萄糖耐量试验

空腹血糖,尤其是餐后血糖升高时,糖尿病临床诊断并不困难。遇有下列可疑患者应进一步做口服葡萄糖耐量试验,以确定诊断:①尿糖阳性,而空腹血糖正常;②餐后 2 小时血糖≥7.8 mmol/L,但<11.1 mmol/L;③有糖尿病的家族史,包括糖尿病孪生子;④女性患者妊娠过期、胎儿过大或有死产病史者;⑤有自发性低血糖反应者。口服葡萄糖耐量试验是检查人体血糖调节功能的一种方法。正常人一次摄入大量葡萄糖后(国际标准剂量为 75 g,儿童剂量 1.75 g/kg,最大 75 g)在摄入前和摄入后 2 小时分别检测血糖水平。

4.糖化血红蛋白测定

糖化血红蛋白是血红蛋白生成后与糖类经非酶促反应结合而形成的产物,它的合成过程很缓慢,而且是相当不可逆的,持续 3 个月以上(接近红细胞生命期)。糖化血红蛋白所占比率能反映出测定前 1~3 个月内平均血糖水平,用于了解糖尿病患者的血糖水平;还可作为用药的监测指标之一。

5.血浆胰岛素及 C 肽测定

胰岛素测定主要用于糖尿病的诊断与分型。正常人空腹血浆胰岛素浓度为 5~20 mU/L,口服 75 g 无水葡萄糖后,血浆胰岛素在 30~60 分钟达到最高值,峰值是基础值的 5~10 倍,3~4 小时恢复到基础水平。1 型糖尿病呈无峰值的低平曲线,2 型可呈高、正常及低的变化。C 肽也反映基础和葡萄糖介导的胰岛素释放功能,且不受外源性胰岛素及其抗体的影响。高峰时间同上,峰值为基础值的 5~6 倍。

6.自身抗体测定

胰岛素抗体、谷氨酸脱羧酶抗体、胰岛素细胞抗体等抗体的检测,1 型糖尿病患者发现血糖升高时,其中一种或多种抗体阳性。

7.其他检查

糖尿病患者根据病情需要应进行血脂、肝功、肾功等检查。急性代谢紊乱时应进行酮体、电解质、酸碱平衡、血气分析等检测。心、肝、肾、眼及神经系统等各项检查。

四、鉴别诊断

(一)继发性糖尿病和特异型糖尿病

继发性糖尿病主要有以下几种。

(1)弥漫性胰腺病变导致 β 细胞广泛破坏引起的胰源性糖尿病。

(2)肝脏疾病所致的肝源性糖尿病。

(3)内分泌疾病(肢端肥大症、库欣综合征、胰高血糖素瘤、嗜铬细胞瘤、甲状腺功能亢进和生长抑素瘤)因拮抗胰岛素外周作用或因抑制胰岛素分泌(如生长抑素瘤和醛固酮瘤)而并发的糖尿病。

(4)药物所致的糖尿病,其中以长期应用超生理量糖皮质激素(类固醇性糖尿病)多见。

(5)各种应激和急性疾病伴随的高血糖症(应激性高血糖症)。

特异型糖尿病的类型很多,临床上较常见的有胰岛 β 细胞功能遗传性缺陷、胰岛素作用遗传性缺陷、胰腺外分泌疾病、内分泌疾病、药物或化学品所致的糖尿病等。以上两种糖尿病经过详细询问病史、全面细致的体格检查及配合必要的实验室检查,一般不难鉴别。

(二)起病年龄较大的 1 型糖尿病与 2 型糖尿病

分型诊断一般可根据临床表现,但有时 1 型糖尿病在缓解期和成人晚发自身免疫性糖尿病早期不需要胰岛素治疗或 2 型糖尿病病情恶化需要胰岛素治疗,不易分型,此时,要结合胰岛素释放试验、C肽释放试验、谷氨酸脱羧酶抗体、胰岛素细胞抗体和胰岛素抗体等测定,甚至是人类白细胞抗原易感基因测定或基因突变分析明确分型,部分患者仍不能确定分型,则应定期随访胰岛功能等相关检查和治疗疗效。

成人晚发自身免疫性糖尿病的早期诊断有时甚为困难,对可疑患者及高危人群可进行抗胰岛细胞抗体、谷氨酸脱羧酶抗体及其他自身抗体检查。必要时可进行人类白细胞抗原亚型鉴定及其他免疫学与分子生物学方面的检查。

成人晚发自身免疫性糖尿病是1型糖尿病的一个亚型。成人晚发自身免疫性糖尿病的临床表现酷似2型糖尿病,但其本质是自身免疫性1型糖尿病。目前尚无统一的成人晚发自身免疫性糖尿病诊断标准,较公认的是下列诊断要点。

(1)20岁以后发病,发病时多尿、多饮和多食症状明显,体重下降迅速,BMI$\leqslant$25 kg/m^2,空腹血糖$\geqslant$16.5 mmol/L。

(2)空腹血浆C肽$\leqslant$0.4 nmol/L,口服葡萄糖耐量试验1小时和(或)2小时C肽$\leqslant$0.8 nmol/L,呈低平曲线。

(3)抗谷氨酸脱羧酶抗体呈阳性。

(4)人类白细胞抗原-DQ者的B链57位为非天冬氨酸纯合子。

上述的(1)是基本临床特点,加上(2)、(3)或(4)中的任何一项就应诊断为成人晚发自身免疫性糖尿病。

(三)黎明高血糖与低血糖后高血糖现象

1.黎明高血糖

黎明高血糖是每天黎明后(清晨5:00～8:00)出现的血糖升高现象。出现高血糖之前的午夜无低血糖,不存在低血糖后的高血糖反应。黎明高血糖的基本特点是清晨高血糖,血糖波动性增大。黎明时患者体内的升血糖激素(生长激素、糖皮质激素和儿茶酚胺等)分泌增加,血糖随之升高。该时段机体对血糖的利用率最低,使血糖进一步升高,从而引发黎明高血糖。黎明高血糖提示患者的血糖控制不良。

2.低血糖后高血糖现象

虽然黎明高血糖与低血糖后高血糖现象均表现为清晨空腹血糖升高,但两者的病因和发病机制不同,处理刚好相反,故需仔细鉴别。若单凭症状难以区别,可以通过自我监测凌晨0:00～4:00的2～3次血糖识别。如监测到的血糖偏低或低于正常值,或先出现低血糖,随后出现高血糖,则为低血糖后高血糖现象;如监测到的血糖升高或几次血糖值一直平稳,则为黎明高血糖。

五、治疗

(一)治疗原则

1.遵循早期、长期、综合、个体化的原则

糖尿病的治疗强调早期治疗、长期治疗、综合治疗、治疗目标个体化。糖尿病的近期控制目标是控制血糖,防止出现急慢性并发症;远期目标是通过良好的代谢控制预防慢性并发症,提高生活质量。

2.综合性的管理措施

糖尿病的治疗应采取综合性的管理措施。"综合性"的第一层含义:糖尿病的治疗包括饮食疗法、运动疗法、血糖监测、糖尿病自我管理教育和药物治疗五大方面的综合治疗。第二层含义:

虽然糖尿病主要是根据高血糖确诊,但对大多数的 2 型糖尿病患者而言,往往同时伴有"代谢综合征"的其他表现,如高血压、血脂异常、肥胖等,所以糖尿病的治疗应是包括降糖、降压、调脂和改变不良生活习惯,如戒烟等措施在内的综合性个体化治疗,使糖尿病患者的血糖、血压、血脂、体重等全面控制达标,可以预防糖尿病及其并发症,提高生活质量,健康长寿。

3.药物选择要合理,尽早启用联合治疗

经糖尿病饮食疗法及运动疗法 1 个月血糖控制不达标者,应在继续上述治疗基础上给予降糖药物治疗。应根据患者的糖尿病类型选择降糖药物。对于 1 型糖尿病和妊娠糖尿病患者需要应用胰岛素治疗,2 型糖尿病患者应结合患者病程、年龄、有无并发症、肝功能、肾功能、残存胰岛功能及胰岛素抵抗等情况合理选择口服降糖药物或胰岛素,对 1 种口服降糖药治疗效果不好或血糖升高明显者及时进行口服药物的联合,对口服药物联合治疗仍不能取得满意疗效的患者要及时启用胰岛素治疗,可以口服药物联合胰岛素治疗,也可以采用完全胰岛素替代治疗。

4.加强对糖尿病高危人群的筛查和管理

一旦发现糖耐量受损或空腹血糖受损者,应及早进行干预(生活方式干预或药物干预),以降低糖尿病的发病率。

5.预防低血糖

降低血糖的同时应注意预防低血糖的发生,尽量减少低血糖带来的危害。低血糖是降糖药物引起的最常见的不良反应,以磺脲类降糖药和胰岛素最为多见。近几年来,关于强化降糖伴随的低血糖发生率增加,继之增加心血管危险性的大型临床试验结果提醒我们降糖同时要注意安全性。

(二)饮食治疗

饮食治疗是一项重要的基础治疗措施,应该长期严格执行。饮食治疗的目的在于使患者有均衡的营养搭配,能够维持较理想的体重,良好地控制血糖,减轻胰腺负担,避免或者延缓并发症的发生。饮食治疗有下列原则:限制每天进食的总热量;保持合理的饮食结构;合理安排饮食餐次;长期坚持。糖尿病患者的膳食计划有下列的制订步骤。

1.标准体重的计算

以成人为例,控制每天热量摄入,以维持成人理想体重,保证儿童正常的生长发育,对妊娠和哺乳的妇女要保证充足的营养,对合并其他慢性消耗性疾病的患者应有利于其康复。对每天总热量的限制以维持标准体重为原则,可按下列公式粗略计算。

$$标准体重(kg)=身高(cm)-105(<40 岁)$$
$$标准体重(kg)=[身高-100]×0.9(≥40 岁)$$

2.营养状况的判断

成人糖尿病患者营养状况分为正常、消瘦、体重不足、超重及肥胖五个水平,各水平判断标准是依据患者实际体重与标准体重的差值百分比和患者的 BMI 为参考标准,见表 14-4,其中 BMI $=$ 体重(kg)/身高(m^2)。

表 14-4　糖尿病患者营养状况判断标准

营养状况	判断标准	
	实际体重与标准体重差值	BMI
正常体重	±10%	18.5～23

续表

营养状况	判断标准	
	实际体重与标准体重差值	BMI
消瘦	<20%	<18.5
体重不足	<10%	
超重	>10%	>23
肥胖	>20%	>25

3.成人糖尿病患者劳动强度的判断

成人糖尿病患者劳动强度分为休息、轻体力劳动、中体力劳动及重体力劳动 4 个强度水平，各强度水平下成人糖尿病患者每天所需的热卡不同，见表 14-5。

表 14-5　成人糖尿病患者每天总热卡及劳动强度判断标准　　　　单位：(kJ/kg)

劳动强度	营养状况			劳动强度的判断标准
	肥胖	正常	消瘦	
休息状态	62.8	83.7	104.6	
轻体力劳动	104.6	125.5	146.4	办公室工作，一般实验室操作等
中体力劳动	125.5	146.4	167.4	学生日常活动，机动车驾驶等
重体力劳动	146.4	167.4	188.3	非机械化农业，舞蹈等

根据以上糖尿病患者的标准体重、营养状况及劳动强度可以制订其的一天所需能量。

4.糖尿病患者的食物选择

日常饮食中，由于食物种类不同、来源不同，机体摄取食物中的营养素后所能提供的热量不同，糖尿病患者的食物选择，见表 14-6。

表 14-6　糖尿病患者的食物选择

营养素	摄入量	食物选择及注意事项
碳水化合物	以多糖为主，植物纤维类值得推荐	谷类、薯类、豆类、蔬菜、水果等
蛋白质	0.8～1.2 g/kg，处于生长发育阶段的儿童、妊娠、哺乳等应适当增加摄入量；肾功能不全时限制蛋白质摄入	瘦肉类、畜肉、禽肉、鱼、蛋类、虾、乳制品等
脂肪	0.6～1.0 g/kg，以不饱和脂肪酸为宜，饱和脂肪酸所占热量不超过 10%，胆固醇摄入不超过 300 mg	尽量减少动物性脂肪的摄入量，适当摄入植物性脂肪
酒	最高允许饮酒量：白酒 50 mL，啤酒 200 mL	避免空腹饮酒，尽量不饮白酒，少量饮用低度数的啤酒等

(三)运动治疗

体力活动减少和体重增加是 2 型糖尿病的重要致病因素，尤其是肥胖的患者，适当的运动可减轻体重，改善患者的健康状况。运动治疗主要适用于轻度、中度 2 型糖尿病患者，尤其是肥胖者及病情稳定的 1 型糖尿病患者。运动需制订详细的运动计划，循序渐进地进行并且长期坚持。

运动治疗的目的为增强组织对胰岛素的敏感性，降低血糖；减轻体重，并维持在理想范围内；降低血脂、血压和血液黏稠度，预防心血管系统病变；改善患者的健康状况，提高生活质量。运动治疗时要遵循运动方案个体化的原则,根据患者的年龄、性别、体力、生活习惯及并发症的程度而选择合适的运动方式和运动量。

1.运动项目

糖尿病患者主要以强度低、有节奏、持续时间长且容易坚持的有氧运动为主。中等强度的运动,如快走、太极拳、骑车、园艺活动等;高等强度的运动,如慢跑、舞蹈、游泳等。

2.运动量

运动量=运动强度×运动时间,运动强度可以用运动后心率来衡量,如实际运动后心率(靶心率)=170-年龄(岁),则这样的运动量属于中等。一般以达到靶心率后持续 20～30 分钟为好。运动后精力充沛、不易疲劳,心率在运动后十分钟内恢复至安静时心率数说明运动量比较适合。也可测定心率指数(运动后心率除以运动前心率)来判断是否到达有氧代谢运动。如果心率指数介于 1.3～1.5 之间可以认为达到有氧代谢运动。每周至少运动 3～5 次,累计时间 150 分钟为好。

3.运动时间

餐后 1 小时运动为宜,达到靶心率的运动时间以每天 20～30 分钟为佳。

(四)药物治疗

饮食控制和运动治疗是治疗糖尿病的基本措施,由于糖尿病是一种进展性疾病,在饮食和运动治疗不能有效地控制血糖时,需使用降糖药物进行联合治疗。口服降糖药的应用原则:根据患者的病情程度选用降糖药,初始使用从小剂量开始,注意使用剂量和联合用药,注意与其他药物的相互作用;建立在饮食控制和适量运动的基础上;严密监测血糖,防止低血糖发作,注意肝肾功能;重视老年糖尿病患者的依从性。常见的口服降糖药分为以下五大类,其作用靶点不一,在糖尿病的治疗中有着各自的适应证。

1.磺脲类

(1)代表药物:甲苯磺丁脲、格列本脲、格列齐特、格列喹酮、格列美脲等。

(2)适应证:适用于单用饮食和运动治疗不能良好控制病情的非肥胖 2 型糖尿病患者,肥胖的 2 型糖尿病患者;服用双胍类药物血糖控制不满意的患者。

2.格列奈类

(1)代表药物:瑞格列奈、那格列奈等。

(2)适应证:上同磺脲类降糖药。

3.双胍类

(1)代表药物:二甲双胍、苯乙双胍等。

(2)适应证:肥胖 2 型糖尿病患者的首选药物;磺脲类药物效果不理想者;用胰岛素的 1 型糖尿病、2 型糖尿病患者,可减少胰岛素用量。

4.噻唑烷二酮类

(1)代表药物:罗格列酮、吡格列酮等。

(2)适应证:能分泌一定内源性胰岛素的 2 型糖尿病患者;胰岛素治疗的患者的联合治疗。

5.α-糖苷酶抑制剂

(1)代表药物:阿卡波糖、米格列醇、伏格列波糖等。

(2)适应证:单纯饮食治疗不能良好控制血糖的患者,尤其是肥胖者。

(五)胰岛素治疗

胰岛素治疗是几乎所有类型糖尿病患者控制血糖的重要方法,随着病情的发展,各类型糖尿病均会出现胰岛素分泌不足,最终大部分患者均需要胰岛素治疗来控制血糖。临床治疗中,应根据患者的血糖控制情况、患者生理病理状态及经济状况选择适宜的胰岛素治疗方案。

1.适应证

胰岛素适用于 1 型糖尿病、2 型糖尿病及其他因素引起的糖尿病,如垂体性糖尿病、胰源性糖尿病等。而 2 型糖尿病根据病情及 β 细胞功能测定又分为以下长期适应证和短期适应证。

(1)长期适应证:①胰岛 β 细胞功能衰竭。目前趋向于对 2 型糖尿病患者在合理饮食控制、体力活动并排除各种应激因素时,若联合足量的口服药,如格列本脲 20 mg/d。应用后血糖仍不能达标[空腹血糖>7.8 mmol/L 和(或)血糖化血红蛋白>7%]提示有胰岛素应用的指征。同时,糖负荷后 C 肽或胰岛素释放水平亦有较强的指导意义。尤其对体重正常或消瘦的糖尿病患者,使用胰岛素的态度应该更加积极。②由于肝、肾功能不全及药物的不良反应,而无法坚持口服药物治疗。③存在严重的糖尿病慢性并发症,如 3 期及以上的视网膜病变、临床糖尿病肾病等。

(2)短期适应证:①严重急性代谢并发症,如糖尿病酮症酸中毒、非酮症高渗性昏迷和乳酸性酸中毒等。待病情稳定后,可根据其胰岛功能决定是否改用口服降糖药或联合还是单独胰岛素应用。②急性应激状态,如严重感染、急性脑卒中、急性心血管事件、开胸、开腹、截肢及骨科大手术的围术期等。慢性应激状态,如慢性活动性肺结核、慢性活动性肝炎等。③"糖毒性"状态,尤对于空腹血糖>15 mmol/L(也包括初发的患者)。目前认为,此类患者普遍存在高血糖对胰岛 β 细胞的毒性损伤,为尽快解除葡萄糖毒性作用,可立即予以胰岛素治疗。同时可结合其胰岛功能,若葡萄糖负荷后胰岛素,C 肽均低,则提示有胰岛功能不足存在,胰岛素治疗的指征强。若胰岛功能并不太差,则建议至少须和胰岛素敏感剂合用。

2.治疗方案

(1)1 型糖尿病。①分剂混合:早、晚餐前皮下注射短效胰岛素加中效胰岛素。②改进的分剂混合:推迟晚餐前中效胰岛素至睡前。③多剂注射:三餐前皮下注射短效胰岛素,睡前注射中效胰岛素。④改进的多剂注射:三餐前皮下注射短效胰岛素,睡前注射长效胰岛素。⑤胰岛素泵治疗:持续性皮下胰岛素输注;腹腔内植入型胰岛素输注泵。⑥强化胰岛素治疗:多采用改进的多剂注射方案或持续性皮下胰岛素输注治疗。

(2)2 型糖尿病。①联合胰岛素治疗:口服降糖药物失效后与胰岛素联合治疗。②替代治疗:2 次预混胰岛素治疗、多次胰岛素注射方案。

(六)手术治疗

手术治疗能够明显改善 2 型糖尿病肥胖患者的血糖,甚至可使某些症状缓解。通过腹腔镜操作的手术主要有 2 种方式:腹腔镜下可调节胃束带术和胃旁路术。手术治疗的缓解标准:不用任何药物使糖化血红蛋白≤6.5%,空腹血糖≤7.0 mmol/L,餐后 2 小时血糖≤10 mmol/L。

1.适应证

(1)BMI≥35 的 2 型糖尿病患者。

(2)BMI≥40 或 35 并伴有严重合并症,且年龄≥15 岁的 2 型糖尿病患者。

(3)BMI 在 28～29.9 的 2 型糖尿病并有向心性肥胖、高血压、高血脂者。

(4)BMI 在 30～35 的难以控制血糖,特别有心血管风险的患者;年龄<60 岁或身体状况较好,手术风险较低的 2 型糖尿病患者。

2.禁忌证

(1)1型糖尿病患者。

(2)有外科手术禁忌证者。

(3)胰岛功能明显衰竭的2型糖尿病患者。

(4)能够较满意控制血糖的患者。

(5)妊娠糖尿病及其他特殊类型糖尿病患者。

(6)滥用药物、酒精成瘾的精神疾病患者及代谢手术有风险的患者。

(七)自我监测

糖尿病患者经过治疗后,临床症状会得到改善,但仍应重视自我监测。包括尿糖、血糖的自我监测,同时应注意预防低血糖的出现,定期检查眼底、血压、心电图、尿清蛋白的状况,了解有无并发症的发生。

(王莉迪)

第三节 血脂异常

一、概述

(一)定义

血脂异常通常指血清中胆固醇、甘油三酯、低密度脂蛋白胆固醇水平升高,高密度脂蛋白胆固醇水平降低,即所谓的高血脂。由于在血浆中脂质以脂蛋白的形式存在,血脂异常表现为脂蛋白异常血症。

血脂是血浆中的中性脂肪(甘油三酯)和类脂(磷脂、糖脂、类固醇)的总称,广泛存在于人体中。它们是生命细胞的基础代谢必需物质。一般说来,血脂中的主要成分是甘油三酯和胆固醇,其中甘油三酯参与人体内能量代谢,而胆固醇则主要用于合成细胞浆膜、类固醇激素和胆汁酸。

(二)分类

血脂异常的常用分类方法有表型分类、病因分类和临床分类,其中临床分类较为实用。

1.表型分类

世界卫生组织根据脂蛋白的种类和严重程度将血脂异常分为5型,如Ⅰ型、Ⅱ型(Ⅱa型、Ⅱb型)、Ⅲ型、Ⅳ型和Ⅴ型。其中第Ⅱ型又分为2个亚型。Ⅱa型、Ⅱb型和Ⅳ型较常见。这种分型方法对指导临床上诊断和治疗高脂血症有很大的帮助,但也存在不足之处,其最明显的缺点是过于繁杂。

2.病因分类

(1)原发性血脂异常:占血脂异常的绝大多数,由遗传基因缺陷与环境因素相互作用引起。由基因缺陷所致的血脂异常多具有家族聚集性,通常称为家族性高脂血症。原因不明的称为散发性或多基因性脂蛋白异常血症。

(2)继发性血脂异常:由其他疾病如甲状腺功能减退症、库欣综合征、肾病综合征等,或某些药物如利尿药、糖皮质激素等所引起的血脂异常。

3.临床分类

从实用角度出发,血脂异常可进行简易的临床分类,主要有单纯血清胆固醇升高的高胆固醇血症,单纯血清甘油三酯升高的高甘油三酯血症,血清胆固醇、甘油三酯均升高的混合型高脂血症。此外,还有血清高密度脂蛋白胆固醇水平过低的低高密度脂蛋白血症。

随着分子生物学的迅速发展,人们对高脂血症的认识已逐步深入到基因水平。已发现有相当一部分高脂血症患者存在单一或多个遗传基因的缺陷。由于基因缺陷所致的高脂血症多具有家族聚积性,有明显的遗传倾向,故临床上通常称为家族性高脂血症。

(三)血脂异常与脑卒中的关系

血脂异常容易损伤血管内皮,促进脂质在内膜沉积及向内膜下浸润,这种病理改变会增加血液黏稠度,造成动脉内膜胆固醇蓄积,激活交感神经及肾素-血管紧张素系统,对动脉粥样硬化的病变过程有加速作用。其中低密度脂蛋白胆固醇是缺血性脑卒中发病的独立危险因素,低密度脂蛋白胆固醇升高是动脉粥样硬化的发生、发展过程中最关键的危险因素之一。

二、发病机制

(一)饮食中胆固醇和(或)饱和脂肪酸过量

每天饮食中的胆固醇从 200 mg 增至 400 mg 时,可使血浆胆固醇水平上升 0.13 mmol/L,其机制可能与肝脏胆固醇含量增加,低密度脂蛋白受体合成减少有关。理想饮食中饱和脂肪酸的摄入量为每天总热卡的 7%,如果饱和脂肪酸摄入量占总热卡的 14%,胆固醇增高大约0.52 mmol/L。其中多数为低密度脂蛋白胆固醇。其机制可能为饱和脂肪酸抑制低密度脂蛋白受体活性。

(二)肥胖

肥胖可致血浆胆固醇升高,肥胖一方面促进肝脏输出含载脂蛋白 B 的脂蛋白,继而使低密度脂蛋白生成增加;另一方面使全身胆固醇合成增加,使肝内胆固醇池扩大,并抑制低密度脂蛋白受体的合成。

(三)年龄

随着年龄的增加,胆固醇会有轻度升高,但这并非与增龄所致的体重增加有关。老年人的低密度脂蛋白受体活性减退,低密度脂蛋白分解代谢率降低。其机制可能是由于年龄的增加,胆汁酸合成减少,肝内胆固醇含量增加,可进一步抑制低密度脂蛋白受体的活性。

(四)绝经后妇女

在 45～50 岁前,女性的血胆固醇低于男性,随后则会高于男性。这是由于雌激素可通过增加低密度脂蛋白受体的表达而增强低密度脂蛋白的分解代谢。

(五)基因缺陷

与脂代谢有关的基因发生突变可导致脂蛋白降解酶活性降低,脂蛋白结构或受体缺陷使脂蛋白在体内的清除减少或分解代谢减慢;或增加脂蛋白的合成,影响饮食中脂肪的吸收等。可引起各种类型的原发性高脂血症,如家族性脂蛋白脂酶缺乏症、家族性载脂蛋白 CⅡ 缺乏症、家族性高胆固醇血症、家族性载脂蛋白 B100 缺陷症、家族性异常 β 脂蛋白血症、家族性混合型高脂血症、家族性高甘油三酯血症等。

(六)全身系统性疾病

全身系统性疾病可通过各种途径引起血浆胆固醇和(或)甘油三酯水平的升高。如胰岛素缺乏,可抑制脂蛋白脂酶的活性,使乳糜微粒在血浆中聚积;甲状腺功能减退时,肝脏对极低密度脂蛋白的清除减慢,同时合并有中间密度脂蛋白产生过多;胆道结石、肝脏肿瘤、胆汁性肝硬化、胆道闭锁等所致的胆道阻塞,使胆酸、胆固醇排入胆道发生障碍引起游离胆固醇和甘油三酯升高;肾脏疾病可引起低密度脂蛋白和低密度脂蛋白合成增加,同时可能伴有脂蛋白分解代谢减慢;系统性红斑狼疮的自身抗体和肝素结合,可抑制脂蛋白脂酶的活性;多发性骨髓瘤的患者,其异型蛋白可抑制血浆中乳糜微粒和低密度脂蛋白的清除;脂肪营养不良的脂肪组织中脂蛋白脂酶减少,可伴有肝脏合成低密度脂蛋白增多等。

(七)药物

雌激素治疗可增加低密度脂蛋白的产生而引起血浆甘油三酯水平升高。长期大量应用糖皮质激素可促进脂肪分解,使血浆胆固醇和甘油三酯水平升高。噻嗪类利尿剂和 β 受体阻滞剂亦可引起高脂血症。

(八)生活习惯

1.高糖饮食

进食含糖量过高的饮食,引起血糖升高,刺激胰岛素分泌,后者可促进肝脏合成甘油三酯和低密度脂蛋白增加,引起血浆甘油三酯浓度升高。此外,高糖膳食还可诱发载脂蛋白 C-Ⅲ 基因表达增加,使血浆载脂蛋白 C-Ⅲ 浓度增高。已知载脂蛋白 C-Ⅲ 是脂蛋白脂酶的抑制因子,血浆中载脂蛋白 C-Ⅲ 增高可造成脂蛋白脂酶的活性降低,继而影响乳糜微粒和低密度脂蛋白中甘油三酯的水解,引起高甘油三酯血症。

2.缺乏锻炼

习惯于静坐的人血浆甘油三酯浓度比坚持体育锻炼者要高。锻炼尚可增高脂蛋白脂酶活性,升高高密度脂蛋白,特别是高密度脂蛋白-2的水平。长期坚持锻炼,还可使外源性甘油三酯从血浆中清除增加。此外,吸烟也可增加血浆中甘油三酯水平。

3.长期饮酒

长期大量饮酒可影响血浆甘油三酯水平。酒精可增加体内脂质的合成率,减少氧化脂肪酸的比例,并增加酯化脂肪酸的比例。此外,酒精还可降低脂蛋白酯酶的活性,而使甘油三酯分解代谢减慢。

三、诊断

(一)诊断标准

血脂异常的诊断标准采用《中国成人血脂异常防治指南》关于我国血脂合适水平及异常分层标准,见表 14-7。

表 14-7 血脂异常诊断及分层标准 单位:(mmol/L)

分层	总胆固醇	低密度脂蛋白胆固醇	高密度脂蛋白胆固醇	非高密度脂蛋白胆固醇	甘油三酯
理想水平		<2.6		<3.4	
合适水平	<5.2	<3.4		<4.1	<1.7
边缘升高	5.2~6.19	3.4~4.09		4.1~4.89	1.7~2.29
升高	≥6.2	≥4.1		≥4.9	≥2.3
降低			<1.0		

(二)筛查

早期检出血脂异常并对其血脂进行动态监测,是防治动脉粥样硬化性心血管疾病的必要措施。建议 20～40 岁成人至少每 5 年 1 次,40 岁以上男性和绝经期后女性至少每年 1 次检测血脂;动脉粥样硬化性心血管疾病及其高危人群,应每 3～6 个月检测 1 次。首次发现血脂异常时应在 2～4 周内复查,若仍异常,即可确立诊断。

血脂筛查的重点人群:①有血脂异常、冠状动脉粥样硬化性心脏病或动脉粥样硬化家族史,尤其是直系亲属中有早发冠状动脉粥样硬化性心脏病或其他动脉粥样硬化病史;②有动脉粥样硬化性心血管疾病病史;③有多项动脉粥样硬化性心血管疾病危险因素(高血压、糖尿病、肥胖、过量饮酒及吸烟史);④有皮肤或肌腱黄色瘤。

(三)临床表现

血脂异常的临床表现主要有两大方面:①脂质在真皮内沉积所引起的黄色瘤;②脂质在血管内皮细胞下沉积所引起的动脉粥样硬化,产生心脑血管疾病和周围血管病等。由于血脂异常的患者黄色瘤的发生率并不高,而动脉粥样硬化的发生和发展比较隐匿,需要漫长的时间才有临床表现,所以多数血脂异常患者并无特征性的临床症状和体征。

1.黄色瘤

黄色瘤是一种异常的局限性皮肤隆起,由脂质局部沉积引起,颜色可为黄色、橘黄色或棕红色,多呈结节、斑块或丘疹形状,质地柔软,最常见于眼睑周围。血脂异常患者可出现角膜环,位于角膜外缘呈灰白色或白色,由角膜脂质沉积所致,常发生于 40 岁以下。严重的高甘油三酯血症可出现脂血症眼底改变。

2.动脉粥样硬化

脂质在血管内皮下沉积引起动脉粥样硬化,导致心脑血管和周围血管病变。某些家族性血脂异常可于青春期前发生冠状动脉粥样硬化性心脏病,甚至心肌梗死。严重的高胆固醇血症可出现游走性多关节炎。严重的高甘油三酯血症(>10 mmol/L)可引起急性胰腺炎。

(四)辅助检查

血脂异常症状和体征不典型,且大部分血脂异常患者无临床症状,其诊断主要依靠实验室检查。

1.基本检查项目

基本检查项目主要对血清中的总胆固醇、低密度脂蛋白胆固醇、高密度脂蛋白胆固醇、甘油三酯进行检测。

2.额外研究项目

额外研究项目主要对血清中的载脂蛋白 A_1、载脂蛋白 B、非高密度脂蛋白胆固醇、小而密低密度脂蛋白、脂蛋白 a 等进行检测。

在临床上一般只需检查基本项目即可,检查前应空腹(禁食 12～14 小时),最后一餐忌食高脂食物和禁酒。

四、鉴别诊断

根据世界卫生组织系统进行表型分类,并鉴别原发性血脂异常和继发性血脂异常。继发性血脂异常多存在原发病的临床表现和病理特征。对家族性脂蛋白异常血症可进行基因诊断。尤其要对下列疾病引起的继发性血脂异常进行鉴别。

(一)甲状腺功能减退症

甲状腺功能减退症患者常伴发血脂异常,多表现为Ⅱa型(单纯高胆固醇血症)或Ⅱb型(混合型高脂血症)。甲状腺功能减退症对总胆固醇及低密度脂蛋白胆固醇影响最大,对甘油三酯、高密度脂蛋白胆固醇及极低密度脂蛋白影响较小。

甲状腺功能减退症引起血脂异常的主要机制是甲状腺激素分泌减少导致低密度脂蛋白胆固醇摄取减少、胆固醇合成增加和转化减少。促甲状腺激素可以直接调控脂质代谢,促进胆固醇和甘油三酯合成、抑制胆固醇转化。甲状腺功能减退症的诊断主要通过实验室检查,血清促甲状腺激素水平升高、甲状腺激素水平降低。

(二)库欣综合征

库欣综合征引起的血脂异常多表现为Ⅱb型(混合型高脂血症)。肾上腺糖皮质激素可以动员脂肪、促进甘油三酯分解;同时刺激胰岛β细胞分泌胰岛素促进脂肪合成。库欣综合征脂肪动员和合成均增加,但促进合成作用更强,导致脂肪总量增加。本病诊断主要根据典型症状和体征,如向心性肥胖、皮肤紫纹、毛发增多、性功能障碍等。实验室诊断包括血皮质类固醇升高并失去昼夜变化节律、尿17-羟皮质类固醇排出量显著增高、小剂量地塞米松抑制试验不能被抑制。

(三)肾病综合征

高脂血症是肾病综合征临床特征之一,其特点是几乎所有血脂和脂蛋白成分均增加,总胆固醇、低密度脂蛋白胆固醇等均有不同程度升高,甘油三酯和极低密度脂蛋白可能升高,高密度脂蛋白正常或稍下降。肾病综合征引起血脂异常的主要机制是低清蛋白血症导致脂蛋白合成增加、分解减少。本病诊断主要根据大量蛋白尿(>3.5 g/d)和低清蛋白血症(<30 g/L)。

(四)系统性红斑狼疮

系统性红斑狼疮引起的血脂异常与免疫炎症反应有关,自身抗体与肝素结合,抑制脂蛋白酶活性,减慢极低密度脂蛋白清除。系统性红斑狼疮诊断主要根据以下几方面。

1.临床表现

系统性红斑狼疮患者可见皮损,心、肝、肾等脏器损害。

2.自身抗体检查

抗核抗体、抗双链脱氧核糖核酸抗体、抗可溶性抗原抗体等。

3.皮肤和肾脏组织病理学检查

皮肤狼疮带试验阳性和"满堂亮"肾小球。

五、治疗

(一)治疗原则

1.根据动脉粥样硬化心血管疾病危险程度决定干预策略

依据动脉粥样硬化心血管疾病发病风险采取不同强度的干预措施是防治血脂异常的核心策略。动脉粥样硬化心血管疾病总体风险是多种危险因素复杂交互作用的结果,全面评价动脉粥样硬化心血管疾病总体风险是制定血脂异常个体化干预策略的基础。

进行危险评估时,已诊断动脉粥样硬化心血管疾病者为极高危人群;符合以下条件之一者为高危人群:①低密度脂蛋白胆固醇≥4.9 mmol/L,②1.8 mmol/L≤低密度脂蛋白胆固醇<4.9 mmol/L且年龄≥40岁的糖尿病患者。不具有上述情况的个体,在决定是否需要调脂治疗前,应根据低密度脂蛋白胆固醇或总胆固醇水平、有无高血压及其他动脉粥样硬化心血管疾病危

险因素进行未来 10 年间动脉粥样硬化心血管疾病总体发病危险评估,并按照动脉粥样硬化心血管疾病 10 年发病平均危险进行危险分层,将<5％,5％～9％及≥10％分别定义为低危、中危及高危。

对动脉粥样硬化心血管疾病 10 年发病危险为中危且年龄<55 岁的人群,建议进行动脉粥样硬化心血管疾病余生危险评估,以便对高危个体早期干预。上述人群中,如存在以下危险因素≥2 项,其动脉粥样硬化心血管疾病余生危险为高危:①收缩压≥21.3 kPa(160 mmHg)或舒张压≥13.3 kPa(100 mmHg);②非高密度脂蛋白胆固醇≥5.2 mmol/L;③高密度脂蛋白胆固醇<1.0 mmol/L;④BMI≥28 kg/m²;⑤吸烟。

2.将降低低密度脂蛋白胆固醇作为首要干预靶点

低密度脂蛋白胆固醇升高是导致动脉粥样硬化心血管疾病发病的关键因素。降低低密度脂蛋白胆固醇水平,是改善动脉粥样硬化,减少动脉粥样硬化心血管疾病发病率、致残率及致死率的有效措施。因此,降低低密度脂蛋白胆固醇水平是防控动脉粥样硬化心血管疾病的首要干预靶点。由于高甘油三酯血症时残粒脂蛋白水平升高,增高动脉粥样硬化风险,非高密度脂蛋白胆固醇可作为次要干预靶点。

根据动脉粥样硬化心血管疾病总体危险分层,设定调脂治疗干预靶点的达标值,见表 14-8。针对低密度脂蛋白胆固醇基线值较高不能达标者,低密度脂蛋白胆固醇至少应降低 50％。极高危人群即使低密度脂蛋白胆固醇基线水平在达标值以内,仍应将低密度脂蛋白胆固醇进一步降低 30％。

表 14-8　不同动脉粥样硬化心血管疾病危险人群降低密度脂蛋白胆固醇/非高密度脂蛋白胆固醇治疗达标值

单位:(mmol/L)

危险等级	低密度脂蛋白胆固醇	非高密度脂蛋白胆固醇
低危、中危	<3.4	<4.1
高危	<2.6	<3.4
极高危	<1.8	<2.6

3.调脂首选他汀类药物

他汀类药物能显著降低心血管事件风险,首选他汀类药物用于调脂达标。有研究显示,高强度他汀类药物治疗会大幅升高肌病风险,而未能增加低密度脂蛋白胆固醇达标率。因此,建议根据患者血脂基线水平使用中等强度他汀类药物作为起始剂量,根据个体疗效和耐受情况调整剂量;若总胆固醇水平不能达标,考虑与其他药物联合使用,可获得安全、有效的调脂效果。

4.联合用药

除积极干预胆固醇外,对其他血脂异常也应采取适当的干预措施。经他汀类药物治疗后,如非高密度脂蛋白胆固醇仍不达标,可考虑与贝特类药物或高纯度鱼油制剂联合使用。当血清甘油三酯≥1.7 mmol/L 时,首先应用非药物干预措施,包括治疗性饮食、减轻体重、减少饮酒、戒烈性酒等。对于严重高甘油三酯血症(空腹甘油三酯≥5.7 mmo/L)患者,应首先考虑使用降甘油三酯和低密度脂蛋白胆固醇的药物(如贝特类、高纯度鱼油或烟酸)。对于高密度脂蛋白胆固醇<1.0 mmol/L的患者,主张控制饮食和改善生活方式。

(二)非药物治疗

1.饮食控制

改善饮食结构,根据患者血脂异常的程度、分型及性别年龄和劳动强度等制订食谱。减少总能量摄入。在满足每天必需营养和总能量的基础上,限制胆固醇摄入量(<300 mg/d),补充植物固醇(2~3 g/d)。限制饱和脂肪酸摄入量(占总能量比例一般人群<10%,高胆固醇血症患者<7%),脂肪摄入优先选择富含 n-3 多不饱和脂肪酸的食物。摄入碳水化合物占总能量的50%~60%,补充可溶性膳食纤维(10~25 g/d)。

2.增加运动

每天 30 分钟中等强度代谢运动,每周 5~7 天,保持合适的 BMI。对于动脉粥样硬化心血管疾病患者应通过运动负荷试验充分评估其安全性。

3.其他

戒烟、避免过度饮酒、停用女性激素口服避孕药等不利于改善血脂异常的药物。消除过度的精神紧张,尤其"A 型"性格的患者更应注意自己的行为矫正,逐步改造个性。注意这些都将有利于改善血脂代谢。

(三)药物治疗

1.他汀类

(1)代表药物:洛伐他汀、辛伐他汀、普伐他汀、氟伐他汀、阿托伐他汀、瑞舒伐他汀等。

(2)适应证:高胆固醇血症、混合性高脂血症、血管性痴呆的二级预防及血管性痴呆中高危患者的一级预防。

2.肠道胆固醇吸收抑制剂

(1)代表药物:依折麦布等。

(2)适应证:①与他汀类药物联合用于急性冠状动脉综合征患者预防心血管事件(。②经他汀类药物治疗后胆固醇水平仍不能达标者,可联合应用依折麦布。③不适于或不能耐受他汀治疗的患者,可应用依折麦布单药治疗。④以甘油三酯升高为主要表现的混合型血脂异常患者,可联合应用非诺贝特与依折麦布。⑤接受特殊治疗血脂仍未能达标的纯合子家族性高胆固醇血症患者,可联合应用依折麦布与他汀治疗。⑥用于纯合子型谷甾醇血症(或植物甾醇血症)患者的治疗。

3.胆酸螯合剂

(1)代表药物:考来烯胺、考来替泊、考来维仑等。

(2)适应证:①适用于除纯合子家族性高胆固醇血症以外的任何高胆固醇血症。对妊娠高血脂患者,树脂类药物是唯一安全的降脂药物。②可用于心脑血管疾病的二级预防。

4.贝特类

(1)代表药物:非诺贝特、苯扎贝特、吉非罗齐、吉非贝齐、环丙贝特等。

(2)适应证:主要用于高甘油三酯血症或以甘油三酯升高为主的混合型高脂血症。

5.烟酸类

(1)代表药物:烟酸等。

(2)适应证:在调脂领域,烟酸属于"广谱"调脂药物。对使用他汀类药物血脂控制理想的患者,一般不建议加用烟酸,但对于他汀类药物不耐受,最大剂量他汀类药物仍无法有效降低血清低密度脂蛋白胆固醇水平的患者(如家族性高胆固醇血症)、严重的高甘油三酯血症、混合型血脂异常等,可考虑使用或加用烟酸。

6.高纯度鱼油制剂

(1)代表药物:多烯康等。

(2)适应证:严重的高甘油三酯血症、混合型血脂异常等。

7.新型调脂药

(1)前蛋白转化酶枯草溶菌素-9 抑制剂。①代表药物:依洛尤单抗、注射型前蛋白转化酶枯草溶菌素-9 等;②适应证:纯合子型家族性高胆固醇血症等。

(2)微粒体甘油三酯转运蛋白抑制剂。①代表药物:洛美他派等;②适应证:治疗家族性高胆固醇血症。

(3)ApoB$_{100}$合成抑制剂。①代表药物:米泊美生。②适应证:有效降低血清低密度脂蛋白胆固醇水平的患者。

除了以上药物以外,治疗血脂异常的药物还包括普罗布考等。

(四)血浆置换

血浆置换是家族性高胆固醇血症(尤其是纯合子家族性高胆固醇血症)的重要辅助治疗措施,可使低密度脂蛋白胆固醇降低 55%~70%。最佳治疗频率为每周 1 次。也用于极个别对他汀类药物过敏或不能耐受的严重难治性高胆固醇血症者。该治疗价格昂贵,有创且存在感染风险。

(五)手术治疗

手术治疗对极严重的高胆固醇血症,如纯合子家族性高胆固醇血症或对药物无法耐受的严重高胆固醇血症患者,可考虑手术治疗,如部分回肠末段切除术、门腔静脉分流术和肝脏移植术等。

（王莉迪）

第四节　冠状动脉粥样硬化性心脏病

一、概述

(一)定义

冠状动脉粥样硬化性心脏病是指冠状动脉粥样硬化使血管腔狭窄或阻塞和(或)冠状动脉功能性改变(痉挛)导致心肌缺血缺氧或坏死而引起的心脏病,统称冠状动脉性心脏病,亦称缺血性心脏病。

冠状循环是指冠状动脉通过冠脉血流向心肌输送氧气和营养物质,心肌的代谢产物和代谢过程中产生的二氧化碳经冠状静脉排送到右心房。由于在安静状态下心肌的氧摄取率和利用率就极高,故运动等情况下心肌需氧量增加时,心肌不可能再以提高氧利用率或摄取率的方法来满足自己的氧需;此时,只有通过增加冠状动脉的血流量的方法来增加心肌供氧。冠状动脉血流量的多少受心肌耗氧量大小的影响,正常人运动时心肌耗氧量增加,冠脉血流量也随之增加。剧烈活动时,冠脉血流量可增加 6~7 倍甚至更多;缺氧时,冠状动脉也扩张,使冠脉血流量增加4~

5 倍。当冠状动脉狭窄或痉挛时,其调节血流的扩张作用消失或减弱,冠状动脉不能根据心肌的氧需求而增加冠脉血流量,心肌会发生缺血缺氧,因而诱发心绞痛。

(二)分型

由于病理解剖与病理生理的不同,冠状动脉粥样硬化性心脏病的临床表现亦明显不同,因此,世界卫生组织将之分为以下 5 种类型。

1.隐匿型/无症状型冠状动脉粥样硬化性心脏病

隐匿型/无症状型冠状动脉粥样硬化性心脏病是指无临床症状,但客观检查有心肌缺血表现的冠状动脉粥样硬化性心脏病。患者有冠状动脉粥样硬化,但病变较轻或有较好的侧支循环,或患者痛阈较高因而无疼痛症状。其心肌缺血的心电图表现可见于静息时,增加心脏负荷时或仅在 24 小时的动态观察中间断出现(无痛性心肌缺血)。

2.心绞痛

心绞痛表现为发作性胸骨后疼痛,为一过性心肌供血不足引起。根据发作的频率和严重程度分为稳定型和不稳定型心绞痛,稳定型心绞痛指的是发作 1 个月以上的劳力性心绞痛,其发作部位、频率、严重程度、持续时间、诱使发作的劳力大小、能缓解疼痛的硝酸甘油用量基本稳定。不稳定型心绞痛指的是原来的稳定型心绞痛发作频率、持续时间、严重程度增加,或者新发作的劳力性心绞痛(发生 1 个月以内),或静息时发作的心绞痛。不稳定型心绞痛是急性心肌梗死的前兆,所以一旦发现应立即到医院就诊。

3.心肌梗死

心肌梗死症状严重,由冠状动脉闭塞致心肌急性缺血性坏死所致。心肌梗死发生前 1 周左右常有前驱症状,如静息和轻微体力活动时发作的心绞痛,伴有明显的不适和疲惫。梗死时表现为持续性剧烈压迫感,闷塞感,甚至刀割样疼痛,位于胸骨后,常波及整个前胸,以左侧为重。部分患者可沿左臂尺侧向下放射,引起左侧腕部、手掌和手指麻刺感,部分患者可放射至上肢、肩部、颈部、下颌,以左侧为主。疼痛部位与以前心绞痛部位一致,但持续更久,疼痛更重。休息和含化硝酸甘油不能缓解。有时候表现为上腹部疼痛,容易与腹部疾病混淆。伴有低热、烦躁不安、多汗和冷汗、恶心、呕吐、心悸、头晕、极度乏力、呼吸困难、濒死感,持续 30 分钟以上,常达数小时。发现这种情况应立即就诊。

4.缺血性心肌病

缺血性心肌病属于冠状动脉粥样硬化性心脏病的一种特殊类型或晚期阶段,是指由冠状动脉粥样硬化引起长期心肌缺血。导致心肌弥漫性纤维化,产生与原发性扩张型心肌病类似的临床综合征。表现为心脏增大、心力衰竭和心律失常,随着冠状动脉粥样硬化性心脏病发病率的不断增加,缺血性心肌病型冠状动脉粥样硬化性心脏病对人类健康所造成的危害也日渐严重。

5.猝死

猝死是因原发性心脏骤停而猝然死亡,多为缺血心肌局部发生电生理紊乱,引起严重的室性心律失常所致。病理学检查显示有冠状动脉粥样硬化,但多数无血栓形成,动脉腔未完全闭塞,无急性心肌坏死的病理过程。目前认为,在动脉粥样硬化的基础上,发生了冠状痉挛或微循环栓塞,造成心肌急性缺血是导致猝死的主要原因。这种情况是可以逆转的,若心肺复苏抢救及时、得当,可以挽救患者生命。

近年趋向根据发病特点与治疗效果临床上提出了两种综合征的分类。①慢性心肌缺血综合征:隐匿型冠状动脉粥样硬化性心脏病、稳定型心绞痛和缺血性心肌病等。②急性冠状动脉综合征:不稳定型心绞痛、非 ST 段抬高型心肌梗死和 ST 段抬高型心肌梗死。

(三)冠状动脉粥样硬化性心脏病与脑卒中的关系

冠状动脉粥样硬化性心脏病与脑卒中就像是孪生兄弟,经常是相伴而行。冠状动脉粥样硬化性心脏病引起脑卒中的病因,主要由于冠状动脉粥样硬化、血管狭窄、心脏缺血、心脏排血量减少,脑部血流量相对不足,造成脑缺氧和血流动力学改变,形成脑血栓。

冠状动脉粥样硬化性心脏病严重时会发生充血性心力衰竭,这些患者发生脑血管病,则是由于心排血量减少,脑灌注量降低,血液淤滞,容易血栓形成,而发生缺血性脑卒中。有人指出,冠状动脉粥样硬化性心脏病患者发生缺血性脑卒中者比无冠状动脉粥样硬化性心脏病者高 5 倍。经心电图证实,右心室肥厚的患者,发生缺血性脑卒中者比无此病者高 9 倍。

二、发病机制

(一)冠状动脉痉挛

冠状血管在正常生理情况下受到机体神经、体液和代谢等因素的调节,处于动态舒缩状态之中,适应着心肌耗氧量的需求。如果冠状血管调节发生紊乱,则可使冠状动脉痉挛,引起心肌缺血、缺氧损伤,冠状动脉严重痉挛者可引发心肌梗死,甚至猝死。

冠状动脉痉挛是一种局部现象,好发于心外膜大的冠状动脉的某一节段,其血管腔往往见不到明显的粥样硬化等阻塞性病变。

(二)冠状动脉血栓的形成

当冠状动脉形成血栓时,冠状动脉血流量减少或断绝,心肌供血障碍,导致心肌细胞变性或坏死。冠状动脉血栓的形成主要与血管内皮的损伤有关,冠状动脉粥样硬化斑块通过以下因素的作用使内皮细胞发生损伤,血管内皮细胞脱落,内皮下的结缔组织,特别是胶原暴露于血流中,激活凝血因子Ⅻ,启动内源性凝血系统,在受损的内膜处形成局部血栓。增生的内皮细胞覆盖血栓,成为动脉壁的组成部分,以后就在内膜中破裂或发生机化,形成动脉粥样硬化斑块而阻塞管腔,造成心肌缺血,导致心肌梗死。

1.血流因素

血流因素如高血压时,血流的高压和高速作用。

2.机械因素

机械因素如血管内膜创伤。

3.化学性因素

化学性因素如高脂血症。

4.体液性因素

体液性因素如毒素、激素等。

(三)冠状动脉的侧支循环

正常时侧支一般没有功能,只有当心肌缺血、缺氧时才发挥作用,并有所发展。对冠状动脉粥样硬化性心脏病患者来说,至少要有 1 支主要冠状动脉的狭窄超过 75％时才有侧支的发展,随着狭窄程度的增加及受累冠状动脉主干数量的增加,侧支发展也越明显。侧支发展需要时间,对慢性冠状动脉粥样硬化性心脏病患者来说,冠状动脉狭窄逐渐发展,侧支也逐渐随之发展,起代偿作用。

在侧支循环已经建立的情况下,冠状动脉阻塞时可以不发生心肌梗死。正因为如此,冠状动脉由狭窄逐渐加重,以至完全闭塞两者造成的后果是不一样的,前者有机会建立侧支循环,而后者来不及建立,临床上也可见长期稳定型的心绞痛,患者发生心肌梗死时预后较好,而平时没有症状突发心肌梗死者预后较差。

三、诊断

(一)临床表现

1.症状

(1)胸痛:是其临床的典型症状,胸痛部位通常在胸骨后或左胸部,可向左上臂、下颌部、背部或肩部放射。有时疼痛部位不典型,可在上腹部、颈部、下颌等部位。疼痛常持续3～5分钟,通常呈剧烈的压榨性疼痛或紧迫、烧灼感,常伴有呼吸困难、烦躁不安、出汗、恶心、呕吐或眩晕等。女性不典型胸痛较为常见,而老年人可能以呼吸困难为首发症状。关于心绞痛的分级,国际上一般采用加拿大心血管协会分级法,简单易行,便于医患参考。

Ⅰ级:日常活动,如步行、爬楼梯等无心绞痛发作。

Ⅱ级:日常活动因心绞痛而轻度受限。

Ⅲ级:日常活动因心绞痛发作而明显受限。

Ⅳ级:任何体力活动均可导致心绞痛发作。

发生心肌梗死时胸痛剧烈,持续时间长(常常超过半小时),含服硝酸甘油不能缓解,并可有恶心、呕吐、出汗、发热,甚至发绀、血压下降、休克、心力衰竭等。

(2)猝死:约有1/3的患者首次发作冠状动脉粥样硬化性心脏病时就表现为猝死。

(3)其他:可伴有全身症状,如发热、出汗、惊恐、恶心、呕吐等。

2.体征

心率多增快,少数也可减慢;心尖部第一心音减弱;可出现第三心音或第四心音,甚至出现奔马律。除早期血压可增高外,几乎所有患者血压都较前降低。可出现与心律失常、休克或心力衰竭有关的相应体征。

(二)辅助检查

1.心电图检查

心电图是诊断冠状动脉粥样硬化性心脏病最简便、最常用的方法。尤其是患者症状发作时,心电图是最重要的检查手段,还能够发现心律失常。不发作时多数无特异性改变。心绞痛发作时ST段异常压低,变异型心绞痛出现一过性ST段抬高。不稳定型心绞痛多有明显的ST段压低和T波倒置。

心肌梗死时的心电图表现:急性期有异常Q波、ST段抬高;亚急性期仅有异常Q波和T波倒置(梗死后数天至数星期);慢性或陈旧性期(3～6个月)仅有异常Q波;若ST段抬高持续6个月以上,则有可能并发室壁瘤。若T波持久倒置,则称陈旧性心肌梗死伴冠脉缺血。

2.心电图负荷试验

心电图负荷试验包括运动负荷试验和药物负荷试验。对于安静状态下无症状或症状持续时间很短难以捕捉的患者,可以通过运动或运用药物增加心脏的负荷而诱发心肌缺血,从而通过心电图记录到ST-T的变化而证实心肌缺血的存在。运动负荷试验最常用,但是怀疑心肌梗死的患者禁用。

3.动态心电图检查

动态心电图是一种可以长时间连续记录并分析在活动和安静状态下心电图变化的方法。该方法可以观察记录到患者在日常生活状态下心电图的变化,如一过性心肌缺血导致的 ST-T 变化等。此法无创、方便,患者容易接受。

4.心肌核素显像检查

根据病史、心电图检查不能排除心绞痛,以及某些患者不能进行运动负荷试验时可做此项检查。心肌核素显像可以显示缺血区、明确缺血的部位和范围大小。结合运动负荷试验,则可提高检出率。

5.超声心动图检查

超声心动图可以对心脏形态、结构、室壁运动及左心室功能进行检查,是目前最常用的检查手段之一。对室壁瘤、心腔内血栓、心脏破裂、乳头肌功能等有重要的诊断价值。但是,其准确性与超声检查者的经验关系密切。

6.血液学检查

心肌损伤标志物是急性心肌梗死诊断和鉴别诊断的重要手段之一。目前临床中以心肌肌钙蛋白为主。此外,通常需要采血测定血脂、血糖等指标,评估是否存在冠状动脉粥样硬化性心脏病的危险因素。

7.多排螺旋 CT 冠状动脉成像

多排螺旋 CT 冠状动脉成像是一项无创、低危、快速的检查方法,已逐渐成为一种重要的冠状动脉粥样硬化性心脏病早期筛查和随访手段。主要适用于以下情况。

(1)不典型胸痛症状的患者,心电图、运动负荷试验或心肌核素显像等辅助检查不能确诊。

(2)冠状动脉粥样硬化性心脏病低风险患者的诊断。

(3)可疑冠状动脉粥样硬化性心脏病,但不能进行冠状动脉造影的患者。

(4)无症状的高危冠状动脉粥样硬化性心脏病患者的筛查。

(5)已知冠状动脉粥样硬化性心脏病或介入及手术治疗后的随访。

8.冠状动脉造影

冠状动脉造影是目前冠状动脉粥样硬化性心脏病诊断的"金标准",可以明确冠状动脉有无狭窄、狭窄的部位、程度、范围等,并可据此指导进一步治疗。左心室造影可以对心功能进行评价。冠状动脉造影主要有以下指征。

(1)对内科治疗下心绞痛仍较重者,明确动脉病变情况以考虑旁路移植手术。

(2)胸痛似心绞痛而不能确诊者。

9.血管内超声检查

血管内超声可以明确冠状动脉内的管壁形态及狭窄程度。冠状动脉内超声不仅可以对血管径线和血管腔的面积进行精确测量,而且还可以发现早期冠状动脉粥样硬化斑块,并可显示粥样硬化斑块的形态、结构和组织学特征。这些为冠状动脉粥样硬化性心脏病的介入治疗提供可靠的依据。

四、鉴别诊断

冠状动脉粥样硬化性心脏病的鉴别诊断,见表 14-9。

表 14-9　冠状动脉粥样硬化性心脏病的鉴别诊断

冠状动脉粥样硬化性心脏病 类型	发病基础	临床表现	诊断
慢性稳定型心绞痛	稳定斑块导致冠状动脉血管狭窄 50%～75%,引起供血减少	1～3 个月内无明显变化	临床表现与心肌缺血的客观证据(心电图、心脏超声、同位素检查、冠脉 CT 及冠脉造影等)
非 ST 段抬高急性冠状动脉综合征(不稳定型心绞痛和非 ST 段抬高型心肌梗死)	易损斑块破裂导致不完全闭塞性血栓形成(白色血栓)	1 个月内有明显的变化	与慢性稳定型心绞痛相同,且心电图无 ST 段抬高,肌钙蛋白正常为不稳定型心绞痛,肌钙蛋白水平升高为非 ST 段抬高型心肌梗死
ST 段抬高急性冠状动脉综合征(ST 段抬高型心肌梗死)	易损斑块破裂导致完全闭塞性血栓形成(红色血栓)	胸痛或同等症状持续时间超过 30 分钟,含服硝酸甘油不缓解	至少两个相邻导联 ST 段抬高心肌坏死标志物水平升高(如:心肌肌钙蛋白 T 与肌酸激酶同工酶)

注:临床表现是指胸痛或等同症状发作的性质、频率、部位、持续时间及诱发胸痛发作的劳力程度、含服硝酸甘油起效时间。

五、治疗

(一)药物治疗

1.硝酸酯类药物

(1)代表药物:硝酸甘油、硝酸异山梨酯、5-单硝酸异山梨酯、长效硝酸甘油制剂等。

(2)适应证:硝酸酯类药物是稳定型心绞痛患者的常规用药。心绞痛发作时可以舌下含服硝酸甘油或使用硝酸甘油气雾剂。对于急性心肌梗死及不稳定型心绞痛患者,先静脉给药,病情稳定、症状改善后改为口服或皮肤贴剂,疼痛症状完全消失后可以停药。硝酸酯类药物持续使用可发生耐药性,有效性下降,可间隔 8～12 小时服药,以减少耐药性。

2.抗血栓药物

(1)代表药物:抗血小板药物(阿司匹林、氯吡格雷、替罗非班等);抗凝药物(普通肝素、低分子肝素、磺达肝癸钠、比伐卢定等)。

(2)适应证:①抗血小板药物可以抑制血小板聚集,避免血栓形成而堵塞血管。阿司匹林肠溶片为首选药物,维持量为每天 75～100 mg。所有冠状动脉粥样硬化性心脏病患者没有禁忌证应该长期服用。阿司匹林的不良反应是对胃肠道的刺激,胃肠道溃疡患者要慎用。冠脉介入治疗术后应坚持每天口服氯吡格雷,通常半年至 1 年。②抗凝药物通常用于不稳定型心绞痛和心肌梗死的急性期,以及介入治疗术中。

3.纤溶药物

(1)代表药物:链激酶、尿激酶、组织型纤溶酶原激活剂等。

(2)适应证:可溶解冠脉闭塞处已形成的血栓,开通血管,恢复血流,用于急性心肌梗死发作期。

4.β 受体阻滞剂

(1)代表药物:美托洛尔、阿替洛尔、比索洛尔、卡维地洛、阿罗洛尔等。

(2)适应证：β受体阻滞剂既有抗心绞痛作用，又能预防心律失常。β受体阻滞剂禁忌和慎用的情况有哮喘、慢性气管炎及外周血管疾病等。

5.钙通道阻滞剂

(1)代表药物：维拉帕米、硝苯地平、氨氯地平、地尔硫䓬等。

(2)适应证：可用于稳定型心绞痛的治疗和冠脉痉挛引起的心绞痛。不主张使用短效钙通道阻滞剂。

6.肾素-血管紧张素系统抑制剂

(1)代表药物：血管紧张素转换酶抑制剂(依那普利、贝那普利、雷米普利、福辛普利等)；血管紧张素Ⅱ受体阻滞剂(缬沙坦、替米沙坦、厄贝沙坦、氯沙坦等)；醛固酮拮抗剂。

(2)适应证：对于急性心肌梗死或近期发生心肌梗死合并心功能不全的患者，尤其应当使用此类药物。用药过程中要注意防止血压偏低。

7.调脂类药物

(1)代表药物：他汀类药物(洛伐他汀、普伐他汀、辛伐他汀、氟伐他汀、阿托伐他汀等)。

(2)适应证：调脂药物适用于所有冠状动脉粥样硬化性心脏病患者，强调在改变生活习惯基础上给应用此类药物。

(二)经皮冠状动脉介入治疗

早期经皮冠状动脉腔内成形术应用特制的带气囊导管，经外周动脉(股动脉或桡动脉)送到冠脉狭窄处，充盈气囊可扩张狭窄的管腔，改善血流，但再狭窄率高。在已扩开的狭窄处放置金属支架，被称为经皮冠状动脉介入治疗的第二个里程碑。而药物涂层支架的诞生，进一步显著降低了再狭窄发生。近年来，新研发的生物可降解支架能够避免经皮冠状动脉介入治疗术后支架存留而影响的血管舒缩，但其远期效果还有待进一步大规模临床观察。另外，置入支架的同时还可结合血栓抽吸术、旋磨术，充分开通狭窄血管。适用于药物控制不良的稳定型心绞痛、不稳定型心绞痛和心肌梗死患者。心肌梗死急性期首选急诊介入治疗，时间非常重要，越早越好。

(三)冠状动脉旁路移植术

冠状动脉旁路移植术通过恢复心肌血流的灌注，缓解胸痛和局部缺血，改善患者的生活质量，并可延长患者的生命。适用于严重冠状动脉病变的患者，不能接受介入治疗或治疗后复发的患者，以及心肌梗死后心绞痛，或出现室壁瘤、二尖瓣关闭不全、室间隔穿孔等并发症，在治疗同时，应该行冠状动脉搭桥术。手术的选择应该由心内、心外科医师与患者共同决策。心脏"杂交手术"将为更多的冠状动脉粥样硬化性心脏病患者提供更完善的治疗方案。

（王莉迪）

第五节　高同型半胱氨酸血症

一、概述

(一)定义

高同型半胱氨酸血症指的是含硫氨基酸代谢过程中由于某种酶的缺乏导致血液中同型半胱

氨酸浓度高于正常范围的人体状态。

同型半胱氨酸是一种含硫氨基酸,来源于饮食摄取的蛋氨酸,正常人体含量很少,它主要是由蛋氨酸在肝脏、肌肉及其他组织中脱甲基生成,为体内蛋氨酸和半胱氨酸的一种重要的代谢产物。它在体内有 3 种代谢途径:①甲基化途径,重新甲基化生成蛋氨酸,与甲基四氢叶酸合成蛋氨酸和四氢叶酸;②转硫化途径,与丝氨酸形成胱硫醚,在胱硫醚 B 合成酶的作用下催化,以维生素 B_6 为辅酶;③直接释放到细胞外液,这一部分与血浆浓度直接相关。

(二)分型

高同型半胱氨酸血症通常分为Ⅰ、Ⅱ、Ⅲ和Ⅳ型。

1.Ⅰ型

Ⅰ型即病因为胱硫醚 β 合成酶缺陷所致,是罕见的常染色体隐性遗传病的一种,国外称为同型半胱氨酸尿症,我国于 2018 年 5 月 22 日首次公布的罕见病目录将其命名为同型半胱氨酸血症,列于第 45 号。主要起病于婴幼儿期,其临床表现为晶状体异常、近视,骨骼细长、骨质疏松,智力运动发育迟滞,动静脉血管壁损伤、血栓栓塞,肾血管梗死、缺血性脑卒中等。

2.Ⅱ型

Ⅱ型即病因为亚甲基四氢叶酸还原酶缺陷所致,是常见的常染色体遗传病。临床表现多样,分为早发型和晚发型。早发型多起病于婴儿期,表现为智力运动落后、癫痫、小头畸形呼吸暂停、脑积水等。晚发型可见于儿童到成年,临床表现多样,包括精神障碍、脑血管病、心血管疾病、骨质疏松、肿瘤、不孕不育、妊娠期疾病、肺栓塞、高血压等。

3.Ⅲ型

Ⅲ型通常由维生素 B_{12} MMACHA 基因突变导致,往往同时伴有甲基丙二酸尿症。临床表现复杂,个体差异很大,发病年龄从胎儿到成人。包括胎儿发育迟缓、畸形、脑积水、先天性心脏病,成人出现神经系统、循环系统、视力、肾脏、皮肤等各种病症。

4.Ⅳ型

Ⅳ型主要指非基因突变的后天因素所致,包括年龄、性别、疾病、药物等因素造成的高同型半胱氨酸。通常在成年期出现,临床上可表现为脑卒中、老年痴呆、认知障碍等神经系统疾病,心脏疾病,骨质疏松,高血压,肿瘤,不孕不育,妊娠期疾病等。

(三)高同型半胱氨酸血症与脑卒中的关系

高同型半胱氨酸血症常通过以下途径导致脑卒中的发生。

1.损伤血管内皮细胞

高同型半胱氨酸血症可产生自由基和过氧化氢,并且可在一定程度上抑制氧自由基清除速度;高同型半胱氨酸血症能抑制一氧化氮合成酶的作用,一氧化氮对内皮依赖性舒张功能有介导作用,从而损伤血管内皮细胞。

2.促进血栓形成

高同型半胱氨酸血症可改变花生四烯酸的代谢,使前列腺素的合成增加,从而增强血小板的黏附性;高同型半胱氨酸血症可促使血栓调节因子的表达,激活凝血因子,促进血小板黏附、聚集,从而形成血栓。

3.促进氧化低密度脂蛋白

氧化修饰的低密度脂蛋白在动脉粥样硬化的过程中起重要作用,这些氧化修饰的脂蛋白易被吞噬细胞吞噬,从而导致纤维斑块的形成。

高同型半胱氨酸血症是动脉粥样硬化、脑卒中等心脑血管疾病的一个独立危险因素。

二、发病机制

(一)基因多态性

同型半胱氨酸代谢相关酶如蛋氨酸合成酶、胱硫醚 β-合成酶、二甲四氢叶酸还原酶等遗传性缺陷导致活性降低,是引起高同型半胱氨酸血症的重要原因之一,特别是纯合子的二甲四氢叶酸还原酶的基因突变引起的酶活性降低。此酶基因 C677T 位点突变的纯合子与同型半胱氨酸具有相关性,且引起同型半胱氨酸显著升高;A1298C 纯合突变者体内酶的活性仅有正常酶活性的 60%;在西方人群中,此酶基因杂合子的突变发生频率高,并与高同型半胱氨酸具有一定的相关性。胱硫醚 β-合成酶缺乏是一种常染色体遗传性疾病,常见于 T883C、C919A 和 A1224-2C 位点的基因突变。其基因突变的纯合子一般有重度的高同型半胱氨酸血症。

(二)营养与饮食

维生素 B_6、维生素 B_{12} 是同型半胱氨酸代谢的重要辅酶,而叶酸是体内主要的甲基供体,在同型半胱氨酸合成蛋氨酸途径中提供甲基。营养因素(如摄入不足)及饮食习惯(饮酒、吸烟、大量饮用咖啡等)可影响维生素及叶酸的吸收,引起血浆同型半胱氨酸水平升高。

(三)某些疾病与药物

肾功能衰竭、甲状腺功能减退症、严重贫血、严重硬皮病、恶性肿瘤等疾病,应用考来烯胺降脂药、抗风湿药(甲氨蝶呤等)、抗癫痫药、利尿剂、一氧化氮、避孕药、雄激素等药物均可能引起高同型半胱氨酸血症。

(四)年龄与性别

研究发现,同型半胱氨酸随着年龄增长而升高,并且男性高血压人群同型半胱氨酸水平显著高于女性人群。女性绝经后高于绝经前。与年龄相关的同型半胱氨酸水平升高可能是老年人维生素 B_6、维生素 B_{12} 及叶酸缺乏,导致同型半胱氨酸在体内蓄积,还可能与肾功能减退有关。同型半胱氨酸水平的性别差异原因仍不清楚,可能与体内激素水平特别是雌激素的水平有关。

三、诊断

(一)诊断标准

目前比较公认的同型半胱氨酸参考区间是 $5 \sim 15 \ \mu mol/L$,同型半胱氨酸水平 $\geqslant 15 \ \mu mol/L$ 被公认是高同型半胱氨酸血症。有学者研究认为,该诊断标准主要适用于西方人,中国人血浆同型半胱氨酸正常值可较西方人稍低。在高血压患者中,中国高血压防治指南将空腹血浆总同型半胱氨酸水平 $>10 \ \mu mol/L$ 定义为高同型半胱氨酸血症。

(二)临床表现

1.胱硫醚 β 合成酶缺乏

若胱硫醚 β 合成酶缺乏,新生儿到青春期均可发病,生长发育迟滞。主要特点包括严重的血管、眼睛、神经系统及骨骼异常。

(1)心血管系统异常:表现为血管栓塞及动脉粥样硬化,在大、小血管,包括脑、肺、肾、皮肤等血管出现栓塞,出现瘫痪、冠状动脉粥样硬化性心脏病及高血压等,大约有 30% 的心血管病患者存在高同型半胱氨酸血症。同型半胱氨酸浓度升高 5% 时发生心肌梗死的危险性增加 3 倍,尤其是中青年,若未经及时治疗,50% 患者多由于心肌梗死、脑卒中、肺栓塞。

（2）眼部异常：多在 3 岁以后出现，有晶体脱位、继发性青光眼、白内障、视网膜脱落、视力下降，甚至失明。

（3）神经系统损害：运动神经发育迟滞、智能低下、癫痫、步态不稳等，严重导致脑卒中、帕金森、精神分裂症、忧郁症等。

（4）骨骼异常：骨质疏松、脊柱侧弯、膝外翻、蜘蛛样指趾等。

2.维生素 B_{12} 代谢缺陷

若维生素 B_{12} 代谢缺陷，出生后数月即可出现呕吐、喂养困难、嗜睡、肌张力低下和发育延迟。并发甲基丙二酸血症。

3.亚甲基四氢叶酸还原酶缺陷

亚甲基四氢叶酸还原酶缺陷临床主要以神经症状为主，新生儿呼吸暂停发作和阵挛性痉挛导致死亡；可有小头畸形、智能障碍、抽搐、精神紊乱等，也有早发性血管疾病和周围性神经疾病表现。

（三）辅助检查

1.血浆同型胱氨酸测定

空腹采血，高效液相色谱法测定血浆中同型胱氨酸浓度。

（1）胱硫醚 β 合成酶缺乏缺陷者：血浆同型胱氨酸症、硫氨基酸增高，但胱硫醚降低。

（2）维生素 B_{12} 及亚甲基四氢叶酸还原酶缺陷者：血浆同型胱氨酸、硫氨基酸减低或正常。

2.尿液检测

硝普钠试验以检验尿中硫氨基酸，如尿出现红色或紫红色为阳性。

3.血常规检查

硫氨基酸合成酶或维生素 B_{12} 缺陷的患者可出现巨幼红细胞性贫血。

4.脑脊液检查

亚甲基四氢叶酸还原酶缺陷的患者脑脊液中 5-甲基-四氢叶酸明显减低。

5.脑电图检查和颅脑 CT 检查

脑电图可有异常，硫氨基酸合成酶缺陷者 CT 显示有脑萎缩的表现。

6.基因分析或相关酶活性测定

基因分析或相关酶活性测定是从分子生物学水平作出明确诊断。

四、鉴别诊断

（一）马方综合征

马方综合征是一种主要累及中胚叶的骨骼、心脏、肌肉、韧带和结缔组织的先天性遗传性结缔组织疾病。骨骼畸形最常见，全身管状骨细长，手指和脚趾细长呈蜘蛛脚样。心脏可有二尖瓣关闭不全或脱垂、主动脉瓣关闭不全。心血管方面表现为主动脉瘤或腹主动脉瘤等。患者也可有晶状体脱位。不同的是其脱位方向向上，出现早，而同型胱氨酸尿症患者的晶状体脱位方向是向下且为进行性，常先表现为近视；其指趾细长出生早期即有，而同型胱氨酸尿症患者系生后数年才出现；实验室检查相关的生化指标可加以鉴别。

（二）高甲硫氨酸血症

高甲硫氨酸血症是一种常染色体显性/隐性遗传病。主要表现为甲硫氨酸代谢障碍所致血中甲硫氨酸浓度升高，常没有明显临床症状，部分患者可出现学习障碍、精神发育迟滞及其他神经系统异常、运动功能减退、尿液有特殊气味等;也可伴有其他代谢异常,如同型胱氨酸尿症、酪氨酸血症、半乳糖血症等。但其血浆同型胱氨酸正常。

五、治疗

(一)营养支持

叶酸、维生素 B_6 是调节同型半胱氨酸水平的关键营养素。另外的一个关键物质是甜菜碱,化学名为三甲基甘氨酸,是来自于糖蜜的提取物,是一种人类营养天然存在的物质,最早在甜菜中发现,之后在几种微生物、海洋无脊椎动物、植物和动物中也陆续被发现,菠菜、甜菜、枸杞等含有丰富的甜菜碱。人体内甜菜碱的浓度大约为 30 $\mu mol/L$,个体间的变化区间为 $9\sim90$ $\mu mol/L$。关键的影响因素包括叶酸的吸收和代谢水平,胆碱和二甲基甘氨酸的水平。甜菜碱通过转化为二甲基甘氨酸、甲基甘氨酸、甘氨酸、氨的过程可以提供 4 个甲基。甜菜碱的安全性非常高,即使每天服用 11 g/kg 仍然是安全的。甜菜碱是一种广泛存在于动植物体内的高效甲基供体。它通过参与同型半胱氨酸的再甲基化过程,从而降低血浆同型半胱氨酸水平。甜菜碱也可调节脂肪代谢,减少肝脏脂肪沉积,因此能有效防治脂肪肝。其作用机制是抑制脂肪的合成,促进肝脏脂肪的输出。应用甜菜碱降低同型半胱氨酸的水平,不仅能够实现持续的降低作用,而且尤其是在蛋氨酸负荷条件下的作用更为明显。

最近的研究发现,在蛋氨酸负荷条件下甜菜碱比叶酸和维生素 B_{12} 的作用更加重要。对于孕妇,一直到怀孕 20 周时甜菜碱的水平持续下降,从 20 周开始,甜菜碱的水平和同型半胱氨酸的水平呈现负相关关系,此时甜菜碱的水平比叶酸更能体现同型半胱氨酸的水平,是同型半胱氨酸更好的生理指标。

良好的调节高同型半胱氨酸血症的方案:叶酸 800 $\mu g/d$ +维生素 B_6、维生素 B_{12} 适量,甜菜碱 $1\sim6$ g/d。国外针对普通人群的治疗通常采用 3+X 方案的处方营养素,即甜菜碱+叶酸+维生素 B_6 +辅助营养素(维生素 B_{12}、维生素 B_2、锌、镁、胆碱等)。$4\sim8$ 周复查,根据复查结果调整服用量。

(二)运动治疗

运动能够降低高同型半胱氨酸血症氧化应激所致的脂质过氧化,减轻高同型半胱氨酸血症所致的毒性反应,从而抑制动脉粥样硬化的发展,对减轻高同型半胱氨酸血症的危害有着更重要的意义。

(三)药物治疗

1.叶酸

成人口服常规剂量:每次 $5\sim10$ mg,每天 $15\sim30$ mg;维持剂量每天 $2.5\sim10$ mg。

(1)不良反应。①泌尿生殖系统:大剂量给药时可见尿液呈黄色。②消化系统:长期用药可出现厌食恶心、腹痛等胃肠道症状。③变态反应:罕见的变态反应。

(2)注意事项。①对本药及其代谢产物过敏者禁用维生素 C,二者合用可抑制本药的吸收。②本药口服可以迅速改善巨幼细胞贫血,但不能阻止因维生素 B_{12} 缺乏而致的神经损害(如脊髓亚急性联合变性)的进展。③如大剂量持续服用本药,可使血清维生素 B_{12} 的含量进一步降低,反而使神经损害向不可逆方向发展。恶性贫血及疑有维生素 B_{12} 缺乏的患者,不可单用本药,因这样会加重维生素 B_{12} 的负担和神经系统症状。④用微生物法测定血清或红细胞中的叶酸浓度时,使用抗生素类药会使其浓度偏低,应谨慎用药。

2.甲钴胺

成人口服常规剂量：每次 500 μg，每天 3 次；维持剂量每天 2.5～10 mg。

成人注射常规剂量：每天每次 500 μg、一周 3 次。静脉注射或肌内注射。

(1)不良反应。①消化系统：口服给药偶见食欲缺乏、恶心、呕吐、腹泻。②变态反应：口服给药偶见皮疹。

(2)注意事项。①对本药过敏者禁用。②从事汞及其化合物工作的人员，不宜长期大量使用本药。

3.维生素 B_6

防治维生素 B_6 缺乏症：每天 10～20 mg。遗传性铁粒幼细胞贫血：每天 200～600 mg，连用 1～2 个月，以后每天 30～50 mg，终身服用。

对于儿童而言，防治维生素 B_6 缺乏症：每天 5～10 mg，连用 3 周，以后每天 2～5 mg，持续数周。

(1)不良反应。①代谢/内分泌系统：乳房疼痛、乳房增大、可见维生素 B_6 依赖综合征。②呼吸系统：呼吸困难、呼吸暂停。③免疫系统：罕见变态反应。使用本药软膏偶见变态反应(如皮疹、瘙痒)。④神经系统：记忆力减退、深度镇静、肌张力减退。有失眠、癫痫恶化的个案。长期用药可见周围感觉神经病变、神经综合征。⑤消化系统：恶心、胃肠不适。高剂量时可见呕吐、腹痛、食欲缺乏。⑥血液系统：有血小板减少性紫癜的发生。⑦皮肤：使用本药软膏偶见皮肤刺激(如烧灼感、红肿)。

(2)注意事项。①免疫抑制药(糖皮质激素、环磷酰胺、环孢素)：以上药物对本药有拮抗作用或可增加本药经肾脏的排泄，引起贫血或周围神经炎。②食物：与本药合用可降低本药的暴露量。③本药可减弱左旋多巴治疗帕金森病的疗效，对卡比多巴的疗效无影响。④罕见单一性维生素缺乏症，故应同时评估其他维生素缺乏症。⑤本药可干扰尿胆原定性试验，使结果呈假阳性。⑥本药某些肠外制剂含有铝，故肾功能损害者和新生儿慎用。

(三)基因治疗

对于代谢酶的缺陷所导致高同型半胱氨酸血症，基因治疗是最根本和最有效的方法。目前基因治疗正处在研究中，能否预防和治疗高同型半胱氨酸血症有待于深入研究。

(李净兵)

第六节　短暂性脑缺血发作

一、概述

(一)定义

短暂性脑缺血发作(transient ischemic attack，TIA)是指脑、脊髓或视网膜局灶性缺血所致的、未伴发急性缺血性脑卒中的短暂性神经功能障碍。临床症状一般持续 10～15 分钟，多在 1 小时内，最长不超过 24 小时即完全恢复，常反复发作，不遗留神经功能缺损症状和体征，结构性影像学检查无责任病灶。需注意,凡神经影像学检查有神经功能缺损对应的明确病灶者不宜称为 TIA。

(二)分类

1.颈动脉系统 TIA

颈动脉系统 TIA 亦称为短暂偏瘫发作,最常见的症状群为偏侧肢体发作性瘫痪和感觉异常或单肢的发作性瘫痪,以面部和上肢受累严重;其次为对侧纯运动偏瘫、偏身纯感觉障碍,肢体远端受累较重,有时可是唯一表现。主侧颈动脉缺血可表现为失语,伴或不伴对侧偏瘫。偏盲也常发生于颈动脉缺血;认知功能障碍和行为障碍有时也是其表现。颈动脉系统 TIA 的罕见形式是肢体摇摆,表现为反复发作的对侧上肢或腿的不自主和不规律的摇摆、颤抖、战栗、抽搐、拍打、摆动。这型 TIA 和癫痫发作难以鉴别。某些脑症状如"异己手综合征",岛叶缺血的面部情感表情的丧失,顶叶的假性手足徐动症等,患者难以叙述,一般医师认识不足的情况下,多被忽略。

2.椎-基底动脉系统 TIA

椎-基底动脉系统 TIA 较颈动脉系统 TIA 多见,且发作次数也多,但时间较短。主要表现为脑干、小脑、枕叶、颞叶及脊髓近端缺血,常见症状为眩晕、眼震、站立或行走不稳、视物模糊或变形、视野缺损、复视、恶心或呕吐、听力下降、延髓性麻痹、交叉性瘫痪,轻偏瘫和双侧轻度瘫痪等。少数可有意识障碍或猝倒发作。

(三)TIA 与脑卒中的关系

TIA 又称"小卒中",它的症状与脑卒中非常相似,是脑卒中的紧急预警信号。只是持续时间的长短和严重程度不同。TIA 的出现往往预示着脑卒中的发生但并不是所有 TIA 患者最后都发生脑卒中,TIA 后 90 天内,发生脑卒中的风险最高。患有 TIA 的患者中有 9%～17%在 90 天内会进展为脑卒中,其中近半数发生在 TIA 后最初的 2 天。若在最佳的控制时机不进行治疗和干预,结果就很可能进展为脑卒中。

二、发病机制

(一)微栓塞

微栓子多来源于颈部和颅内大动脉(尤其是动脉分叉处的动脉硬化斑块)、附壁血栓或心脏的微栓子的脱落。微栓子随血流流入脑中,引起局部颅内供血动脉闭塞,产生临床症状;当微栓子崩解或被血流冲向血管远端,局部血流恢复,症状消失。

(二)血流动力学改变

在颅内动脉有严重狭窄的情况下,血压波动可使原来靠侧支循环维持的脑区发生一过性缺血。脑血管动脉粥样硬化狭窄基础上,脑血管受各种刺激引起的痉挛或脑血管受压可引起脑缺血发作。血液黏度增高等血液成分改变,血液中有形成分在脑部微血管中淤积、各种原因导致的血液高凝状态等引起血流动力学异常也可造成 TIA,如多种血液病、纤维蛋白原含量增高等。某些解剖学异常,如无名动脉或锁骨下动脉狭窄或闭塞所致的椎动脉锁骨下动脉盗血也可引发 TIA。

(三)脑血管痉挛

脑血管痉挛可引起可逆性动脉狭窄,使受累血管远端缺血。

三、诊断

(一)诊断标准

(1)症状突然出现。通常患者或旁观者可以描述症状出现时他们在做什么,因为 TIA 发生时很少有患者会不确定症状何时开始。

(2)发病时即出现最大神经功能缺损。若患者症状为进展性或由身体的一部分扩散至其他部分,则更支持癫痫(若症状出现急骤,从几秒钟到 1～2 分钟)或偏头痛(若症状出现较缓慢,数分钟以上)的诊断。

(3)符合血管分布的局灶性症状。脑循环的部分血供异常可以导致局灶性症状,而全面性神经功能障碍,例如,意识模糊(排除失语所致表达错误)、晕厥、全身麻木、双眼视物模糊及单纯的眩晕等症状很少见于 TIA 患者,除非伴有其他局灶性症状。

(4)发作时为神经功能缺损症状。典型的 TIA 常为"缺损"症状,即局灶性神经功能缺损。例如,单侧运动功能或感觉障碍、语言障碍或视野缺损。TIA 很少引起"阳性"症状。例如,刺痛感、肢体抽搐或视野中闪光感等。

(5)可快速缓解。大多数 TIA 症状在 60 分钟内缓解,若症状超过 1 小时仍不缓解则更可能为脑卒中。

(6)颅脑 CT 和 MRI 正常或未显示责任梗死病灶。

(7)排除其他疾病。

(二)临床表现

TIA 的症状多种多样,取决于受累血管的分布。

1.视网膜局部病变

视网膜 TIA 也称为发作性黑矇或短暂性单眼盲。短暂的单眼失明是颈内动脉分支眼动脉缺血的特征性症状,但是少见。患者主诉为短暂性视物模糊、眼前灰暗感或眼前云雾状。视网膜 TIA 的发作时间极短暂,一般<15 分钟,大部分为 1～5 分钟,少有超过 30 分钟的。阳性视觉现象如闪光、闪烁发光或城堡样闪光暗点一般为先兆性偏头痛的症状,但颈动脉狭窄超过 75% 的视网膜 TIA 患者也可见此类阳性现象。短暂单眼失明发作时无其他神经功能缺损。患者就医前视网膜 TIA 的次数和时间变化很大,从几日到 1 年,从几次到 100 次不等。视网膜 TIA 的预后较好,发作后出现偏瘫性脑卒中和网膜性脑卒中的危险性每年为 2%～4%,较偏瘫性 TIA 的危险率低(12%～13%);当存在有轻度颈动脉狭窄时危险率为 2.3%;而存有严重颈动脉狭窄时前两年的危险率可高达 16.6%。

2.颈动脉系统 TIA

颈动脉系统 TIA 的临床表现见上述 TIA 的分类。

3.椎-基底动脉系统 TIA

椎-基底动脉系统 TIA 的临床表现见上述 TIA 的分类。

四、鉴别诊断

(一)癫痫

癫痫特别是部分性发作,常表现出肢体的抽搐或是麻木感,持续数秒或数分钟。该类患者常有脑部疾病史,脑电图有异常改变,行脑 CT 或是 MRI 检查往往可发现脑内局灶性病变存在。

（二）晕厥

患者多有精神创伤史，也可于体位改变时出现，查体发现并无明确神经定位体征。

（三）低血糖

患者多有糖尿病史，发作时出现面色苍白、血糖低。

（四）梅尼埃病

梅尼埃病表现为发作性眩晕、恶心、呕吐，常伴耳鸣、耳阻塞感、听力减退等症；持续时间往往超过 24 小时，除眼球震颤外，查体无其他神经定位体征。

（五）阿-斯综合征

阿-斯综合征即心源性脑缺血综合征，严重的心律失常如各种室性和室上性心动过速、多源性室性期前收缩、病态窦房结综合征等，因阵发性全脑供血不足，可出现头昏、晕倒和意识丧失，但常无神经系统局灶性定位症状和体征，而心脏的辅助检查常有异常发现。

（六）偏头痛

首次发病在青年或成人早期，多有家族史。头痛前可有视觉先兆症状，表现为亮点、闪光等，先兆消退后出现头痛。神经系统无阳性体征。

（七）可逆性缺血性神经功能缺失

可逆性缺血性神经功能缺失的神经功能缺损症状持续 24 小时以上，但 3 周内临床征象完全消失。

（八）其他

多发性硬化的发作性症状，皮质或皮质下的占位性病变，低血压，慢性硬膜下血肿可引起类似 TIA 的表现，要注意鉴别。

五、治疗

（一）危险因素的控制

1.血压控制

TIA 患者发病数日后未经治疗时血压≥18.6/12.0 kPa(140/90 mmHg)时应启动降压治疗。

2.强化降脂治疗

《美国心脏协会高心血管疾病风险患者血脂控制指南》建议：对于患有动脉硬化性心血管疾病的患者如果没有禁忌证或他汀类药物相关不良事件发生，均应接受高强度的他汀类药物治疗，包括瑞舒伐他汀（推荐剂量 20～40 mg）或阿托伐他汀（推荐剂量 80 mg），使低脂密度脂蛋白胆固醇水平降低至少 50％；对于出现剂量相关不良反应的患者，可改为中等强度的他汀类药物治疗。

3.其他方面

注意糖尿病、吸烟和酗酒等不良生活方式的干预，减少或戒除烟酒，增加富含维生素和纤维素食物的摄入，减少富含动物脂肪食物的摄入，坚持体育锻炼等。

（二）药物治疗

临床已证实对有脑卒中危险因素的患者行抗血小板治疗能有效预防脑卒中。对 TIA 尤其是反复发生 TIA 的患者应首先考虑选用抗血小板聚集药。对于抗血小板聚集药的应用《中国脑血管病防治指南》作出以下建议。

（1）大多数 TIA 患者首选阿司匹林治疗，推荐剂量为 50～150 mg/d。

（2）有条件时，也可选用阿司匹林 25 mg 和双嘧达莫缓释剂 200 mg 的复合制剂，每天 2 次，或氯吡格雷 75 mg/d。

（3）如使用噻氯匹定，在治疗过程中应注意检测血象。

（4）频繁发作 TIA 时，可选用静脉滴注抗血小板聚集药。

（三）抗凝治疗

目前尚无有力的临床试验证据来支持抗凝治疗作为 TIA 的常规治疗。但临床上对心房颤动、频繁发作 TIA 或椎-基底动脉 TIA 患者可考虑选用抗凝治疗。对于抗凝治疗《中国脑血管病防治指南》作出以下建议。

（1）抗凝治疗不作为常规治疗。

（2）对于伴发心房颤动和冠状动脉粥样硬化性心脏病的 TIA 患者，推荐使用抗凝治疗（感染性心内膜炎除外）。

（3）TIA 患者经抗血小板治疗，症状仍频繁发作，可考虑选用抗凝血治疗。

（4）降纤治疗。

《中国脑血管病防治指南》认为 TIA 患者有时存在血液成分的改变，如纤维蛋白原含量明显增高，或频繁发作患者可考虑选用巴曲酶或降纤酶治疗。

（四）外科治疗

对于 TIA 的外科治疗多进行颈动脉内膜剥脱术

1.适应证

（1）常规内科治疗无效。

（2）反复发作（在 4 个月内）TIA。

（3）颈动脉狭窄程度＞70％者。

（4）双侧颈动脉狭窄者。

（5）有症状的一侧先手术。

（6）症状严重的一侧伴明显血流动力学改变先手术。

2.禁忌证

（1）狭窄＜50％为无症状性狭窄。

（2）狭窄≥50％症状性狭窄。

（3）不稳定的内科和神经科状态（不稳定的心绞痛、新近的心梗、未控制的充血性心力衰竭、高血压、糖尿病）。

（4）最近大的缺血性脑卒中、出血性梗死、进行性脑卒中。

（5）意识障碍。

（6）外科不能达到的狭窄。

3.并发症

颈动脉内膜剥脱术的并发症降低至≤3％，才能保证颈动脉内膜剥脱术优于内科治疗。颈动脉内膜剥脱术的并发症包括围术期和术后两部分。围术期并发症有脑卒中、心肌梗死和死亡；术后并发症有颅神经损伤、伤口血肿、高血压、低血压、高灌注综合征、脑出血、癫痫发作和再狭窄。

（五）血管介入

对于 TIA 的血管介入治疗主要有经皮腔内血管成形术和经皮血管内支架形成术。

1.适应证

(1)狭窄程度≥70%。

(2)病变表面光滑,无溃疡、血栓或明显钙化。

(3)狭窄较局限并成环行。

(4)无肿瘤、瘢痕等血管外狭窄因素。

(5)无严重动脉迂曲。

(6)手术难以抵达部位(如颈总动脉近端、颈内动脉颅内段)的狭窄。

(7)非动脉粥样硬化性狭窄(如动脉肌纤维发育不良、动脉炎或放射性损伤)。

(8)复发性颈动脉狭窄。

(9)年迈体弱,不能承受或拒绝手术。

椎动脉系统 TIA,应慎重选择适应证。

2.禁忌证

(1)病变严重钙化或有血栓形成。

(2)颈动脉迂曲。

(3)狭窄严重,进入导丝或球囊困难,或进入过程中脑电图监测改变明显。

(4)狭窄程度<70%。

(六)TIA 立即发生急性脑卒中的处理

TIA 特别是频发 TIA,立即发生急性脑卒中的处理首选是溶栓治疗。

1.适应证

(1)发病<1 小时。

(2)脑部 CT 提示无出血或清晰的梗死。

(3)实验室检查示血细胞容积、血小板、凝血激活酶时间/凝血酶原时间均正常。

2.操作

(1)静脉给予重组组织型纤溶酶原激活剂 0.9 mg/kg,10%于 1 分钟内给予,其余量于 60 分钟内给予;同时应用神经保护药,以减少血管再通-再灌注损伤造成进一步的脑损伤。

(2)每小时检查神经系统 1 次,共 6 次,以后每 2 小时检查 1 次,共 12 次(24 小时)。

(3)第 2 天复查脑部 CT 和血液检查。

3.注意事项

区别 TIA 发作和早期急性梗死的时间界线是 1~2 小时。

(李净兵)

第七节　脑白质病变

一、概述

(一)定义

脑白质病变又被称为脑白质高信号、脑白质疏松,被认为是多种病因引起的一组以脑室周围及半卵圆中心区脑白质的弥漫性斑点状或斑片状缺血改变为主的临床综合征。在早期文献上，脑白质病变就是特指脑室周围脑白质的弥漫性斑点状或斑片状缺血改变为主的临床综合征。后来脑白质病变逐渐被认为是多种不同病因引起的一组以脑室周围及半卵圆中心区脑白质的弥漫性斑点，在 CT 或 MRI 上可见点状或片状白质改变。通过 CT 或 MRI 检查，脑白质病变被描述为弥漫性白质疏松，易见于正常老年人与具有血管危险因素发生认知功能损害者。

脑白质作为中枢神经系统的重要组成部分，是大脑内部神经纤维的聚集地。当中枢神经纤维的髓鞘遭到损害时，则可发生脑白质病变。

（二）分类

脑白质的病因复杂多样，广义上可分为后天获得性髓鞘脱失和先天性髓鞘形成障碍疾病。

1.后天获得性髓鞘脱失疾病

（1）免疫障碍性疾病：①多发性硬化；②视神经炎；③横贯性脊髓炎；④急性播散性脑脊髓炎；⑤急性坏死出血性脑脊髓炎；⑥小脑炎；⑦副肿瘤性脊髓病；⑧类风湿关节炎；⑨系统性红斑狼疮；⑩神经贝赫切特综合征。

（2）感染相关性髓鞘脱失疾病：如人类免疫缺陷病毒、神经梅毒等导致中枢神经系统髓鞘脱失。

（3）中毒代谢性疾病所致髓鞘脱失疾病：如亚急性脊髓联合变性、脑桥中央髓鞘溶解综合征、一氧化碳中毒性脑病、放射线所致髓鞘溶解综合征、药物治疗所致脑白质病变、后部可逆性脑病综合征。

2.先天性髓鞘形成障碍疾病

先天性髓鞘形成障碍疾病如异染性脑白质营养不良、肾上腺脑白质营养不良等。

（三）脑白质病变与脑卒中的关系

脑白质病变属于脑小血管病重要的表现之一，它的主要病理机制包括慢性低灌注、弥漫性脑血管内皮功能障碍和血-脑屏障的破坏。同时，脑白质病变患者由于伴随有脱髓鞘现象，其会对脑部产生延迟破坏性，损伤脑血管内皮组织，导致血-脑屏障通透性增加及抑制儿茶酚胺神经递质的合成，增加患者发生脑卒中的风险。

二、发病机制

脑白质病变的发病机制目前仍不明确，研究者们提出了各种学说，各种原因导致的缺血缺氧、血-脑屏障障碍、神经胶质细胞的变化、基因缺陷等。

（一）缺血缺氧

脑白质的血供多源于软脑膜动脉的长穿支动脉，呈直角起于蛛网膜血管，从大脑表面垂直穿过皮质，再沿着有髓纤维进入白质。邻近侧脑室壁的白质区域接受来自室管膜下动脉的脑室血管的血液供应，这些穿支血管始自脉络膜动脉或豆纹动脉终末支，长约 15 mm，与来源于大脑表面的血管相互之间的吻合稀疏或缺如。在脑室周围的深部白质，即脑室壁周围 3～10 mm 范围内，恰好处于动脉供血的分水岭区。因此，当发生脑缺血或低灌注时，该区域极易发生缺血性改变。持续的长期高血压造成深穿支小动脉壁的变性、狭窄，引起白质缺血性损伤和脱髓鞘改变。双侧颈总动脉结扎的大鼠慢性脑内低灌注模型出现脑白质髓鞘缺失、星形胶质细胞和小胶质细胞激活，并有行为改变，反映了长期脑内低灌注的效应。有学者发现脑血流增加可减少脑白质病变发生，高血压患者中，脑血管阻力增大、脑血管自动调节功能与脑白质病变严重性相关，脑血流动力学的改变参与脑白质病变形成。也有学者指出脑血流的减少可能仅仅是损伤的表现,对于血流减少的机制不清楚,细胞数目的减少而致代谢降低,脑血流量的减少可能只是代谢减弱的表现,而不是导致细胞损伤和减少的原因,启动动脉壁损害的机制还需进一步研究。

(二)血-脑屏障的破坏

血-脑屏障严格调控脑内微环境,血-脑屏障的破坏在正常老年人和严重脑白质病变患者普遍存在,后者更显著,提示其在脑白质病变发病机制及老年人脑白质免疫激活中起着重要作用。静脉注射磁共振对比剂钆-DTPA,渗入脑实质,在穿动脉区域明显,以成年型糖尿病和脑白质病变患者更明显。血浆蛋白漏出增加常被用来评价神经病理性损害时血-脑屏障破坏,提示清蛋白通过受损的血-脑屏障渗漏到脑脊液中。在脑白质缺血损害患者脑脊液清蛋白数量明显增加,严重脑白质病变出现显著的清蛋白通过损伤区域,进入损伤周围脑白质。慢性脑内低灌注诱发血-脑屏障对辣根过氧化酶渗漏增加,可能通过胞饮运输增加及内皮细胞胞浆的渗漏,后者预示内皮细胞破坏;面对侧脑室的脉络丛体病理变化更明显,表明此区域血-脑屏障易损性。慢性血-脑屏障渗漏损伤血管壁后,血浆物质蓄积于血管壁,渗漏减少,代谢废物进入血液循环受阻,成为毒性物质来源。但是临床上发现脑白质病变时患者已存在血-脑屏障渗漏,而且正常老年人血-脑屏障功能也下降,因此不能肯定血-脑屏障的变化是否是脑白质病变的发病机制还是仅为伴随的病变。

(三)神经胶质细胞的变化

少突胶质细胞对缺血缺氧高度易感,大脑中动脉闭塞30分钟即发生肿胀,原代培养的少突胶质细胞的氧化应激损伤由自由基介导。有学者结扎大鼠双侧颈总动脉建立脑组织低灌注的脑白质病变动物模型,大约手术后14天开始出现明显的脑白质病变病理改变和少突胶质细胞丢失。采用 TUNEL 和 Northen 印迹观察发现与周围正常脑白质比较,脑白质病变区域内的凋亡细胞数目明显增多,半胱氨酸蛋白酶-3 mRNA 的表达明显增加,而这些病理变化主要发生在少突胶质细胞中,证实了脑缺血引起的白质病变与少突胶质细胞损害的相关性。有学者利用新生7天大鼠采用阻塞左侧颈总动脉50分钟的方法建立脑缺血模型,观察缺血后脑白质内细胞死亡和增殖情况,结果同侧外囊内出现大量固缩的少突胶质细胞和凋亡的星形胶质细胞,同时发现大量的小胶质细胞增殖和巨噬细胞围绕在不成熟的少突胶质细胞周围,证实小胶质细胞的激活促进了炎症反应,阻止大脑神经修复过程。研究表明由星形胶质细胞分泌的生长因子与血-脑屏障通透性改变有关。脑白质病变伴血管性痴呆的患者小动脉周围激活的星形胶质细胞和小胶质/巨噬细胞表达基质金属蛋白酶-2,通过过度消化血管基底膜,或者使紧密连接蛋白发生位移,破坏血-脑屏障,敲除金属蛋白酶-2基因的小鼠慢性脑内低灌注时脑白质病变减轻,血-脑屏障渗漏减少。

(四)基因缺陷

脑白质病变与遗传因素有关。*NOTCH*3 基因变异导致伴皮质下梗死及白质脑病的常染色体显性遗传性脑动脉病,白质疏松是最早的、连续的 MRI 变化。血管紧张素原基因 *M235T* 多态性是独立于动脉高血压的病灶进展的危险因素。有学者对 2 230 名白人进行的基因连锁分析发现 4 号染色体上有影响脑白质病变病灶大小的基因。对 9 361 名欧洲家系个体进行大型染色体联合研究发现 17 号染色体存在影响脑白质病变负荷的基因。脑白质病变可能是多基因突变参与的、遗传和环境因素共同作用的病变。

三、诊断

(一)诊断标准

脑白质病变的严重程度如何评分与划级,目前尚无统一的标准。脑白质病变评分与划级主要有利于比较及临床分析,现广泛应用于临床的脑白质病变严重程度评分是以 CT 为评判标准的 Blennow 量表和以 MRI 为评判标准的 Fazekas 量表。

1.Blennow 量表

Blennow 量表最低 0 分,最高 3 分,评定脑白质改变的范围和严重性,总分是范围和严重性的平均分。脑白质病变范围:0 级为正常;1 级为侧脑室额角和枕角的边缘可见脑白质病变;2 级为脑白质病变围绕侧脑室额角和枕角并累及部分半卵圆中心;3 级为脑白质病变围绕侧脑室累及大部分半卵圆中心。脑白质病变的严重性:0 为正常;1 为轻度;2 为中度;3 为重度。

2.Fazekas 量表

Fazekas 量表以 T_2 及 T_2-FLAIR 上为高信号为评判标准,最低 0 分,最高 6 分。在 FLAIR 上评定脑室周围高信号和深部白质高信号,总分通过总和这两个部分的分数获得。脑室周围高信号:0 级为正常;1 级为斑点状;2 级为病灶开始融合;3 级为大片融合病灶。深层白质高信号:0 级为正常;1 级为铅笔线状和(或)帽状;2 级为光滑的晕状;3 级为不规则延伸至深部白质。

(二)临床表现

1.智力及认知功能障碍

内侧边缘环路、基底边缘环路和防御边缘环路是与记忆情绪行为等智能活动有关的边缘环路,这三种环路联系纤维分布在脑室系统周围,当脑室周边的白质病变导致以上环路联系纤维中断或导致皮质-皮质连接损伤时,即会出现智力及认知功能障碍。

2.下肢功能障碍

下肢功能障碍常表现为步行缓慢、步基增宽、步幅小、步行能力下降和轻微平衡障碍等。这与脑室系统周围支配下肢的特异性上下行纤维受损有关,也可能与中枢传导时间延长、感觉信息和姿势反射整合障碍有关。

3.皮质功能减退

皮质功能减退的非特异性表现如头晕、头痛、睡眠障碍、精神症状等,可能与患者伴有高血压、糖尿病、高脂血症等原发病有关,但其主要病理生理原因还是脑白质损害。

(三)辅助检查

对于脑白质病变,目前缺乏有效的实验室检查手段,更无特异性生物学指标。影像学技术是目前临床上检测脑白质病变的简便易行又可靠的方法,是脑白质病变诊断的金标准。

1.脑白质病变的 CT 表现

两侧大脑皮质下、脑室周围斑片状或弥漫性互相融合的低密度灶,边缘模糊,呈月晕状,不强化,常两侧对称;常合并双侧侧脑室扩大及脑萎缩。皮质下弓状纤维和胼胝体很少受累,脑干尤其是脑桥中上部,中央部易受累,较少累及延髓、中脑和小脑。

2.脑白质病变的 MRI 表现

头颅 MRI 上的脑白质病变指 T_2 加权成像或 FLAIR 序列检测到的脑白质信号增强区域或 CT 扫描显示的低密度区域,在 T_2 加权成像中表现为等信号或低信号,但不应低至脑脊液的信号强度。根据病变部位的不同,脑白质病变常被分为两类,即脑室周围脑白质病变(紧邻脑室系统)

和深部脑白质病变(位于皮质下区域且不与脑室相邻)。弥散张量成像可了解脑白质纤维束的微细结构改变,有助于认识白质病变部位和皮质功能活动。

四、鉴别诊断

(一)多发性硬化

多发性硬化是以中枢神经系统白质炎性脱髓鞘病变为主要特点的自身免疫病。本病最常累及的部位为脑室周围白质、视神经、脊髓、脑干和小脑,主要临床特点为中枢神经系统白质散在分布的多病灶与病程中呈现的缓解复发,症状和体征的空间多发性和病程的时间多发性。多发性硬化可能与病毒感染或自身免疫有关,发病以 20～35 岁的中青年女性多见,急性期病灶可有强化。病灶与侧脑室壁常呈垂直排列,与脑室周围白质内的小血管走行一致。与脑白质病变鉴别要结合病史、发病年龄及影像学病灶的多发性。

(二)腔隙性缺血性脑卒中

腔隙性缺血性脑卒中是指大脑半球或脑干深部的小穿通动脉在长期高血压的基础上,血管壁发生病变,导致管腔闭塞,形成小的梗死灶。腔隙性缺血性脑卒中多为基底节区的多发点状或小圆形低密度影,病灶可发生于一侧或两侧,一般不对称。由于深穿支动脉供血范围有限,所以单一支的阻塞只引起很小范围脑组织的缺血坏死,即形成所谓的腔隙。腔隙性缺血性脑卒中为直径 3～15 mm 的囊性病灶,呈多发性。小梗死灶仅稍大于血管管径。坏死组织被吸收后,可残留小囊腔。腔隙性缺血性脑卒中既是一个组织形态学诊断,又是一个影像学上的诊断,腔隙性缺血性脑卒中在病灶分布上是散发性和孤立性,这与脑白质病变病灶的连续性和融合性显著不同。另外,在病灶形状上,脑白质病变病灶具有不规则性,而腔隙性缺血性脑卒中病灶多是囊性或椭圆形。

(三)肾上腺脑白质营养不良

肾上腺脑白质营养不良是 X 连锁隐性遗传病,是一种最常见的过氧化物体病。主要累及肾上腺和脑白质,半数以上的患者于儿童或青少年期起病,主要表现为进行性的精神运动障碍,视力及听力下降和(或)肾上腺皮质功能低下等。肾上腺脑白质营养不良不仅累及脑组织,肾上腺也有异常改变;病灶分布以侧脑室后角及三角部为主,增强扫描时,病灶边缘可以出现强化。其早期 CT 和 MRI 表现很有特征性;病灶从后部白质开始,对称性向前发展与其他脑白质病容易区别;晚期累及整个白质时则缺乏特点,与其他脱髓鞘疾病难以区别,诊断需要借助肾上腺活体组织检查或血细胞、肾上腺、脑白质等部位长链脂肪酸含量测定。

五、治疗

因脑白质病变尚无较明确的治疗方法,可通过以下途径避免其的发生和危害。

(一)生活干预

(1)戒烟戒酒,因为香烟、酒精中的成分会对脑部神经造成外界性损伤,增加大脑组织发生病变可能性。

(2)控制血压及血脂水平,血压、血脂等水平升高,会增加动脉粥样硬化的概率,诱发脑白质发生病理性改变风险。

(3)多进行脑部锻炼,对于老年人可以通过阅读、交流、练字等方式,延缓大脑组织衰竭进程。

(4)避免脑部感染、脑外伤、脑卒中等疾病的发生。

(二)病因治疗

对于免疫障碍性髓鞘脱失可采取以下治疗：①促皮质激素及皮质类醇固类，如甲强龙。②β-干扰素疗法。③醋酸格拉太咪尔。④硫锉嘌呤。⑤大剂量免疫球蛋白静脉输注。

对于感染、中毒代谢相关髓鞘脱失可针对病因进行治疗，而对于遗传性髓鞘脱失疾病目前无有效治疗办法。

国外相关研究结果表明，降脂药物在预防脑白质损害方面起到一定作用。伴有高同型半胱氨酸血症的患者应补充叶酸，维生素 B_6 等促进同型半胱氨酸代谢，可一定程度降低脑白质病变发生的概率。有学者的关于颈动脉狭窄与脑白质病变的关系研究表明，解除颈动脉狭窄可改善已发生脑白质病变的严重程度。血管内皮生长因子促进血管新生，在改善脑白质病变程度及保护神经元结构和功能方面至关重要。活化、增生的星形胶质细胞产生的胰岛素样生长因子对神经细胞具有营养作用和稳定其内环境促进神经细胞存活和修复的作用。反应性小胶质细胞转化为巨噬细胞，吞噬坏死细胞，有利于残留神经细胞存活和神经细胞新生，还可分泌神经营养因子，支持神经细胞存活。最新研究显示，胆碱酯酶抑制剂和盐酸美金刚能够改善患者焦虑、抑郁症状，5-羟色胺再摄取抑制剂对抑郁焦虑症状也能起到很好的疗效。丝氨酸/苏氨酸蛋白激酶具有信息传递功能，缺血时，丝氨酸/苏氨酸蛋白激酶异常活化导致血管痉挛，参与脑白质病变的形成，并影响神经的修复与重建，使用丝氨酸/苏氨酸蛋白激酶抑制剂(如法舒地尔)可增加脑组织血流量，改善大鼠的缺血性白质损害，促进神经网络修复、重建及功能的恢复。

脑白质病变的发病机制还不完全明确，需进一步研究。国内外常用的双侧颈总动脉结扎制备的慢性脑内低灌注的模型，是研究脑白质病变的有效工具，但是却无法完全复制高血压及高龄这些临床上最普遍的危险因素，存在着局限性；敲除或转基因鼠可以克服这些缺点，但是来源少，花费高。因此，还需要摸索更实用的贴近人类脑白质病变的动物模型。同时，对血-脑屏障及穿动脉内皮渗漏的机制的研究提出了选择性开放血-脑屏障的可能性，使得小分子药物有可能在颅内能发挥更大作用；星形胶质细胞诱导紧密连接蛋清蛋白的表达，为血-脑屏障损伤后修复提供了线索，可能是治疗的新靶点。

(李净兵)

第八节　脑动脉炎

一、概述

(一)定义

脑动脉炎则指构成脑部血液循环的大、中、小及毛细动脉血管的炎症，是一组疾病的总称。其病因繁多，临床表现多种多样，且常反复发作或左、右肢体交替发病，症状依血管受损后所产生的代谢性脑病或脑软化，脑出血灶的大小、程度、部位及有无可逆性而定。本病在临床上并非少见，尤为青少年脑卒中的重要原因。如诊断治疗及时，预后多属良好，但亦有部分患者可留有不同程度的后遗症。

(二)分类

1.依据病因分类

(1)胶原病性脑动脉炎:胶原病性脑动脉炎常见的疾病有结节性多动脉炎、系统性红斑狼疮、无脉病、类风湿关节炎、硬皮病等。

(2)感染性脑动脉炎:感染性脑动脉炎常见的有细菌性脑动脉炎、钩端螺旋体性脑动脉炎、梅毒性脑动脉炎、病毒性脑动脉炎、真菌性脑动脉炎等。

(3)非感染性脑动脉炎:本组脑动脉炎的病因不清楚,但都不属于感染所致,常见的有血栓闭塞性脉管炎、颞动脉炎、Wegener 氏肉芽肿病或非感染性肉芽肿性脉管炎、药物性脑动脉炎和放射性脑动脉炎等。

2.依据血管大小分类

(1)大动脉炎:大动脉系指接近心脏的动脉,多为弹性型动脉。常见有大动脉炎综合征(主动脉弓综合征)、梅毒性动脉炎等。

(2)中型动脉炎:中型动脉系指大动脉后进入脏器内以前的一段血管,多为肌型动脉。常见有脑底动脉炎、颞动脉炎、结节性多动脉炎、钩端螺旋体脑动脉炎等。

(3)细小型动脉炎:细小型动脉系指已进入脏器内的一段细小动脉,其管径常在 2 mm 以下。常见于结缔组织疾病所引起的动脉炎,如风湿性脑动脉炎。

(4)毛细血管性动脉炎:此型血管的管径在 $7\sim9\ \mu m$,多见于各种紫癜病,伴发于梅毒、结核、伤寒、立克次体、病毒感染等所引起的感染性毛细血管动脉炎。

(三)脑动脉炎与脑卒中的关系

脑动脉炎的发病因素繁多,很可能是因为感染、中毒、药物等因素影响身体,导致自身免疫功能紊乱,进而使动脉壁产生抗原性,但是人体免疫活性细胞对此并不能识别,与患者自身抗原接触之后产生抗动脉抗体,加上动脉壁发生抗原抗体反应,形成了免疫复合物,沉积于大动脉壁而发生自身免疫性炎症性病理改变。临床表现为血管壁浸润、渗出、增殖、坏死等炎性改变,以及由此而导致的血管管腔狭窄、闭塞、血栓形成、血管破裂等继发性脑组织梗死、软化或出血。

二、发病机制

(一)直接损伤

直接损伤如感染、毒物、外伤等因素直接作用于动脉壁,使其产生动脉内膜、中膜、外膜及其周围的炎性改变。

(二)邻近脑组织损伤的炎性反应

脑动脉邻近的脑组织,因患感染、外伤、出血等脑疾病,可引起病变周围的脑血管发生炎性反应。

(三)免疫机制

具抗原性的各种致病原侵入机体后,随即导致机体产生相应抗体及免疫复合物,在介质参与下沉着于动脉管壁内,激活补体释放趋势化因子,炎性细胞,如中性白细胞趋向管壁免疫复合物沉着处,并释放溶酶体酶、胶原酶、弹性蛋白酶等,致使动脉壁及其周围产生炎性损伤。

三、诊断

(一)诊断标准

(1)具有明确的病因学病史及流行病学特征者,如有外伤、中毒、感染、放射线接触史,或来自囊虫病、钩端螺旋体病、旋毛虫病、血吸虫病疫区,并有疫源密切接触者,可提供有意义的病因学诊断。

(2)具有典型的临床起病经过及缺血性或出血性血管受损的临床表现。

(3)各种辅助检查有相应的阳性发现,或具有关特异性免疫学、病原学检测的阳性结果。

(4)具典型的影像学改变,如脑 CT 与 MRI 示缺血性或出血性改变,脑血管造影示脑动脉改变。

(5)排除颅内其他疾病。

(二)临床表现

1.潜伏期

由于病因及发病机制不同,其潜伏期亦有区别。如由药物、外伤引起者多为数小时或 1 天左右;由疟疾、化脓性感染引起者,常为数日到 1 个月左右;由结核、钩端螺旋体感染所引起者,多在 1～6 个月;由梅毒引起者则多为半年,甚至数年;接触放射线剂量大者常呈急性快速发病,而剂量小者则可至数年后才发病。

2.前驱期

约有 1/3 的患者,在发生完全性脑卒中前,常有前驱症状。主要表现为头昏、头痛、烦躁不安、记忆及睡眠障碍,有时可表现为晕厥、短暂性肢体麻木、无力、抽搐等一过性脑缺血发作症状。

3.脑损害期

此期出现因脑缺血、缺血性脑卒中、脑出血的固定性神经局灶症状和体征。

(1)起病形式。①急性卒中型:突然发病,病情 1～2 天内达高峰,常见于渗出性、坏死性脑动脉炎。多以瘫痪、抽搐、头痛、呕吐、脑膜刺激征为首发症,占 30%～40%。②亚急性型:亚急性起病,病情在 2～14 天达高峰,常见于肉芽增生性脑动脉炎,占 2%～30%。③慢性进展型:起病较慢,并呈进行性加重,病情在 2 周～1 个月或 2 个月始达高峰,以硬化性脑动脉为多见,占 20%～30%。④反复发作型:常呈多次反复发病,时好时坏,或左、右交替,经多次反复后,症状才固定,常见于过敏性或自身免疫性脑动脉炎,占 20%～30%。

(2)局灶症状:常表现为偏瘫、失语、抽搐、多动、偏身感觉障碍及符合脑动脉各分支的缺血性或出血性脑组织受损的特定性局灶症状与体征。

(3)全脑症状:可表现为意识障碍、精神症状、颅内压增高综合征等。

4.恢复期

大多数患者于病情稳定、症状固定后,通过各种治疗,一年内均可获逐步好转。

5.后遗症期

后遗症期约有 1/3 的患者,虽经积极治疗及各种康复措施综合处理,仍可遗留有不同程度的肢残、智残、多动或言语障碍等后遗症。

(三)辅助检查

1.血液检查

血常规、红细胞沉降率、抗"O"、血糖、血脂、嗜伊红细胞计数、类风湿因子、抗核抗体、狼疮细胞等,各种免疫学检查,病原学培养、接种、分离。分别酌情选检常能获阳性结果。

2.脑脊液检测

常规、生化、细胞学、免疫学、病原学等项目,进行有目的选检,多能获有价值结果。

3.周围血管检查

桡动脉、足背动脉、颈动脉、颞动脉等的搏动强弱、血管硬度、有无杂音等检测,可有助于发现周围血管病变,对脑动脉炎的诊断有重要参考价值。

4.脑电图检查

脑电图检查常提示弥漫性异常波形或局灶高幅慢波。

5.脑血流图检查

脑血流图检查常见主峰波变钝,重搏波消失、波幅降低、血流量减少。

6.血流动力学检查

血流动力学检查常可发现流变学各指标异常,如血黏度增高,血小板聚集率呈慢性持续性亢进,而其解聚图形出现率却降低。

7.经颅多普勒超声检测

经颅多普勒超声检测常显示双侧颅内血管多发性血流速度增高,降低信号消失和异常血流(频谱杂音、涡流现象及反向血流)。

8.脑 CT 扫描及 MRI 检查

脑 CT 扫描及 MRI 检查可检出缺血性脑卒中或脑出血病灶的相应影像改变,晚期尚可检出脑萎缩。CT 血管造影术、磁共振血管造影可检出病损血管部位及病损情况。

9.脑血管造影检查

脑血管造影检查对动脉炎的诊断具有特殊意义,常可见病变血管的管壁粗糙不均、管腔呈环状或偏心状狭窄,有节段性部分或完全闭塞,附近血管可见扩张。并有异网或侧支循环形成,静脉血流可显示过早充盈、反流性充盈等现象。局部水肿严重或有血肿者,尚可见肿块效应。

四、鉴别诊断

(一)脑炎

脑炎患者病前多有感染史,病变较弥散,以全脑症状为主,如常有意识障碍、行为异常等精神症状;血及脑脊液免疫学、病原学的相关检查,常有相应的阳性结果;脑血管造影阴性。

(二)脑瘤

脑瘤多慢性起病,病情随病程而进行性加重,具有颅内压增高综合征及脑瘤的定位体征,脑血管造影呈占位性改变而无脑血管本身的异常。

(三)脑外伤及药物中毒

脑外伤及药物中毒患者有明显脑外伤及药物中毒病史,脑血管造影无血管病变的阳性变化。

(四)精神病

精神病患者以精神症状最为最突出,而不具神经系统异常体征,脑血管造影亦无任何阳性发现。

(五)缺血性脑卒中

缺血性脑卒中常有动脉硬化症、心脏病、糖尿病史,中老年人多见,脑血管造影示动脉硬化性改变而无炎性血管影像征。

(六)自发性脑蛛网膜下腔出血

自发性脑蛛网膜下腔出血常有发作性头痛、癫痫、脑神经麻痹史,既往亦可能有类似发病,脑血管造影常可发现脑动脉瘤、脑血管畸形。

(七)脑动脉纤维肌发育不良症

脑动脉纤维肌发育不良症于中青年女性多见,可有脑出血或缺血性脑卒中的临床或 CT 表现,脑血管造影的特征改变为发育异常的血管壁畸形,或为串珠状,或呈非特异性管状狭窄,或作憩室样、袋形扩张。

(八)各种类型脑动脉炎之间的鉴别

各型脑动脉炎的互相鉴别,主要应依靠病史(外伤、中毒、放射线接触)、病原学(细菌、病毒、螺旋体、寄生虫)、免疫学(特异性抗原、抗体)检测及全身性改变(结缔组织疾病)等。并结合患者的年龄、性别、诱发因素等亦可作出鉴别。

五、治疗

(一)病因治疗

对于脑动脉炎如能查获确切病因,应进行彻底的病因治疗,如为胶原病性脑动脉炎,尤其结节性多动脉炎、系统性红斑狼疮、风湿热,以及动脉炎、钩端螺旋体病脑动脉炎、病毒性脑动脉炎等,主要应用激素治疗。激素疗法在疾病急性期一般可用大剂量,即强的松 30~90 mg/d,氟氢可的松 45 mg/d 或地塞米松 5~10 mg/d,用药 3~4 周后逐渐减量,至维持为地塞米松 5 mg/d 或强的松 10 mg/d 为止,并要根据病情决定疗程,不宜太短,否则容易复发。有时也可用间歇疗程。如颞动脉炎经激素治疗,一般红细胞沉降率在 4 周内即恢复正常,再经几个月治疗可逐渐停止。若症状有复发,红细胞沉降率又增快,仍可重用激素治疗。如结节性多动脉炎,除急性期用大剂量激素治疗外,进入慢性期后,则需用激素长期维持治疗。总之,如激素应用得当,多能使症状缓解。

(二)发病机制的治疗

如为变态反应、免疫性反应、结缔组织疾病所引起的脑动脉炎,可应用肾上腺糖皮质激素或其他免疫疗法。

(三)按病变性质治疗

根据患者的脑部病变性质不同,应分别选用针对脑缺血或脑出血的各相关的治疗方案。

(四)对症治疗

对有头痛、抽搐、精神症状者,应予止痛剂、止痉剂、镇静剂等对症处理,有颅内压增高者应予脱水、降低颅内压治疗。并应加强支持疗法和护理,防治各种并发症。

(李净兵)

第九节 颅 内 肿 瘤

一、概述

(一)定义

颅内肿瘤即各种脑肿瘤,是神经系统中常见的疾病之一,对人类神经系统的功能有很大的危害。一般分为原发性和继发性两大类。原发性颅内肿瘤可发生于脑组织、脑膜、脑神经、垂体、血管残余胚胎组织等。继发性颅内肿瘤指身体其他部位的恶性肿瘤转移或侵入颅内形成的转移瘤。

颅内肿瘤可发生于任何年龄，但以 20～50 岁为最多。少年儿童以颅后窝及中线肿瘤较多见，主要为髓母细胞瘤、颅咽管瘤及室管膜瘤。成年人则以大脑半球胶质细胞瘤为最多，如星形细胞瘤、胶质母细胞瘤，其次为脑膜瘤、垂体腺瘤及听神经瘤等，这些肿瘤均以 40 岁左右为发生的高峰。至于老年人，以胶质母细胞瘤及转移瘤为多。颅内原发性肿瘤发生率的性别差异不明显，男性稍多于女性。

(二)分类

1.按组织发生学分类

(1)发源于神经胶质的肿瘤

发源于神经胶质的肿瘤如星形细胞瘤、星形母细胞瘤、多形性胶质母细胞瘤、少突胶质细胞瘤、髓母细胞瘤及室管膜瘤。

(2)发源于脑膜的肿瘤

发源于脑膜的肿瘤如脑膜瘤、脑膜肉瘤及蛛网膜囊肿。

(3)发源于垂体的肿瘤

发源于垂体的肿瘤如生长激素腺瘤、泌乳激素腺瘤、促肾上腺皮质激素腺瘤等。

(4)发源于脑神经的肿瘤

发源于脑神经的肿瘤如听神经瘤、三叉神经鞘瘤等。

(5)发源于血管细胞的肿瘤

发源于血管细胞的肿瘤如各种血管瘤及血管网织细胞瘤。

(6)发源于胚胎残余组织的肿瘤

发源于胚胎残余组织的肿瘤如颅咽管瘤、脊索瘤、胆脂瘤、皮样囊肿及畸胎瘤。

(7)发源于松果体的肿瘤

发源于松果体的肿瘤如松果体瘤、松果体母细胞瘤。

(8)由其他部位转移或侵入的肿瘤

由其他部位转移或侵入的肿瘤如各种转移瘤及鼻咽癌等。

2.按肿瘤好发部位分类

(1)幕上肿瘤。①大脑半球：如胶质瘤、凸面脑膜瘤及转移瘤。②鞍区：如垂体瘤、颅咽管瘤、异位松果体瘤。③脑室内：室管膜瘤、脉络丛乳头状瘤。④前颅凹与中颅凹底：如嗅沟、蝶骨嵴、鞍旁脑膜瘤。

(2)幕下肿瘤。①小脑半球：如胶质瘤、血管网织细胞瘤、转移瘤等。②小脑蚓部肿瘤：如髓母细胞瘤。③脑桥小脑角区肿瘤：如听神经瘤、脑膜瘤及胆脂瘤。④脑干肿瘤：如胶质瘤。⑤第四脑室：如室管膜瘤。

(三)颅内肿瘤与脑卒中的关系

颅内肿瘤的血管结构和状态异常可被认为是易出血因素，而全身或局部的凝血功能异常将促发和加速出血的发生。有学者认为颅内肿瘤并发脑卒中的内因在于血管结构的异常，如血管壁薄、扭曲、大腔及分布如网状，形成血管畸形，如毛细血管扩张症等。外因在于肿瘤侵润，压迫邻近组织结构造成变性、坏死使血管失去支撑被拉伸，或肿瘤压迫邻近回流血管致局部血流淤滞,压力增高;还有如头颅外伤,头部暴露于日光中过久及放射治疗等引发肿瘤血流动力学改变,促发出血。

二、发病机制

颅内肿瘤的发病原因和身体其他部位的肿瘤一样,目前尚不完全清楚。大量研究表明,细胞染色体上存在着癌基因加上各种后天诱因可使其发生。诱发颅内肿瘤可能有以下因素:遗传因素、物理和化学因素、生物因素等。

颅内肿瘤的发病机制为颅腔除枕骨大孔外是一封闭的结构,当颅内发生肿瘤时,正常脑组织、脑脊液、脑静脉会受到挤压,表现为颅内高压和肿瘤处局部脑组织受损的症状,如肿瘤增大,则颅内压增高会继续发展,最终导致脑疝。当小脑扁桃体疝入枕大孔时延髓受压,呼吸麻痹甚至死亡。

三、诊断

(一)诊断标准

颅内肿瘤的诊断应包括定位与定性两部分。患者的临床症状与体征是定位与定性诊断的主要依据,能初步确定病变的部位。根据病史、病程特点,可初步明确病变是否为肿瘤及肿瘤类型。结合辅助性检查的结果,来确定神经系统肿瘤的性质。

(二)临床表现

1.颅内压增高的症状和体征

颅内压增高的临床表现主要为头痛、呕吐和视神经盘水肿,被称之为颅内压增高的三主征。

(1)头痛:颅后窝肿瘤可致枕颈部疼痛并向眼眶放射。头痛程度随病情进展逐渐加剧。幼儿因颅缝未闭或颅缝分离可无明显头痛。老年人因脑萎缩、反应迟钝等原因头痛症状出现较晚。

(2)视神经盘水肿:是颅内压增高重要的客观体征,中线部位及幕下的肿瘤视神经盘水肿出现早,幕上良性肿瘤出现较晚,部分患者可无视神经盘水肿。

(3)呕吐:多呈喷射性,多伴有恶心。幕下肿瘤由于呕吐中枢、前庭、迷走神经受到刺激,故呕吐出现较早而且严重。

除上述三主征外,还可出现视力减退、黑朦、复视、头晕、猝倒、淡漠、意识障碍、大小便失禁、脉搏徐缓及血压增高等征象。症状常呈进行性加重。当脑肿瘤囊性变或瘤内脑卒中时,可出现急性颅内压增高症状。

2.局灶性症状和体征

局灶症状是指脑瘤引起的局部神经功能紊乱。通常有两种类型:①刺激性症状,如癫痫、疼痛、肌肉抽搐等。②正常神经组织受到挤压和破坏而导致的功能丧失,即麻痹性症状,如偏瘫、失语、感觉障碍等。最早出现的局灶性症状具有定位意义,因为首发症状或体征表明了脑组织首先受到肿瘤损害的部位。不同部位的脑肿瘤具有许多局灶性的特异性症状和体征。阐述如下。

(1)大脑半球肿瘤的临床表现:大脑半球肿瘤的病理学性质主要为各类胶质细胞瘤,其次为脑膜瘤和转移瘤等。大脑半球功能区附近的肿瘤早期可出现局部刺激症状,晚期则出现破坏性症状。半球不同部位肿瘤可产生不同定位症状和体征,常见下列几种症状。①精神症状:常见于额叶肿瘤,表现为痴呆和个性改变。②癫痫发作:额叶肿瘤较易出现,其次为颞叶、顶叶肿瘤多见。可为全身阵挛性大发作或局限性发作。③感觉障碍:为顶叶的常见症状。表现为两点辨别觉、实体觉及对侧肢体的位置觉障碍。④运动障碍:表现为肿瘤对侧肢体肌力减弱或呈上运动神经元完全性瘫痪。⑤失语症：见于优势大脑半球肿瘤，可分为运动性失语、感觉性失语、混合性失语和命名性失语等。⑥视野损害：枕叶及颞叶深部肿瘤因累及视辐射，从而引起对侧同象限性视野缺损或对侧同向性偏盲。

（2）鞍区肿瘤的临床表现：鞍区肿瘤早期就出现内分泌功能紊乱及视力视野改变，颅内压增高症状较少见。常见以下临床表现特点。①视力和视野改变：鞍区肿瘤因压迫视神经及视交叉出现视力减退和视野缺损。视力视野的损害因肿瘤的大小、生长方式及病程进展而表现差别很大。②眼底检查可显示原发性视神经萎缩。③内分泌功能紊乱：催乳素分泌过多，女性以停经、泌乳和不育为主要表现。男性则出现性功能减退，生长激素分泌过高，在成人表现为肢端肥大症，在儿童表现为巨人症。促肾上腺皮质激素分泌过多可导致库欣综合征。

（3）松果体区肿瘤的临床表现：由于肿瘤位于中脑导水管附近，易引起脑脊液循环障碍，故颅内压增高出现早。肿瘤向周围扩张压迫四叠体、中脑、小脑及丘脑，从而出现相应局灶性体征，如眼球上视困难等。松果体肿瘤发生于儿童期可出现性早熟现象。

（4）颅后窝肿瘤的临床表现：通常有下列临床特点。①小脑半球肿瘤：主要表现为患侧肢体协调动作障碍、爆破性语言、眼球震颤，同侧肌张力减低，腱反射迟钝，易向患侧倾倒等。②小脑蚓部肿瘤：主要表现为步态不稳、行走不能、站立时向后倾倒。肿瘤易阻塞第四脑室，早期即出现脑积水及颅内压增高表现。③脑桥小脑角肿瘤：主要表现为眩晕、患侧耳鸣及进行性听力减退。患侧第Ⅴ、Ⅶ脑神经麻痹症状及眼球震颤等小脑体征。晚期有Ⅸ、Ⅹ、Ⅺ等后组脑神经麻痹及颅内压增高症状。

（三）辅助检查

1.CT 检查

目前应用最广的无损伤脑成像技术。能够分辨颅内不同组织对 X 线吸收的细微差别，使颅内软组织结构如脑室脑池，灰质和白质等清晰显影并有较高的对比度，对诊断颅内肿瘤有很高的应用价值。CT 检查诊断颅内肿瘤主要通过直接征象，即肿瘤组织形成的异常密度区及间接征象即脑室脑池的变形移位来判断，肿瘤组织密度与周围正常脑组织对比有相等、偏低、偏高 3 种密度。低密度代表脑水肿或某些低密度病变如水瘤、上皮样囊肿等，肿瘤有出血或钙化时为高密度。静脉滴注造影剂后可使颅内结构的密度反差更为明显从而增强它的分辨力，图像更清晰。由于三维 CT 的问世，使颅内病变定位诊断更加精确。

2.MRI 检查

MRI 技术的出现，为脑肿瘤的诊断提供了一种崭新的手段，其对不同神经组织和结构的细微分辨能力远胜于 CT。具有无 X 线辐射，对比度高、可多层面扫描重建等优点。并可用于碘过敏不能做 CT 检查及颅骨伪影所致 CT 检查受限者。而且其成像脉冲序列丰富可满足许多特殊组织成像扫描。磁共振血管成像技术因可清楚显示颅内血管血流情况，已部分地取代数字减影血管造影及脑血管造影检查。

3.X 线检查

神经系统 X 线检查包括头颅平片、脑室脑池造影、脑血管造影等，由于脑室造影有创伤性，目前已被 CT 及 MRI 所取代。头颅平片对垂体腺瘤、颅咽管瘤、听神经瘤等具有一定辅助诊断价值。脑血管造影对血管性病变及肿瘤供血情况诊断价值较大。数字减影脑血管造影将少量造影剂注入静脉或动脉内即可显示全脑各部位的动静脉分布情况，广泛用于诊断颅内动脉瘤或动脉静脉畸形。

4.脑电图及脑电地形图检查

脑电图及脑电地形图检查对于大脑半球凸面肿瘤或病灶具有较高的定位价值,但对于中线、半球深部和幕下的肿瘤诊断困难。

5.脑电诱发电位记录

给予被检查者做特定刺激,同时记录其脑相应区的电信号。在脑肿瘤诊断方面有应用价值的脑诱发电位记录:①视觉诱发电位,用于诊断视觉传导通路上的病变或肿瘤。②脑干听觉诱发电位,用来记录脑桥小脑角及脑干的病变或肿瘤的异常电位。③体感诱发电位用于颅内肿瘤患者的脑功能评定。

6.正电子发射断层扫描

正电子发射断层扫描所提供的信息基于组织代谢变化,即关于组织和细胞的功能成像。因肿瘤组织糖酵解程度高,本技术通过测定组织的糖酵解程度可区分正常组织和肿瘤组织,从而了解肿瘤的恶性程度,选择活体组织检查或毁损靶点,评估手术、放射治疗、化学治疗的效果,动态监测肿瘤的恶变与复发。

四、鉴别诊断

(一)视神经乳头炎

视神经乳头炎可误认为视神经盘水肿而作为脑瘤的根据。视神经炎的充血要比视神经盘水肿为明显,乳头的隆起一般不超过2个屈光度。早期就有视力减退。而视盘水肿一般隆起较高,早期视力常无影响。

(二)脑蛛网膜炎

脑蛛网膜炎起病较急,病程进展缓慢,常有视力减退、颅内压增高和局灶性脑症状,易与脑肿瘤相混淆。但蛛网膜炎的病程较缓和,可多年保持不变,有条件可做CT或MRI检查,即可作出鉴别。

(三)良性颅内压增高

良性颅内压增高时,患者有头痛和视神经盘水肿,但除了颅内压增高的体征和放射改变外,神经系统检查无其他阳性发现,各项辅助检查均属正常。

(四)硬膜下血肿

硬膜下血肿有明显外伤史者鉴别多无困难。患者可有头痛、嗜睡、视神经盘水肿和轻偏瘫。在没有明确头颅外伤病史,与颅内肿瘤鉴别困难时,可做CT检查确诊。

(五)癫痫

脑肿瘤患者常有癫痫发作,因此常须与功能性癫痫作鉴别。后者多数于20岁以前发病,病程长而不出现神经系统异常体征或颅内压增高症状。但对于可疑或不典型的病例,应随访观察,必要时做进一步检查。

(六)脑脓肿

脑脓肿具有与脑肿瘤同样的症状,因此容易与脑肿瘤相混淆。脑脓肿起病急,绝大多数有全身或局部感染史,如慢性胆脂瘤性中耳炎、肺脓肿、化脓性颅骨骨髓炎、败血症、皮肤疮疖等。小儿患者常有紫绀性先天性心脏病病史。起病时有发热并有明显脑膜刺激症状。周围血象有白细胞增多,脑脊液内有炎性细胞。细心诊查多数不难区别。

(七)脑血管疾病

脑肿瘤患者常有偏瘫、失语等症状可能与脑血管病混淆。但脑血管患者年龄较大,有高血压史,起病急,颅内压增高不如脑肿瘤明显,如遇困难,可做 CT 检查。

(八)内耳眩晕症

内耳眩晕症与桥小脑角肿瘤一样可引起耳鸣、耳聋、眩晕,但无其他颅神经症状,内耳孔不扩大,脑脊液蛋白质含量不增加,可以鉴别。

(九)先天性脑积水

小儿脑肿瘤的继发性脑积水须和先天性脑积水作鉴别。脑肿瘤很少于 2 岁以前发病,而先天性脑积水自小就有头颅增大,病程较长,并常伴有智力障碍。

(十)散发性脑炎

少数散发性脑炎患者可出现颅内压增高,但散发性脑炎发病较急,全脑症状突出,脑电图是弥散性高波幅慢波,CT 检查可鉴别。

(十一)神经官能症

神经官能症无颅内压增高症状及体征,眼底无水肿,可以鉴别。

五、治疗

(一)颅内压的治疗

1.脱水治疗

脱水药物按其药理作用可分为渗透性脱水药及利尿性脱水药。前者通过提高血液渗透压使水分由脑组织向血管内转移,达到组织脱水的目的。后者通过水分排出体外,血液浓缩,增加从组织间隙吸收水分的能力。脱水药物的作用时间一般为 4～6 小时。应用脱水药时应注意防止水、电解质平衡紊乱。

2.脑脊液体外引流

(1)侧脑室穿刺:为了急救和迅速降低由于脑室扩大引起的颅内压增高,通常穿刺右侧脑室额角,排放脑脊液后颅内压下降。但排放脑脊液速度不可过快,以防止颅内压骤然降低造成脑室塌陷或桥静脉撕裂引起颅内出血。

(2)脑脊液持续外引流:多用于开颅手术前、后暂时解除颅内压增高症状及监视颅内压变化。

3.综合治疗措施

(1)低温冬眠或亚低温:可降低脑组织代谢率,提高组织对缺氧的耐受能力,改善脑血管及神经细胞膜的通透性,减少脑水肿的发生。多用于严重颅脑损伤、高热、躁动并有去大脑强直发作的患者。

(2)激素的应用:肾上腺皮质激素可改善脑血管的通透性,调节血-脑屏障,增强机体对伤病的反应能力,可用于防治脑水肿。应用激素时应注意防治感染,预防水、电解质紊乱。持续用药时间不宜过久。

(3)限制水钠输入量:应根据生理需要来补充,维持内环境稳定,防止水、电解质紊乱和酸碱平衡失调。

(4)保持呼吸道通畅:昏迷患者应及时吸痰。必要时可行气管插管或气管切开,以保持呼吸道通畅和保障气体交换。

(5)合理的体位:避免胸腹部受压及颈部扭曲,条件允许时可将床头抬高 15°～30°以利于颅内静脉血回流。

(二)手术治疗

1.肿瘤切除手术

根据肿瘤切除的范围可分做肿瘤全切除或肿瘤部位切除术。根据切除的程度又可分为次全(90%以上)切除、大部(60%以上)切除、部分切除和活体组织检查。手术切除原则是在保留正常脑组织的基础上,尽可能彻底切除肿瘤。

2.内减压手术

当肿瘤不能完全切除时,可将肿瘤周围的非功能区脑组织大块切除使颅内留出空间,降低颅内压,延长寿命。

3.外减压手术

去除颅骨骨瓣,敞开硬膜而达到降低颅内压目的。外减压手术常用于大脑深部肿瘤,由于不能切除或仅行活体组织检查及脑深部肿瘤放射治疗前,以达到减压的目的。常用术式有颞肌下减压术、枕肌下减压术和去大骨瓣减压术。

4.脑脊液分流术

脑脊液分流术为解除脑脊液梗阻而采用侧脑室-枕大池分流术、终板造瘘术、第三脑室底部造瘘术及侧脑室-心房或腹腔分流术。

(三)放射治疗

对手术无法彻底切除的胶质瘤,在手术后可以辅以放射治疗,能延迟复发,延长生存期;对一些不能进行手术的部位的肿瘤,如脑干或重要功能区的肿瘤,放射治疗成为主要治疗方法;对放射线敏感的肿瘤如髓母细胞瘤,放射治疗效果较手术为佳;垂体瘤、松果体瘤可施以放射治疗。放射治疗采用的放射线有 X 线、β 射线、γ 射线及高能电子、中子和质子,使用的仪器有 X 线治疗机、钴治疗机、感应和直线加速器等。放射剂量取决于肿瘤性质、脑组织耐受量及照射时间等因素。

(四)化学治疗

化学治疗在颅内肿瘤的综合治疗中已成为重要的治疗方法之一。中枢神经系统肿瘤的生长环境与生物学行为与颅外肿瘤差异较大,在化学治疗方面有特殊的选药和用药原则与方法。

1.选择药物原则

(1)选用能通过血-脑屏障、对中枢神经无毒性、在血液及脑脊液中能维持长时间的高浓度的药物。

(2)选择脂溶性高、分子量小、非离子化的药物。

(3)对脑转移癌患者,可参考原发肿瘤的病理类型选择药物。临床上常用下列药物:卡莫司汀、洛莫司汀、司莫司汀、丙卡巴肼、博来霉素、多柔比星、长春碱、替尼泊苷等。

2.不良反应及注意事项

化学治疗后可出现颅内压升高,故在化学治疗时应辅以降颅内压药物。药物治疗过程中肿瘤可能出现坏死出血而有可能需手术治疗。大多数抗肿瘤药物对骨髓造血功能有抑制作用,故应在用药后定期复查周围血象变化,必要时停止用药。

(五)基因药物治疗

单纯疱疹病毒胸苷激酶基因,可使抗病毒药物丙氧鸟苷转化为细胞毒药物,借逆转录病毒为载体导人胶质瘤细胞内,可特异性地杀伤分裂期的瘤细胞及诱导周围瘤细胞凋亡,而不涉及正常或静止的细胞,以达到治疗目的,目前正处于临床研究阶段。类似的基因药物尚有大肠埃希菌胞嘧啶脱氨酶基因,可将透过血-脑屏障的抗真菌药物氟胞嘧啶转化成抗肿瘤药物氟尿嘧啶,目前仍在实验研究阶段。

(李净兵)

第十节 脑血管畸形

一、概述

(一)定义

脑血管畸形是由一组脑血管发育异常的先天性疾病组成,其共性是临床症状相近,均主要表现为颅内出血和癫痫,但在诊断和治疗上又存在一定的差异。在众多分类中,脑动静脉畸形最为常见。本节主要以脑动静脉畸形为主进行叙述。

脑动静脉畸形是一种先天性中枢神经系统血管发育异常,主要的病理特征是在病变部位动脉与静脉之间缺乏毛细血管床存在,致使动脉与静脉直接相通,形成动静脉之间的短路,从而导致一系列血流动力学上的变化。临床上主要表现为反复的颅内出血、癫痫发作、头痛及进行性神经功能障碍等。本病是引起颅内自发性蛛网膜下隙出血另一常见的原因,仅次于颅内动脉瘤。

(二)分类

1.按照病变直径进行的分类

一般将脑动静脉畸形病变直径在 2.5 cm 以内的称为小型脑动静脉畸形,超过 2.5 cm 不到 5 cm 的称为中型脑动静脉畸形,最大直径超过 5 cm 的称为大型脑动静脉畸形,超过 7.5 cm 的称为巨大型脑动静脉畸形。

2.按照血管巢特点进行的分类

(1)多单元型:由多根动脉与静脉组成血管团。其中含有多处动静脉瘘,此型最多见,约占 82%。

(2)一单元型:只有一条供血动脉形成一个动静脉瘘及一条引流静脉,多为小型脑动静脉畸形,约占 10%。

(3)直线型:为最简单的畸形形式,有一根或多根动脉直接通入静脉或静脉窦,较少见,患者多为婴幼儿,常见的例子为 Galen 静脉瘤。

(4)复合型:由颅内及颅外动脉双重供血,引流静脉亦可引向颅内及颅外。

(5)静脉壁型:少见,单纯由一颅外动脉直接与颅内静脉窦相连,或由一颅外动脉经发出头皮、颅骨、硬脑膜分支后直接导入一颅内大静脉窦,不与脑皮质静脉有任何联系。

3.按照血管形态进行的分类

(1)曲张型:动脉与静脉均明显扩张、扭曲,缠结成团,动静脉间相互沟通,中间没有毛细血管,甚至微血管也很少,此类型最多见。

(2)分支型:动脉比较细直,从动脉发出很多细小分支,常较挺直,不太扭曲,与静脉的细小分支直接沟通,引流静脉一般亦不很扩张,扭曲亦不太多。

(3)动静脉瘤型:动脉和静脉都很粗大,呈不规则球囊状膨大,由多个动脉瘤及静脉瘤合并组成。

(4)混合型:由上述三种不同类型混合组成。

(三)脑血管畸形与脑卒中的关系

脑血管因畸形管壁无正常动静脉的完整性而十分薄弱,在病变部位可有反复的小出血,也由于邻近的脑组织可有小的出血性梗死软化,使病变缺乏支持,也容易发生出血,血块发生机化和液化,再出时使血液又流入此腔内,形成更大的囊腔,病变体积逐渐增大;由于病变内的动静脉畸形管壁的缺欠和薄弱,长期经受增大的血流压力而扩大曲张,甚至形成动脉瘤样改变。这些均构成了动静脉畸形破裂出血的因素。脑动静脉畸形最常见的临床表现是脑出血,病变血管破裂可发生蛛网膜下腔出血、脑内或脑室内出血。

二、发病机制

(一)供血动脉的阻力

近年来,供血动脉的阻力(或内部压力)被认为是畸形出血与否的关键性因素之一。尽管大部分供血动脉被认为是低阻力型,但有学者认为,高阻力型的供血动脉较低阻力型更易出血破裂。有学者研究发现,破裂出血的畸形其平均动脉压及动脉阻力明显增高。另有学者用脑动脉造影剂的稀释时间曲线观察供血动脉压力,发现出血的脑动静脉畸形造影剂峰值密度出现的时间较未破裂出血的脑动静脉畸形明显延长,提示该血管内阻力较高。但是目前并未证明动脉系统的血流动力学解剖结构异常与出血风险增高有确切联系。

(二)静脉系统病理性变化对脑动静脉畸形的影响

越来越多的研究者观察到了静脉引流系统对脑动静脉畸形发展的影响,影响过程是非常复杂的,从脑动静脉畸形胚胎时期的发生直到出血都有静脉异常在起作用。有学者认为,脑静脉系统的畸形并非动静脉畸形的结果,而是成因或者至少互为因果。目前普遍认为在正常脑组织中存在动静脉血管的吻合,即生理性吻合。而也有学者发现,静脉结构异常或者静脉系统的阻塞导致静脉系统高压力,而这种高压力会导致动静脉血管的吻合开放并逐渐形成动静脉畸形。同时,静脉系统的高压力还造成了部分脑组织供血障碍,脑组织的相对缺血造成了血管生成因素的激活,相关血管生成因子会促使动静脉瘘的生成,而动静脉瘘又可加重静脉系统的高压力,进而形成恶性循环。

(三)畸形血管团的血流动力学结构特点

血管畸形血流动力学分布较为特殊。由于畸形血管团中无毛细血管床,阻力明显减小,动脉供血血流更容易通过,因而脑动静脉畸形结构内血流速度非常快,可达到 $140\sim200~cm/s$。同时由于供血动脉血流不经过毛细血管床,因此引流静脉内的血流呈现"动脉化"、形态迂曲,这些病理性改变造成脑动静脉畸形的血流量较大,形成了血管的"短路"现象,即大量的血流被分流至阻力较低的供血动脉,而周边正常血管的血流量相对下降,这种现象称"窃血现象"。当脑动静脉畸形体积较大,血流量增加时"窃血现象"将更明显。

三、诊断

(一)诊断标准

根据详细询问病史、典型的临床表现及辅助检查,可作临床诊断。

(二)临床表现

1.出血

出血是其最常见症状,约占临床表现的53%,并且超过一半以上表现为颅内血肿,其次是蛛网膜下腔出血和脑室出血。与畸形相关严重的血管痉挛偶尔被提及,但并不常见。

2.癫痫

癫痫占临床表现的20%～50%,年发生率为1%～4%,可表现为局灶性的或是全身性的表现方式,常可提示病变所在部位,病变位于颞叶和顶叶的更易发生癫痫,其中病变位于顶叶的癫痫多表现为局灶性的,而额叶的动静脉畸形更多的是引起广泛性的癫痫。

3.头痛

头痛约占临床表现的15%,未破裂的脑动静脉畸形也可以引起头痛。曾有报道脑动静脉畸形与偏头痛和其他头痛综合征有关。头痛部位与病灶位置无明确相关。

4.局灶性神经功能异常

局灶性神经功能异常包括视觉、听觉异常、肌张力障碍、锥体束征阳性、进展性理解力、记忆力下降等。这可能与脑动静脉畸形引起的盗血现象,脑组织重构、移位相关。

5.智力减退

智力减退多见于巨大型脑动静脉畸形中,由于"脑盗血"的程度严重,导致脑的弥散性缺血及脑发育障碍。有时因癫痫的频繁发作,患者受到癫痫放电及抗药物的双重抑制的影响,亦可使智力衰退。轻度的智力衰退在脑动静脉畸形切除后常可逆转,但较重的智力衰退则不能逆转。少数病例以痴呆为首发症状就诊。

6.其他症状

(1)颅内杂音:有些患者自己可以感觉到颅内有同心脏跳动一致的杂音,压迫患侧颈总动脉可使杂音降低或消失。

(2)眼球突出:为较少见的脑动静脉畸形症状,一般见于病侧,特别是颞叶前端的脑动静脉畸形,有较大引流静脉导入海绵窦时,引起该窦内静脉压增高,影响眼静脉的血液回流障碍所致。

(三)辅助检查

1.头颅 X 线检查

头颅 X 线检查有异常发现者占22%～40%,表现为病灶部位钙化斑、颅骨血管沟变深加宽等,颅底 X 线检查有时可见破裂孔或棘孔扩大。颅后窝动静脉畸形致梗阻性脑积水者可显示有颅内压增高的现象。出血后可见松果体钙化移位。

2.CT 扫描检查

CT 扫描检查虽然不像血管造影能显示病变的全貌,对出血范围、血肿大小及血栓形成梗死灶脑室内出血、脑积水也有很高的价值。有利于发现较小的病灶和定位诊断。

3.MRI 检查

MRI 检查对动静脉畸形的诊断具有绝对的准确性,对畸形的供血动脉、血管团、引流静脉、出血、占位效应、病灶与功能区的关系均能明确显示,即使是隐性脑动静脉畸形往往也能显示出来。主要表现是圆形曲线状、蜂窝状或葡萄状血管流空低信号影,即动静脉畸形中的快速血流在MRI 检查影像中显示为无信号影,而病变的血管团、供血动脉和引流静脉清楚地显示为黑色。

4.脑血管造影

蛛网膜下腔出血或自发性脑内血肿应进行脑血管造影或磁共振血管造影,顽固性癫痫及头痛提示有颅内动静脉畸形的可能,也应行脑血管造影或磁共振血管造影。

5.经颅多普勒超声检查

利用经颅多普勒超声技术,不仅可以检测脑动静脉畸形的血流方向,同时还可检测到有无盗血现象。

6.脑脊液检查

脑脊液在出血前多无明显改变,出血后颅内压大多在 2.0～4.0 kPa(15.0～30.0 mmHg),脑脊液呈血性。

7.脑电图检查

多数患者有脑电图异常,主要表现为局限性的不正常活动,包括 α 节律的减少或消失,波率减慢,波幅降低,有时出现弥漫性 θ 波,与脑萎缩或脑退行性改变的脑电图相似;脑内血肿者可出现局灶性 δ 波;幕下动静脉畸形可表现为不规则的慢波;约一半有癫痫病史的患者表现有癫痫波形。

四、鉴别诊断

(一)海绵状血管瘤

本病好发于 20～40 岁成人。临床症状隐袭,最常见的起病症状为抽搐发作,另外有头痛、颅内出血、局部神经功能障碍。CT 和 MRI 是诊断颅内海绵状血管瘤的较好手段。以手术治疗为主。

(二)毛细血管扩张症

毛细血管扩张症 CT 及 MRI 检查通常不能显示病灶,血管造影时也不能显示扩张的毛细血管,并发出血时上述检查可显示相应的血肿。一般给予对症治疗,若发生严重出血,则可考虑手术治疗。

(三)大脑大静脉畸形

大脑大静脉畸形随年龄不同,症状有所不同。新生儿患者的常见症状为心力衰竭,有心动过速、呼吸困难、发绀、肺水肿、肝大及周围性水肿。幼儿患者的常见症状为脑积水,头围增大,颅缝分裂,头部可闻及颅内杂音,并有抽搐发作,患儿心脏可有扩大,有时伴有心力衰竭。对较大儿童及青年,除引起癫痫发作外,尚可引起蛛网膜下腔出血、头痛、智力发育迟钝,也可有发作性昏迷、眩晕、视力障碍、肢体无力等。新生儿及婴幼儿出现心力衰竭、心脏扩大、头颅增大、颅内可闻及杂音,可想到本病的可能,进一步确诊可行头颅 CT、MRI 和(或)脑血管造影检查。

(四)脑肿瘤卒中

颅内肿瘤特别是恶性肿瘤,可以以出血为首发临床表现,因此需与脑动静脉畸形做鉴别。部分恶性肿瘤因供血丰富,在脑血管造影上可以表现出异常的染色,但往往没有明确的供血动脉和早期显影的引流静脉在头部 CT 和磁共振扫描,特别是在强化扫描时,往往可以看见肿瘤的影像学特点。

(五)转移癌

转移癌如绒毛膜上皮癌、黑色素瘤等也可有蛛网膜下隙出血表现,在脑血管造影中可见有丰富的血管团,有时亦可见早期出现的引流静脉,因此会和脑动静脉畸形混淆。但转移癌患者多数年龄较大,病程进展快。血管造影中所见的血管团常不如脑动静脉畸形那么成熟,多呈不规则的血窦样。在头部 CT 和磁共振扫描,特别是在强化扫描时,往往可以看见肿瘤的影像学特点。在肺、肾、盆腔、乳房、甲状腺、皮肤等处可找到原发肿瘤，可与脑动静脉畸形做鉴别。

(六)恶性脑膜瘤

恶性脑膜瘤常有丰富的血供，患者可有癫痫发作、头痛、颅内压增高症状。在脑血管造影中也可见异常染色的血管团和静脉引流显影，但一般无明确的供血动脉及扩张扭曲的引流静脉。而且可见脑膜瘤占位迹象明显。在头 CT 和磁共振扫描，特别是在强化扫描时，往往可以看见肿瘤的影像学特点。CT 扫描可见明显增强的肿瘤，边界清楚，紧贴于颅骨内面，与硬脑膜黏着。表面颅骨有被侵蚀现象，故亦易与脑动静脉畸形做鉴别。

(七)血管网状细胞瘤

血管网状细胞瘤好发于后颅窝小脑半球内。由于血供丰富，也可以脑内出血为临床表现，需与后颅窝脑动静脉畸形做鉴别。此瘤多数呈囊性，瘤结节较小位于囊壁上。在脑血管造影中有时可见供血动脉及引流静脉，但供血动脉和引流静脉出现的时相往往比脑动静脉畸形晚。在 CT 扫描中可见有低密度的囊性病变，增强的肿瘤结节位于囊壁的一侧，可与脑动静脉畸形相区别。但巨大的实质性的血管网状细胞瘤有时鉴别比较困难。血管网状细胞瘤有时可伴有血红细胞增多症及血红蛋白的异常增高，在脑动静脉畸形中则从不见此情况。

(八)烟雾病

该病也可表现为脑内出血，症状可与脑动静脉畸形相似，但脑血管造影上具有特异性表现，可见颈内动脉末端和大脑前、中动脉狭窄甚至闭塞，同时可伴有烟雾血管形成，和颅内外的侧支循环建立。可以与脑动静脉畸形鉴别。

五、治疗

(一)治疗原则

目前临床上结合 Spetzler-Martin(S-M)分级，脑动静脉畸形推荐治疗原则见表 14-10。

表 14-10　脑动静脉畸形推荐治疗原则

S-M 分级	深部穿支	大小	首选处理方法	次选处理方法
Ⅰ～Ⅱ级			外科手术	放射治疗
Ⅲ级	无		外科手术	放射治疗
	有	<3 cm	放射治疗	观察
	有	>3 cm	观察	放射治疗后手术或栓塞
Ⅳ～Ⅴ级	无		外科手术和栓塞	观察或放射治疗
	有		观察	放射治疗后手术或栓塞

(二)一般治疗

对于年龄较大、仅有癫痫症状且能通过药物有效控制、位于脑重要功能区、脑深部或病变广泛的患者，可以考虑临床随访观察及保守治疗。加强医患沟通，让患者了解脑动静脉畸形的自然史并正确认识该疾病，消除患者紧张情绪，指导患者保持良好的生活习惯，避免过度疲劳和心情激动，积极控制血压，必要时给予抗癫痫药物治疗。

(三)手术治疗

1.脑动静脉畸形全切除术

脑动静脉畸形全切除术仍是最合理的根治方法，既杜绝了出血的后患，又去除了脑盗血的根源,应作为首选的治疗方案。适用于Ⅰ～Ⅲ级的脑动静脉畸形,对于Ⅳ级者因切除的危险性太大,不宜采用,Ⅲ级与Ⅳ级间的病例应根据具体情况决定。

2.供血动脉结扎术

供血动脉结扎术适用于Ⅲ～Ⅳ级和Ⅳ级脑动静脉畸形及其他不能手术切除但经常反复出血者。可使供血减少,脑动静脉畸形内的血流减慢,增加自行血栓形成的机会,并减少盗血量。

(四)血管内栓塞

由于栓塞材料的完善及介入神经放射学的不断发展,血管内栓塞已成为治疗动静脉畸形的重要手段。对于大型高血流量的脑动静脉畸形、部分深在的重要功能区的脑动静脉畸形、供血动脉伴有动脉瘤、畸形团引流静脉细小屈曲使引流不畅者适用。

(五)立体定向放射治疗

立体定向放射治疗是在立体定向手术基础上发展起来的一种新的治疗方法。该方法利用先进的立体定向技术和计算机系统,对颅内靶点使用一次大剂量窄束电离射线,从多方向、多角度精确地聚集于靶点上,引起放射生物学反应而达到治疗疾病的目的。目前,临床中用于治疗脑动静脉畸形的立体定向放射治疗技术主要有γ刀、X刀和粒子刀等,其中由于γ刀创伤小、无出血、并发症少,应用最为广泛。γ刀治疗脑动静脉畸形的原理是放射线引起的畸形血管内皮增生、血管壁发生结构破坏逐渐被胶原性物质代替,最后血管壁增厚硬变,进行性血管腔狭窄以及随之而出现的血流速度缓慢,最终导致血栓形成和脑动静脉畸形闭塞。γ刀治疗脑动静脉畸形适应证:①病灶直径<3 cm 或体积<10 mL;②病灶位于脑深部或重要功能区;③显微外科手术切除术后或血管内栓塞治疗术后病灶残余、复发;④全身情况差,不能耐受开颅手术。

(六)综合治疗

目前,对于大型、S-M 高分级、位于重要功能区且结构复杂的脑动静脉畸形,很难依靠单一治疗手段达到治愈目的,综合治疗可结合各种治疗方案的优点,避开单一治疗方案的缺点,扩展了可治疗病变的范围,明显提高治愈率,降低致残率和病死率。根据治疗顺序,综合治疗可分为以下几种:①手术+放射治疗;②栓塞+手术;③栓塞+放射治疗;④放射治疗+手术;⑤栓塞+手术+放射治疗等几种类型。临床上,结合具体病变情况,采取个体化治疗方案。

(李净兵)

第十一节 颅内静脉与静脉窦血栓形成

一、概述

(一)定义

颅内静脉与静脉窦血栓形成是指由于多种病因引起的以脑静脉回流受阻、脑脊液吸收障碍为特征的特殊类型脑血管病,好发于青年,30～40 岁是发病高峰,多数小于 50 岁,女性较多见。

(二)分类

1.按部位进行分类

颅内静脉与静脉窦血栓形成按部位可分为脑内浅静脉、深静脉或静脉窦。主要是指静脉窦血栓形成,而脑静脉血栓形成较罕见,且多是由静脉窦血栓形成延续所致。

2.按病变性质进行分类

颅内静脉与静脉窦血栓形成按病变性质可分为感染性和非感染性。

(三)颅内静脉与静脉窦血栓形成和脑卒中的关系

各种病因导致的颅内静脉与静脉窦血栓形成使静脉回流受阻,引流区域内的小静脉和毛细血管淤血,造成脑组织水肿、梗死和(或)出血。静脉系统阻塞所导致的缺血性脑卒中常为出血性梗死。静脉的入窦口处血栓形成是发生阻塞的必要条件,仅局限于窦内的血栓可不产生临床症状。脑静脉血栓多由窦血栓扩展而形成,单纯脑静脉血栓形成较少见。颅内静脉与静脉窦血栓形成是一种不常见的脑卒中类型。

二、发病机制

颅内静脉与静脉窦血栓形成的发病机制主要有两方面:脑静脉闭塞引起局灶神经系统症状及静脉窦闭塞引起颅内高压。

脑静脉闭塞可以导致静脉增粗扩张、局部脑组织水肿、静脉性梗死、缺血性神经元损伤及点状出血。出血可以扩大为大血肿。脑水肿主要为两种:①细胞毒性水肿,由于缺血导致,损伤了能量依赖膜上的 Na^+-K^+-ATP 酶,导致细胞内水肿;②血管源性水肿则因血-脑屏障破坏,血浆渗入组织间隙。正常情况下,脑脊液通过脑室流入蛛网膜下隙,进而被上矢状窦吸收。静脉窦血栓形成导致静脉压增高,回流吸收受阻,颅内高压形成,脑组织表面和脑室内同等受累,无脑积水发生。

三、诊断

(一)诊断标准

多数颅内静脉与静脉窦血栓形成患者早期仅有颅内压升高的临床表现,随病情进展逐渐出现局部脑损害的症状和体征,并与某脑静脉引流区域的损害相吻合。如果患者表现急性脑卒中且有下述临床特点时应考虑到颅内静脉和静脉窦血栓形成:①双侧大脑半球上部或丘脑的梗死或出血。②表现出血性梗死而其部位与任一动脉分支分布范围不相吻合。③较持续的癫痫发作。④病史中有导致颅内静脉和静脉窦血栓形的危险因素存在。⑤脑卒中前有较突出的、持续数日的头痛。海绵窦血栓形成有特殊的症状和体征,如眼球突出、球结膜水肿和眼肌麻痹,诊断较容易。

(二)临床表现

1.局灶性神经功能缺失和(或)部分性癫痫

局灶性神经功能缺失包括颅神经麻痹和意识障碍,任何脑部病变的表现如失语、偏瘫、偏盲、记忆障碍均可出现。颈内静脉血栓形成可致第Ⅸ、第Ⅹ对颅神经麻痹。有 $40\%\sim50\%$ 的患者会有癫痫发作,初次发作多为局灶性癫痫,可伴有 Todd 瘫痪。

2.颅内压增高症

颅内压增高症表现为头痛、视神经盘水肿、外展神经麻痹,可类似于良性颅内压增高症的表现。其中头痛是最早出现、最常见的症状,多表现为急性发作的严重、类似蛛网膜下腔出血的疼痛,也可类似偏头痛的表现,头痛同时可完全没有局灶性神经系统体征。约有半数患者可出现视神经盘水肿。

3.亚急性脑病

亚急性脑病指不同程度的意识障碍,不伴有局灶性或特征性的症状。脑深静脉血栓形成,累及基底节、部分胼胝体、枕叶,患者意识障碍迅速加重,出现昏迷伴传导束征,可不伴有视神经盘水肿和癫痫。

4.上矢状窦血栓形成

上矢状窦血栓形成引起脑静脉内压升高、脑脊液回流吸收障碍,导致颅内压升高。患者早期表现颅内高压的症状和体征。假如血栓扩展至皮质表浅静脉,患者脑水肿加重,可发生缺血性脑卒中和(或)脑出血而呈现相应于病灶部位的症状和体征,如局部或全身性痫性发作,肢体无力、感觉障碍、视力减退、失语,并可出现不同程度的意识障碍。如果血栓进展较慢或累及部位局限,在临床上仅表现轻微头痛而无任何阳性体征。

5.侧窦血栓形成

多数患者首先表现颅内高压的症状和体征,严重者可有不同程度的意识障碍。如血栓波及大脑下静脉,患者可有眩晕、耳鸣和平衡障碍,也可有局部痫性发作。病灶对侧中枢性面瘫和上肢瘫或偏侧肢体瘫痪,可有病灶同侧肢体的小脑性共济失调。如累及脑内静脉,可造成半球深部白质、基底节和丘脑等处的血液回流障碍,在基底节区发生梗死或出血性梗死而表现相应的症状和体征。

6.海绵窦血栓形成

海绵窦血栓形成可造成眼静脉回流障碍,眼眶内淤血、液体渗出,经过海绵窦的第Ⅲ、Ⅳ、Ⅵ对脑神经和第Ⅴ对脑神经的眼支受损害,从而表现球结膜水肿、眼球突出和眼肌麻痹,常有眶部和眶后疼痛,可有眼底静脉淤血和视神经盘水肿,视力一般不受影响。病初可先为一侧受损,多数患者在数日内波及对侧。严重者可有脑膜炎性改变,呈现脑膜刺激征。

(三)辅助检查

1.实验室检查

颅内静脉与静脉窦血栓形成通常需要检查血常规、血生化和凝血功能,可提示感染、高凝状态、炎症状态等;D-二聚体升高有提示意义,但是缺乏特异性,其他原因也可导致其升高,其正常也不能完全排除颅内静脉与静脉窦血栓形成;腰椎穿刺可发现颅内压增高,约50%的患者可出现白细胞计数增多,约35%的患者可出现蛋白增高。

2.影像学检查

(1)脑血管造影:是诊断脑静脉血栓形成的"金标准",主要的表现是皮质静脉和硬脑膜窦部分或完全不显影,血流速度减慢,造影剂滞留在毛细血管和静脉内,皮质吻合静脉扩张显影。除了常规的脑血管造影方法外,通过颈静脉插管到横窦注射造影剂进行直接的静脉造影也有很高的阳性率。

(2)MRI/CT 血管成像:对脑静脉血栓形成诊断价值很大,是最有可能取代常规脑血管造影的方法。除磁共振血管成像、非创伤性血管成像技术外,磁共振静脉成像和 CT 静脉成像可以更清楚显示堵塞的静脉或静脉窦。特点是检查无创伤,在早期(发病5天)或晚期(6周后)阶段仍有较高的特异性,但目前假阴性较高。

(3)头颅 CT 扫描:对有无伴出血、肿瘤、硬膜下积脓、鼻旁窦炎有帮助。但特异性的表现不多,30%患者正常。单纯由静脉或静脉窦血栓形成的影像特征称为"直接征象"。这些表现尽管检出率不高,但诊断特异性很强。脑静脉和静脉窦内的新鲜血凝块在平扫图像呈高密度,称"索征"，脑浅静脉、直窦和 Galen 静脉有时可见到，上矢状窦不出现。$2\%\sim21.9\%$ 上矢状窦血栓在平扫图像上表现为"三角形稠密征"，病情早期阳性率高。增强扫描，静脉窦周围可强化，而中心区的血凝块无强化，为三角形低密度，称"δ"征，在上矢状窦后部、直窦和横窦较易发现。

（4）头颅 MRI 扫描：表现为静脉和静脉窦内流空现象消失，静脉窦腔内出现异常信号。血栓在 MRI 的表现与血栓形成的时间有关。血栓早期含有脱氧血红蛋白，T_2 加权图像为低信号，T_1 为等信号，发病 $2\sim4$ 周的亚急性期含有正铁血红蛋白，T_1 和 T_2 加权图像均为高信号。另外，在脑室周围白质 T_2 加权图像常出现异常高信号，这是由静脉压升高引起的水蓄积，不是缺血性脑卒中。缺血性脑卒中和出血性缺血性脑卒中在 MRI 图像上也容易得到证实。弥散加权 MRI 在部分患者可发现血栓，对脑水肿的诊断价值很大。

四、鉴别诊断

(一)眼眶内或眼球后蜂窝组织炎

本病多见于 5 岁以下的小儿，多为单眼受累，眼球疼痛剧烈，眼球突出不明显，无脑神经麻痹，瞳孔不受累，无颅内压增高症状，脑脊液检查正常。

(二)颈内动脉海绵窦

颈内动脉海绵窦起病缓慢，有外伤史，局部无水肿及炎症，眼球可听到杂音，脑数字减影血管造影检查可鉴别。

(三)嵴脑膜瘤

嵴脑膜瘤起病缓慢，逐渐进展，X 线检查可见蝶骨嵴破坏或骨质增生，头颅 CT 或 MRI 检查可确诊。

(四)蛛网膜炎

蛛网膜炎病情较轻，症状可有波动，体征少，根据病变的部位可表现为视交叉、桥小脑角或后颅窝的定位体征。

五、治疗

(一)病因治疗

1.感染性血栓形成

感染性血栓形成时应积极控制感染及处理原发病灶，如面部疖肿、乳突炎、副鼻窦炎，抗生素的应用应遵循尽早、合理、足量、长疗程原则。抗生素的选择可依据细菌培养、血培养、脑脊液检查的结果，如病原菌不清，可选用广谱抗生素或两药联用。在抗生素应用的基础上，应彻底清除原发病灶，如疖肿切开排脓、乳突根治术等。

在尚未确定何种病原菌感染之前，对成年患者须根据经验联合应用 2 种抗生素治疗，主要针对面部、鼻腔、耳道感染的常见病原菌，因其可能直接播散引起颅内感染，包括肺炎链球菌、脑膜炎球菌、流感嗜血杆菌和金黄色葡萄球菌。可以选择第三代头孢类抗生素合用氟氯西林或磷霉素治疗。常用的第三代头孢类抗生素：头孢曲松钠，$4\ \text{g/d}$，静脉注射；头孢噻肟，每天三次，每次 $2\ \text{g}$，静脉注射。氟氯西林用法为每 4 小时 $2\ \text{g}$，静脉滴注；磷霉素，每天三次，每次 $5\ \text{g}$，静脉滴注。假如怀疑源于鼻窦或牙龈的厌氧菌感染，应加用甲硝唑。怀疑医院内感染，常见有革兰阴性肠道杆菌和铜绿假单胞菌，可联合应用美罗培南和万古霉素。细菌培养和药敏试验后，应根据结果选用抗生素。

2.非感染性血栓形成

非感染性血栓形成时也应在针对原发疾病治疗的基础上,尽力纠正脱水,增加血容量,降低血黏度,改善脑循环。

(二)对症治疗

1.降低颅内压

脑水肿、颅内高压者应积极行脱水降颅内压治疗,使用甘露醇降低颅内压;颅内压较高的患者应在大剂量抗生素使用的同时短期加用激素;使用乙酰唑胺抑制脑脊液分泌;可行腰椎穿刺适当放出脑脊液,颅内高压危及生命时可行颞肌下减压术。

2.控制癫痫发作

癫痫发作者采用抗痫治疗,高热者物理降温,意识障碍者加强基础护理、支持治疗、预防并发症。

(三)抗凝治疗

抗凝治疗目前尚没有标准化治疗方案。国内外倾向肝素抗凝治疗是安全、有效的,可列为脑静脉系统血栓形成的一线治疗方法。肝素可限制血栓发展,促进其溶解。及时给予抗凝治疗,可解除静脉闭塞,恢复血流再通,为获取最佳疗效、改善预后的最有效措施。静脉给予普通肝素与皮下注射低分子肝素最为常用,至今尚缺乏两者疗效比较的大规模临床试验研究资料。既往由于担心肝素使用可能导致继发性出血,其使用受到限制,近期的研究显示肝素治疗不良反应较少,相对安全,即使发生出血性梗死,也可谨慎应用。急性期后,如患者存在凝血障碍,尚需口服抗凝药物 3~6 个月或更长,保持国际标准化比值在 2~3。

(四)局部溶栓

对于颅内静脉与静脉窦血栓形成的患者目前不主张全身性溶栓,主要采用导管经股静脉、颈静脉到达血栓形成处释放溶栓剂,同时通过机械力破坏血栓。组织型纤溶酶原激活剂溶解纤维蛋白性血栓及促进血管再通的效果均优于尿激酶,局部药物溶栓一般用于起病即为昏迷的患者,或使用足量抗凝药物病情仍在进展的患者。不良反应包括肺栓塞、再栓塞,目前尚没有大规模的临床试验结果和明确的治疗规范。

(李净兵)

第十五章　脑卒中的康复

第一节　概　　述

康复是指应用医学科学及其有关技术,使有功能障碍的患者的潜在能力和残存能力得到充分发挥的方法和过程。现代康复医学的雏形形成于第一次世界大战期间,1917年,在美国纽约成立了"国际残疾人中心",对受伤军人进行康复治疗;1919年,加拿大医师在安大略省的汉密顿山疗养院用作业疗法治疗伤员。但当时康复医学尚未发展成一个完整的学科。直至第二次世界大战期间及其后,经美国医学家Rush等的不断实践和努力倡导,康复的概念才比较完整地形成,一系列现代康复疗法得以形成,并于1969年成立了"国际康复医学会"。20世纪70年代以后,康复医学逐渐向分科化的趋势发展,渗透到各临床学科。脑卒中康复亦随着逐步发展起来。我国许多传统的治疗方法对世界康复医学的发展有着深远的影响,但我国正式的康复组织"中国康复医学研究会"于1983年才成立,1988年更名为"中国康复医学会",并采取强有力的措施将有中国特色的中西医结合的康复医学与西方现代康复医学融合,使我国康复医学得到快速发展。

一、脑功能恢复的机制

脑卒中康复的发展得益于对脑卒中病理生理研究的不断深入和现代康复医学的进展。脑卒中后神经功能的恢复可分为自然和非自然两个部分,前者是疾病病理生理发展的自然过程,主要是病灶周边缺血改善和水肿消退的结果;而后者是指中心病灶损害所致神经功能缺损靠其他部位的功能代偿而得到恢复,它反映了大脑的可塑性。大脑存在可塑性的机制尚未完全明了,主要有以下相关的学说。

(一)功能代偿方面

1.同侧大脑支配

有学者认为,一侧上肢的前臂和手指的运动是受对侧大脑半球的支配的,但上肢近端的活动可受同侧大脑半球的支配。据报道,根据动物试验和临床观察,单侧大脑半球受损后,依靠余下的另一侧大脑半球,仍可保留智能和运动的控制,有的病例还可保留两手的运动功能。这些现象都说明了同侧的皮质通路具有重要的意义。

2.大脑两侧半球的联系

研究表明,两侧大脑半球的运动区的同位区之间存在着相互联系,即使在一些非同位区之间亦存在着一些联系。此外，一侧运动区的神经纤维会投射到对侧的运动前区，或投射到对侧的感觉区。这些联系显然有助于损伤后运动功能的重新组织和支配。损伤后运动功能恢复的机制之一就是运动支配区的转移，即由受损伤区转移至未受损伤区或皮质下区支配。同样，在语言方面，有学者在左大脑半球切除后发现，不论儿童或成人，其语言功能都有惊人的恢复，也显示对侧大脑半球功能充分发挥作用，双侧大脑半球的联系在功能代偿方面的重要地位。

3.潜在通路的启用和古旧脑的代偿

中枢神经系统中神经细胞间有多个通路相连，当主要通路受损后，平时处于抑制状态的旁侧通路则被激活启用。另一方面，当最外层的新脑皮质被破坏，内层的古旧脑可部分代偿新脑功能，但仅限于执行粗糙的运动而不能进行精细运动。

（二）抑制解除后神经功能联系再通

神经功能联系障碍的原因有：神经元破坏，传导纤维受损和突触后膜受体兴奋不能，即可分为结构性、传递性和功能性三种。功能性联系障碍属于生理现象，可能由于抑制功能过强等因素所致，例如，左半球语言中枢受损时，语言功能难恢复，而当胼胝体被切开或病灶被切除后，来自胼胝体的抑制解除，语言功能反而有相当程度的恢复。这说明了通过解除抑制，可使功能性联系不发生障碍，即达到神经功能联系再通之目的。

（三）神经的再生

出芽现象可能是脑损伤后神经功能恢复的解剖学基础之一，其分为再生性出芽和侧支性出芽两种，前者在中枢神经系统较少见，而后者，已有报道证实，在一些部分失去神经支配作用区，可发现侧支性出芽和新突触的出现。

（四）内源性神经干细胞的增殖、迁移和分化

有学者从成年鼠纹状体分离出能在体外不断分裂增殖，具有多种分化潜能的细胞群，并提出了神经干细胞的概念。侧脑室下区和海马齿状回颗粒下区是产生神经干细胞的主要部位，新皮质、纹状体、小脑、嗅球和脊髓也有神经干细胞的分布。成年脑内的神经干细胞处于静息状态，脑损伤（如脑卒中）可使其激活（或抑制因子失活），在损伤原位或异位增殖后，借助其他趋化因子的作用向损伤部位迁移并分化。

（五）基因多态性

多种基因可以影响运动、精神等功能。大鼠和猴子的试验均显示，进行运动练习后运动皮质内脑源性神经营养因子水平升高，提示运动可通过脑源性神经营养因子影响皮质联系。脑源性神经营养因子基因 $5'$-端功能前区单核酸多态性影响着脑源性神经营养因子的表达。另有研究发现，表达人类载脂蛋白 ApoE4 的转基因大鼠较表达 ApoE3 的大鼠在嗅皮质损害后，代偿性出芽和突触发生减少。ApoE4 等位基因与精神功能下降尤其是与阿尔茨海默病密切相关。

（六）其他相关学说

以上假说是脑卒中的康复治疗的神经学基础，相关的研究亦证明积极的康复治疗对以上因素均有较好的促进作用。此外，康复治疗对脑卒中患者还有其他许多的积极作用，相应的包括下列学说。

1.体感训练

对于一些较精细的神经功能来说，在学习这些功能的技巧时，需要有体感反馈的参与。在周围神经切断和再缝合后，虽有神经再生，但在大脑皮质感觉区却出现明显的功能投射异常，从而妨碍精细神经功能的完成。研究证明，在周围神经损伤后进行专门的感觉训练，有助于学会把功能上配对失误的神经重新对码,套入大脑新的特异性功能接受区。

2.心理因素和神经易化

康复训练的最终效果虽然取决于患者已有的康复潜力,但心理和精神因素也有很大的影响作用。当患者处于兴奋状态和具有良好的情绪时,大脑皮质的觉醒水平较高,神经元功能得到充分发挥,抑制解除,出现神经易化的过程,此时,易于取得良好的康复效果,反之则较差。因此,及时、细致的心理康复治疗,对脑卒中患者的恢复亦起着重要的作用。

二、脑功能恢复的影响因素

(一)年龄

高龄脑卒中患者,由于其生理功能老化,心肺、肌肉、骨关节等功能低下,恢复能力较差,且常难以坚持治疗,康复效果较差。

(二)病程

病程是影响康复的重要因素,一般而言病程短者疗效较好。病后 6 个月,尤其是 3 个月内肢体功能恢复明显,此期是康复治疗的关键;6～12 个月进入后遗症期,在此期进行康复训练,仍有获得功能进步的可能。

(三)早期意识状态

据统计,起病初不伴昏迷者,6 个月后有 65％左右可获得不同程度的恢复,而有深昏迷者,机会锐减过半。如伴有痴呆,康复疗效也较差。

(四)瘫痪程度

瘫痪程度重的患者康复效果较差,尤其肌力在 2 级以下者。此外,肌张力过早增高或增高过甚者,疗效亦较差。

(五)精神状态

精神状态较差者,由于理解、沟通困难等原因,日常生活能力恢复较差。

(六)大小便控制

有大小便失禁者,如果不是由继发膀胱功能障碍所致,则说明双侧大脑半球损害较广泛,康复也较困难。

(七)视野

有视野缺损者,日常生活能力恢复也较差。

(八)环境和心理素质

良好的康复治疗环境和社会交往、乐观坚强的心态会使治疗效果更好。

三、脑功能康复原则及注意事项

(一)康复医学的三项基本原则

1.功能训练

神经康复的目的在于根据功能检查及评估,采取多种方式进行功能训练,保存和恢复神经系统疾病患者的功能活动,包括运动、精神、心理、语言交流、日常生活、职业活动和社会生活等方面的能力。

2.全面康复

神经康复的对象不仅是肢体及精神的功能障碍,而更重要的是整个人。从生理上、心理上、职业上和社会生活上进行全面的整体的康复。让患者在医疗康复、教育康复、职业康复、社会康复等领域上全面地得到康复,提高人的生活质量。

3.回归社会

既然患者也是在社会中生活的,同样应享有社会生活的权利,神经康复最根本目的不在于仅仅改善功能障碍,而是为了让患者具有参加社会生活,履行社会职责的基本能力、精神心理功能、生活自理能力、行动能力、家庭劳动能力、社交活动能力、就业能力。脑卒中的康复同样应遵循这三大原则,做到点面结合,有的放矢,从而提高康复功效。

(二)神经功能的评估

为了较客观地了解脑卒中后患者所处的功能及残损状态,确定适当的康复措施;了解康复后状态及评价康复功效及便于学术交流等目的,国内外学者均主张用一些相关量表对脑卒中后残损进行量化,常用的评估量表主要包括 3 个方面:①神经功能缺失量表,如意识/精神,即格拉斯哥昏迷量表(表 15-1,其得分范围为 3～15 分,3 分为意识状态最差,提示脑死亡或预后不良;8 分以下为昏迷;15 分为正常意识水平等);②日常生活能力检测量表,常用的有 Barthel 指数量表(表 15-2)等;③心理评估量表,如抑郁自评量表(表 15-3,相关症状按 1～4 级评分,1-从无、2-有时、3-经常、4-持续)等。

表 15-1　格拉斯哥昏迷量表

项目	计分	反应
睁眼反应	1	对疼痛刺激无反应
	2	对疼痛刺激有反应
	3	对语言刺激有反应
	4	自发睁眼
言语反应	1	无反应
	2	只有呻吟
	3	乱说单词
	4	反应含糊,不能定向
	5	完全清醒,定向好
运动反应	1	无反应
	2	痛刺激有伸展反应
	3	痛刺激出现屈曲反应
	4	痛刺激出现逃避反应
	5	对刺激能定位
	6	正常反应,服从口令

表 15-2　Barthel 指数量表

日常活动项目	独立	部分独立或需要部分帮助	需极大帮助	完全依赖
进餐	10	5	0	
洗澡	5	0		
修饰(洗脸、刷牙、刮脸、梳头)	5	0		

续表

日常活动项目	独立	部分独立或需要部分帮助	需极大帮助	完全依赖
穿衣(包括系鞋带等)	10	5	0	
可控制大便	10	5(偶尔失控)	0(失控)	
可控制小便	10	5(偶尔失控)	0(失控)	
用厕(包括拭净、整理衣裤、冲水)	10	5		
床椅转移	15	10	5	0
平地行走 45 m	15	10	5	0
上下楼梯	10	5	0	

表 15-3　抑郁自评量表

		从无	有时	经常	持续
1	我感到情绪沮丧,郁闷	1	2	3	4
2	我感到早晨心情最好	4	3	2	1
3	我要哭或想哭	1	2	3	4
4	我夜间睡眠不好	1	2	3	4
5	我吃饭像平时一样多	4	3	2	1
6	我的性功能正常	4	3	2	1
7	我感到体重减轻	1	2	3	4
8	我为便秘烦恼	1	2	3	4
9	我的心跳比平时快	1	2	3	4
10	我无故感到疲劳	1	2	3	4
11	我的头脑像往常一样清楚	4	3	2	1
12	我做事情像平时一样不感到困难	4	3	2	1
13	我坐卧不安,难以保持平静	1	2	3	4
14	我对未来感到有希望	4	3	2	1
15	我比平时更容易激怒	1	2	3	4
16	我觉得决定什么事很容易	4	3	2	1
17	我感到自己是有用的和不可缺少的人	4	3	2	1
18	我的生活很有意义	4	3	2	1
19	假若我死了别人会过得更好	1	2	3	4
20	我仍旧喜爱自己平时喜爱的东西	4	3	2	1

(三)康复时机的掌握

内外众多的研究表明脑卒中的康复治疗应早期进行,我国学者采用随机对照的方法对 387 例急性脑卒中患者作早期康复研究,发现脑卒中早期康复无论是在 7 天内还是在 2 周以内实施,均比未康复者在运动功能提高、日常生活水平提高、神经功能缺损程度降低,以及继发足内翻、足下垂发生率降低等均有显著性差异。此外,美国学者的一项研究提示,功能恢复所需时间与卒中的严重程度密切相关,按日常生活活动能力量表评价,轻、中、重、极重等 4 类卒中达到最佳康复功效的时间分别是 8.5 周、13 周、17 周、20 周,在这些时间后一般即不再有明显进步,这也说明了早期康复的重要性。卒中患者病情的相对稳定,明显的功能障碍和患者具有一定的学习能力是康复的必要条件,同时必须考虑患者最低限度的躯体承受性。一般认为,缺血性脑卒中发病后一周内,而无脑水肿征象者第一天就应开始;脑出血发病后两周,生命体征稳定就应开始功能锻炼。

(四)并发症预防的重要性

并发症的多个存在,会影响康复,应尽早预防。常见的并发症有尿路感染、肺部感染、癫痫发作、皮肤破损、深静脉血栓形成、脑卒中后抑郁症等。此外,关节挛缩的预防亦极其重要,应在发病后即注意保持正确的卧位姿势,一般采取仰卧或健侧卧位,不得压迫患侧肢体。在仰卧位时,肢体关节应保持功能位置:肩外展 50°内旋 15°、屈 40°,将整个上肢放在一个枕头上,防止肩内收;肘稍屈曲,腕背屈 30°～45°手指轻度屈曲,可握一个直径 4～5 cm 的长方形物体;伸髋、膝,足下放置垫袋,使踝背屈 90°。健侧卧位时,患侧上肢向前,臂下垫一个枕头,肘稍屈,腕稍背伸,拇指向上,使臂部基本处于外旋伸直位;患侧下肢置于健侧的前上,膝稍屈,两下肢之间用枕头隔开,保持髋、膝稍屈,髋稍内旋姿势。约 2～3 小时更换体位。

(五)具体康复措施

脑卒中后的残损后遗症主要包括躯体、精神、言语和心理等几个方面,脑卒中后的康复方法较多,主要有以下手段:运动疗法、物理疗法、作业疗法、语言疗法、心理疗法、康复护理、支具辅助应用、职业训练等,应根据患者不同的疾病分期和功能残损状态,选用相适应的康复措施。

(六)构建卒中单元

卒中单元是一种针对住院卒中患者的医疗管理模式,由一组人负责从院前急救系统、急诊诊断和分流到早期治疗和康复的多学科综合处理。这一组人包括急诊医师、神经科医师、专业护士、物理治疗师、职业治疗师、语言训练师和社会工作者,他们会定期讨论脑卒中患者的病情和治疗方案,较常规神经科病房模式更有利于患者的康复。有学者进行的一项队列研究显示,卒中单元模式可明显减少平均住院时间,其中住院时间＞7 天者所占比例下降 10%,总体住院病例死亡率减少 4.5%。另有学者也进行了一项多中心队列研究,发现较常规病房模式,卒中单元模式下的患者无论年龄、性别、卒中类型长期生存率均提高,其中年龄(18～64 岁)、脑出血、意识障碍者受益最大。

(七)三级康复的实施

"一级康复"是指患者在医院急诊科或神经内科进行的早期康复治疗,"二级康复"是指在康复中心进行的康复治疗,"三级康复"是指在社区或家中进行的继续康复治疗。国家公关课题研究显示,规范的"三级康复"治疗可有效地促进卒中患者的功能恢复。有学者又将社区"第三级康复"继续划分为三级,即"小三级康复治疗模式"。"社区一级康复"是指患者在社区卫生服务中心进行的康复治疗,"社区二级康复"是指在社区卫生服务中心下属卫生站即社区康复站进行的康复治疗,"社区三级康复"是指在家庭进行的家庭康复治疗,选择哪一级康复主要取决于患者的便利程度。研究表明,社区康复治疗可以充分调动社区现有人力资源,经济便捷,使患者的神经功能得到明显改善。对于需要长期训练的患者,在康复治疗过程中还要指导患者和家属学习一些简便的康复治疗技术,使患者回家后也能继续康复治疗。

(王少颖)

第二节 运动功能的康复

脑卒中最常见及最严重的功能障碍主要是瘫痪。脑卒中后的肢体瘫痪为中枢性瘫痪,严重的患者由于急性病变的神经性休克作用,瘫痪开始是弛缓性的,表现为肌张力低下,腱反射降低或消失,常被称为休克期。休克期过后,肌张力逐渐增高,腱反射活跃或亢进,此时为痉挛期。休克期的长短取决于病损程度,有无感染等并发症及全身状况好坏等,时间由数天至数周不等。严重的肢体痉挛可引起肢体疼痛,影响运动功能和日常生活能力的恢复,并给护理工作造成较大的困难。

传统的运动功能康复主要下列方法:①早期积极预防关节挛缩;②做被动运动保持关节的活动度;③出现随意运动后,在不引起异常运动反应的情况下,积极进行加强肌力、耐力和协调能力的训练;④积极训练健侧肢体功能,以代偿患肢功能;⑤尽早进行从床到椅到站的训练;⑥利用自助器具辅助单手操作等。

但近年来,神经发育治疗学和神经生理治疗学的应用日益广泛,它们具有以下共同的特点:①应用感觉输入,以促进或抑制运动功能;②在治疗中利用人类正常的运动发育顺序;③利用反射促进或抑制随意运动;④在运动中应用多种运动的重复;⑤将躯体及其各部分作为一个整体来对待等。临床上应将两种方法综合应用,互相协同和补充。

一、脑卒中运动康复的原则

(一)弛缓型瘫痪

对于弛缓型瘫痪的患者要注意以下几点。

(1)由于运动功能的康复是一种运动再训练,为了较好完成训练,对合并有知觉、精神障碍时要同时给予治疗。

(2)早期预防关节强直和畸形,关键在于采用适当的体位,并使肢体保持功能位置,同时,早期予以按摩、被动运动及适当理疗等。

(3)弛缓型瘫痪时可应用刺激方法促进运动反应,如在体表皮肤上施加抚摩、轻叩、电刷子刷、震动器振动或电刺激等方法,但应用此法,弛缓可能会较快转为痉挛,故应谨慎地使用。

(二)痉挛型瘫痪

痉挛出现时要充分予以抑制,要随时随地应用抗痉挛模式。

(1)双侧活动时上、下肢的抗痉挛模式:肩前挺及外旋,前臂伸展,手指伸展或外展,骨盆前挺伴下肢外旋。

(2)躯干的抗痉挛模式:使患侧躯干伸长,使头和躯干向对侧弯曲或使双肩与双髋做相对旋转,以伸长痉挛的背肌。

(3)手指的抗痉挛模式:①将腕、手指伸展,拇指外展,使之处于负重位;②双手交叉相握,患侧拇指在上;③将痉挛手指伸直并牵拉;④腕关节背屈,牵拉手指、拇指。

（三）促进运动反应

1.多渠道多形式地增加感觉输入

运动是机体对感觉输入做出的反应，没有充分的感觉输入就很难有适当的运动输出。增加感觉输入的常用方法：①适当的肢体负重，由于重量刺激压力感受器，可产生深压刺激，从而增加感觉输入；②压缩患肢关节，机制同上；③利用体重对软组织的压力，如让患者经常翻身等；④合并前庭刺激：让患者坐在摇椅中来回摇动，不但可以随摇动时重心的变化而不断改变对组织的施压点，而且体位的不断变化成为一种对前庭的刺激，对全身性肌紧张有抑制作用，如伴随有音乐的摇动，效果会更好；⑤用充气塑料压力夹板：用双层透明塑料夹板固定在患侧肢体上，一方面可以使肢体保持在抗痉挛位，另一方面可以向肢体提供全面均匀的压力。

2.交叉促进法

脑卒中后，患者常感到身体被分为两半，不仅对患侧失去了安全感，还经常遗忘了对患侧的使用和训练，为引起患者对患侧的注意，训练中必须让健侧肢体经常进行一些越过身体中线的活动。

（四）运动训练的顺序

运动训练按运动发育的顺序和不同的姿势反射水平进行，从头学起。

1.运动发育的顺序

运动发育的顺序有几种类型：①翻身→俯卧→肘撑俯卧→爬→站立；②踢→翻身→爬→跪→站立；③翻身→坐→站立。训练时可根据患者情况，从头开始或越过一些阶段进行。

2.姿势反射

姿势反射从低到高也分为以下 4 个水平。

（1）脊髓水平：负责正、负支持和回撤反应。

（2）中脑水平：负责颈张力反射、不对称颈张力反射和张力性迷走反射。

（3）基底节水平：负责翻正反射和平衡反射。

（4）皮质水平：负责随意控制和熟练的技巧。训练时须由低级到高级进行，除非患者已反应良好，否则不应跨越进行。

（五）避免联合反应

联合反应是病理性的，是健侧用力运动时引起的患侧张力增加和广泛痉挛，同侧下肢的活动也可在上肢诱发，此外，患者恐惧、紧张亦可引起。因此，治疗时患者身体的任何部分都不能过度用力，同时必须改善平衡，以减少患者跌倒的恐惧。

二、运动功能康复的评定

（一）Fugl-Meyer 运动功能评定法

Fugl-Meyer 运动功能评定法（表 15-4），该量表被认为是定量测量运动功能障碍中应用最为广泛的量表之一。临床运动功能评估常用其简化版，即简式 Fugl-Meyer 运动功能评定量表，它包括对上肢肩、肘、腕和手指及下肢髋、膝、踝活动的评估，按活动完成的程度进行计分，Fugl-Meyer 运动功能评定法中每一项分为 3 级，总分为 100 分，上肢＋手 66 分，下肢 34 分，评分越高代表患者肢体运动功能越好。Fugl-Meyer 运动功能评定法是目前临床公认的能反映脑卒中后肢体运动功能变化且具有良好信度、效度的可靠评价指标，是评估脑卒中后偏侧肢体运动障碍的首选指标。其临床意义：运动评分＜50 分者，运动分级在 1 级，属于严重运动障碍；运动评分在 50～84 分者，运动分级在 2 级，属于明显运动障碍；运动评分在 85～95 分者，运动分级在 3 级，属于中度运动障碍；运动评分在 96～99 分者，运动分级在 4 级，属于轻度运动障碍。

表 15-4 Fugl-Meyer 运动功能评定

	0分	1分	2分
Ⅰ 上肢			
坐位或仰卧位			
1.有无反射活动			
(1)肱二头肌	不引起反射活动		能引起反射活动
(2)肱三头肌	同上		同上
2.屈肌协同运动			
(3)肩上提	完全不能进行	部分完成	无停顿地充分完成
(4)肩后缩	同上	同上	同上
(5)肩外展≥90°	同上	同上	同上
(6)肩外旋	同上	同上	同上
(7)肘屈曲	同上	同上	同上
(8)前臂旋后	同上	同上	同上
3.伸肌协同运动			
(9)肩内收、内旋	同上	同上	同上
(10)肘伸展	同上	同上	同上
(11)前臂旋前	同上	同上	同上
4.伴有协同运动的活动			
(12)手触腰椎	没有明显活动	手仅可向后越过髂前上棘	能顺利进行
(13)肩关节屈曲90°,肘关节伸直	开始时手臂立即外展或肘关节屈曲	在接近规定位置时肩关节外展或肘关节屈曲	能顺利充分完成
(14)肩0°,肘屈90°,前臂旋前旋后	不能屈肘或前臂不能旋前	肩、肘位正确,基本上能旋前、旋后	顺利完成
5.脱离协同运动的活动			
(15)肩关节外展90°,肘伸直,前臂旋前	开始时肘就屈曲,前臂偏离方向,不能旋前	可部分完成此动作或在活动时肘关节屈曲或前臂不能旋前	顺利完成
(16)肩关节前屈举臂过头,肘伸直,前臂中立位	开始时肘关节屈曲或肩关节发生外展	肩屈曲中途肘关节屈曲、肩关节外展	顺利完成
(17)肩屈曲30°~90°,肘伸直,前臂旋前旋后	前臂旋前旋后完全不能进行或肩肘位不正确	肩肘位置正确,基本上能完成旋前旋后	顺利完成
6.反射亢进			
(18)检查肱二头肌、肱三头肌和指屈肌3种反射	至少2~3个反射明显亢进	1个反射明显亢进或至少2个反射活跃	活跃反射≤1个,且无反射亢进

续表

	0分	1分	2分
7.腕稳定性			
(19)肩0°,肘屈90°时,腕背屈	不能背屈腕关节达15°	可完成腕背屈,但不能抗拒阻力	施加轻微阻力仍可保持腕背屈
(20)肩0°,肘屈90°时,腕屈伸	不能随意屈伸	不能在全关节范围内主动活动腕关节	能平滑地不停顿地进行
8.肘伸直,肩前屈30°时			
(21)腕背屈	不能背屈腕关节达15°	可完成腕背屈,但不能抗拒阻力	施加轻微阻力仍可保持腕背屈
(22)腕屈伸	不能随意屈伸	不能在全关节范围内主动活动腕关节	能平滑地不停顿地进行
(23)腕环形运动	不能进行	活动费力或不完全	正常完成
9.手指			
(24)集团屈曲	不能屈曲	能屈曲但不充分	能完全主动屈曲
(25)集团伸展	不能伸展	能放松主动屈曲的手指	能完全主动伸展
(26)钩状抓握	不能保持要求位置	握力微弱	能够抵抗相当大的阻力
(27)侧捏	不能进行	能用拇指捏住一张纸,但不能抵抗拉力	可牢牢捏住纸
(28)对捏(拇、示指可挟住一根铅笔)	完全不能	握力微弱	能够抵抗相当大的阻力
(29)圆柱状抓握	同(26)	同(26)	同(26)
(30)球形抓握	同上	同上	同上
10.协调能力与速度(手指指鼻试验连续5次)			
(31)震颤	明显震颤	轻度震颤	无震颤
(32)辨距障碍	明显的或不规则的辨距障碍	轻度的或不规则的辨距障碍	无辨距障碍
(33)速度	较健侧6秒	较健侧长2~5秒	两侧差别<2秒
Ⅱ下肢			
仰卧位			
1.有无反射活动			
(1)跟腱反射	无反射活动		有反射活动
(2)膝腱反射	同上		同上
2.屈肌协同运动			
(3)髋关节屈曲	不能进行	部分进行	充分进行
(4)膝关节屈曲	同上	同上	同上
(5)踝关节背屈	同上	同上	同上
3.伸肌协同运动			
(6)髋关节伸展	没有运动	微弱运动	几乎与对侧相同

	0分	1分	2分
(7)髋关节内收	同上	同上	同上
(8)膝关节伸展	同上	同上	同上
(9)踝关节跖屈	同上	同上	同上
坐位			
(10)膝关节屈曲	无主动运动	膝关节能从微伸位屈曲,但屈曲<90°	屈曲>90°
(11)踝关节背屈	不能主动背屈	主动背屈不完全	正常背屈
5.脱离协同运动的活动			
(12)膝关节屈曲	在髋关节伸展位时不能屈膝	髋关节0°时膝关节能屈曲,但<90°,或进行时髋关节屈曲	能自如运动
(13)踝关节背屈	不能主动活动	能部分背屈	能充分背屈
仰卧			
6.反射亢进			
(14)查跟腱、膝和膝屈肌3种反射	2~3个反射明显亢进	1个反射亢进或至少2个反射活跃	活跃的反射≤1个且无反射亢进
7.协调能力和速度(跟-膝-胫试验,快速连续作5次)			
(15)震颤	明显震颤	轻度震颤	无震颤
(16)辨距障碍	明显不规则的辨距障碍	轻度规则的辨距障碍	无辨距障碍
(17)速度	比健侧长6秒	比健侧长2~5秒	比健侧2秒

(二)痉挛的评定

痉挛的评定分为主观及客观评定法两大类,前者简便易行,临床较常应用;后者较客观、可靠,但量化较困难。常用的主观评定法有 Ashworth 法、改良的 Ashworth 法、Penn 法、踝阵挛法等,在此仅阐述改良的 Ashworth 痉挛评定量表(表 15-5)。

表 15-5 改良的 Ashworth 痉挛评定量表

水平	分级	特征
正常	0	无肌张力增高
轻度增高	1	肌张力轻微增加,受累肢体被动屈或伸时,在关节活动范围内出现最小阻力或突然卡住和释放
轻度增高	1+	肌张力轻度增加,在关节活动范围后50%范围内出现突然卡住,然后在关节活动范围的后50%均呈现最小阻力
中度增高	2	肌张力较明显增加,通过关节活动范围的大部分时,即张力均较明显增加,但受累部分仍能较容易地移动
重度增高	3	肌张力严重增高,进行被动关节活动范围检查有困难
僵直	4	僵直,受累部分被动屈伸时呈僵直状态而不能动

三、运动功能康复的主要内容

(一)功能训练

1.按摩

能促进血液循环及淋巴循环,刺激本体感受器,调节新陈代谢及神经营养功能,从而达到预防肌肉萎缩,缓解肌肉痉挛和关节挛缩畸形,促进肌力的恢复等作用。按摩可分为推揉、按拿、摩擦、摇动、拍振等五种手法。实施时应轻柔、缓慢,由远端向近端进行。按摩在康复的全过程均可应用。

2.被动运动

被动运动即以关节为中心,用外力来帮助患肢活动的方法,一般按从小关节到大关节,从远端到近端的顺序进行。主要在瘫痪早期或完全瘫痪时实施,其主要作用为保持关节活动度和防止肌肉韧带挛缩等,及时和正确的被动运动对于加快患者的康复,具有极重要的作用,不可忽略。做被动运动时,要注意维持患肢各关节正常活动度,按各关节的正常生理功能做屈、伸、内收、外展、旋转等运动,且运动应在无痛的范围内进行,切不可勉强。施术时应特别注意,由于肩关节较容易发生半脱位,尤其是在关节周围肌肉松弛的状态下,故在上举和外转时,活动范围要小,不得超过90°,同时,在做运动时要用一手把持上臂,并向关节窝方向施压。对肌张力较高或已发生挛缩的患者,要着重进行与挛缩倾向相反方向的动作,以充分牵伸肌肉,运动时动作应柔和,不可用暴力强行牵拉,且开始时幅度应小,随着肌肉的松弛而逐渐增加活动度,必要时先作按摩或用温水袋等热敷一会儿后,再进行运动。总之,做被动运动一定要以安全为前提,以免引起关节半脱位、关节损伤,甚至关节内出血,后者可引起异位性骨化而导致关节运动受限或关节强直。此外,还应鼓励患者尽量用健侧肢体给瘫痪肢体做被动运动。

3.本体促进法训练

在主动运动恢复前,可利用各种本体反射(如牵伸反射、联合运动、屈曲反射、姿势反射等)进行训练,以诱发主动运动。常用以下方法。

(1)Souques手指现象(被动地将患侧上肢举过头时,手指有伸展运动)。

(2)对侧联合运动(仰卧位,健侧下肢髋关节外展或内收,并加以外力抵抗,诱发对侧下肢运动;健侧上肢用力握拳诱发对侧下肢屈肢运动)。

(3)紧张性颈反射(头转向已伸展的一侧上下肢,可诱发对侧上下肢屈曲运动)。

(4)紧张性迷走反射(头前倾时,可促进四肢屈肌肌张力增高,头后仰时,则促进四肢伸肌肌张力增高)等。

(5)对称性颈反射(颈后伸时,可促进上肢伸展和下肢屈曲;颈前屈时,上肢屈曲、下肢伸直)。

4.主动运动

主动运动有健肢主动运动、患肢主动运动,可分为被动加主动、随意自主运动和抗阻力主动运动等三种。主动运动较被动运动能产生更多的离心及向心冲动,促进功能代偿,对促进神经功能恢复,改善局部新陈代谢,维持肢体正常解剖位置有极其重要的作用。脑卒中后非完全瘫痪的患者或全瘫经治疗已有所恢复的患者,均应积极进行主动运动。主动运动应根据患者肌力情况,训练动作由简到繁,负荷由弱到强,时间由短到长,由单一关节到整个肢体,不可操之过急,以免造成关节或肌肉损伤。健肢主动运动一方面可保持肢体的肌力,防止肌肉萎缩,此外,肌电图检查还发现,健肢主动运动有利于患肢肌力的恢复。做患肢主动运动时,开始可以用意念做瘫痪肌肉的假想运动,然后做助力运动,进而做主动运动,一般不宜过早作负重的抗阻锻炼。

5.步行锻炼

根据循序渐进的原则,逐步进行站立训练、迈步训练、上下台阶训练。步行锻炼中,应教导患者配合腿的动作,作手臂的协调性摆动,并注意保护患者,严防摔倒,同时要避免直立性低血压,如站立时出现心慌、出汗、头晕、眼花、甚至晕厥,应立即采取卧位。

(1)站立训练:一般分4个步骤:①助手扶助站立;②坐椅站立;③扶杖站立;④站立时左右转动,左右侧弯及前后倾斜。

(2)迈步训练除锻炼肌肉关节肌力外,还要加强从意识上的锻炼走路。

(3)上下台阶训练:走路平稳后开始上下台阶训练,上台阶时,第一步健侧手扶楼梯栏杆,体重着力点移至健侧手上,第二步健侧下肢上台阶,第三步患侧下肢跟上健侧下肢,同站一台阶上,此后重复以上步骤。下台阶时,第一步健侧手向前扶栏杆,第二步患侧下肢下一台阶,体重着力点移至健侧手上,第三步健侧下肢迈下台阶。

6.日常生活活动锻炼

日常生活活动锻炼是康复治疗的一项重要内容,其目的是让有上下肢运动障碍的患者尽可能不依靠他人的帮助,独立进行生活中必须完成的基本动作,其内容主要包括饮食、洗漱、更衣、个人卫生、家务劳动及户外运动等。

(1)饮食:对于有吞咽困难的患者,开始用鼻饲以保证营养及预防吸入性肺炎,以后渐渐训练带着鼻饲管从口进食,尽量用糊状饮食,当呛咳不明显的时候,就可以取掉鼻饲管。患者进食时应尽量取坐位。局部的针灸、理疗可帮助促进吞咽功能的恢复,应尽早实施。进食时,根据患手是否利手来决定采用何种餐具,后主要是训练患者用单手将食物送到口中。

(2)洗漱:不能行走的患者可坐在床上洗漱,开始时用健手洗脸、漱口、梳头,以后渐渐锻炼用患手或用健手协助进行。

(3)更衣:瘫痪患者的衣服要宽大柔软,层次简单,容易穿脱;穿衣先穿瘫痪侧,然后穿健侧,脱衣则先脱健侧后脱患侧。

(4)个人卫生:急性期尿潴留可置导尿管,定期开放,神志清后尽早拔尿管。大便则使用床上便盆,病情再好转可坐轮椅或由陪人扶助到厕所,此时要注意防止便后站立时出现直立性低血压。瘫痪患者洗澡一定要有陪人协助。

(5)家务劳动及户外运动:患者如能扶杖步行,可先在室内活动,并可做一些简单的家务。户外活动应有人陪同,并注意量力而行。

(二)辅助药物治疗

对于脑卒中后偏瘫患者,有人尝试用运动疗法结合药物治疗,取得了较单纯运动疗法为好的疗效,如肾上腺素能药物苯丙胺、5-羟色胺再摄取抑制剂氟西汀等,可促进运动功能的恢复;巴氯芬、盐酸乙哌立松、盐酸替扎尼定等,可帮助减轻患肢肌肉痉挛,提高康复治疗的功效。

(三)理疗

理疗包括脑部病灶和瘫痪肢体的理疗,有碘离子导入、超短波、短波、中频电疗等疗法。碘离子导入可帮助消除脑水肿,缓解脑血管痉挛,改善脑血供,一般采用眼-枕部导入法,电流强度为2~3 mA,治疗时间开始为8分钟,以后渐增至15分钟,每天1次,15~20天为一疗程。

(四)针灸及电兴奋治疗

上肢以合谷、内关、外关、曲池、肩俞、肩峰为主,下肢以环跳、风池、委中、足三里、三阴交、昆仑、解溪、太冲为主,每天 1 次,20～30 天为一疗程。可同时进行电兴奋治疗,其中经颅磁波刺激近年研究较多。有学者分别观察了双侧经颅直流电刺激和患侧 M1 区 θ 节律刺激联合理疗或功能锻炼的疗效,发现患者的运动功能明显改善。

(五)手术治疗

手术治疗主要用于肢体痉挛严重,药物及其他方法不能缓解的情况,以期通过手术降低过高的肌张力,抑制张力反射的释放,平衡主动肌和拮抗肌,防止肌肉痉挛、关节僵硬、脱位和骨变形,促进被动和主动运动。常采用下列手术:①周围神经切断术;②选择性脊神经后根切断术;③肌腱切断术。

四、运动康复治疗的注意事项和禁忌证

(一)注意事项

1.运动量

掌握好适当的运动量,初次运动的量要限制在最小限度,根据运动后和次日的反应(全身症状、疲劳程度、疼痛等),来做适当调整,且增加运动量应循序渐进。

2.治疗前的准备

患者应穿着宽松的裤子,不穿敞襟服装、拖鞋和滑底鞋,训练前必须排大小便。老年或身体虚弱的患者应避免在醒后立即训练。

3.预防性运动治疗和维持性运动治疗

在康复训练中,应从开始时就要配合预防性运动治疗,尽量避免可能出现的继发性损害;维持性运动治疗对改善症状和维持疗效都有积极的作用,应每天有规律地进行。

4.听觉刺激

在运动中配合适当的听觉刺激,可起到振奋精神,增强信心和耐力的作用。

(二)禁忌证

脑卒中有以下情况时应视为运动康复的禁忌证。

(1)脑水肿严重或脑出血急性期。

(2)血压过高,舒张压超过 16.0 kPa(120 mmHg)时。

(3)低血压,收缩压低于 13.3 kPa(100 mmHg),伴自觉症状时。

(4)安静时脉搏超过 100 次/分。

(5)严重心功能障碍,如严重心律失常、自发性心绞痛发作、心功能部分失代偿等。

(6)较严重肺部感染。

(7)发热 38 ℃以上。

(8)腹泻。

(王少颖)

第三节　语言功能的康复

语言障碍是指口语、书面语、手势语等交流能力的缺陷。脑卒中后语言障碍包括构音障碍和

失语症两大方面。

一、构音障碍的康复

构音障碍是因发音器官肌力减弱或协调不良及肌张力改变所致的语音形成障碍。构音障碍可按照中枢性或周围性、器质性或功能性进行分类。脑卒中患者的构音障碍多由于脑部病变损害双侧或单侧锥体束,延髓的Ⅸ、Ⅹ、Ⅻ对脑神经核或小脑,使舌咽部肌群肌力减弱或协调不良及肌张力障碍,临床主要表现为发音嘶哑、低沉,常伴有饮水呛咳、吞咽困难等延髓瘫痪症状,小脑损害时则常表现为爆破样发音。常用的以下几种康复疗法。

(一)松弛疗法

松弛疗法目的在于降低言语肌的紧张性,同时为呼吸及发音训练打下基础。一般情况下,当身体其他部位的肌肉松弛时,咽喉部的紧张性也会下降。可做以下训练。

(1)松弛下肢,由远端开始做脚趾屈曲、膝关节伸直等动作。

(3)收腹深呼吸,松弛胸腹背部肌肉。

(4)手握拳,双臂向前伸直平举。

(5)耸肩,头向下垂,缓慢后伸,再向两侧转动。⑤皱额,用舌尖顶硬腭,下颌向左、右、上、下运动。

(二)呼吸训练

呼吸训练主要是学习呼吸气流量和呼吸气流的控制,这是正确发音的基础。训练时用鼻吸气,嘴呼气,并逐渐加长呼气时间,在呼气时发摩擦音、元音,如 f(佛)、a(啊)等。呼气前要停顿,以免过度换气。

(三)发音训练

发音训练则应根据不同的障碍类型采用不同的方法。常用以下方法。

1.发音动作

在开始发音时,深吸一口气,呼气时咳嗽,然后将这一发音动作改为发"啊"音,并大声叹气,促进发音。

2.发元音

一口气尽可能长地发一个元音如"啊",以后过渡到一口气发两三个元音。

3.数数字

音量从小到大、从大到小或一大一小。

4.唱歌

练习唱熟悉的歌曲,分别用低、中、高音练唱。

(四)发音器官运动训练

发音器官运动训练包括唇运动、舌运动及软腭抬高训练。

1.唇运动训练

唇运动训练将双唇撅起,嘴角尽量向后展,或将压舌板放入口中,用双唇夹住,阻止压舌板被拉出。

2.舌运动训练

舌运动训练包括尽量向外伸舌、缩舌,向上、向后卷舌,伸出舌尖向各方向活动等。

3.软腭抬高训练

软腭抬高训练如用力叹气、反复发短的"啊"音,反复练爆破音 d、t 等。

(五)语言清晰度的训练

语言清晰度的训练包括单音训练、言语速度控制等。

(六)节奏训练

节奏训练包括重音训练、语调训练和停顿训练等。

二、失语症的治疗

失语症是指局灶性脑损害所引起的语言障碍,是脑卒中常见的症状。临床上一般将其分为运动性失语(能理解他人的言语,但不能用言语将自己的逻辑思维表达出来);感觉性失语(患者有说话能力,但无法理解别人和自己的话意,常答非所问,致无法进行正常交谈的);混合性失语(为以上两种障碍兼有的语言障碍)、失读、失写。另根据程度的不同,还将它们分为完全性和不完全性。部分轻症者可于患病数月后"自然恢复",但对于多数患者,积极的康复治疗对其恢复大有帮助且不可缺少。

(一)治疗方法

一般可分为直接疗法和间接方法,直接疗法又称刺激-反应训练,是医师与患者之间进行的一种特定的功能训练,这些刺激是经过设计、有一定结构、使患者能够分别运用语言功能。例如,听觉理解或词再现让患者做出反应;间接方法一般是没有结构的非正式对话的形式。此外,也有人将失语症的康复方法归纳为经典式刺激法、循序渐进教学法、语用学法及智能性方法,在此,仅对经典式刺激法和循序渐进教学法稍做介绍。

1.经典式刺激法

经典式刺激法是应用与患者有关的熟悉物品,在没有心理压力的情况下,来刺激患者的应答能力的方法。常用下列刺激方法。

(1)听力刺激:加强听力的刺激,以调整其言语的速度、响度及内容(常选择患者熟悉的内容)多少来调节刺激,声音由轻到强,由慢到快,逐渐"唤醒"患者的知觉,诱发正确发音。如患者原来工作常接触数字,则可用各种数字规律如 1、2、3、4……或 2、4、6、8……进行训练。

(2)复述词句:用具有高度复述特点的词句刺激,最常用的是绕口令。例如,"出东门过大桥,桥旁一树枣,红的多,青的少,拿着竿子去打枣,一个枣,两个枣,三个枣,四个枣,五个枣,六个枣,七个枣,八个枣,九个枣,十个枣,一口气说完才算好。"

(3)诱导应答刺激:指对每个刺激用动作示范及其他方法诱导,不强迫,如出示一个杯子,要求患者说出名称,若不能,训练者可做喝水动作或用"我用……喝水"等语言提示来诱导。

(4)多途径刺激:指采用图片、实物、电视、幻灯及各种动作、表情来刺激患者应答。例如,看一段电视录像后,提出患者感兴趣的问题,并鼓励患者回答,即使回答不出或回答不正确,都不要急于纠正,而是利用图片或相关实物,反复提示来刺激诱导。

(5)互相刺激:应用朗读、书写、手势动作等互相刺激形成语言内容,如用朗读来帮助书写、用书写来帮助听力理解和表达。

(6)相关刺激法:用一组声音或语义相近的言语来诱发相关词的方法,如用手背、手掌、手指等相关词来要求患者说出"手"这个词。

2.循序渐进教学法

循序渐进教学法是指把从发出声音到形成实词之间分成若干阶段,以完成语言恢复的方法。

(1)发音前准备:是指发音器官的基本训练,如用咳嗽或吹泡泡来刺激发唇音等。

(2)发音训练:患者能发出声音后,就可进行发音训练,一般先发唇齿音(b、p、f)和舌前音(d、t、n、l、j、q、x、z、c、s 等),进一步发单音节音(如 pa、da、ka 等),逐步增多相似音节。

(3)词句训练:当可完成单音节后,就可进行词训练和简单句子训练,要充分利用视觉效应,与治疗师面对面或在镜子前,让患者观察发音器官的位置和口型变化,并模仿发音。

(4)言语、动作的刺激:先诵读并出示相应图片,再单独出示图片,让患者发音,也可用动作和言语结合的方法来训练。

(5)复述训练:包括词、句、短文等,采用轮回法,每次复述 3~5 次,以达到巩固疗效的目的。

(二)各种失语的治疗选择

在具体治疗中,应根据不用的失语类型和特点,选择、综合应用不同的方法。

1.运动性失语

运动性失语较侧重应用循序渐进教学法,如为完全性失语,应先从发音开始,然后学说最熟悉、最常用的单词,再依次学习双音词、短语、短句及长句。训练时,应与视觉等刺激结合起来。

2.感觉性失语

感觉性失语较侧重应用经典式刺激法。

(1)视觉逻辑法:如给患者端上饭时,告诉患者"吃饭",使患者从逻辑上理解"吃饭"的含义,如此反复使言语与视觉结合起来,促使语言功能恢复。

(2)手势法:如让患者洗脸,训练者可用毛巾抹脸的手势示意,并重复说"洗脸",患者就可较快理解其含义,并学会发音。

3.混合性失语

患者既不会听亦不会说,训练时应将说、视、听结合起来,如吃饭时,既要用手势示范,又要用说给患者听,如此反复刺激。

4.失读

对于重度失读患者,可先把日常用的字、词、短句写在卡片上,由简到繁,从易到难,由短到长教习朗读,当掌握到一定程度后,就可教习朗读长句、短文等。对于较轻患者,可以开始就让其朗读短文,遇到遗忘的字再一一教习。

5.失写

可用抄写、默写、听写和自发书写的顺序逐步训练。此外,还有研究发现儿茶酚胺类药物(如苯丙胺、溴隐亭)可促进失语症的恢复,可依临床情况酌情选用。

(三)失语症治疗的注意事项

1.训练课题的选择

必须与语言障碍的类型、轻重相适应,否则难以收到疗效,甚至会打击患者的信心。

2.患者训练的主动性

这是治疗的重要前提,必须时刻设法调动患者的积极性,让其充满信心,乐而为之。

3.充分训练

语言治疗的效果与训练量成正比,为达到更好疗效,应把学到的交流能力在生活中有意识地应用,并充分发挥自我训练和家庭训练的作用。

4.反馈

反馈是指患者在训练中对自己的反应有意识的认识。治疗师在治疗中要最大限度地利用触觉、视觉、听觉去努力获得反馈,此外,镜子、录音机、录像机等设备都可以帮助获得反馈。

（王少颖）

第四节　吞咽功能的康复

吞咽功能障碍是脑卒中最常见的并发症之一,国外曾有人统计,约 67% 病灶位于脑干的患者出现不同程度吞咽功能障碍,病灶位于左、右半球则分别约有 28% 和 21%。吞咽动作一般分为口腔准备期、口腔期、咽期和食管期,脑卒中后吞咽功能障碍为前三期单独或同时发生的障碍,口腔准备期和口腔期主要由于唇闭合差,咀嚼肌、颊肌和舌肌肌力减弱所致,咽期则因为第Ⅸ、Ⅹ、Ⅻ对脑神经核受损或双侧锥体束损害造成。有吞咽功能障碍的患者常因误吸而致吸入性肺炎,或因进食不足出现营养不良、水电解质紊乱,故应积极治疗。

一、正常吞咽的生理过程

(一)口腔准备期

食物于口中搅拌及咀嚼,并将食物黏稠度降低至适当的程度。患者要有食物接近嘴唇并要放入口中的感觉。要确保食物不掉出嘴外,嘴唇需要维持闭合的能力。舌头与牙齿将食物咀嚼搅拌成为食团,同时控制食团不被向后推送。

(二)口腔期

舌头把食团向后推送到咽部。患者的舌头会沿着中线向后滚动并伴随抬高的动作将食团推送至咽部。两面颊的肌肉会产生收缩形成负压帮助食团后移,并防止食物掉入侧沟内。

(三)咽部期

吞咽被启动,食团移动至咽下。食团达到口咽部刺激到咽部吞咽感受器时,延髓会启动吞咽的运动。一般诱发点在软腭与会厌软骨之间的前咽门弓处。吞咽进行时会产生一系列的生理活动,软腭上提后缩来阻止异物进入呼吸道,真声带、假声带和会厌关闭能减少食团进入气管的风险,环咽肌开放,食管打开允许食团的进入,舌根与食管形成一个倾斜的坡道将食团运送至咽部,之后舌根后缩与咽后壁接触吞咽食团,食团通过咽部收缩肌群的运动从上到下。

(四)食管期

食团进入食管,食管产生从上而下的蠕动波,持续的推送食团通过食管。直到食团接触下食道括约肌,食团进入胃部。正常的食管通过时间为 8～20 秒。

正常吞咽的必要条件:①口腔推送食物的能力。②呼吸道的闭合。③上食道括约肌的打开。④舌根与咽壁产生足够的下压力挤压食团经过咽部。

二、吞咽障碍的表现

(一)口腔准备期和口腔期

口腔准备期和口腔期吞咽障碍主要有以下表现:流口水、咀嚼费力、食物向口腔后部推进困难、口腔控制食物的能力降低而导致食物过早进入咽部,甚至进入喉和气管,即发生吞咽前吸入。

(二)咽期

咽期吞咽障碍主要有以下表现:食物逆流进鼻腔,误吸入喉和气管。吞咽时,如喉闭合不全,食物进入声门或声门下区,即为吞咽期吸入;如食物停留在咽壁、会厌谷和梨状窝,在吞咽动作完成后,这些食物可溢入喉或气管,发生吞咽后吸入。

三、吞咽障碍的评定

(一)反复唾液吞咽试验

1.方法

患者取坐位或半卧位,检查者将手指放在患者的喉结和舌骨处,嘱患者尽量快速反复做吞咽动作,喉结和舌骨随着吞咽运动,越过手指后复位,即判定完成一次吞咽反射。

2.结果

观察在 30 秒内患者吞咽的次数和喉上抬的幅度,吞咽困难者可能第一次动作能顺利完成,但接下来会出现困难或者喉不能完全上抬就下降。高龄患者 30 秒内能完成 3 次即可。口干患者可在舌面上蘸 1～2 mL 水后让其吞咽,如果喉上下移动<2 cm,则可视为异常。对于患者因意识障碍或认知障碍不能听从指令的,反复唾液吞咽试验执行起来有一定的困难,这时可在口腔和咽部做冷按摩,观察吞咽的情况和吞咽启动所需要的时间。

(二)洼田饮水试验

1.方法

先让患者依次喝下 1～3 汤匙水,如无问题,再让患者像平常一样喝下 30 mL 水,然后观察和记录饮水时间、有无呛咳、饮水状况等。饮水状况的观察包括啜饮、含饮、水从嘴角流出、呛咳、饮后声音改变及听诊情况等。

2.分级

根据饮水结果分为以下几级。

(1)Ⅰ级:能不呛地一次饮下 30 mL 温水。

(2)Ⅱ级:分两次以上,能不呛饮下。

(3)Ⅲ级:能一次饮下,但有呛咳。

(4)Ⅳ级:分两次以上饮下有呛咳。

(5)Ⅴ级:屡屡呛咳,难以全部咽下。

3.诊断标准

(1)正常:在 5 秒内将水一次喝完,无呛咳。

(2)可疑:饮水时间超过 5 秒或分 2 次喝完,均无呛咳者。

(3)异常:分 1～2 次喝完,或难以全部喝完,均出现呛咳者。

四、吞咽障碍的康复方法

(一)功能恢复训练

1.面颊、唇等吞咽相关肌群的功能训练

根据障碍的不同采用相应的措施,常用的方法:指尖叩击、冰块击打唇周、短暂的肌肉牵拉和抗阻力运动、按摩等,国外常请语言治疗师协助治疗。

2.促进舌的运动

让患者舌做水平、后缩及侧方主动运动和舌背抬高运动,并用勺子或压舌板给予阻力。

3.感觉刺激

感觉刺激常用的有冷刺激、触觉和压力刺激。前者常使用喉科的咽镜,先将其放于冰块中约10秒钟,然后取出放于前咽弓区,摩擦或轻拍5～8次,然后让患者试吞食物或练习吞咽动作。冷刺激一般安排于餐前进行,每天数次。后者包括用匙羹或压舌板轻压舌前1/3,用柠檬甘油拭子摩擦唇、齿、齿龈、舌以刺激吞咽动作等。

4.吞咽反射调节

吞咽反射调节以憋气反射调节和吸吮反射抑制较常用。对于憋气较差的患者,可用压舌板快拍或向上、外牵拉软腭;对于憋气过强的患者,可用压舌板压着舌面并向后慢慢移动。吸吮反射抑制有几种方法,包括在下颏由下向上施压强化缩舌肌群,舌下手法振动,快速向前牵拉舌头以帮助下颌后移等。

5.声带闭合训练

声带闭合训练类似于强化声带的练习,方法如下:经鼻孔深吸气,双手置于胸前紧扣,肘弯成90°,尽力压掌,闭唇屏气5秒;然后做清嗓动作,如发长"a"音,重复数次后,让患者反复做声门塞音或发元音字母"a"5次,屏气5秒,然后咳嗽。训练时,在鼻孔下方放一面小镜以观察气流。

6.空吞咽

为了使上述的功能恢复训练过渡到复杂的吞咽动作,每次治疗后都要做吞咽动作,有吸入危险的患者则做空吞咽动作,这对吞咽功能的改善有重要的意义。

(二)进食调节

进食调节包括进食体位、食团入口位置、食团性质(大小、结构成分、温度、味道、外观等)、进食环境等。

1.进食体位

进食时宜采用直坐或45°半坐位,头稍前屈,转向患咽侧,并稍向健咽侧倾斜,这种体位一方面可缩小气道开放,同时可扩大健侧咽部,有利食物进入。

2.食团入口位置

食团入口后放置的位置应利于舌头的感觉和传送,这对增加吞咽的有效性和安全性很有帮助。

3.食团性质

对于吞咽障碍患者,避免误吸是选择食物性质的先决条件。所以要根据患者的实际情况针对性地选择食物。一般来说,固体食物与半流质由于较易形成食团不容易引起误吸,但质地粗糙不易咀嚼的食物对于吞咽障碍患者较难以吞咽,故在选择固体食物时应尽量将其剁碎或煮烂。流质食物摄入易导致误吸,故一般早期患者应尽量避免流质食物摄入。但可适当饮用清水以补充水分。总之,要依据患者的病情变化逐步过渡到正常状态。

4.进食环境

进食环境应整洁,尽量避免在吵闹或杂乱的环境中进食。

5.注意吞咽技巧

过多或过少的一口量均会增加误吸的可能,一般一口量以一勺为一个单位。饮水时,可先用勺子给予舌头压力反馈,从而减少误吸可能,避免用吸管喝水。进食时,在一次吞咽后可进行一次空吞咽确保食团已经完全吞咽。

6.食具的选择

一般采用边缘圆润的汤匙作为用具,逐渐可改为正常的饮食用具。

(三)其他方法

如理疗、针灸、口腔电刺激等。理疗包括对脑部病灶采用的碘离子导入法、超声波疗法等和对舌咽部肌群采用的理疗。针灸包括头针和舌咽局部针灸。

(四)手术治疗

如经以上治疗4周以上,吞咽功能无明显好转者,可考虑行手术治疗,如食管上括约肌切开术、经皮内镜下胃造瘘术等。

以上措施应根据患者具体情况选用,如果吞咽障碍严重或有意识障碍,配合欠佳,则应先予停留胃管,鼻饲饮食,待病情好转后才逐渐选用以上方法。

五、吞咽障碍康复的注意事项

(一)调动患者主动性

吞咽障碍的康复护理是强化正确反应的主动训练,患者应建立正确反应的欲望,并为此努力,给予积极帮助,鼓励进食。

(二)预防原发病、并发症及事故的发生

详细了解患者的病史,预测危险性;为防止误咽,应掌握必备的抢救方法。

(三)充分训练

鼓励患者将吞咽训练中学到的吞咽动作有意识地加以利用,包括自我训练和家庭训练,常提示患者闭口、咽口水等,这是达到充分训练的最有效方法。

(四)心理护理

吞咽障碍患者在训练前由于对训练的方式不了解会产生恐惧、抗拒等心理,故在做康复治疗前需对患者进行充分的说明与教导,帮助患者稳定情绪,配合治疗。

(五)其他

患者在进餐后0.5小时内应保持原体位,避免食管反流而导致误吸。在康复治疗中应对家属进行指导及宣教。

(王少颖)

第五节　心肺功能的康复

心肺疾病是脑卒中患者常见并发症之一。脑卒中患者早期卧床可导致严重的心血管功能调节失常,还可能引发坠积性肺炎,影响通气和换气功能。早期进行康复训练可有效避免卧床的不利影响,减少心血管及肺部并发症的发生。心肺康复治疗综合采用主动积极的身体、心理、行为和社会活动的训练与再训练,帮助患者缓解症状,改善心肺功能,提高生活质量,同时还通过积极干预危险因素,阻止或延缓疾病的发展过程,减轻残疾和减少疾病复发的危险。另外,心肺康复也是其他所有康复的基础。对于患者来说,不管是肢体残疾还是内科疾病,较好的心肺功能可以为进一步康复治疗与训练创造基本的身体条件,对疾病恢复和预防复发有积极的作用。

一、脑卒中患者常见的心肺功能障碍及原因

(一)患侧胸廓扩张不足

脑卒中患者通常伴有患侧胸廓挛缩或活动度下降引起的胸廓扩张不足等现象,通常会降低脑卒中患者的肺通气及躯干控制能力。因此,针对性的胸廓扩张训练具有重要的意义。

(二)呼吸肌肌力下降

偏瘫患者的胸廓常保持在吸气位且腹肌松弛不活动,呼吸肌不能有效地发挥作用。事实上,脑卒中后肺活量、吸气能力、总肺容量、最大吸气能力及呼气储备量的降低,均会导致呼吸功能障碍。呼吸肌力量降低是心血管疾病的独立危险因素,并且被认为能够增加脑卒中风险。在脑卒中患者的呼吸周期中,会出现呼吸肌和下腹部肌力的降低。多项研究一致认为,在自主呼吸和过度换气时麻痹的膈肌位置越高,膈肌的动度越小。相关研究已证实,呼吸肌训练能够改善呼吸肌功能,从而进一步提高运动能力,减少呼吸肌无力患者的呼吸困难程度和夜间缺氧时间。

(三)呼吸和躯干控制问题

脑卒中患者脊柱过度伸展,患者的肋骨和胸骨上抬,胸大肌肌群早期产生的过强张力,以及患者用这些肌肉以粗大的全伸模式活动其瘫痪的上肢,使肋骨和胸骨的上抬进一步加剧。腹肌不能使肋骨处于下降位,胸廓变形,胸廓的运动也不正常。肋骨的上抬,乃至胸廓的挛缩,对躯干本身的运动,特别是上部躯干的屈曲和旋转有显著的影响。胸椎的屈曲伴旋转这一复合运动常见于功能性活动中,如上举或放物品于一侧或前侧方。肋骨的固定上抬可阻碍该复合运动,使胸壁形状不能发生变化,而胸廓变形是胸椎屈曲旋转和侧屈所必需的。在治疗中,不论主动还是被动运动,均会在起始位置感到受阻。所以治疗前,纠正患者胸部的姿势尤其重要。

(四)呼吸和言语控制问题

由于呼吸功能下降,患者不仅在体力活动中容易疲劳,言语功能通常受到影响。其说话的声音变小,仅能说非常短的句子,甚至可能说一个词要呼吸一次,想说正常长度的句子,必须能够轻松地维持一次发音长 12~15 秒,而患者维持时间明显缩短。

二、心肺功能的评定

(一)呼吸功能的评定

呼吸困难包括患者的主观感受和客观表现两方面,其定义为患者主观上有不同程度的、不同性质的空气不足、呼吸不畅、呼吸费力及窒息等不适体验,伴或不伴呼吸费力的客观表现,如张口呼吸、鼻翼翕动、端坐呼吸、发绀、辅助呼吸肌参与呼吸运动等,也可有呼吸频率、深度与节律的改变。另外,患者的精神状况、生活环境、文化水平、心理因素、疾病性质等都对其呼吸困难的描述具有一定的影响。

1.Borg 量表

Borg 量表主要是评定患者在运动时呼吸努力程度的等级。此量表一般配合简易运动试验应用,如患者进行 6 分钟步行试验开始前,让患者阅读量表并让患者说出呼吸困难的级别,运动后重新评价呼吸困难的级别(表 15-6)。

表 15-6　Borg **量表**

评分	呼吸困难情况
0	一点也不觉得呼吸困难
0.5	极轻微的呼吸困难,几乎难以察觉
1	非常轻微的呼吸困难
2	轻度的呼吸困难
3	中度的呼吸困难
4	略严重的呼吸困难
5、6	严重的呼吸困难
7、8、9	非常严重的呼吸困难
10	极度的呼吸困难,达到极限

2.视觉类比呼吸困难评分法

一条 100 mm 长的水平线或垂直线,有关呼吸困难严重性的描述被排列在线上的不同位置,从 0 到 10,0 分为无呼吸困难;1～3 分为轻度呼吸困难,不影响工作和生活;4～6 分为中度呼吸困难,影响工作,不影响生活;7～10 分为重度呼吸困难,影响工作和生活。见图 15-1。

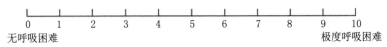

图 15-1　视觉类比呼吸困难评分法

(二)心肺功能的评定

心肺功能的评定有若干种,既包括传统的详细询问病史、系统的体格检查、简单明了的分级标准,更有借助于仪器、设备的测定和检查。将从不同角度得到的资料相互补充并综合,对心肺功能进行全面评定。临床常用方法包括对体力活动的主观感觉分级(Borg 自觉劳累分级表,见表 15-7)、超声心动图、心脏负荷试验及肺功能检查等。

表 15-7　Borg **自觉劳累分级表**

Borg 计分	自我理解的用力程度
6	
7	非常非常轻
8	
9	很轻
10	
11	轻
12	
13	有点用力
14	
15	用力
16	

Borg 计分	自我理解的用力程度
17	
18	很用力
19	
20	非常非常用力

1.心脏负荷试验

心脏负荷试验中最常用的方法为心肺运动试验。通过观察受试者运动时的各种反应(呼吸、血压、心率、心电图、气体代谢、临床症状与体征等),来判断其心、肺、骨骼肌等的储备功能(实际负荷能力)和机体对运动的实际耐受能力。心肺运动试验是最有意义的无创检查技术,不同于一般的只是单纯观察心电图 ST-T 的变化或心率变化的运动试验,也不同于静态肺功能检查,心肺运动试验可以更精确、全面而连续地评价患者的运动心肺功能。但因其设备较为昂贵,目前尚未被临床广泛使用。选择何种设备取决于测试的目的和脑卒中患者的状态,使用功率自行车可以减少对脑卒中患者平衡障碍的影响,同时坐位装置对脑卒中后平衡和步态障碍的患者更加有用,而上肢功率自行车对脑卒中步行困难者会有帮助。

2.6 分钟步行试验

对于步行能力受损不严重的脑卒中患者,我们可进行简易运动试验来评估其心功能状况,采用定量步行(定时间或定距离)的方式,试验过程中可以没有心电监护的条件。与其他步行试验相比,6 分钟步行试验易于管理,耐受性更好,能较好地复制患者日常生理状态并反映其心功能,是一种简便、易行、安全有效的方法,可用于评定患者心脏储备功能,评价药物治疗和康复治疗的疗效。该试验测定患者 6 分钟内在平坦、硬地上快速步行的距离,若步行距离<150 m 为重度心功能不全;150～425 m 为中度心功能不全;426～550 m 为轻度心功能不全。6 分钟步行试验有以下操作步骤。

(1)试验前患者在起点旁坐在椅子上休息至少 10 分钟,核查有无禁忌证,测量脉搏和血压(有条件时测血氧饱和度),填写记录表,向患者介绍试验过程。

(2)让患者站起,用 Borg 分级评价患者运动前呼吸困难和全身疲劳情况。

(3)计时器设定到 6 分钟。

(4)请患者站在起步线上,一旦开始行走,立即启动计时器。患者在区间内根据自己的体能往返行走。行走中不要说话,不能跑跳,折返处不能犹豫,医务人员不能伴随患者行走。允许患者必要时放慢速度,停下休息,监测人员每分钟报时 1 次。

(5)6 分钟时试验结束,提前 15 秒告知患者:"试验即将结束,听到停止后请原地站住。"结束时标记好停止的地点。如提前终止,则要患者立即休息并记录提前终止的地点、时间和原因。

(6)记下计数器记录的圈数。统计患者总步行距离,四舍五入精确到米。监测并记录患者血压、心率,有条件者测血氧饱和度,认真填写记录表。

三、心肺功能的康复治疗

(一)体位管理

肺部通气时血流和通气血流比值主要受重力的影响,因此也受体位的影响,体位管理的目标是要减少闭合容量,优化功能残气量。在直立位时胸膜内压负值减小,因此,肺尖部比肺底部的初始容积大,顺应性小。因为在这种体位下(直立位),肺底部的顺应性更好,在通气过程中有更大的容积改变。肺通气除了受重力作用产生的节段差异的影响外,还受局部顺应性和气道阻力的力学作用差异的影响。直立时肺下部的血流灌注增加,这就使肺尖部通气血流比相对肺底部增加,通气血流比在肺中部是最适的。

因此,脑卒中患者可早期进行直立位训练,如电动起立床的训练,不仅可增强下肢功能的恢复,对于增加肺通气、减少心肺相关的并发症也具有重要的意义。

(二)早期活动

脑卒中早期不能主动运动的患者可进行被动运动。对于感染控制后的急性加重期或长期卧床患者,应及早鼓励其进行握手、活动上下肢体等主动运动,并给予推拿、按摩、针灸及神经肌肉电刺激等治疗,有利于患者的早日康复。

(三)呼吸训练

1.呼吸控制

呼吸控制强调的是让患者放松,恢复其基本的呼吸模式,鼓励其用下胸廓呼吸。良好的呼吸模式可提高患者呼吸效率,减少呼吸做功。做任何训练之前都可用呼吸控制使患者放松。呼吸控制对患者的要求不可太多。患者取舒适的体位,如半卧位,嘱其全身放松,鼓励用下胸廓呼吸。治疗师可在其膝盖下垫软枕,一方面使患者腹部放松,同时使骨盆轻度后倾,有利于膈式呼吸的诱发。治疗师可坐于旁边,手放于大约肚脐稍上的位置,吸气时手放松,呼气时朝着膈肌运动的方向轻轻向上推,力度一定要轻,避免力度太大产生膈肌抵抗。

2.胸廓扩张运动

胸廓扩张运动可增加肺容量,促进排痰。首先患者取舒适体位,嘱其放松呼吸。治疗师的手放在要扩张的胸廓部位,同时让患者意识集中在此。治疗师首先感受患者的呼吸,然后在患者吸气时治疗师的手随胸廓的运动而打开,同时指导患者对抗治疗师的手产生胸廓扩张。患者呼气时治疗师的手跟随胸廓运动并轻压肋骨辅助呼气,最后在患者吸气前即呼气的末端对肋骨进行快速的牵张以诱发其吸气。

3.被动活动胸廓

治疗师站在床头,将双手分别放在患者季肋部的前外侧,依靠体重使其肋骨向下、向内运动,被动地重新恢复胸部正常位置。注意力量不要过大,老年人或伴有骨质疏松的患者不宜采用此法,在患者持续平静呼吸的同时,治疗师需保持患者胸部于正常位置。将肋骨保持于矫正后的正常位置,腹式呼吸将自然地发生,更好地激活核心肌肉。

4.腹式呼吸

在促进患者腹式呼吸前可活动胸廓以纠正肋骨的位置,随后患者取任意舒适体位,采取仰卧位时双下肢屈曲,腹部放松,患者要放松平稳地呼吸,治疗师一只手平放于患者的上腹部,在呼气末,随着患者的呼气动做平稳地施加压力,通过横膈的、上升运动使呼气相延长。伴有构音障碍的患者可在呼气时逐步让患者结合"f、x、a"等发音进行。

5.单侧肋间呼吸

单侧肋间呼吸主要用于改善患者患侧呼吸弱的问题。患者取健侧卧位,在下侧胸廓下缘处放一毛巾卷,需扩张的胸廓在上方,嘱患者吸气,把气吸到上侧的肺部,治疗师的手放在上侧胸廓下缘引导患者吸气,感到这一侧的肋骨往外膨胀,用位于上方的胸廓进行单侧肋间呼吸练习。

6.横向胸式呼吸

横向胸式呼吸是普拉提呼吸的一种。横向胸式呼吸通过改变胸壁运动增加肺容积,同时能协助患者的核心收缩。患者取舒适体位,嘱其用鼻子尽量吸气,感觉吸气时肋骨像手风琴一样张开,腹部不要向外鼓起,肩部保持下沉放松。呼气时用嘴巴慢慢呼气,呼气时感觉肋骨像被紧身衣压缩一样向里收紧,同时呼气时加入盆底肌的收缩(可告知其收缩盆底肌,就像憋小便的感觉一样)。整个过程中要始终收紧小腹,治疗师可以双手放在胸廓下端肋骨两侧引导患者吸气,在呼气时跟随患者呼吸时肋骨的向下向内而运动。治疗师也可以一只手放在患侧下端肋骨,另一只手放在小腹上来感觉其是否一直处在收紧的状态。

7.膈肌松解

膈肌松解可用于改善患者的膈肌活动度与吸气能力。患者放松侧卧,治疗师位于患者的头部,将一只手的小鱼际和后3个手指置于第7至第10肋软骨的下方,另一只手置于上方胸廓的下方辅助呼气。在吸气阶段,治疗师轻轻地将手的接触点置于肋缘。在呼气过程中,治疗师加深接触内侧肋边缘,保持抵抗力,另一只手轻轻协助肋骨向下向内运动辅助呼气。在随后的呼吸周期中,治疗师逐渐增加肋缘内的接触深度。

8.吸气肌训练

(1)腹部重锤负荷法:在患者腹式呼吸吸气时对抗腹部膨隆加以重物抵抗,使横膈膜运动的方法。患者取膝立仰卧位,上腹部可放一沙袋,沙袋的重量以能够完整做10次腹式呼吸的负重量作为负荷的确定值,这也是横膈膜10次反复最大的收缩,称为 10 RM(10repetition maximum)。以增强肌力为目的的训练设定为 10 RM 的 50%、75%、100%,10 个/组,3 组/次。以耐力为目的的训练设定负荷的 35%～75%,15 分钟/次。

(2)徒手膈肌抗阻:患者取舒适的体位,放松呼吸,治疗师将手放在患者肚脐稍上的位置,在患者吸气时施加阻力。做等张收缩抗阻时,阻力是慢慢变小的,不可影响到膈肌的运动。做等长收缩时,在吸气的中后期施加一个阻力,让患者维持3～5秒。

9.呼吸操

目的是放松全身,特别是辅助呼吸肌,主要通过腹式呼吸增强膈肌、腹肌和下胸部的活动度,加深呼吸幅度,增大通气量,有利于肺泡残气排出,从而改善肺通功能,增加气体交换。

(1)立位,双脚一前一后分开,吸气时双上肢上举,躯干前倾,重心前移,呼气时双上肢放下,重心回到中心。

(2)立位,平举双上肢吸气,两臂向身旁放下呼气。

(3)立位,双上肢平伸吸气,双手叠压腹部呼气。

(4)立位,双上肢抱头吸气,双上肢抱头转体呼气。

(5)腹式缩唇呼吸:立位,一手放在胸前,一手放腹部,做腹式呼吸。吸气时尽力挺腹,胸部不动,呼气时做缩唇样吐气,腹肌缓慢主动收缩,以增加腹内压力,使膈肌上提,按节律进行呼吸。

(四)运动训练

运动训练是心肺康复的核心内容。骨骼肌消耗且功能失调与心肺功能下降是患者活动能力和运动耐力下降的主要原因,严重影响患者的生活质量。运动训练能提高肌肉细胞的有氧和无氧代谢,增加所训练肌肉的毛细血管密度,改善心肺系统协调工作的能力,显著提高脑卒中患者的最大摄氧量,从而改善呼吸困难,提高运动耐力和生活质量。下肢肌群力量较好的脑卒中患者排除相关禁忌证建议进行运动训练。

1.运动能力的评估

可根据患者的能力选择合适的评估方法,根据评估的结果,设定合适的运动处方,并可定期测试,以调整运动处方,保证训练效果。评估方法多选用心肺运动试验、症状限制性运动试验、低强度持续性运动试验。评估过程中需监测患者的心率、血压、血氧、呼吸频率及呼吸形态的变化。

心肺运动试验:是运动试验的一种形式,综合应用呼吸气体监测技术、计算机技术和活动平板或踏车技术,客观定量评价心脏储备功能和运动耐力,是评定心肺功能的"金标准",也是制订患者运动处方的依据。①心肺运动试验方案的选择,基于安全性考虑,建议脑卒中患者采用症状限制性运动试验或低强度运动试验。②心肺运动试验方案适应证,多用于体能或下肢力量较佳者。一般 $FEV_1 \geqslant 50\%$pred,mmRC 评分$\geqslant 1$分。③受试者准备,受试者运动试验前 3 小时不能进食或抽烟,需合理着装。④医师评估与指导,运动试验前医师须了解患者的病史并认真进行体格检查,尤其是服用药物、吸烟情况、习惯活动水平、有无心绞痛或其他运动诱发的症状。医师须向患者介绍心肺运动试验方案程序及正确执行的方法,因为患者对其过程和运动用力程度的理解对完成质量很有帮助。测量患者血压及净身高、体重,签知情同意书。⑤运动试验中鼓励患者做最大努力,但也可随时停下。提醒患者与运动相关的不适感和风险。告知患者如果有胸部窘迫感或腿痛等不适,需指出不适部位,感到胸部窘迫时可自行停止运动。另一方面,若医务人员发现患者有严重异常情况,应立即停止运动。患者自感劳累及呼吸困难程度可参照 Borg 自感劳累分级表和呼吸困难分级表。⑥观察指标主要有最大摄氧量、峰值摄氧量、无氧阈值、最大换气量、通气储存量、血氧、血压、心电图等。

2.运动处方的制订

(1)运动类型:主要分为有氧训练、抗阻训练、柔韧性训练。①有氧运动是运动康复的主要形式,多采用运动平板和功率自行车进行训练。有氧运动是脑卒中患者长期治疗的重要组成部分。当然,在不增加痉挛的情况下,四肢肌肉的抗阻训练可与有氧训练相结合。抗阻运动、柔韧性训练可作为有氧运动的有效补充。运动模式多采用连续有氧运动和间歇有氧运动,连续有氧运动步骤为热身运动-运动-整理运动。间歇有氧运动阶段呈运动-间歇-运动-间歇交替。间歇有氧运动更安全,可在运动训练早期采用。间歇有氧运动分高强度与低强度,根据患者的运动能力选择。②抗阻训练可提高肌肉力量和耐力,在不增加患者痉挛的情况下一般抗阻强度建议为1 RM的 20%～50%。训练形式可通过弹力带训练和哑铃进行上下肢、躯干或全身的力量训练。训练方法如肱二头肌力量训练、压肩训练、压凳训练、站立划艇、坐位划艇训练、侧拉训练、下蹲训练、压腿训练、踏阶训练等。以患者功能性训练为目标选择合适的抗阻运动方式。③柔韧性训练可在力量训练和有氧训练前后进行。训练方法包括侧颈伸展、肩部旋转、胸廓伸展、肩部伸展、肱三头肌拉伸、股四头肌伸展、胸绳肌伸展、腓肠肌伸展等。每个动作保持 10～20 秒/个,2～3 次/个。

另外可根据患者的兴趣爱好及功能能力进行步行、跑步、爬楼梯训练、种花、扫地等家务活动,各种传统的体育锻炼如八段锦也是良好的运动方法。

对于重度脑卒中的患者,简单的握手和活动脚趾也是主动的康复活动,尽管没有明显的运动强度,但可锻炼相关的神经肌肉功能。

(2)运动强度:应遵循个体化的原则,对于重度以上的患者应该渐进性地增加运动强度。目前,心肺运动试验是量化和评价运动强度的标准方法,包括功率自行车和平板运动试验,其中功率自行车对脑卒中患者较为常用。采用症状限制最大运动试验可获得患者的最大运动量、VO_2

max 和最大心率等指标。运动强度方法选择方式如下。①传统目标心率法：传统运动目标心率是最大预测心率（HRmax）[HRmax＝220－年龄（岁）]的 50％～60％。②以 Borg 量表自感劳累分级评分为标准确定运动强度，推荐 R 肺动脉栓塞 10～14。③储备心率法：运动时目标心率＝静息心率＋（最大运动心率－静息心率）×（0.4～0.7）。④以 PeakVO$_2$ 为标准确定运动强度。采用 50％～80％PeakVO$_2$ 不等。⑤采用 AT 值（60％VO$_2$max）确定运动强度，起始运动强度推荐为 25％～60％VO$_2$max。

（3）运动时间：一般建议 30～60 分钟/次。对于呼吸困难而使运动功能受限明显的患者可通过吸氧、无创正压辅助通气和间歇训练等方法增加运动量、延长运动时间、提高锻炼效果。

（4）运动频率：心肺康复的效果是与运动训练频率成正比的。运动康复建议 3～5 次/周，至少持续 2～3 个月。重度心肺功能障碍患者建议至少 6 个月。

（王少颖）

参 考 文 献

[1] 李焕勇,颜秉霞.营养与膳食[M].上海:上海交通大学出版社,2023.

[2] 赵小红.慢性病临床营养[M].西安:陕西科学技术出版社,2023.

[3] 张玉梅,贾杰,公维军.脑卒中诊治与康复新理论新进展[M].北京:科学技术文献出版社,2022.

[4] 赵惠,朱路文,李冀,等.脑卒中诊疗与康复[M].北京:科学出版社,2022.

[5] 刘建民,缪中荣,王陇德.脑卒中介入治疗[M].北京:人民卫生出版社,2022.

[6] 张雪娟.全科医师慢病规范化诊疗[M].青岛:中国海洋大学出版社,2022.

[7] 康德智,张鸿祺,王硕,等.脑卒中外科治疗[M].北京:人民卫生出版社,2022.

[8] 惠凯.拯救脑卒中[M].北京:中国科学技术出版社,2022.

[9] 胡菱,赵兰婷,王明航,等.心肺康复理论及治疗技术[M].北京:清华大学出版社,2021.

[10] 徐运,蒲传强,崔丽英,等.脑卒中内科治疗[M].北京:人民卫生出版社,2021.

[11] 李明子,王陇德.脑卒中健康管理[M].北京:人民卫生出版社,2021.

[12] 张巧俊.脑卒中康复临床实践[M].西安:陕西科学技术出版社,2021.

[13] 李新星,奚卓,杨旸.脑血管病介入治疗学[M].北京:中国纺织出版社,2021.

[14] 黄佳滨.实用内科疾病诊治实践[M].北京:中国纺织出版社,2021.

[15] 朱兵,孙艳.营养与膳食[M].武汉:华中科技大学出版社,2021.

[16] 唐祝奇,孙淑芬,谭静,等.内分泌疾病诊断与治疗[M].开封:河南大学出版社,2021.

[17] 杨勤兵.高血压营养与膳食指导[M].长沙:湖南科学技术出版社,2021.

[18] 李小刚.脑血管病基础与临床[M].北京:科学技术文献出版社,2020.

[19] 陈桂英,王旭,韩开宇,等.心肺康复一体化的临床实践[M].北京:人民卫生出版社,2020.

[20] 赵华昌,陈秋."五高症"的防与治[M].成都:四川科学技术出版社,2020.

[21] 于方谭.现代临床神经内科学[M].南昌:江西科学技术出版社,2020.

[22] 周顺林.脑血管病的康复治疗重点[M].北京:科学技术文献出版社,2020.

[23] 董曼丽.内科慢性病管理[M].天津:天津科学技术出版社,2020.

[24] 罗蔚锋,胡华.抑郁症的防与治[M].苏州:苏州大学出版社,2020.

[25] 蒋传路,王建交.脑卒中精准诊疗与康复[M].北京:科学技术文献出版社,2020.

[26] 邵同先,郭智萍,邢玉荣.慢性病管理学[M].开封:河南大学出版社,2020.

[27] 江孙芳,祝墡珠,王韬,等.脑卒中诊断与治疗[M].上海:上海科学技术文献出版社,2020.

［28］祝新根.脑卒中紧急救治与康复［M］.南昌:江西科学技术出版社,2020.

［29］郭铁柱.脑血管疾病介入治疗学［M］.云南科学技术出版社,2020.

［30］宋立华.神经内科疾病临床诊疗学［M］.长春:吉林科学技术出版社,2019.

［31］周业庭,邹华章.糖尿病预防与自我健康管理［M］.北京:中国科学技术出版社,2019.

［32］刘西花,李晓旭,刘姣姣.心肺康复［M］.济南:山东科学技术出版社,2019.

［33］杨汀,励建安,黄晓琳.呼吸康复［M］.北京:人民卫生出版社,2019.

［34］任海燕.脑卒中患者的健康管理［M］.合肥:中国科学技术大学出版社,2019.

［35］柳河.内分泌疾病临床诊断与治疗［M］.北京:中国纺织出版社,2018.

［36］刘霞,周航.脑卒中后神经系统并发症管理研究进展［J］.中国临床神经科学,2023,31(2):221-225.

［37］高婷婷,聂慧,冀莎莎,等.我国基层慢病管理策略探讨［J］.中国公共卫生管理,2023,39(5):710-713.

［38］张永巍,刘建民.加强脑卒中防治,落实国家减少百万新发残疾工程［J］.第二军医大学学报,2022,43(1):1-4.

［39］贾红芳,叶雪,赵颖,等.他汀类药物防治脑卒中的作用机理、用药指导及不良反应［J］.中国药物滥用防治杂志,2023,29(10):1768-1770,1779.

［40］毛锐.高龄急性缺血性脑卒中复发的危险因素及其防治［J］.心血管康复医学杂志,2021,30(6):658-661.